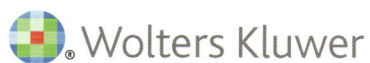

临床病例多学科分析
——解剖、体格检查与医学影像

Clinical Anatomy Cases:
An Integrated Approach with
Physical Examination and Medical Imaging

主编　[加]萨加尔·杜加尼（Sagar Dugani）
　　　[加]杰弗里·E. 阿方西（Jeffrey E. Alfonsi）
　　　[加]安妮·M. R. 阿古尔（Anne M. R. Agur）
　　　[美]阿瑟·F. 达利二世（Arthur F. Dalley II）
主译　高振华　朱莹
审校　孟悛非

SPM 南方出版传媒

广东科技出版社 ｜ 全国优秀出版社

· 广　州 ·

This is a translation of Clinical Anatomy Cases: An Integrated Approach with Physical Examination and Medical Imaging Published by arrangement with Wolters Kluwer Health Inc., USA

Wolters Kluwer Health did not participate in the translation of this title and therefore it does not take any responsibility for the inaccuracy or errors of this translation.

Copyright © 2017 Wolters Kluwer

All rights reserved. This book is protected by copyright. No part of this book may be reproduced or transmitted in any form or by any means, including as photocopies or scanned-in or other electronic copies, or utilized by any information storage and retrieval system without written permission from the copyright owner, except for brief quotations.

广东省版权局著作权合同登记
图字：19-2019-056号

图书在版编目（CIP）数据

临床病例多学科分析：解剖、体格检查与医学影像／（加）萨加尔·杜加尼（Sagar Dugani）等主编；高振华，朱莹主译．—广州：广东科技出版社，2022.3

书名原文：Clinical Anatomy Cases: An Integrated Approach with Physical Examination and Medical Imaging

ISBN 978-7-5359-7821-9

Ⅰ．①临⋯　Ⅱ．①萨⋯　②高⋯　③朱⋯　Ⅲ．①临床医学—病案　Ⅳ．①R4

中国版本图书馆CIP数据核字（2022）第024144号

临床病例多学科分析：解剖、体格检查与医学影像
Linchuangbingli Duoxuekefenxi: Jiepou、Tigejiancha yu Yixueyingxiang

出 版 人：严奉强
责任编辑：黎青青　方　敏
装帧设计：友间文化
责任校对：曾乐慧　陈　静
责任印制：彭海波
出版发行：广东科技出版社
　　　　　（广州市环市东路水荫路11号　邮政编码：510075）
销售热线：020-37607413
http://www.gdstp.com.cn
E-mail：gdkjbw@nfcb.com.cn
经　　销：广东新华发行集团股份有限公司
印　　刷：广州市彩源印刷有限公司
　　　　　（广州市黄埔区百合三路8号　邮政编码：510700）
规　　格：889mm×1194mm　1/16　印张23　字数470千
版　　次：2022年3月第1版
　　　　　2022年3月第1次印刷
定　　价：298.00元

如发现因印装质量问题影响阅读，请与广东科技出版社印制室联系调换（电话：020-37607272）。

译校者名单

主　译　高振华　朱　莹

审　校　孟悛非

译校者　高振华　中山大学附属第一医院
　　　　　　　　　中山大学附属第一医院惠亚医院
　　　　　　孟悛非　中山大学附属第一医院
　　　　　　朱　莹　中山大学附属第一医院
　　　　　　张皓钦　中山大学附属第一医院惠亚医院
　　　　　　陈晓枫　中山大学附属第一医院惠亚医院
　　　　　　黄新曲　中山大学附属第一医院惠亚医院
　　　　　　郭希彤　中山大学附属第一医院惠亚医院

主译介绍

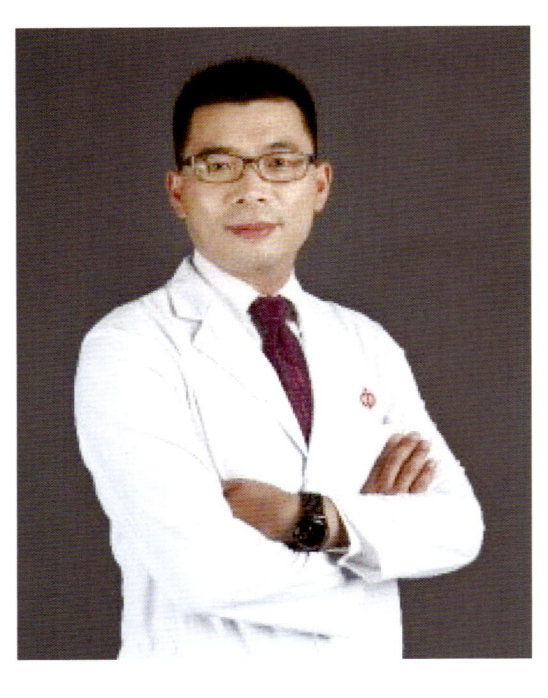

高振华

医学博士，副主任医师，硕士研究生导师。

2003年9月师从我国著名的医学影像科专家孟悛非教授攻读博士学位，毕业后留校在中山大学第一附属医院放射科工作至今，兼任中山大学附属第一医院惠亚医院医学影像科主任。主要研究方向为肌骨疾病的影像诊断，对肌骨肿瘤治疗前诊断与治疗后疗效评价有较丰富的临床经验。

首批卫生部赴西藏国家医疗队队员，先后荣获医院"赴老少边贫地区巡回医疗工作突出贡献奖""中山一院好医生""大亚湾医师奖"和"广东省杰出青年医学人才"称号。担任中华放射学会青年委员会第一届骨关节专业委员会骨关节青年学组副组长，中国医师协会放射医师分会运动损伤影像专业委员会委员，广东省基层医药学会肿瘤多学科综合诊治专业委员会副主任委员，广东省医师协会放射科医师分会骨肌疾病专业组副组长，广东省青年骨放射联盟组长。主持省厅级科研项目5项，发表中外文医学论文60余篇，主编影像学专著6部，参编全国医学影像学规划教材2部，参编影像学专著8部。

朱莹

医学博士，中山大学附属第一医院放射诊断科主治医师。

从事胸部临床影像诊断和基础研究10余年。现任广东省胸部疾病学会胸部影像专业委员会委员，北京影像诊疗技术创新联盟功能影像专业委员会委员。主持国家自然科学基金青年基金1项，以第一作者/通讯作者在 *Molecular Cancer*、*ACS Applied Materials & Interfaces*、*Journal of Infection* 等杂志发表SCI论文16篇。

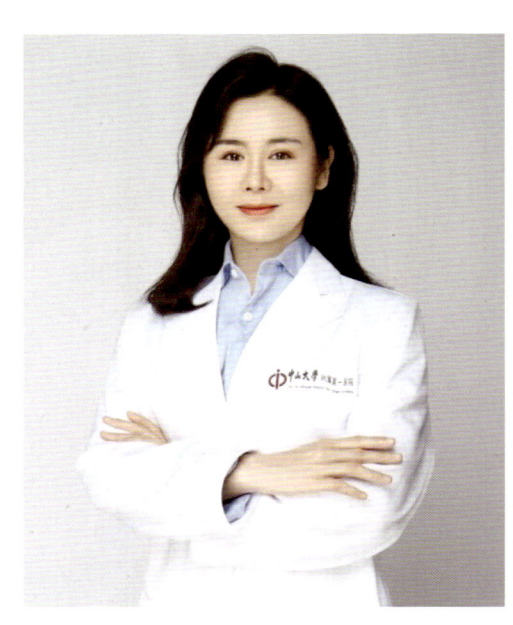

Foreword 前言

医学教育发展迅速，然而，今天许多医学学科的教育常被孤立地完成，学习者不得不面对不同学科综合思考分析的巨大挑战。解剖、体格检查和医学影像三个主要学科的教育在医学教育的不同阶段被孤立地完成，学习者缺乏整合这些科目知识的能力，这促使我们萌生了编写本书以期实现上述三个科目融合为一的想法。

本书借用高度图形化的方法来描述人体七个解剖区域。第一章概述了医学综合分析方法、体格检查规范、医学成像模式及常用的统计概念。七个解剖区域沿用医学综合分析方法，引导读者学习并掌握常见的临床表现和疾病。在本书的相关处还简明扼要地列出了疾病鉴别诊断和临床经典病例。

本书致力于帮助读者创建不同学科之间多维度综合分析的能力，力求填补该方面医学教育的空白。我们相信，本书必将吸引住院医生、助理医生，以及医学生如护理、物理治疗、职业治疗、牙科等学科的学生。本书除了有益于学生自学之外，同时也有助于教师的课程教学。此外，本书可作为Wolters Kluwer出版物诸如 *Clinically Oriented Anatomy* 和 *Essential Clinical Anatomy* 临床教育资源的补充。衷心希望本书能为不同医学学科的整合教育提供一种新的学习资源。

临床病例中的图标释义

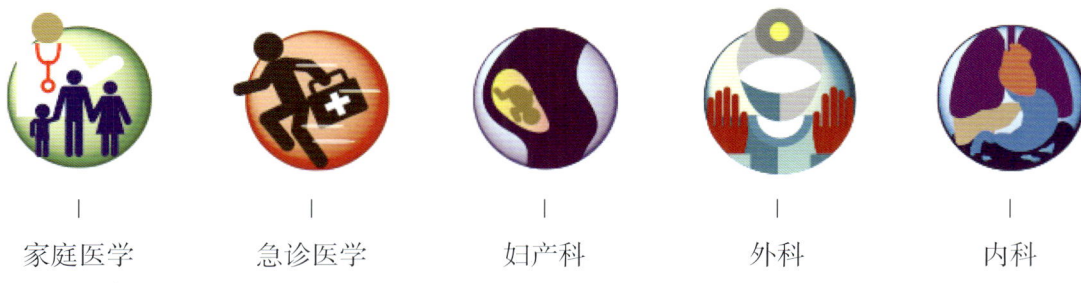

家庭医学　　急诊医学　　妇产科　　外科　　内科

致 谢 Acknowledgments

几年前，我们从解剖学、体格检查、医学影像学三结合的理念出发，试图编写第一版临床解剖学案例。随后，在美国和加拿大几位杰出专家的建议和指导下，此书得以出版。我们非常感谢Joseph Loscalzo博士（波士顿布里格姆妇女医院医学部主席兼主任医师）、Joel T. Katz博士（波士顿布里格姆妇女医院内科住院医师项目主任）、Maria Yialamas博士（波士顿布里格姆女子医院内科住院医师项目主任助理）、Vivian Gonzalez Mitchell博士（波士顿布里格姆妇女医院内科住院医师项目主任助理）和Stephen Ledbetter博士（波士顿布里格姆妇女医院放射科主任），感谢他们在编写本书及确定编者方面慷慨提供建议。感谢Heather McDonald-Blumer博士（西奈山医院/大学医疗网络和多伦多大学的风湿病科医生）和Vincent Chien博士（圣米歇尔医院和多伦多大学的普内科医生）支持这一提议并确定了相关编者。我们还要感谢波士顿布里格姆妇女医院、多伦多大学及美国和加拿大其他医院的所有参与编译的作者（包括住院医师、研究员和教职员工），感谢他们从繁忙的临床和非临床工作中抽出时间来参与并帮助我们实现这一想法。

此外，此书的出版离不开Crystal Taylor和Greg Nicholl在沃尔特斯·克鲁维尔集团（Wolters Kluwer）所做的努力及辛勤的付出。感谢Greg的合作，并耐心地给予我们指导与建议，使得此书的出版得以实现。最后，我们感谢Jonathan Dimes给予此书美编的帮助及Kelly Horvath的精心编辑。

感谢我父母Manda和Basavaraj Dugani的鼓励和支持。

Sagar Dugani

感谢我妻子Elizabeth的爱、微笑、耐心和支持。

Jeffrey E. Alfonsi

感谢我丈夫Enno和家人Kristina、Erik和Amy的支持和鼓励。

Anne M. R. Agur

心怀爱和感激,由衷感谢Muriel的耐心和支持。

Arthur F. Dalley II

衷心感谢捐献遗体用于解剖学研究的所有人,没有他们,很多解剖学研究就不可能完成。

目录 Contents

第一章
- 临床问题的综合分析 …………… 1

第二章
- 胸部 ………………………… 031

第一节　系统概述
- 肺部 ……………………… 038
- 心脏 ……………………… 041
- 食管 ……………………… 042

第二节　临床病例
- 肺炎 ……………………… 043
- 慢性阻塞性肺疾病 ………… 046
- 胸腔积脓 ………………… 049
- 肺结核 …………………… 051
- 气胸 ……………………… 054
- 急性肺栓塞 ……………… 056
- 孤立性肺结节 …………… 059
- 肺癌 ……………………… 061
- 间皮瘤 …………………… 063
- 肺不张 …………………… 065
- 结节病 …………………… 066
- 心脏瓣膜病 ……………… 068
- 急性冠脉综合征 ………… 071
- 急性主动脉夹层 ………… 073
- 充血性心力衰竭 ………… 075
- 心包炎和心包填塞 ……… 077
- 贲门失弛缓症与弥漫性食管痉挛 …………………………… 080
- 食管穿孔 ………………… 082
- 食管癌 …………………… 084

第三章
- 腹部 ………………………… 087

第一节　系统概述
- 肝脏 ……………………… 096
- 胆道系统 ………………… 098
- 脾脏 ……………………… 100
- 腹股沟疝 ………………… 103
- 直肠和肛门 ……………… 105
- 肾脏 ……………………… 106

第二节　临床病例
- 急性胰腺炎 ……………… 108
- 胆道疾病 ………………… 112
- 肝炎 ……………………… 115
- 肝硬化 …………………… 119

脾肿大 …………………… 122
消化性溃疡 ………………… 124
肠梗阻 …………………… 126
阑尾炎 …………………… 129
结肠炎 …………………… 132
憩室病 …………………… 137
肠系膜缺血 ………………… 140
腹主动脉瘤 ………………… 142
胰腺癌 …………………… 145
结直肠癌 ………………… 148

卵巢癌 …………………… 185
宫颈癌 …………………… 187

第五章

■ 背部 …………………… 189

第一节　系统概述
　　颈椎、胸椎、腰椎和骶椎 …… 196
　　脊髓和神经 ……………… 196
　　肌肉 …………………… 201
　　脊髓的血液循环系统 ………… 203

第二节　临床病例
　　神经根病变 ……………… 204
　　椎体骨折所致创伤性压迫性脊髓病
　　　…………………………… 207
　　硬脊膜外脓肿 ……………… 208
　　脊柱转移瘤 ……………… 210
　　背部骨质疏松症 …………… 211
　　脊髓病和横贯性脊髓炎 ……… 213
　　脊柱退行性疾病和强直性脊柱炎
　　　…………………………… 215
　　颈椎类风湿关节炎 ………… 216

第四章

■ 盆部 …………………… 151

第一节　系统概述
　　女性生殖系统 ……………… 155
　　男性生殖系统 ……………… 158
　　泌尿系统 ………………… 159
　　乳房 …………………… 161

第二节　临床病例
　　异位妊娠 ………………… 165
　　前置胎盘 ………………… 167
　　胎盘早剥 ………………… 168
　　尿路结石 ………………… 170
　　膀胱癌 …………………… 172
　　多囊肾 …………………… 174
　　肾积水 …………………… 176
　　盆腔炎 …………………… 177
　　卵巢囊肿 ………………… 179
　　多囊卵巢综合征 …………… 181
　　子宫肌瘤 ………………… 182
　　子宫内膜癌 ……………… 183

第六章

■ 上肢和下肢 ……………… 219

第一节　系统概述
　　肩部 …………………… 231
　　肘关节和桡尺关节 ………… 234
　　腕部和手 ………………… 236
　　髋关节和股骨 ……………… 238
　　膝关节 …………………… 240

踝部和足 …………………… 242
第二节　临床病例
　　　晶体性关节炎 ………………… 245
　　　肌病 …………………………… 247
　　　骨性关节炎（OA）…………… 249
　　　骨髓炎（OM）………………… 252
　　　骨质疏松症 …………………… 254
　　　类风湿关节炎（RA）………… 256
　　　化脓性关节炎 ………………… 259
　　　锁骨骨折 ……………………… 261
　　　肩袖撕裂 ……………………… 263
　　　桡骨远端骨折 ………………… 266
　　　腕舟骨骨折 …………………… 267
　　　股骨头颈部骨折 ……………… 269
　　　股骨转子间和转子下骨折（髋关节
　　　　囊外骨折）………………… 271
　　　半月板损伤 …………………… 273
　　　前交叉韧带（ACL）撕裂 …… 275
　　　深静脉血栓形成（DVT）…… 278
　　　外周动脉疾病（PAD）……… 281
　　　踝部扭伤 ……………………… 283

第七章

■ 头颈部 …………………… 287

第一节　系统概述
　　　颅骨、头皮和脑膜 …………… 291
　　　大脑 …………………………… 291
　　　脑干与脑神经 ………………… 295
　　　运动系统 ……………………… 301
　　　感觉系统 ……………………… 305
　　　协调性 ………………………… 307

　　　脑的动脉和静脉 ……………… 308
　　　耳 ……………………………… 311
　　　鼻和鼻窦 ……………………… 313
　　　口腔与口咽 …………………… 316
　　　喉 ……………………………… 317
　　　颈部 …………………………… 318
　　　淋巴结 ………………………… 320
第二节　临床病例
　　　缺血性脑卒中 ………………… 322
　　　颅内出血 ……………………… 326
　　　多发性硬化 …………………… 329
　　　脑脓肿 ………………………… 332
　　　脑膜炎 ………………………… 334
　　　鼻炎/鼻窦炎 ………………… 337
　　　咽后脓肿 ……………………… 339
　　　垂体腺瘤 ……………………… 341
　　　多形性胶质母细胞瘤 ………… 343
　　　创伤性脑损伤 ………………… 345
　　　颈椎外伤 ……………………… 348
　　　面部骨折 ……………………… 352
　　　甲状腺结节与恶性肿瘤 ……… 354

第一章
临床问题的综合分析

JEFFREY E. ALFONSI　　SAGAR DUGANI
ANNE M. R. AGUR　　ARTHUR F. DALLEY

医学综合分析方法简介

医学是一门评估和优化患者健康的艺术和科学。世界卫生组织对健康的定义为"一种身体健康、精神健全、社会适应良好的状态,而不仅仅是指没有疾病",它由生物、心理和社会因素综合决定。为了评估患者的健康状况,临床医生必须结合解剖、体格检查、生物化学和医学影像等方面的知识来寻找病因。在本科和研究生教育阶段,上述的许多知识点是分别教授的,本书希望通过将解剖、体格检查和医学影像的基础知识整合到患者的临床评估中,帮助临床医生形成严谨的临床思维。让我们从约翰·史密斯先生的病例开始这一章的论述。

> 史密斯先生是一位30岁的男性患者,主诉右膝疼痛。4天前,他突发右膝疼痛导致行走困难。在过去一周中,他还有腹部不适和腹泻的症状。史密斯先生没有服用任何药物,也没有药物过敏史。作为他的主治医生,你需要知道他曾有间歇性的腹痛和腹泻,而这些症状在没有干预的情况下就消失了。现在,你需要考虑右膝疼痛和腹痛、腹泻这两种症状是相关的还是相互独立的。

临床医生应该如何处理这种情况?

初步评估

基于主诉,临床医生给出了鉴别诊断,并通过病史、体格检查和检验结果(也称为化验)来尝试缩小鉴别诊断的范围以得出最有可能的病因。在急诊时,临床医生可能暂时只获得了简要的信息,要先稳定患者病情,然后从患者或其他人处获得更多的信息,如家庭成员、目击者和急救人员。

初步评估从临床医生观察患者开始,主要集中在四个部分:大体外观和仪容、问候、行为和表情、姿势和步态。

大体外观和仪容为评估患者的整体健康状况提供了信息。

(1)患者看起来是否生病了?是急性病容还是慢性病容?

(2)患者的外表是否与他或她的年龄一致?

(3)患者是否存在营养失衡?是否仅仅是体重发生了明显变化(增加或减少)?这种体格变化是整体性的还是仅仅局限于身体的某个部位?

(4)患者是否穿着合适的衣服和鞋袜?是否有与天气有关的伤痛?

(5)患者的头发、指甲和皮肤是否干净整洁?是否有体臭?体臭和其他一些因素或许可以提示患者缺乏自我护理和卫生保健。

在最初相互问候的过程中，临床医生即可评估患者的应对是否得体。

（1）患者是否有适当的眼神交流？

（2）当握手时，患者的手是温暖的还是冰冷/潮湿的？

（3）患者的面部表情与他或她的语言表达是否一致？

第三部分是对患者的行为和表情的评估，这将为评估患者的整体身心状态提供相关的信息。

（1）患者看起来是否存在呼吸困难？

（2）患者是否表现出明显的痛苦或疼痛？

（3）患者在交谈过程中是否保持适当的眼神交流？

（4）患者是否存在不自主动作、颤抖或面部抽搐？

最后一部分是对患者的姿势和步态的评估，这有助于临床医生评估患者的神经系统、肌肉骨骼或内分泌系统是否有损伤。

（1）患者的步态正常吗？（第六章）

（2）患者行走时手臂能摆动，还是只能维持在特定的体位？

（3）患者行走坐卧时是否能保持正常姿势？

回到本病例，初步观察，史密斯先生穿戴整齐，衣着得体。他看上去和他的年龄相符，但很虚弱，他的面部表情表明他不太舒服，但他还是愉快地和医生打了招呼。当他步入检查室时，他仍能保持正常行走姿势，但他的右腿无法承重。

详细的评估

详细的评估包括获得详细的病史、进行体格检查及安排实验室检查和影像学检查。本书不谈论如何采集病史，我们从体格检查开始讲述。

体格检查

全面的体格检查包括对下列各部分的评估，其中大部分内容将在有关章节中阐述。

- 大体外观、行为举止和生命体征（第一章）。
- 心血管检查（第二章）。
- 呼吸系统检查（第二章）。
- 腹部及腹膜后检查（第三章）。
- 周围血管检查（第六章）。
- 骨骼肌肉系统检查（第六章）。
- 神经系统检查（第五、六、七章）。

- 头颈部检查（第七章）。

在特殊情况下，还需进行皮肤科、妇科（第四章）、泌尿外科（第四章）、精神科、眼科和耳鼻喉科的检查。

在进行体格检查之前，临床医生应获得患者检查同意。不同的国家或地区对于获得患者检查同意的定义并不完全相同，但一般而言，它包括告知患者或其委托人预计安排的检查或干预措施、可能的益处和风险，以及可行的合理替代方案。获得患者检查同意是进行检查或干预的前提，但在紧急情况下，须将患者的利益放在首位，可以暂时忽略患者的意见。

下面将介绍体格检查的准备工作（具体情况不尽相同）。

- 合适的体位和适宜的光线。合适的体位很重要，如端坐于检查椅上或仰卧于检查床上。此外，确保有合适的光线来完成检查也很重要。
- 监督和遮盖。临床医生所完成的操作应在其执业范围和专业知识范围内，必要时还应存在适当的监督。此外，临床医生应弄清楚患者在检查过程中是否愿意有监护人陪伴，如在检查乳房或盆腔时，患者可能更愿意有女性监护人陪护。最后，为保护患者的隐私，应仅暴露必要的检查部位，如在进行腹部检查时，骨盆区域和下肢用被单遮盖；在进行乳房检查时，只有被检查一侧的乳房是暴露的，而另一侧乳房应该用被单遮盖。
- 设备。临床医师应具备体格检查所需的一切设备（如听诊器、叩诊锤、视力表）。

生命体征

在进行初步评估后，临床医生即可获得患者生命体征的相关信息。生命体征为评估患者身体内环境的稳定性提供了必要的信息。生命体征包含四个参数：体温、血压（BP）、心率（HR）和呼吸频率（RR）。当人体的一个或多个系统受到疾病、创伤或药物的影响时，这些参数可能会出现异常。虽然传统意义上的生命体征并不包含下述这些参数，如动脉血氧饱和度（SaO_2）、身高、体重、体重指数（BMI）和疼痛指数，但在某些情况下，它们也和生命体征一起被用来评估和报告患者的健康状态。

◎ 体温

测量体温至少有四种方法：口腔温度测量、耳（鼓膜）温测量、腋窝温度测量和直肠温度测量。口腔温度平均为37 ℃（98.6 ℉），上午（通常在早上6点）为35.8 ℃（96.4 ℉），下午或晚上（通常在下午4点至6点）为37.3 ℃（99.1 ℉）。

> **临床要点**
>
> 与口腔温度相比：
> 直肠温度高0.4～0.5 ℃；
> 耳温高0.8～1 ℃；
> 腋窝温度低1 ℃。

体温由下丘脑调节，而下丘脑又受多种因素的影响。健康人体体温可在正常范围内变动，低于35 ℃（95.0 ℉）的温度被认为是低体温，高于37.3 ℃（99.1 ℉）或下午高于37.7 ℃（99.9 ℉）的温度被认为是三种病理类型中的一种：发热、高热或超高热。发热可能是由潜在感染、炎性反应、自身免疫性疾病、恶性肿瘤、溶血反应、静脉血栓、药物副作用及其他病因导致的，也可能源于下丘脑的体温调定点上移而导致体温升高。高热导致体温升高并非由于下丘脑的体温调定点上移，其常常是由于一些外部因素的影响，如中暑、使用可卡因等兴奋剂，或药物的副作用［神经阻滞剂恶性综合征（NMS）或恶性高热］。超高热的特征是温度高于41.1 ℃（106.0 ℉），可能是由于中枢神经系统出血、潜在感染或药物副作用（即NMS或恶性高热）。超高热要立即引起注意，因为它可能危及生命。

> **临床要点**
>
> NMS常表现为高热、强直和自主神经失调，可能是由抗精神病药物的副作用所致。恶性高热是由易感者接触某些吸入麻醉药物和肌松药（如琥珀胆碱）后导致骨骼肌高代谢产热所致。
>
> 5-羟色胺综合征是由体内过量的5-羟色胺引起的，这些5-羟色胺来自毒品（如摇头丸）或复方药品。患者在高热的同时可伴有强直、反射亢进、肌阵挛、意识模糊、出汗和自主神经不稳定。

◎ 血压

血压是循环系统的功能指标，它受循环系统中液体量、心脏有效泵血能力、感染所致的系统性炎症及神经系统扩张或收缩血管能力的影响。此外，血压也会受到患者的年龄、性别、并发症、服用的药物和社会压力的影响。

血压全天都在波动。想要估测真实的血压值需要大量的测量数据，获得血压相关数据的方法有多种。

- 动态血压监测：要求患者佩戴血压袖带24～48 h。患者的血压在白天每15～20 min自动测量一次，晚上每30～60 min自动测量一次。动态血压监测有诸多优点，它使得自然生理的血压变化不再被认作异常血压，而这种血压变化常常在门诊中被测出，如由门诊环境所致的"白大褂高血压"；这种检测方法也可以发现"隐蔽性高血压"，并且减少患者看门诊的次数。尽管动态血压监测需要患者佩戴被认为笨重的血压袖带24～48 h，但还是被作为诊断高血压的参考标准。

- 家庭血压监测：要求患者在一周的时间内检测10～15次血压以估计平均血压，这种方法具有与动态监测方法类似的优点。
- 门诊血压监测：需要在一次门诊中测量一次或多次血压。与动态或家庭监测相比，门诊测量值有更大可能与患者的真实血压不同。图1.1总结了手动测量血压的技巧。

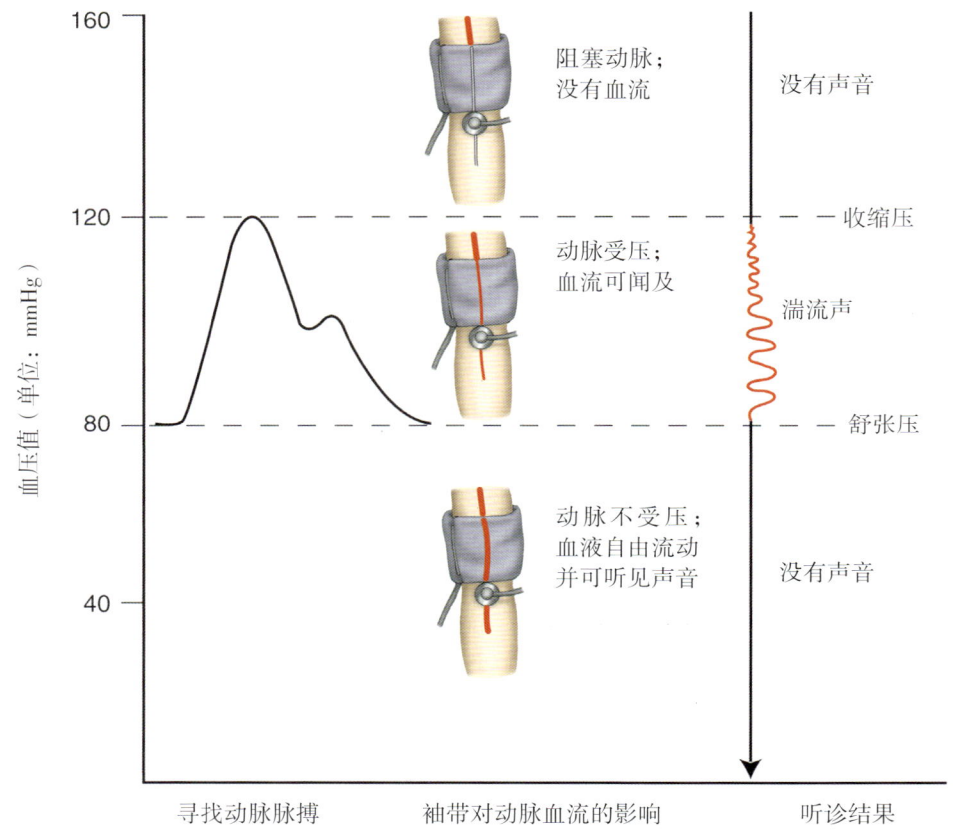

图1.1 手动测量血压

将大小适宜的血压袖带缠绕在患者手臂上并充气，以压迫并阻塞动脉血流。接下来，在听到Korotkoff音时开始放气，此时听到的第一声脉搏跳动的声音所对应的数值即为收缩压。随着袖口进一步放气，血液流动的声音仍然可以听到，当听不到时所对应的数值即为舒张压。

脉压（PP）指的是收缩压和舒张压的差值。另外，正常情况下，左右臂的血压有5～10 mmHg的差值，若差值超过10 mmHg，则为血压不对称。如表1.1所示和第二章所述，有几种情况可导致血压不对称。

表1.1 脉压（PP）和血压(BP)不对称

定义	原因
脉压增大是指脉压＞收缩压的50%	高代谢，如甲状腺功能亢进、主动脉瓣关闭不全（或返流）、发热、贫血和怀孕
脉压减小是指脉压＜收缩压的25%	心包填塞，缩窄性心包炎，主动脉瓣狭窄，休克
血压不对称是指左右肢收缩压差值超过10 mmHg	主动脉夹层，外周动脉疾病，锁骨下动脉狭窄，测量误差

多种因素均可影响血压的测量，包括微弱的Korotkoff音、患者的体型，特别是使用了尺寸不合的袖带、设备类型（手动和自动）不同、心律失常。

◎ 心率和心律

心率和心律是与循环系统相关的重要体征，它受呼吸系统、内分泌系统、神经系统及药物、发热等因素的影响。除了心率，临床医生还会记录心律是否规律及动脉脉搏是微弱的还是有力的。

正常心脏心率整齐，为60～100次/min。60次/min以下称为心动过缓，100次/min以上称为心动过速。心动过缓和心动过速的鉴别诊断如表1.2所示。

表1.2 心动过缓和心动过速的鉴别诊断

窦性心动过缓	窦性心动过速
运动员心脏为正常生理变化	甲状腺功能亢进
急性心肌缺血	急性心肌梗死
颅内压增高	发热、体液丢失和败血症
甲状腺功能减退	兴奋剂，包括咖啡因、毒素、毒品
病态窦房结综合征	贫血、缺氧和慢性阻塞性肺疾病（COPD）
药物副作用	心力衰竭、肺栓塞

◎ 直立位生命体征

当临床医生怀疑患者有失血或脱水症状，而患者的静息血压仍在正常范围内，此时应测量其直立位生命体征。嘱患者取仰卧位并测量其血压和心率，然后要求患者站立2～3 min，再次测量血压和心率。当有症状的患者舒张压下降≥10 mmHg、收缩压下降≥20 mmHg，或心率加快≥30次/min时，提示直立性改变，表明循环血容量减少。

◎ 呼吸频率

呼吸频率是受呼吸、循环、泌尿和神经系统影响的重要生命体征。正常成年人呼吸频率为16～20次/min。临床医生应评估患者的呼吸模式是否正常和平顺、是否费力并需要辅助呼吸肌协助。对于哮喘和慢性阻塞性肺病患者，还需监测其是否存在呼吸暂停和其呼气相持续时间。

◎ 血氧饱和度

动脉血氧饱和度是测量动脉血氧合的一个指标，它在室内（或在氧气浓度为21%的环境中）通常不低于95%。血氧饱和度最初是通过动脉穿刺和化学分析来测量的，现在可以通过脉搏血氧仪进行无创检测。不过，若患者体内的血红蛋白本身就有异常，如镰状细胞性贫血、一氧化碳中毒或贫血，此时利用脉搏血氧仪测量的结果并不可靠，在这类情况下，可以在实验室中确定真实的血氧饱和度。

◎ 体重指数

$$BMI = [体重（kg）] / [身高（m）]^2$$

不同人种的BMI参考值范围不同。

BMI	肥胖程度
$<18.5 \text{ kg/m}^2$	体重过轻
$18.5 \sim 24.9 \text{ kg/m}^2$	正常
$25.0 \sim 29.9 \text{ kg/m}^2$	超重
$\geq 30.0 \text{ kg/m}^2$	肥胖

解剖学意义上的生命体征

如上所述，生命体征受到人体各系统的影响。这些系统中有许多是相互关联的，某个系统的变化会影响到其他系统。接下来，我们将讲述循环、呼吸、泌尿、神经和内分泌系统如何通过相互作用来影响生命体征。

循环系统由心血管系统和淋巴系统组成，它们负责运输血液和淋巴液。循环系统包括肺循环和体循环（图1.2），心率和血压是循环系统的直接测量指标。循环系统可通过调节血流量来调控体温，当血流量增加时，体表血管扩张，人体与外环境的热传导增大，体温下降。如果循环系统不能充分泵血（如在心脏衰竭的情况下），那么血液就会在肺部淤积而导致呼吸频率增加及动脉血氧饱和度下降。心率可通过迷走神经系统调节，而血压可通过自主神经系统调节。

淋巴系统与循环系统密切相关。在24 h内，

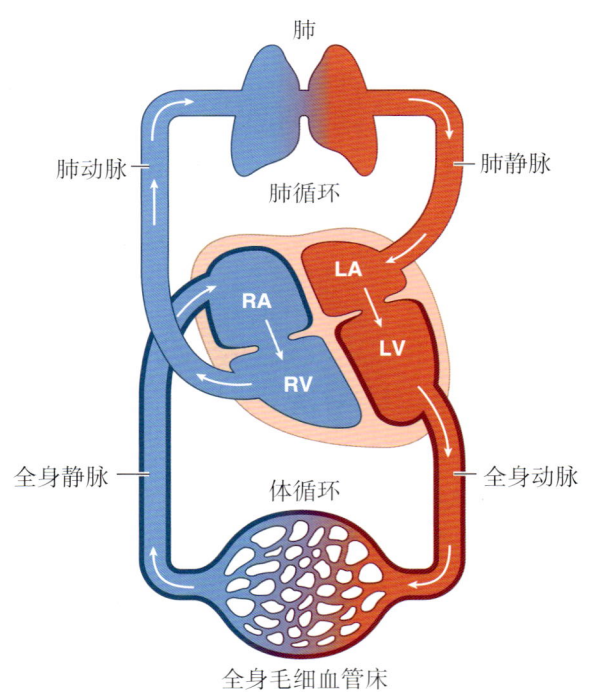

图1.2　循环系统

该图为右心和左心分别向肺循环和体循环供血的示意图。RA—右心房；LA—左心房；RV—右心室；LV—左心室。

约有20 L血浆从循环系统滤出进入组织间隙，其中约有17 L被循环系统重吸收，最终剩余的3 L通过淋巴系统运输再回到循环系统（图1.3）。除了循环功能外，淋巴系统对人体免疫系统也很重要。如图1.3所示，多条浅淋巴管沿静脉系统走行，最终流入深淋巴管，深淋巴管再依次流入右淋巴管或胸导管。右淋巴管通过右侧颈内静脉与右侧锁骨下静脉的连接处将头部、颈部、胸部和右上肢的淋巴引流至静脉循环（图1.3中灰色阴影区）。身体其余部位的淋巴液回流至胸导管并通过左颈内静脉与左锁骨下静脉连接处（也称为左静脉角）流入静脉循环。

呼吸（或肺）系统包括气道、肺和膈肌（由膈神经支配），它负责在空气和血液之间运输和交换氧气和二氧化碳（图1.4）。呼吸系统直接影响氧饱和度。呼吸系统与泌尿系统共同调节血液pH值。循环系统将血液输送到肾脏，肾脏通过肾单位进行过滤，清除废物和多余的电解质，这些废物和电解质随后通过输尿管、膀胱和尿道随尿液排出。肾脏还负责调节体液（血压）、pH值、钙和电解质，并产生促红细胞生成素以促进红细胞（RBC）的生成。因此，泌尿系统和呼吸系统可以调节呼吸频率和血压。

除了受到循环系统、呼吸系统和泌尿系统的影响外，生命体征也受到激素的影响。内分泌系统可产生和分泌激素到血液，这些激素在全身产生生理或病理反应，例如，甲状腺功能亢进时，甲状腺分泌过量的甲状腺激素［三碘甲状腺素（T_3）和甲状腺素（T_4）］，从而使心率和呼吸频率加快、体温和血压升高。

回到本病例，对史密斯先生的生命体征进行的评估和记录如下。

耳温：36.2 ℃（97.2 ℉）。

血压：125/85 mmHg（右臂），130/90 mmHg（左臂）。

心率：72次/min，节律正常。

呼吸频率：14次/min，没有呼吸暂停或呼吸困难的表现。

氧饱和度：在室内为98%（环境大气，没有补充氧气）。

BMI：28.1 kg/m²，1个月前门诊计算的，没有再次计算。

主要体格检查

在记录了史密斯先生的生命体征之后，临床医生在牢记基本解剖结构的同时，进行重点体格检查。体格检查常使用IPPA法，即视诊、触诊、叩诊和听诊。IPPA法是一个大体框架，有些地方应注意：第一，在腹部检查时，临床医生首先听诊腹部，因为触诊和叩诊会影响肠鸣音的听诊；第二，在肌肉骨骼检查（如膝关节或髋关节）时，不需要叩诊和听诊；第三，除了IPPA法，某些解剖结构可有其特殊的检查方法，例如，膝关节检查包括步态、关节活动度（ROM）、运动能力和关节稳定性的评估。如何进行具体的体格检查及相应的特殊检查在相关章节中有详细的介绍。

在视诊和触诊时，首先了解的器官是皮肤。皮肤系统包括皮肤（表皮和真皮）、毛发、指甲和皮下组织。皮肤系统可保护内脏不受外界环境影响、储存脂肪、调节体温、合成维生素D。表皮是

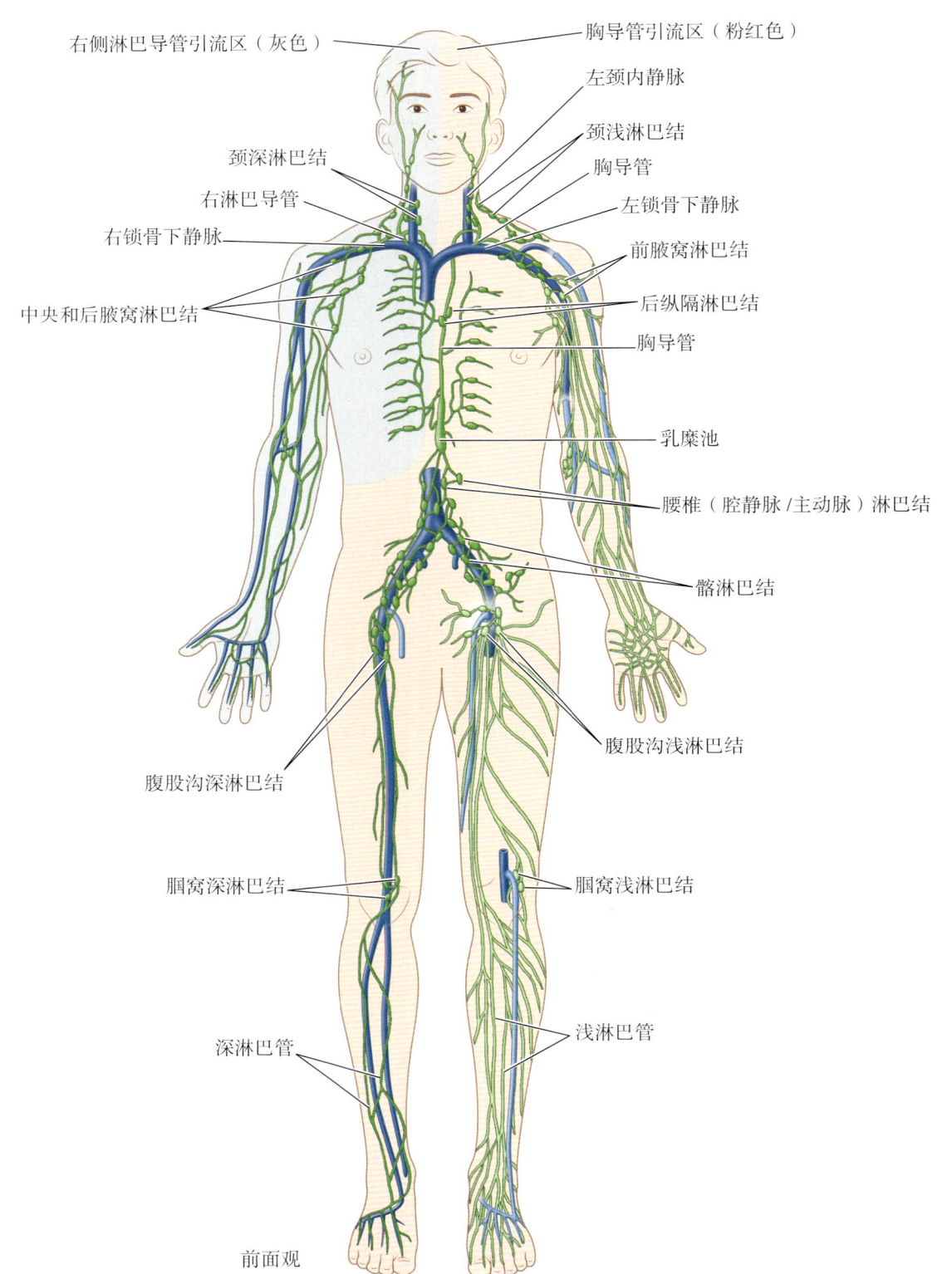

图1.3 淋巴系统淋巴引流模式

右上象限(灰色部分)通常通过右淋巴导管流入右静脉角,身体其余部位(粉红色部分)最终通过胸导管流入左静脉角。

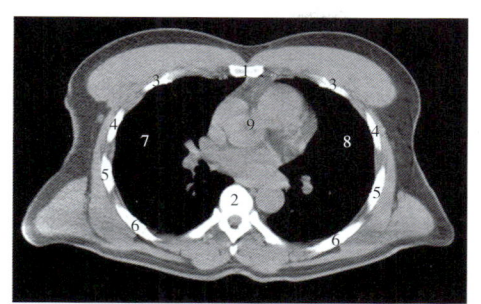

1—胸骨；2—椎体；3~6—肋骨；7—右肺；
8—左肺；9—纵隔。
（A）下面观

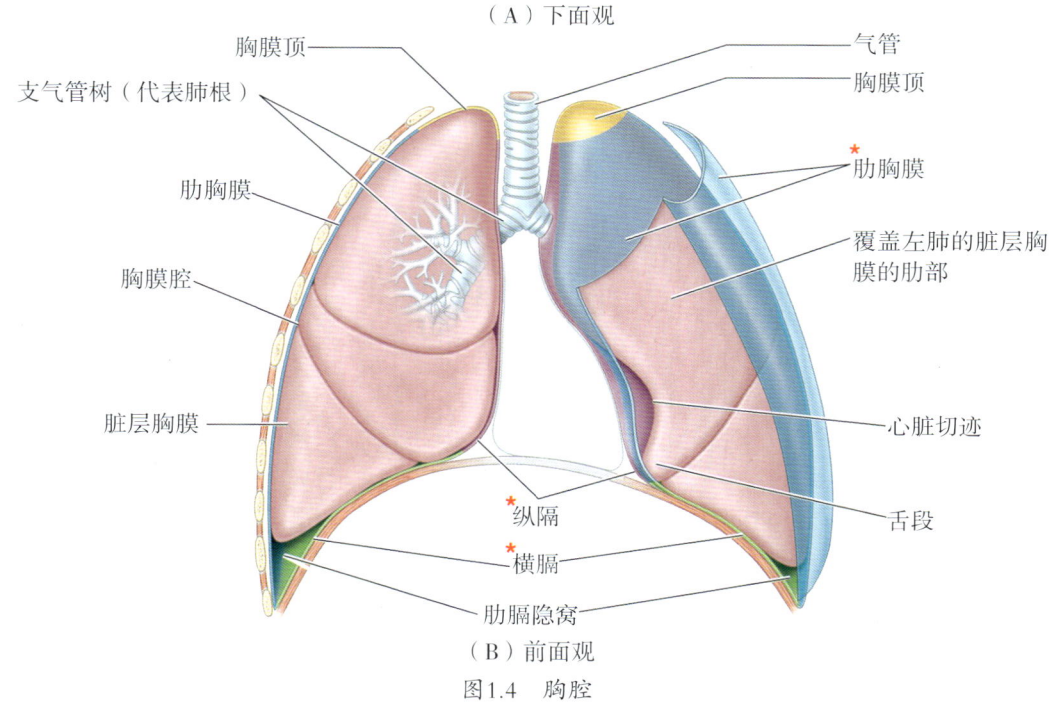

（B）前面观

图1.4 胸腔

图1.4（A）胸腔横断面CT扫描图，图1.4（B）胸腔冠状面模式图。肺使连续的胸膜凹陷，脏层胸膜覆盖肺表面，壁层胸膜形成胸腔。星号标注的结构是壁层胸膜的一部分。

一种角质化的上皮细胞，它由一层坚韧的表层上皮细胞和深部的基底层构成，基底层细胞体HE染色呈紫蓝色，且具有再生能力。表皮没有血管和淋巴管，依靠其下方包含血管的真皮层供养。如图1.5所示，真皮有血管、淋巴管床和末梢神经，末梢神经可传递包括痛觉和温觉在内的感觉信息。虽然绝大多数神经纤维束终止于真皮，但也有少数穿透至表皮。真皮由一层致密的胶原蛋白和弹性纤维构成。真皮下为皮下组织（浅筋膜），由疏松结缔组织、脂肪、汗腺、浅表血管、淋巴管和皮肤神经组成。皮下组织是储存体脂的主要部位，厚度因人而异，其在同一个人身上的不同部位厚度也不同。

视诊皮肤有无肿胀（肿块）、发红（发炎）、瘢痕和损伤、干燥、脱发、色素沉着及面色变化，如苍白、发绀、黄疸。然后，触诊皮肤以确定该区域是否发热或有压痛、是否有隆起的病变、是否有肿块或肿胀。

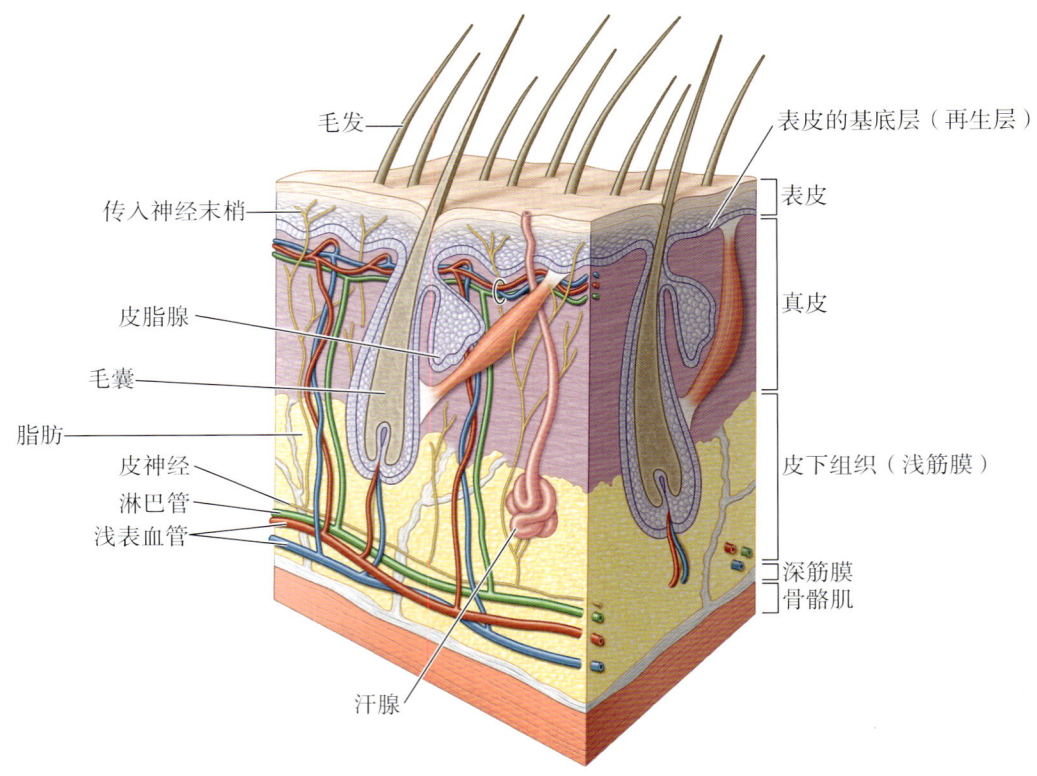

图1.5 皮肤系统（皮肤及其附属器）

皮肤系统的深面即肌肉和骨骼系统。骨骼系统由骨骼和软骨组成，主要有四种功能：为人体提供大体的支撑和框架；为肌肉系统提供附着点使人体能进行运动；保护重要的内脏，如心脏、脑和肺及其他结构；产生造血细胞。骨骼系统如图1.6所示，本书会在背部（第五章）和上下肢（第六章）章节中进一步讨论。

与骨骼系统密切相关的是关节系统，它由关节和韧带组成。关节系统用于连接骨骼系统的诸骨，从而促进其灵活性和活动度。三种主要类型的关节均会受到感染、创伤或炎症的影响，进而影响其移动性和关节活动度。对于体格检查来说，各类关节中滑膜关节可以得到最好的评估，可以视诊其有无肿胀和红斑、触诊有无积液和捻发音，并测试其不同的关节活动度。

在评估关节运动时，应注意肌肉和神经系统。肌肉组织有三种类型：第一种是骨骼横纹肌组织，它由可产生随意运动的，带有明暗条纹的躯干四肢的肌纤维组成，视诊时可观察这些肌肉有无创伤、触诊其有无肿块及测试肌力。第二种是心脏横纹肌组织，它由不可产生随意运动的，带有明暗条纹的心肌纤维组成。第三种是平滑肌组织，它由不可产生随意运动的，不带有明暗条纹的内脏肌肉组成，它形成大部分空腔脏器的肌层和血管中膜。

神经系统与肌肉系统协同作用。神经系统负责感知外部环境，激活肌肉和腺体，调节身体与外环境的相互作用，它还涉及认知、运动、感觉、协调、姿势和步态。神经系统可分为中枢神经系统（CNS）和周围神经系统（PNS），如图1.7所示。

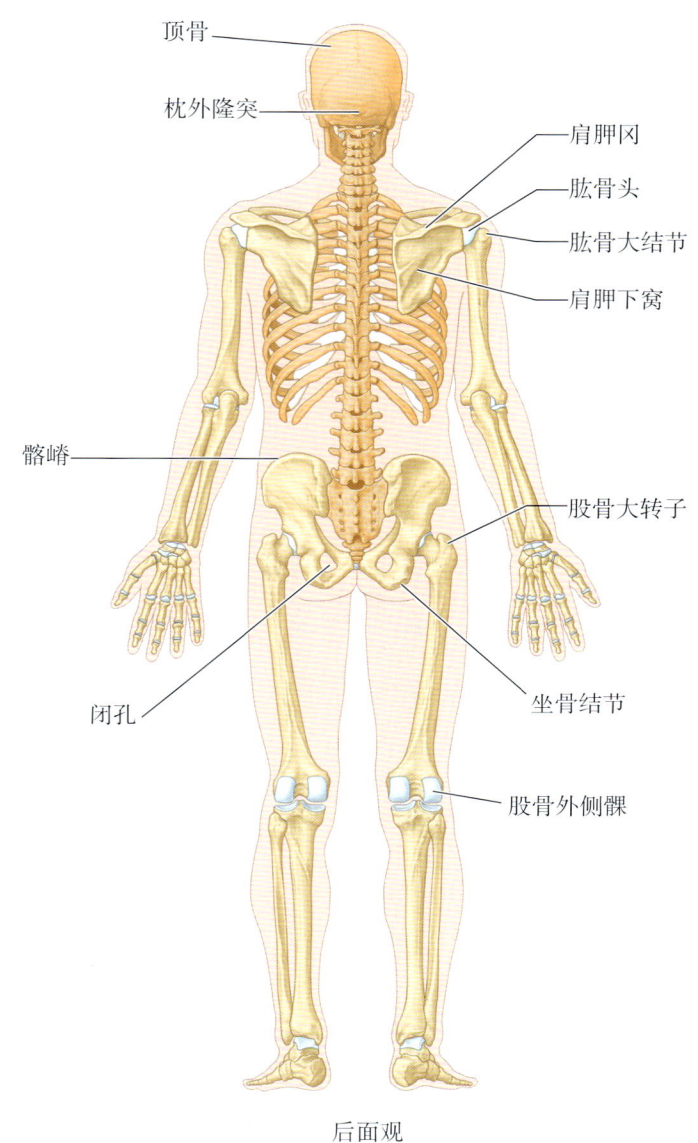

后面观

图1.6 骨骼系统（骨骼标志和结构）

在对肌肉、骨骼、关节和神经系统进行检查后，此时要注意位于肌肉和骨骼下方的内脏。内脏是循环系统、呼吸系统和泌尿系统的重要组成部分，同样也是消化系统的重要组成部分。这些将在胸部（第二章）和腹部（第三章）章节中进行讨论。

记录和交流体检结果

在体格检查结束后，临床医生记录下检查结果，然后与患者和其他医生交流。任何情况下，用适当的解剖术语、体位和动作来记录和交流体检结果都是很重要的。本书术语符合国际解剖学术语，官方术语可在国际解剖学家协会（IFAA）的网站www.unifr.ch/ifaa上找到，并总结在图1.8和图1.9中。

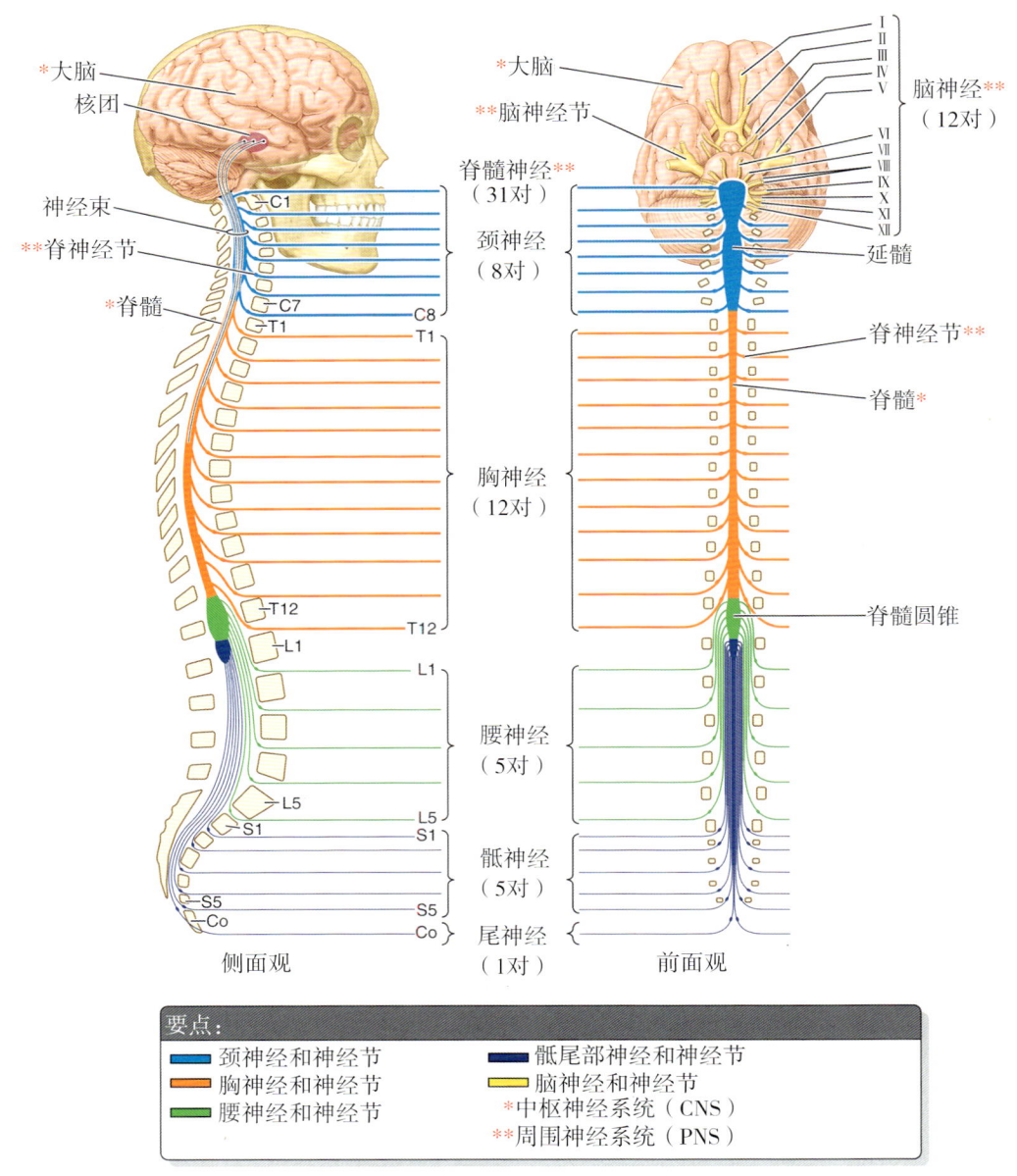

图1.7 神经系统的基本结构

中枢神经系统由大脑和脊髓组成，而周围神经系统由神经干和神经节组成。

IFAA使用的术语是基于解剖位置的。由于患者可以采用不同的姿势进行检查，如仰卧位或俯卧位，因此制定标准解剖学姿势对于交流体检结果是非常重要的。国际公约定义了以直立位为基础的所有解剖体位，如图1.8所示。

- 头、眼和双脚朝前（向前）。
- 双侧手臂垂于躯干两侧，掌心朝前（向前）。
- 下肢并拢，脚尖朝前（向前）。

无论患者的姿势如何，都应将其视为标准解剖学姿势，在此基础上再进行相应动作的描述。需要注意的一点是，大多数患者检查时是仰卧的，这会影响器官的位置。因此，器官的位置应以患者仰卧位而不是标准解剖学姿势来描述。

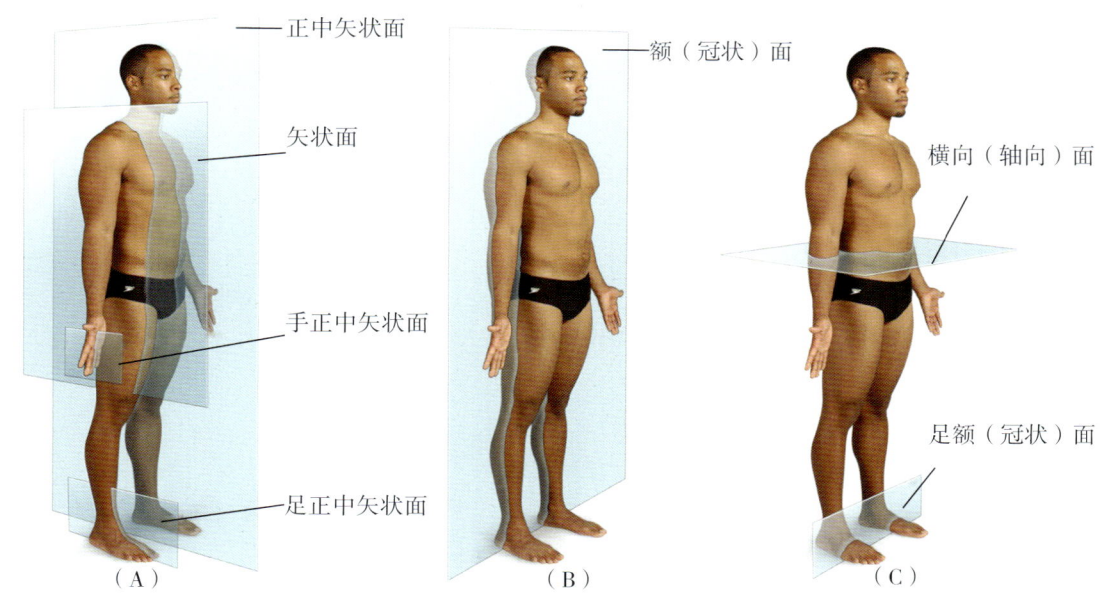

图1.8　解剖平面

在标准解剖学姿势中描述四种解剖平面所用的术语也常用来描述影像学的结果，如图1.9所示。

回到本病例上来，对史密斯先生做了全面的体格检查。鉴于他的主诉是腹痛和膝盖肿胀，我们将注意力主要集中在相应系统上，并记录了以下发现：

- 一般检查：患者体形很瘦，有轻微的不适，但衣着得体，年龄与外表相符。
- 生命体征：体温36.2 ℃（97.2 ℉）；血压125/85 mmHg（右臂）；心率72次/min，规律；呼吸频率14次/min；血氧饱和度为98%；体重指数为28.1 kg/m²。
- 头部和颈部：经检查，眼睛、耳朵和鼻子正常；嘴唇、牙龈和牙齿正常，但口咽检查显示右颊内侧有溃疡。
- 心脏：视诊无瘢痕；触诊无隆起或震颤，沿左锁骨中线第五肋间隙触诊到心尖；听诊心音正常、无杂音。
- 淋巴：触诊时颈部、腋窝或腹股沟未发现异常淋巴结。
- 呼吸：视诊患者无呼吸窘迫；触诊气管位于中线；叩诊全肺呼吸音清；听诊呼吸音正常，无啰音、哮鸣音、胸膜摩擦音。
- 腹部：视诊无瘢痕、肿块或腹部隆起。听诊肠鸣音增强。深部触诊发现全腹有轻微压痛，肝缘光滑，肝跨度约10 cm；脾脏未触及；未发现疝。直肠检查发现一个皮赘，括约肌张力正常，前列腺光滑，未见增生；直肠穹隆内有浅棕色粪便。对粪便进行分析发现潜血阳性。
- 血管：触诊无腹主动脉增粗；听诊无杂音；触诊双侧股动脉、腘动脉和足动脉进行脉搏对称

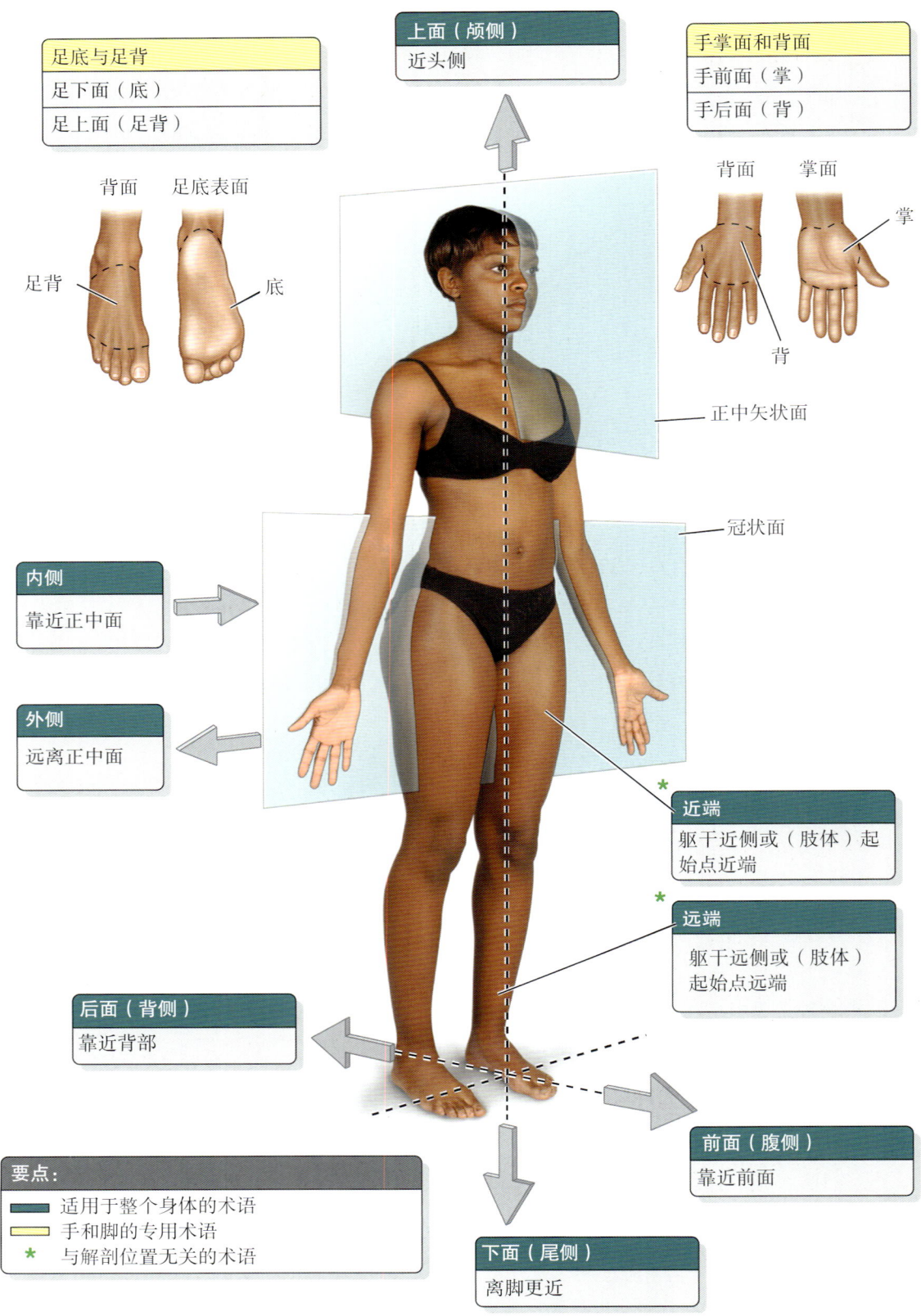

图1.9 解剖关系术语和对照

且均匀；无水肿或静脉曲张。
- 神经系统：精神状态和认知能力正常。第Ⅱ～Ⅻ对脑神经完整。活动检查显示右膝屈伸无力，可能继发于明显的疼痛。另外，双侧肌力相等、对称、分级5/5。双侧神经反射能力相等、对称、分级2+。触觉、温觉、振动觉和本体感觉完整。
- 皮肤病学：视诊无皮疹、皮损或溃疡。
- 肌肉骨骼：姿势正常，步态僵硬。
  - 右膝：对位正常，右膝较左膝大，有红斑，无瘢痕或肌肉萎缩；触诊有热感伴肿胀，关节轻度压痛，无捻发音。关节活动度——屈膝和伸膝均减少。所有韧带完整、关节稳定。
  - 左膝：对位正常，无瘢痕或肌肉萎缩。触诊无肿块、无压痛、无捻发音。关节活动度正常。所有韧带完整，关节稳定。
  - 臀部和脚踝正常。

实验室检查

实验室检查可作为体格检查的补充。一种实验室检查的分类方法如下：

1. 全血细胞计数（CBC）包括红细胞计数、白细胞（WBC）计数和血小板计数。红细胞计数偏低即为贫血，同时红细胞平均体积（MCV）有助于区分贫血不同的病因，而红细胞计数偏高被称为红细胞增多症。白细胞计数偏低被称为白细胞减少症，白细胞计数偏高则被称为白细胞增多症。血小板计数偏低被称为血小板减少症，而血小板计数偏高被称为血小板增多症。全血细胞计数还可以具体确定白细胞各亚型的数量，如中性粒细胞和淋巴细胞。脱水患者的三系都可能升高，即提示血液浓缩。

2. 代谢组学的检查包括一系列可以评估人体不同电解质的检测，即钠（低钠血症和高钠血症）、钾（低钾血症和高钾血症）、氯化物（低氯血症和高氯血症）、碳酸氢钠（代谢性酸中毒和代谢性碱中毒）、镁（低镁血症和高镁血症）、磷酸盐（低磷酸盐血症和高磷酸盐血症）和钙（低钙血症和高钙血症）的检测。其他代谢物的检测包括反映腹部疾病的肝酶、胆红素、淀粉酶和脂肪酶的检测，反映肾功能的肌酐和尿素氮（BUN）、胆固醇、葡萄糖、糖化血红蛋白、乳酸酶的检测和反映内分泌功能的促甲状腺激素（TSH）、卵泡刺激素（FSH）和甲状旁腺激素的检测。

3. 凝血功能检查包括凝血能力评估，国际标准化比值（INR或PT）和部分凝血活酶时间（PTT）分别评估外源性和内源性凝血系统的功能。

4. 尿检可以测定人体的电解质和渗透压。尿液分析可提示pH值，显示肾衰患者是否有蛋白尿，糖尿病患者尿液是否有酮和葡萄糖，创伤、癌症或肾脏疾病患者尿液是否有红细胞，以及尿路感染患者尿液中是否有白细胞、亚硝酸盐和白细胞酯酶。尿液也可以用以检测毒素和药物。

5. 微生物学检测评估体液［如血液、尿液、痰液、脑脊液（CSF）］或皮肤是否存在细菌、真菌和寄生虫。聚合酶链式反应（PCR）可用于检测体液中的病毒性遗传物质。

6. 还有很多其他各种不同的检查方式，包括肿瘤标志物［如CA-125和前列腺特异性抗原（PSA）］检查、炎症标志物［C反应蛋白（CRP）和血沉（ESR）］检查、基因检测、穿刺活检和病毒血清学检测。

医学影像学

医学影像学通过产生可视化的图像来显示患者体内各结构的具体解剖，从而进一步确认体格检查发现的症状的病因所在。此外，影像学可用来指导操作，如组织取样（活检）、恢复动脉通畅和灌注（血管重建）、胃插管或肠道置管以提供营养/药物（胃造瘘术置管）、胆道系统或输尿管的结石取出或解除梗阻。当影像学被用来指导手术操作时，它被称为介入放射学。

尽管用于成像的目的可不同，包括影像诊断和介入，但创建影像图像均需将受检组织暴露于辐射中，辐射能够以能量粒子（如光子）或波（如声波）发出。不同组织吸收或反射能量的程度不同，传感器可记录下射线是如何被它所穿过的组织改变的。

用于产生图像的辐射可分为电离辐射和非电离辐射。电离辐射，如X射线，它会损伤DNA或在细胞中产生自由基，因此妊娠期间进行该检查可能不安全，具有潜在的诱发恶性肿瘤的风险。非电离辐射携带的能量不足以产生离子，如无线电波、微波和光波。磁共振成像（MRI）利用无线电波来产生图像，而超声成像（US）使用高频声波来产生图像。MRI和US不会造成细胞损伤，在妊娠期间进行该检查更安全。

医学成像的关键原理之一是衰减。衰减是指光束在介质中传播时，由于吸收、散射、发散及其他原因而引起的辐射、超声波或其他能量的损失。不同组织能量衰减不同，这一原理可用于医学影像图像的产生中。

鉴于电离辐射的风险，辐射暴露受到一些组织机构的监管，其中包括国际辐射保护委员会（ICRP）。表1.4列出了各种成像方式的辐射剂量，并将其与本底辐射进行比较。

临床要点

在妊娠期，辐射的风险大小取决于孕妇正处于孕期的哪个阶段。在受精卵着床前（受孕后第一周或第二周），辐射带来的损伤被认为很少或基本没有。辐射吸收剂量是指每单位质量吸收的辐射量，用单位戈瑞（Gy）表示。胚胎受到50~100 mGy的辐射剂量就可能导致胚囊植入失败，进而导致自然流产。如果在辐射期间胚囊植入成功，就不会有长期的影响，因为胚囊的细胞属于全能干细胞，可以在这一时期分裂替换受损的细胞。妊娠第1~8周是胎儿器官形成的阶段，此时暴露于射线下会导致胎儿身体发育迟缓。发育中的胎儿在

> 妊娠第8~15周期间最易受到辐射损伤，在此期间，暴露在剂量为100~200 mGy的射线下的胎儿常会有宫内发育迟缓（IUGR）及中枢神经系统受累，如出现小头症和智力发育迟缓。在这段时间内，没有所谓的安全辐射剂量，当胎儿暴露在100 mGy或更高的辐射剂量下，常常会出现体格和智力发育的缺陷。

表1.4　各类成像方式的辐射剂量

检查方法	有效辐射剂量/mSv	等量本底辐射所需时间
骨密度	0.01	1 d
胸部X线	0.1	10 d
乳腺钼靶X线	0.7	3 mon
上消化道造影	2	8 mon
心脏CT扫描（钙化评分）	2	8 mon
头部CT扫描	2	8 mon
CT结肠成像术	5	20 mon
胸部CT扫描	8	3 y
腹部CT扫描	10	3 y
脊椎CT扫描	10	3 y

注：改编自加拿大放射医师协会相关资料。

X射线

X射线利用电磁辐射产生图像。传统上，用于探测X射线衰减的胶片是由溴化银和碘化银组成的，当胶片暴露在X射线下，它就会变黑。在现代成像方式中，数字传感器已经在很大程度上取代了胶片，然而，它们的原理是不变的（图1.10）。电离辐射以X射线束的形式直接穿过感兴趣的解剖区域，射线被患者的组织衰减，从而产生X射线图像。X射线穿过空气（如在肺里）受到的衰减最小，并且大多数通过的射线方向没有被改变，因而轰击胶片并使其变为黑色。另外，密度更大的组织，如骨骼，会大大衰减X射线，从而减少通过的光子数量。由于骨骼不被X射线穿透，因而在胶片上呈白色。密度介于空气和骨骼之间的组织，如脂肪，会引起X射线一定量的衰减，因而在胶片上呈灰色。

骨骼系统主要通过X射线进行临床研究。通常骨骼很容易在X射线图像中显示出来，但软骨并不容易显示，它们的存在常常是通过骨关节之间的距离（X线片中的关节间隙）"推测"出来的，X线片为关节的健康状况和完整性提供了重要信息。

透视是X射线成像的一种形式，它可以连续地接收射线并形成一系列实时的动态图像。在介入放射学中，透视被用于观察冠状动脉，评估骨科手术中各骨的对位情况，观察胃肠道的功能和通畅与否，并且能进行关节内注射。透视也可用于辅助介入治疗，如肺活检及指导导管和支架的安全置入。

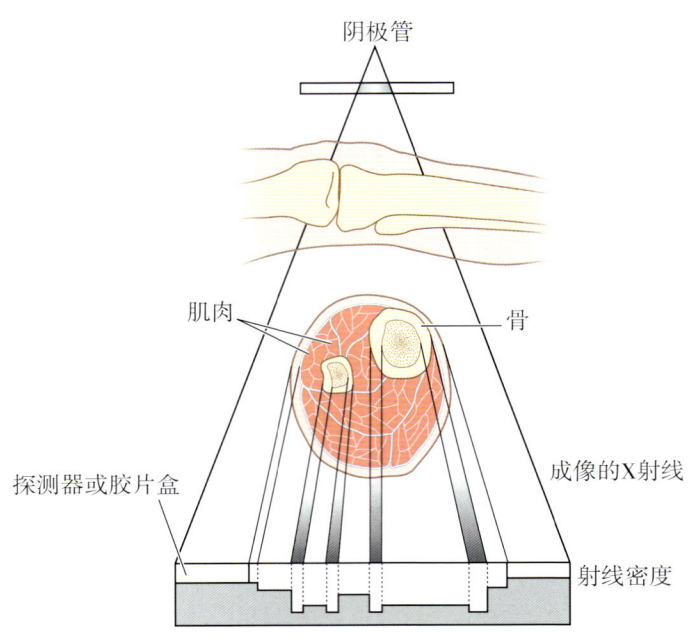

图1.10 X射线成像原理

X射线束穿过组织，根据它在轰击探测器之前所接触的组织的特性不同，会衰减——分散或吸收至不同的程度。

计算机断层扫描

计算机断层扫描，也称CT或CAT扫描，其原理与X射线相同。CT扫描仪主要由X射线管与探测器组成，X射线管以螺旋状围绕患者旋转，从不同角度、不同梯度拍摄数百至数千张X线图像，形成二维和三维图像（图1.11）。扫描仪也有数字探测器阵列，可以探测X射线并测量X射线的衰减程度。据Hounsfield units（HU）报道，数字探测器可以探测到更精确的衰减级别，而不仅仅是黑色、白色或灰色像素。衰减最大或最不透射线的组织，如骨骼，其HU值为1 000，呈白色；衰减最小或射线可透过的组织，如充气的肺，其HU值为–1 000，呈黑色（表1.5）。当观察CT图像时，会以一个CT值为中心（即窗位）在一定CT值范围内（即窗宽）显示图像，例如，默认的CT图像显示HU值为–1 000 ~ 1 000（窗宽为2 000），中心为0（窗位为0）。为了使图像的扫描更加精确，可对窗宽、窗位进行优化，例如，为了观察腹部CT图像，使窗位为50，窗宽为350。CT扫描有助于观察中枢神经系统肿瘤和颅内出血、内脏肿瘤、腹腔内或胸腔内病变、肌肉骨骼损伤及对癌症分期。CT扫描的主要缺点是辐射剂量大。

X线对比剂

X线对比剂可用于区分密度相近的组织和器官或评估其功能（如下描述）。因为X线片、透视和CT扫描都是基于X线成像原理的，所以可以使用类似的对比剂。对比剂本身是不透射线的，外观

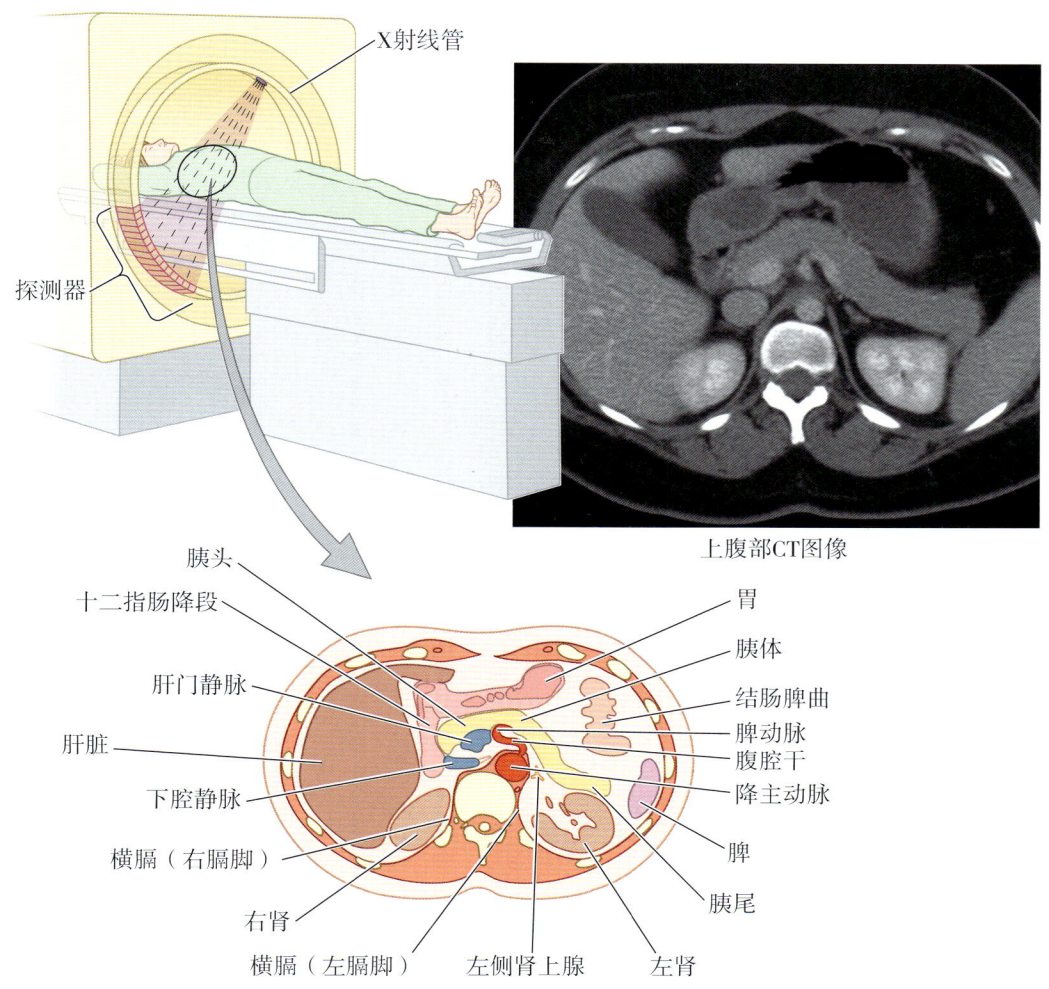

图1.11 CT扫描成像技术

X射线管围绕取仰卧位的患者旋转，X射线束从不同角度穿过人体。身体对侧的X射线探测器测量通过水平断面的辐射量。计算机从几次扫描中重建图像，然后形成CT图像。

表1.5 各类组织的CT值

组织	CT 值 / 亨氏单位
骨	1 000
肝脏	40 ~ 60
脑白质	20 ~ 30
脑灰质	37 ~ 45
血液	40
脑脊液	15
水	0
脂肪	−100 ~ −50
空气	−1 000

呈白色。常用的两种对比剂是硫酸钡（或钡）和碘。

硫酸钡（或钡）是一种用于观察消化系统的造影剂。当钡剂被吞下后，它分布在胃肠道内，有助于观察消化道黏膜情况、管腔是否存在充盈缺损（如梗阻、息肉或溃疡）、是否存在功能障碍（如动力障碍或反流）。从理论上讲，若患者存在消化道梗阻，吞服钡剂会加重梗阻程度。然而，在实践中，稀释的碘对比剂或钡剂通常有助于在CT扫描中确定梗阻的位置和病因。对于可疑的肠穿孔，碘对比剂或稀释钡剂可以帮助确定穿孔的位置。在消化道穿孔的情况下，应尽可能避免钡剂的溢出，因为理论上可能会导致腹膜炎。钡可引起低钾血症，从而导致轻度过敏反应、腹痛、腹泻、肾损伤和致命的心律失常。

碘对比剂是水溶性的，可以口服或注射用于增强CT扫描和透视。因为更容易被身体吸收，碘对比剂可用于可疑的消化道穿孔或阻塞。碘对比剂的不良反应包括过敏反应、皮肤坏死、化学性肺炎、对比剂肾病（CIN）和肺水肿。CIN通常发生在暴露后48~72 h内。在给予对比剂前后给患者补水并尽量减少对比剂的用量可降低CIN的风险，而N-乙酰半胱氨酸（NAC）对CIN患者的效果有限。将年龄、肾功能、糖尿病、败血症或低血容量、心力衰竭、对比剂用量和贫血等各种临床因素考虑在内可以评估CIN的风险。对比剂可导致过敏反应，根据既定方案进行预处理并使用强的松和苯海拉明等药物已被证明可减少过敏反应的发生。

核医学

在核医学检查中，会让患者吸入或注射被放射性同位素标记的生物分子（表1.6）。这些放射性同位素一旦进入体内，会被某些细胞类型优先吸收，可通过这种机制来选择性地标记特定的细胞类型。这些放射性同位素经过自然衰变会发射出由照相机探测到的伽马射线，最终产生图像（图1.12）。核医学扫描可用来查找骨转移瘤，也可以用来检测甲状腺肿瘤、甲状腺肿大或甲状腺亢进，心脏灌注和功能，心肌是否存活，肺通气/灌注显像不匹配，以及肝内胆汁淤积和血管瘤。

正电子发射计算机断层扫描（PET）是一种利用短半衰期同位素的核医学成像技术。在这种方法中，带有放射性同位素的生物分子（如葡萄糖、水、氨或与受体结合的分子）被注射到患者的循环系统中，新陈代谢更活跃的细胞将会吸收大部分的放射性物质。典型的放射性同位素

表1.6　常见的同位素和靶器官

同位素	靶器官
铬-51	消化道（出血）
碘-131	甲状腺、肝脏、肾脏
锝-99	骨骼、心肌、肺、甲状腺、肝脏、胆囊、肾脏
氙-133	肺
铊	心

注：改编自世界核协会相关资料。

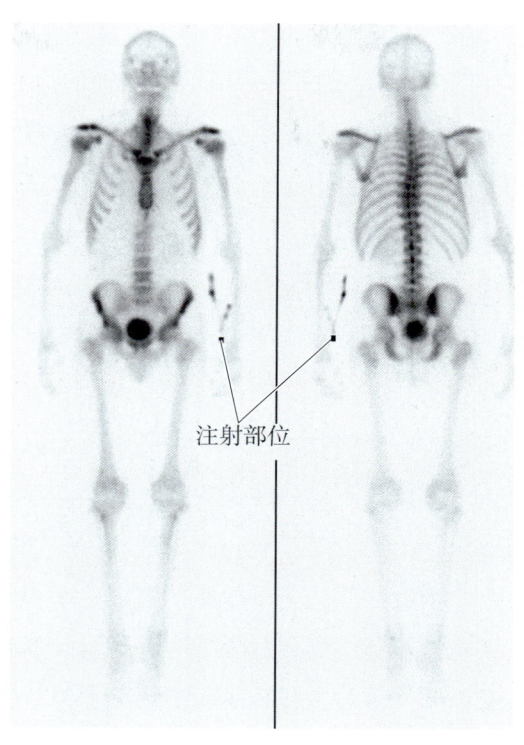

图1.12 正常全身骨扫描的前后视图

注意注射部位，放射性标记物锝-99m被注入体内。锝在代谢活跃的骨骼中浓聚。颜色较深意味着有更多的锝浓聚，这部分骨骼有更多的生长或修复。另外要注意的是，在一些骨如脊椎、髋骨、胸骨中，特别是见到对称性的锝浓聚常常是正常表现。（Joel A.Vilensky提供）

是氟-18（^{18}F；$t_{1/2}$ 110 min）、氮-13（^{13}N；$t_{1/2}$ 10 min）、碳-11（^{11}C；$t_{1/2}$ 20 min）、氧-15、和铷-82。当这些放射性同位素经历自然衰变时，它们会发出正电子和伽马射线，伽马射线会被传感器探测到。利用这种方法，可以检测出代谢活跃的区域，如感染、炎症和肿瘤的部位。因此，PET成像可用于肿瘤分期、脑和心脏的成像。另外，当它与MRI相结合时，还可以提供更好的解剖图像。

磁共振成像

磁共振成像（MRI）是基于磁场和射频（RF）波的一种成像技术，是评估和呈现软组织的最佳成像方式。它可以观察在传统的X线片中显影不清的关节和肌肉系统，以及颅内、椎管内、肌肉骨骼和心脏的病变（表1.7）。钆可作为增强MRI检查的对比剂来突出血管和软组织。对钆的主要反应包括过敏反应和肾源性全身纤维化，后者情况严重但罕见，常发生于已存在肾功能障碍或有肾脏透析的患者。

MRI检查时，患者被置于强磁场中（通常为1.5～3 T）。原子序数为奇数的原子核，如^{1}H（氢-1）、^{19}F（氟-19）、^{31}P（磷-31）、^{13}C（碳-13），其排列方向将与主磁场（也称纵向磁场）方向一致。接下来，MR机以特定的共振频率发射垂直于主磁场的射频脉冲，其频率根据对应的原子核不同而不同（如氢原子核）。射频脉冲被原子核吸收，使其从低能态激发到高能态。被激

表1.7 常见的MRI脉冲序列及其应用

序列名称	应用
DWI（弥散加权成像）	测量脑卒中水肿、多发性硬化的斑块、单纯疱疹病毒性脑炎、心肌炎中水的弥散受限程度
FLAIR（液体衰减反转恢复）	抑制脑脊液信号以便观察脑梗死、多发性硬化、颅脑损伤、蛛网膜下腔出血
BOLD（血氧水平依赖成像）	功能磁共振成像
T2*（星号）	观察出血、钙化和铁沉积

发的原子核开始在高能态上相互旋转或进动，此时其排列方向与射频脉冲的方向（被称为横向平面）相一致，而非与主磁场相一致。当射频脉冲关闭时，原子核从高能态恢复到低能态，其排列方向重新与主磁场保持一致。此时，它们发射出的能量被射频接收器检测并放大，射频接收器根据检测到的信号的位置和强度生成图像（图1.13）。

MRI利用不同组织中含有不同浓度的氢质子（或质子密度）来成像，质子密度越大，MRI检测到的射频信号越高，呈现出来的组织图像越亮。此外，两个时间常数有助于进一步区分组织类型。第一个是T1或纵向弛豫时间，反映射频脉冲关闭后组织中的原子核排列方向恢复到与纵向磁场一致

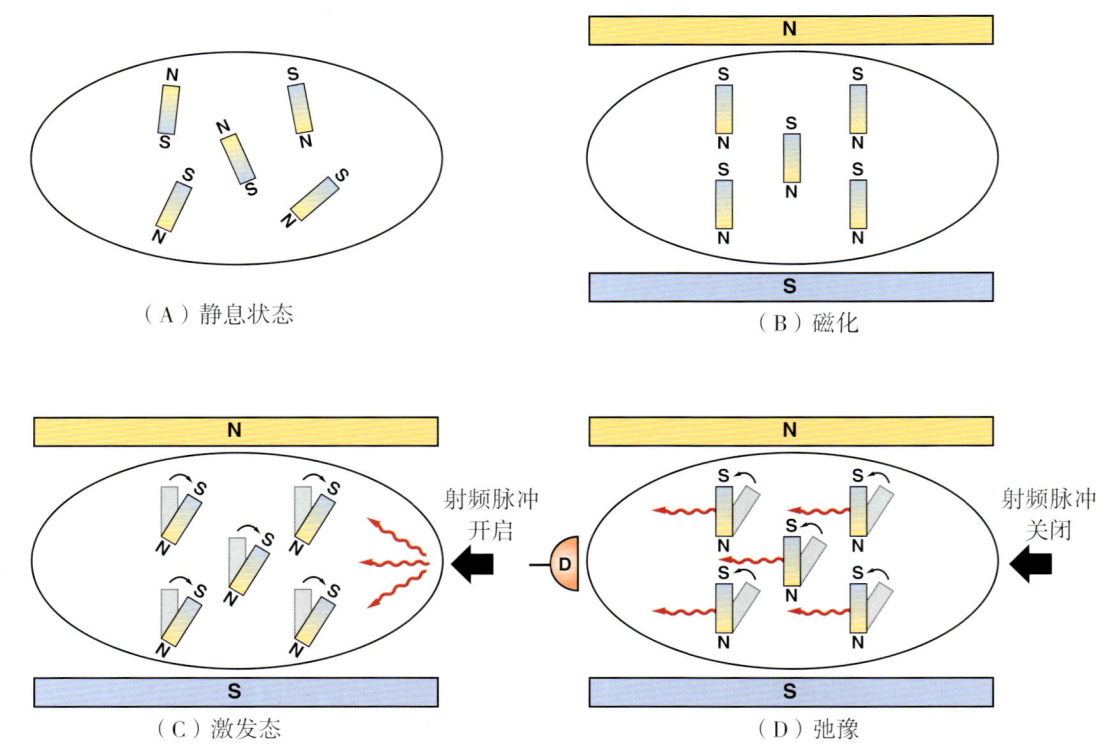

图1.13 磁共振成像原理

图1.13（A）原子核处于随机的静止状态；图1.13（B）原子核在MRI的主磁场区域（纵向）内排列；图1.13（C）原子核在射频脉冲的激发下进入高能态后，使原子核互相同步旋转或进动，并在横向平面上排列；图1.13（D）当射频脉冲关闭时，原子核恢复到稳定状态并发出射频信号。

所需的时间。第二个是T2或横向弛豫时间，反映关闭射频脉冲后，同相位的原子核由于相互作用逐渐失相位导致横向磁场衰减的时间。组织中的原子核越多（或者组织的密度越大），原子核间的相互干扰就越多，横向信号衰减的速度也就越快。例如，脂肪组织中含有固定的密集质子，因此，脂肪组织可以迅速地与主磁场方向排列一致（短T1）。此外，在射频脉冲关闭后，脂肪有许多质子可以相互干扰，横向磁化迅速衰减（短T2）。水和血液的密度比脂肪低，因此原子核与主磁场重新结合需要更长的时间（长T1）。类似地，水和血液中相邻的原子核间隔更大，相邻的原子核之间的干扰比脂肪更小，因此，横向磁化强度衰减较慢（长T2）。

  T1和T2不同的权重程度可以用来突出不同的组织。在T1加权图像中，短T1的组织（如脂肪）表现为高信号。水在纵向磁场的缓慢重新排列会导致其T1弛豫时间过长，因而在T1加权图像中表现为低信号（黑色）（图1.14）。T1加权图像有助于显示各解剖结构。在T2加权图像中，长T2的组织为高信号（白色）。T2加权图像使脑脊液等液态物质呈高信号，而脂肪相对脑脊液则呈低信号。T2加权图像可以很好地显示出各类病变，如水肿、梗死、炎症、急性出血等。T2加权图像也可用于功能MRI检测脱氧血红蛋白。

临床要点

  在进行磁共振检查之前，必须筛查患者身上是否有金属物。需要查询患者的病历和手术记录来筛查是否有心脏起搏器、骨科植入物、耳蜗植入物、外科植入物、金属弹片或动脉瘤夹。注意：金属钛制品的植入不影响MRI检查。如果眼睛内有金属异物，则需进行眼眶X射线检查。

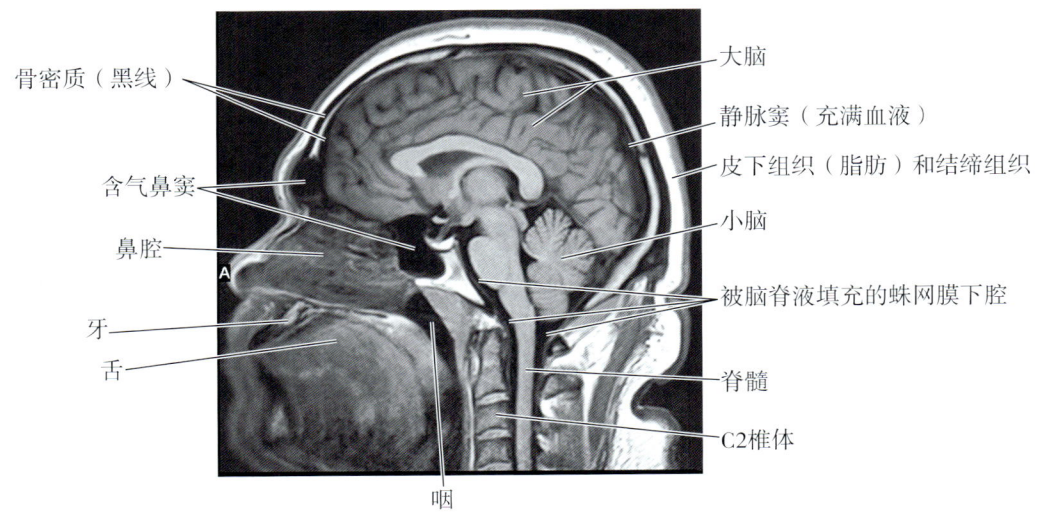

图1.14　头部矢状位T1加权MRI图像

位于鼻腔前后两侧上方的黑色低信号区域是充满空气的额窦和蝶窦。

超声

超声利用高频声波——高于人类耳朵所能感知的频率产生图像。声波穿透组织会产生反射或衰减。超声波探头探测到反射的回波，然后构建图像（图1.15）。超声图像的x轴是基于回波物理上撞击探测器的位置，而y轴或深度则由回波到达探测器的时间决定。

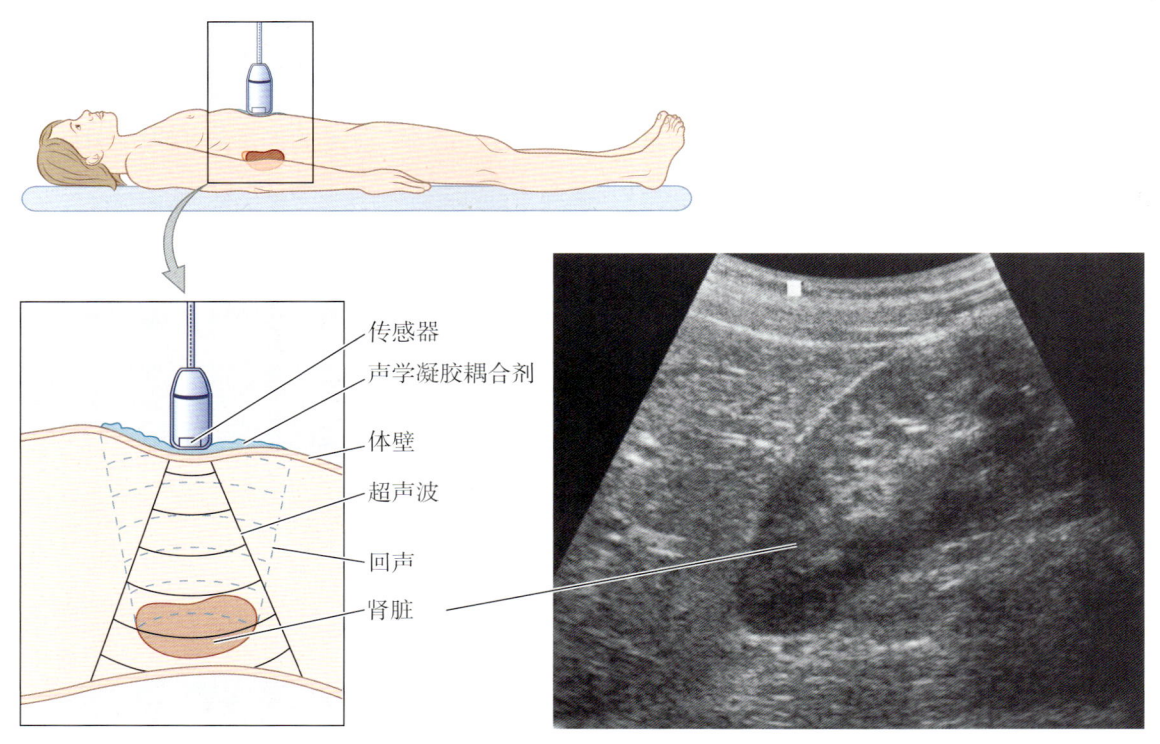

图1.15　上腹部超声图像的成像技术

该图像呈现的是由腹部结构反射的超声波的"回波"。显示屏上可见右肾显影。

如果组织结构产生强烈回声，且在强声上表现为明亮，就会被视为高回声。高回声物质包括医用针具和骨骼，这类物质可以阻止声波穿透它们并将其反射，只有有限的信号可到达其内部。因此，高回声物质的内部（如骨）可能表现为黑色，高回声结构下面的黑暗区域被称为声影。像液体这样的物质可以减弱传入的超声波，但它不会产生回声，因此被称为无回声组织。无回声组织呈黑色，可能提供一个"声窗"，这有助于评估其深部结构。例如，当膀胱充盈时可以帮助评估泌尿生殖器官。低回声结构，如充气的肺可有部分回声产生。

超声探测器被用来生成图像。探头由压电材料构成，它具有独特的化学结构，可以实现压力和电能的相互转换。当电能通过压电材料时，就会产生压力，从而产生声波。线性探头用于血管等浅表结构。相控探头呈扇形，更适合心脏、腹部和胸部等更深部结构的成像。

超声图像的深度是由声波的频率决定的。低频波穿透较深的结构，但分辨率较低；高频波穿透较浅的组织，但分辨率较高。增益可调节像素点灰度，更高的增益意味着更亮的像素点，反之亦然。

超声主要有三种类型，每一类都可以为基础解剖提供不同方向的信息。B型超声通过检测不同组织类型所反射的不同强度回声，显示组织的内部解剖结构。M型超声显示某个区域内组织回声随时间变化的图像，其多用于超声心动图，例如，定量测量通过心脏瓣膜的血流。多普勒超声可将彩色血流的显示叠加在二维黑白图像上，可同时测得血流的方向（朝向或背离探头）和速度，该类型超声对于瓣膜和动静脉疾病均有很好的诊断价值。

超声作为一种成像方式，可用于胎儿监护，创伤（针对创伤的超声重点评估，或快速评估）、内脏和血管结构评估及肌肉骨骼病变检查。

表1.8是对放射学检查项目的总结。

表1.8 各类放射学检查和适应证

放射学检查	适应证
X射线	胸部：气短、咳嗽、胸痛、外伤、结核筛检及胸腔积液评估。 腹部：疼痛、便秘、呕吐、腹胀。 背部：反复的背痛或累及背部的创伤。 肢体：外伤、关节疼痛、肿胀或不稳定
超声	颈部：甲状腺结节、颈部肿块、脑卒中（颈动脉多普勒超声）。 胸部：气短，评估心脏功能或杂音（超声心动图），乳房肿块或疼痛。 腹部：腹痛、呕吐、黄疸、腹胀、腹痛、肾功能衰竭、外伤（快速扫描）、评估容积状态（下腔静脉充盈）。 盆腔：盆腔疼痛、阴道出血、尿潴留、产科评估、睾丸疼痛或肿块。 四肢：软组织肿块，偶有关节肿胀、发红或四肢发热、发冷、疼痛、苍白或无脉搏
CT扫描	头部：卒中评估、癫痫、局灶性神经异常、意识水平改变、认知改变、头痛、鼻塞伴疼痛和嗅觉丧失、口腔肿块、眼睛肿胀或凸出、外伤。 胸部：气短、胸部或上背部疼痛、咳嗽包括咯血、肿瘤筛查或诊断、外伤。 腹部：疼痛、怀疑下消化道穿孔或阻塞、肾绞痛、肿瘤筛查或诊断、外伤、肝功能衰竭症状、不明原因发热、黄疸、腹肿。 背部：疼痛、外伤、神经症状。 盆腔：疼痛、外伤、阴道出血。 肢体：外伤、X线片上未发现的疑似骨折、骨痛、肿块、肢体肿胀、寒冷、疼痛、苍白或无脉搏
磁共振成像	头部：卒中评估（更敏感、更特异）、肿瘤、局灶性神经症状、多发性硬化相关症状，如视神经炎或单侧无力、癫痫、听力变化（感觉神经性）、头痛、认知变化、内分泌症状或垂体腺瘤所致的视觉改变。 胸部：评估心脏功能，乳房肿块。 腹部：黄疸，发热伴右上腹疼痛，评估肝、胰或胆道系统是否有恶性肿瘤。 盆腔：恶性肿瘤评估（特别是宫颈、前列腺、直肠），胎盘位置评估。 背部：尿潴留伴大便失禁和下肢无力（马尾综合征），特别是近期感染或创伤引起的背部疼痛；慢性或放射性腿痛。 肢体：肿块或疼痛、深部溃疡（骨髓炎）
核医学成像	见表1.6

回到本病例，临床医生需要综合考虑影像检查的成本和患者将会受到的辐射剂量，最终选择最有助于诊断的检查方法。为了指导临床医生，相关指南和算法已经被制订出来。

针对史密斯先生的情况，临床医生提出了两个主要的鉴别诊断：化脓性关节炎和克罗恩病。为了评估患者的膝部，临床医生安排患者进行关节穿刺以评估关节感染，并进行X射线检查以观察骨骼是否受累。由于在体格检查中没有发现关节松弛，因此并未建议患者行MRI检查以评估膝关节周围软组织的情况。超声虽然可以证实关节积液的存在，但不会改变患者的治疗方案，因此没有执行。另外，也没有做膝关节的CT和核医学检查。为了评估克罗恩病，临床医生安排患者行腹部CT扫描。双重对比钡灌肠、磁共振成像、超声和核医学成像同样也可以用来评估克罗恩病，但这些成像方式并不是都适用。

应用临床结果

最后要考虑的是体格检查和检查方式（如医学影像成像）的可靠性。完成这些检查后，临床医生通常会面临几个重要的问题：

1. 在某种疾病中，有多少比例的患者体格检查结果呈阳性？
2. 如果患者的体格检查结果呈阴性，是否表示患者并无考虑中的疾病？
3. 如果患者的体格检查结果呈阳性，这是否意味着他或她患有这种疾病，或者这仅仅是一个错误的检查结果？

这些问题很重要，因为它们决定了临床医生是否会安排另外检查以确认患者是否患有某种疾病，或者若某项鉴别诊断低度可疑，可能会继续观察患者的症状如何发展。这些问题也反映了体格检查和其他检查方式的特点，它们常常仅能反映出患者可能患有或者不太可能患有某种疾病。因此，接下来我们将介绍一个关键术语，这将有助于临床医生解释体格检查和其他检查方式的结果。

敏感性和特异性

敏感性是指某项检测结果呈阳性的患者占确诊患者的百分比（检测可以是体格检查或实验室检查）。特异性是指某项检查结果呈阴性的未患病者占未患病人群的百分比。敏感性和特异性是一种检查特性，它表明可有一种金标准来确诊疾病的存在。与其他检查方法相比，这种金标准的敏感性和特异性为最高。表1.9进一步说明了这一点。

$$敏感性 = 某项检测结果呈阳性的患者占确诊患者的百分比$$
$$= 真阳性/（真阳性+假阴性）$$
$$特异性 = 某项检查结果呈阴性的未患病者占未患病人群的百分比$$
$$= 真阴性/（真阴性+假阳性）$$

在上面的例子中，诊断膝关节感染的金标准法是进行关节穿刺，并通过细胞壁染色（革兰氏染色）或细菌培养来评估滑膜液中是否存在细菌。Margaretten和他的同事进行了几项研究，报告了确诊的膝关节感染的人中不同体征和症状的发生率，并在一项研究报告中进行了总结。该报告显示，关节痛的敏感度为85%，发热的敏感度为57%，这意味着在所有确诊的膝关节感染（使用金标准法）的人中，85%的人有关节痛，57%的人有发热。因此，了解检测的敏感性和特异性有助于确定或排除某种疾病。例如，在一项具有高特异性的检测中，阳性结果有助于确诊疾病，因为绝大多数未患病的人该特定检测的结果不应呈阳性。类似地，在高敏感性的检查中出现的阴性结果也有助于排除某些疾病，因为预计绝大多数患者该特定检测的结果会呈阳性。

表1.9 敏感性和特异性

检测结果	患病（基于金标准）	未患病（基于金标准）
阳性	真阳性（TP）	假阳性（FP）
阴性	假阴性（FN）	真阴性（TN）

临床要点

敏感性和特异性的临床价值常用下列方式来记忆：
SPin：检查特异性（specific test）、阳性结果（positive finding）、划入（rule in）。
SNout：检查敏感性（sensitive test）、阴性结果（negative finding）、排除（rule out）。

似然比

虽然敏感性和特异性是帮助诊断或排除某些疾病的重要检测指标，但当临床医生获得阳性或阴性检测结果时，将面对另一个问题：检查结果呈阳性是否就意味着患者确诊该疾病？

在本病例中，史密斯先生主诉右膝疼痛，这是否意味着他患有感染性关节炎？

要回答这个问题，临床医生可以依靠计算阳性似然比（LR+）或阴性似然比（LR-）。

阳性似然比定义为：

LR+ ＝在患病情况下检测结果为阳性的概率 / 在未患病情况下检测结果呈阳性的概率
　　＝敏感性/（1－特异性）

同理，阴性似然比可定义为：

LR- ＝在患病情况下检测结果为阴性的概率 / 在未患病情况下检测结果呈阴性的概率
　　＝（1－敏感性）/ 特异性

对于膝关节出现疼痛和肿胀的患者，临床医生可用LR+和LR-来评估各种危险因素，包括感染或化脓性关节炎。例如，化脓性关节炎患者存在人工膝关节的LR+值为3.1，存在皮肤感染的LR+值为2.8。因此，如果患者出现膝痛，在查询病史和进行体格检查时就应注意这些危险因素，因为它们会导致患者患化脓性关节炎的可能性增大。

回到本病例，对史密斯先生进行关节穿刺检查发现关节滑液正常，没有感染的迹象。膝盖的X线片显示有轻微的软组织肿胀。不幸的是，腹部CT扫描显示肠部有炎症，再加上口咽溃疡，这与克罗恩病的症状（第三章）是一致的。史密斯先生被转诊到消化科进行进一步的评估和治疗。

总结

本章阐述了临床医生如何综合解剖学、体格检查、实验室检查和医学影像学来评估患者并做出诊断。这种诊断方法将按照解剖区域分类贯穿于本书中。每一章开始都要回顾主要的解剖、体格检查操作方法，与该区域内脏相关的常见实验室检查和医学影像学检查。紧接着的是一系列常见的病例，它们将有助于读者识别疾病的病因、体征、症状及体检结果、实验室结果和影像结果的异常。这些病例还将有助于强调在临床医学实践中应用综合分析方法的重要性。

第二章

胸 部

CHRISTINE J. CHUNG　　DEVRAJ SUKUL
MICHELLE J. YU　　SAGAR DUGANI
DANIEL SOUZA　　SUNITA SHARMA

胸部连接颈部和腹部，由胸壁和胸腔脏器两部分构成。胸壁由肋骨、肋间肌、筋膜、肌肉、皮下组织和皮肤组成。胸廓后表面的结构将在第五章讨论。

胸廓由12个胸椎和12对肋骨及肋软骨组成（图2.1）。第1~7肋前端借肋软骨与胸骨相连，并使胸腔在呼吸时与膈肌保持同步运动。第8~10肋借肋软骨与上一肋的软骨相连，形成肋弓。第11~12肋前端游离，称为浮肋。每对肋骨之间的肋间隙均由肋间肌填充。肋间动脉、静脉和神经位于每根肋骨下缘的正下方。胸骨由柄、体和剑突三部分组成。柄和体的连接处称为胸骨角，是测量颈静脉压（JVP）的重要标志（图2.1）。

胸腔包含纵隔腔和左右胸腔，纵隔腔包含心脏和主要血管，左右胸腔包含肺脏。此外，胸腔中还包含气管和支气管，并通过横膈与腹腔分隔（图2.2）。食管是胸腔内唯一的消化（GI）系统器官。

初步评估

胸部疾病通常表现为胸痛，可根据可能受累的器官进行鉴别诊断（表2.1）。另一个重要的症状是呼吸困难，当患者表现出呼吸困难并出现需辅助呼吸肌帮助呼吸、气喘、不能说完整的句子、皮肤苍白或发绀、出汗等症状时，临床医生需要重点关注。导致呼吸困难的病因很多，可能与不同器官系统相关联（表2.2）。

胸部的一般检查

检查胸部时，患者取仰卧位或坐位，双臂放在身侧。裸露胸部，遮盖腹部及腹部以下的部位。男性和女性的前胸壁不同，女性前胸壁通常含有更多的脂肪组织（图2.3；有关乳房的解剖、体格检查和相关疾病，请参阅第四章）。系统的体格检查包括视诊、触诊、叩诊和听诊。

视诊时，临床医生站在患者身前，观察患者皮肤上是否存在与手术相关的疤痕（例如，胸骨中部垂直的疤痕可能表明有重大的心脏手术史，如冠状动脉旁路移植术或主动脉瓣置换术；胸壁上部的隆起可能表明存在心脏起搏器或除颤器）。检查胸廓的形状：是否存在桶状胸（前后径增大）、漏斗胸（胸壁前凹）和鸡胸（胸壁前凸）（图2.4）。观察整个呼吸周期内的胸壁活动情况，在中度至重度慢性阻塞性肺疾病（COPD）患者中，可观察到胸腹部矛盾呼吸。

视诊完后，在疼痛区行胸部触诊，以确定肌肉和骨骼的压痛程度，以及是否存在肿块或结节。患者取左侧卧位，在左锁骨中线和第5肋间隙交界处触诊心尖最强搏动点（PMI）（图2.5）。触诊后叩诊胸壁，心脏区可闻及浊音；肺野可闻及清音，如果于肺野发现叩诊浊音，则提示可能存在积液、肿块或实变。胸部听诊需辨别心脏第一、二心音及其他心脏杂音；具体内容将在心脏部分进一步讨论。与肺野触诊一样，听诊通常会闻及呼吸音，但当存在液体或肿块时呼吸音可减弱。此外，还可能听到其他呼吸音，如湿啰音和憋喘声，这将在肺部章节中进一步讨论。

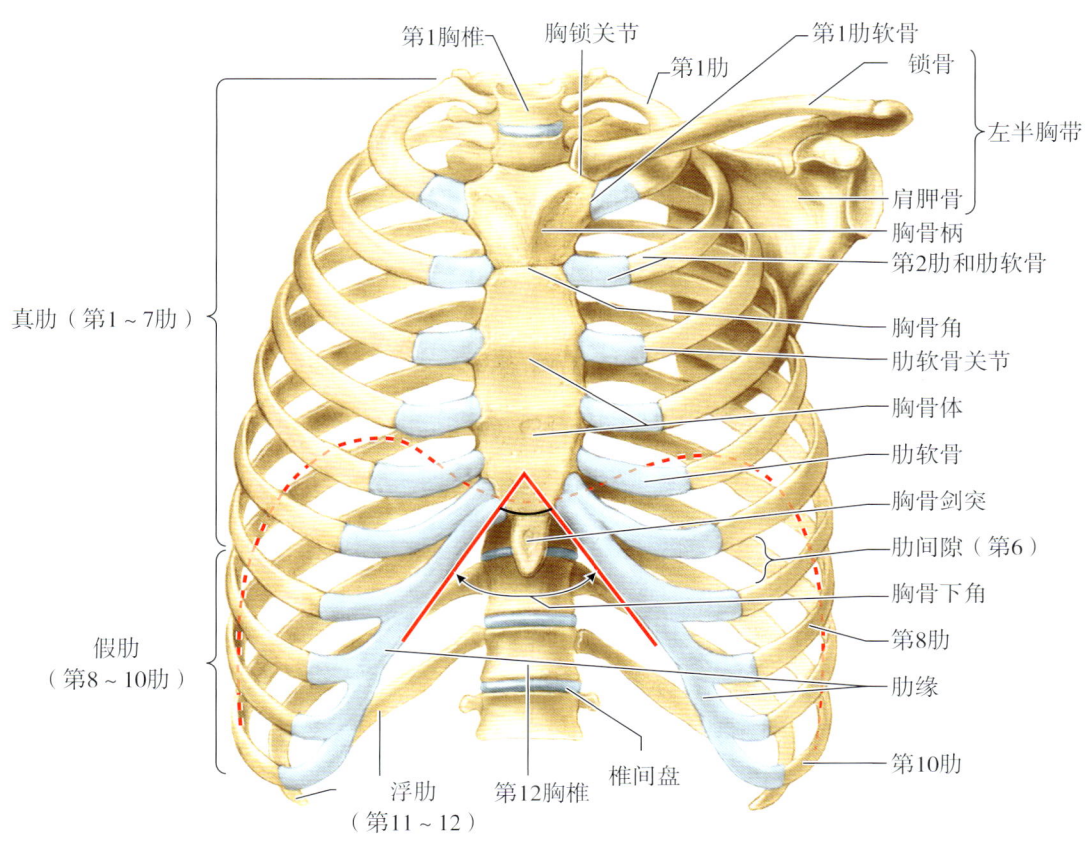

图2.1 胸廓由12个胸椎和12对肋骨组成

胸骨角是胸骨柄和胸骨体的连接处。

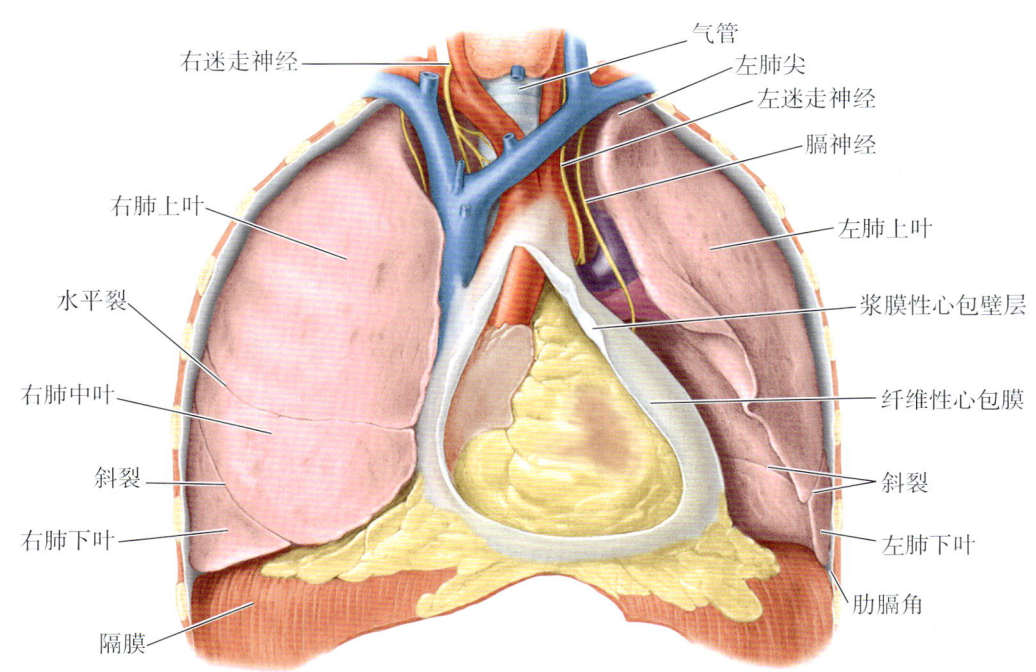

图2.2 胸腔内容物

心脏被纤维性心包膜包裹。右肺有三个肺叶,左肺有两个肺叶。

表 2.1　按器官系统分类的胸痛原因

器官系统	症状（胸痛）
心脏	急性冠脉综合征、心包填塞、充血性心力衰竭、心包炎、心肌炎、应激性心肌病
肺部	气胸、肺炎、脓胸、血胸、恶性肿瘤、结节病
血管	主动脉夹层、肺栓塞
纵隔	纵隔气肿
胃肠道	食管破裂、弥漫性食管痉挛、胃食管反流病、胰腺炎、胆囊炎、消化性溃疡病
皮肤/肌肉骨骼	创伤、肋软骨炎、带状疱疹

表 2.2　按器官系统分类的呼吸困难原因

器官系统	症状（呼吸困难）
心脏	充血性心力衰竭、心肌缺血、心包填塞、心律失常、瓣膜病
肺部	哮喘、慢性阻塞性肺疾病、肺炎、间质性肺病、气胸、肺栓塞、胸腔积液、脓胸、血胸、非心源性肺水肿
其他	胸壁肌肉无力、麻痹、贫血、焦虑、败血症

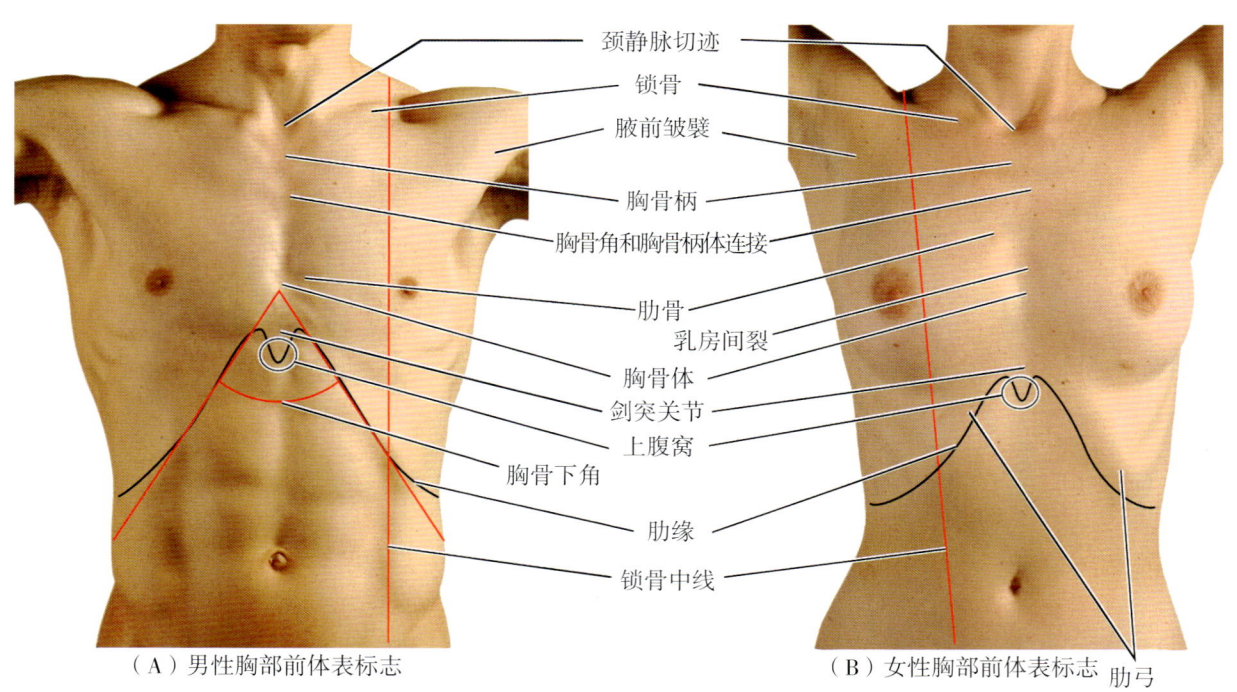

（A）男性胸部前体表标志　　　　（B）女性胸部前体表标志

图2.3　胸部前的体表标志

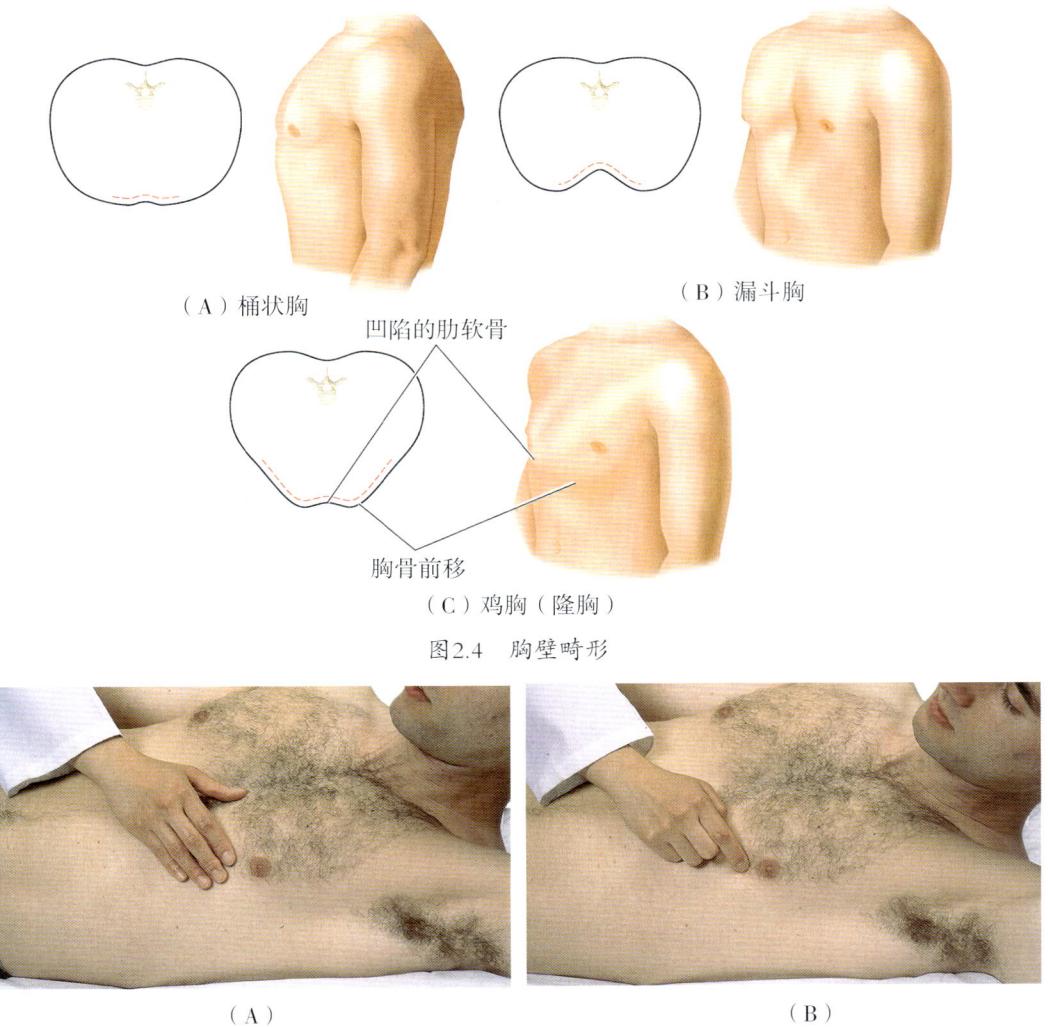

（A）桶状胸　　（B）漏斗胸

凹陷的肋软骨

胸骨前移

（C）鸡胸（隆胸）

图2.4　胸壁畸形

（A）　　（B）

图2.5　触诊心尖最强搏动点（PMI）

图2.5（A）患者取左侧卧位，找到锁骨中线与第5肋间的交界处。一旦PMI位置确定，就可以用一根手指进行更精细的评估，以确定搏动的位置、幅度、大小和强度。

实验室检查

帮助诊断胸部疾病的常见实验室检查包括全血细胞计数（CBC），以诊断感染、贫血或血液恶性肿瘤。心脏标志物包括心肌肌钙蛋白、肌酸激酶（CK）和氨基末端B型利钠肽前体（NT-BNP），在心脏疾病中可能升高。血清心肌肌钙蛋白升高提示心肌死亡，可见于心肌梗死（MI）、肺栓塞（PE）和心脏浸润性或心脏炎症性疾病。NT-BNP升高表明心肌应激反应（而非心肌死亡），其在PE或充血性心力衰竭（CHF）加重时可能升高。值得注意的是，NT-BNP基线水平可随着年龄的增长而升高，而在肥胖个体中可能会假性降低，在观察患者血清NT-BNP水平时应考虑这些因素。还可测量血清电解质（钠、钾）和肾功能［肌酐、碳酸氢盐和血尿素氮（BUN）］，以确定心脏和呼吸系统疾病中肾功能的受损情况；这些将在具体临床病例中进行讨论。另外，评估呼吸系统疾病导致的胸腔积液是否存在感染性渗出物、细菌和恶性细胞，这些也将在后面的临床病例中进一步讨论。

胸部影像

典型的成像方法包括X线成像、计算机断层扫描（CT）、磁共振成像（MRI）和超声检查。在某些情况下，可进行核医学成像［例如，通气/灌注（V/Q）扫描诊断肺栓塞（PE）；正电子发射断层扫描（PET）以评估炎症或恶性肿瘤中的代谢活性增加的区域］。

通常通过胸部X线检查对胸部疾病进行初步评估。检查时，患者站立，前胸抵住胶片。X射线束从患者后方进入，并通过前方射出，产生后前位（PA）X线片。在正常曝光的X线片上，由于受心脏遮挡，胸椎难以观察（图2.6）。

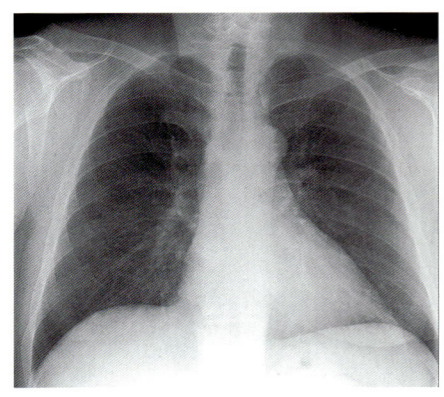

（A）站立位PA位图像　　　　　（B）同一患者卧位AP位图像

图2.6　胸部正常X线片

对于某些重症患者直立拍摄PA位片可能无法做到，此时可采用床边胸部X线检查。在床边X射线中，X射线束从前方进入，并通过背部射出，产生前后位（AP）X线片，其特征是心脏外形较大、肺体积显小和锁骨位置较高。床边检查旨在确认中心静脉（CV）管、气管插管、鼻胃管和重症监护环境中使用的其他侵入性置管的位置。如果需要胸部X线检查评价肺部或心脏疾病，应尽可能行站立位PA和侧位片检查。X线片的一种读片方法如下：

1. 确定X射线方向（如AP、PA或侧卧位）。
2. 评估呼吸结构，包括气管、纵隔、肺和胸膜的位置（是否偏移）及肋膈角。肺纹理由肺动脉和静脉构成（图2.7）而非充气支气管，支气管壁薄，在充气肺组织的背景下无法充分显影。乳头阴影可能被误认为肺结节，可以通过其在下胸部的对称位置来判断为结节还是乳头。
3. 评估骨性结构是否有骨折或关节间隙病变。
4. 评估心脏边缘和大小及钙化。
5. 评估膈肌和腹部。偶尔可在膈肌下方见到游离气体。

CT扫描可生成肺部、胸壁、纵隔和心血管结构的高分辨率图像，还可用于图像引导下经皮穿刺活检。MRI扫描通常用于癌症分期，如胸腺瘤、间皮瘤或肺上沟瘤，还可评估心肌功能和存活能力及心脏瓣膜病。MRI和PET扫描可用于区分梗死心肌和可能仍然存在活性的慢性缺血冬眠心肌。MRI扫描的空间分辨率优于PET扫描，还可评估透壁性疾病和心内膜下疾病，因此，在检测缺血性疾病的

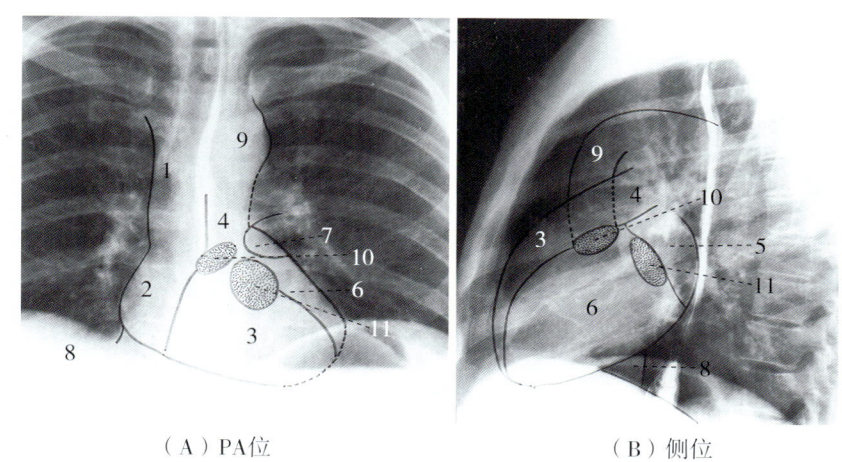

(A) PA位　　　　　　　　　(B) 侧位

图2.7　识别心脏结构和大血管

1—上腔静脉；2—右心房；3—右心室；4—肺动脉流出道；5—左心房；6—左心室；7—左心耳；8—下腔静脉；9—升主动脉和主动脉弓；10—主动脉瓣；11—二尖瓣。

早期阶段更敏感。磁共振血管造影（MRA）可用于评价动脉瘤或狭窄。

核医学成像也可以评估胸部疾病。V/Q扫描采用吸入放射性标记气体进行通气显像，然后静脉注射放射性标记大颗粒聚集白蛋白颗粒进行灌注显像，可用于PE的诊断。V/Q扫描可用于禁忌静脉注射造影剂的患者。使用铊-201和锝-99m甲氧异腈进行放射性同位素成像研究，评价心脏灌注和功能。灌注图像需分别在静息和负荷状态下获得，负荷图像可在跑步机上运动或注射模拟运动效应的腺苷等药物诱导负荷。缺血性疾病可表现为应激诱导后局部灌注缺陷，并在静息时恢复。值得注意的是，在有肺基础疾病的患者中，V/Q扫描结果常不准确，因而该检查很大程度上已被CT血管造影取代。

PET扫描常用于肿瘤诊断和分期。氟-18-脱氧葡萄糖（18F-FDG）PET扫描可评估机体组织对葡萄糖的定性和定量摄取，并作为其代谢活性的标志。由于癌细胞增殖迅速，因此它具有比正常细胞更高的活性和摄取量。全身PET扫描用于胸部恶性肿瘤的分期，包括肺癌、食管癌、乳腺癌及淋巴瘤。惰性或缓慢进展的恶性肿瘤，如类癌、细支气管肺泡癌和某些类型的淋巴瘤，在PET检查中可呈阴性。此外，使用放射性标记形式的葡萄糖进行PET研究可用于区分梗死心肌与慢性缺血或冬眠心肌，因为后者可在提供足够血流灌注后恢复活性。因此，PET和MRI在预测冠状动脉血运重建方面均起重要作用。

超声检查可用于评估胸腔积液和心包积液。还可用经胸超声心动图（TTE）来评估心脏功能和收缩力（如心脏射血分数），以及心脏瓣膜功能。

特殊检查方法

在某些情况下，TTE可能无法显示主动脉瓣和二尖瓣的切面。这时，可通过经食管超声心动图（TEE）显示瓣膜及左心房。具体与消化系统相关的成像方法在本章的临床病例和第三章中均有介绍。另外，肺和心脏活检可分别用于诊断肺间质性疾病和心脏淀粉样变性。

第一节 系统概述

肺部

概述

胸腔包括肺、脏层胸膜和纵隔（包含心脏、部分气管和食管）。纵隔将两个肺分开。右肺由三个肺叶（上、中和下）组成，左肺由两个肺叶（上和下）组成。在胸骨角水平，气管分叉成两个主支气管，并分别进入左右肺，这些支气管又分为多个节段，最终形成肺泡，肺泡是肺内气体交换最基本的结构单位。

呼吸系统由肺和呼吸道组成，呼吸道将氧气带入人体，肺泡完成气体交换，促进细胞新陈代谢，并清除二氧化碳。空气的流动通过咽喉和膈肌完成。

体格检查

首先要视诊观察皮肤是否发绀。观察患者呼吸时颈部辅助呼吸肌[包括胸锁乳突肌（SCM）、斜角肌、斜方肌、胸小肌和肋间肌]是否在辅助呼吸，气管是否位于中线，以及呼吸过程中胸壁运动是否对称（表2.3）。

表2.3 呼吸肌

		吸气	呼气
正常（安静）	主要的	膈肌（主动收缩）	肺和胸腔被动（弹性）舒张
	次要的	肋间外肌、肋软骨间隙内的肋间内肌的紧张性收缩以抵抗负压	腹壁前外侧肌肉（腹直肌、外斜肌和内斜肌、腹横肌）通过紧张性收缩维持腹内压来抵抗膈肌
主动（强制）		胸锁乳突肌、下（上）斜方肌、胸小肌和斜角肌主动收缩，用于抬高和固定上肋	腹壁前外侧肌肉的主动收缩（通过增加腹内压和向下牵拉固定肋下缘抵抗膈肌）：腹直肌、外斜肌、内斜肌和腹横肌
		肋间外肌、肋软骨间隙内的肋间内肌、肋下肌、肋提肌和后上锯齿肌向上牵引肋骨	肋间内侧（骨间部）和后下锯齿肌向下牵引肋骨

注：最近的研究表明，后锯齿肌、上锯齿肌、下锯齿肌可能主要起本体感觉器官的作用，而不是作为运动器官。

来源：Agur A M R, Dalley A F. *Grant's Atlas of Anatomy*, 13th ed. Baltimore, MD: Lippincott Williams & Wilkins, 2013.

此外，还要注意观察患者是否存在杵状指（趾）（图2.8）。杵状指指手指末端的无痛性增大，见于包括慢性低氧血症在内的多种疾病中。慢性阻塞性肺疾病例外，它不表现为杵状指。杵状指的检测方法是将两手相同手指的指甲并在一起，观察菱形窗是否消失（Schamroth征）。

然后，触诊疼痛区域，确定潜在的软组织或肌肉骨骼病变。评估胸部扩张度，将双手置于肩胛下区对称部位（第10肋水平），两手拇指与后正中线平行，并将两侧皮肤向后正中线轻推，嘱患者深呼吸。若胸腔运动对称且正常，则双侧拇指在每次呼吸时移动相等的距离（图2.9）。检查触觉语颤（触摸通过支气管肺系统传递到胸壁的声振）时，将双手尺侧面置于后胸部对称部位，要求患者重复单词"ninety-nine"（图2.10）。若两侧振动有差异则为异常表现。由于低频声音在胸腔积液、气胸或肿瘤中传导受损，因而患侧触诊语颤减弱。而肺实变可导致声音传导增强，因此肺炎患者患侧触诊语颤增强。

叩诊时（图2.11），正常清音，表示肺组织正常；过清音，常于积液上方肺区闻及（通常胸腔积液下方区域叩诊呈浊音）；闻及浊音，则与肺实变相关；闻及鼓音，则与气胸相关；结核或肺上沟瘤中肺尖清音（Kronig峡部）可降低。

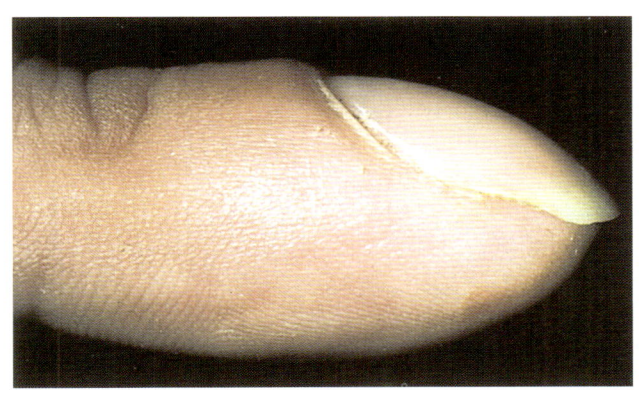

图2.8 杵状指

杵状指是指末端指节增宽增厚。指端背面的皮肤与指甲所构成的基底角等于或大于180°，甲床呈海绵状。

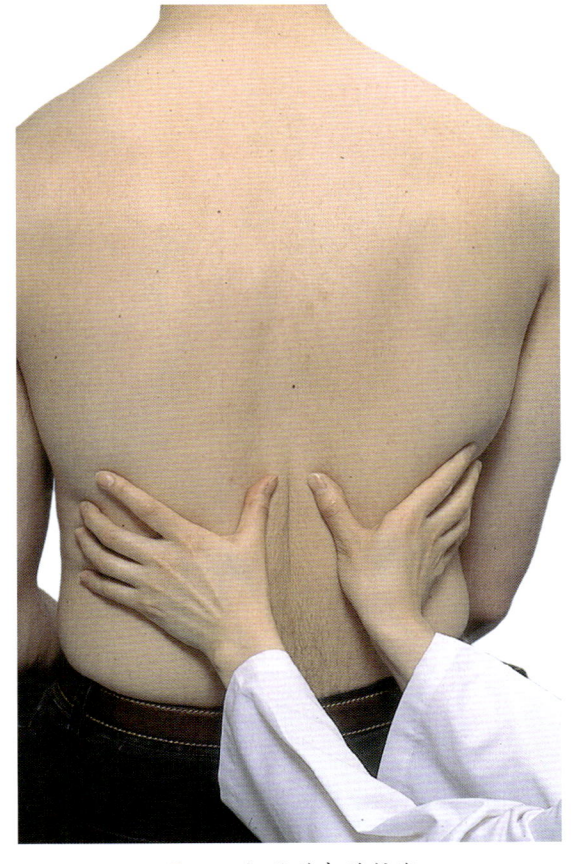

图2.9 评估胸部的扩张

如果肋骨的运动是对称且正常的，那么两侧拇指在每次呼吸时会移动相等的距离。

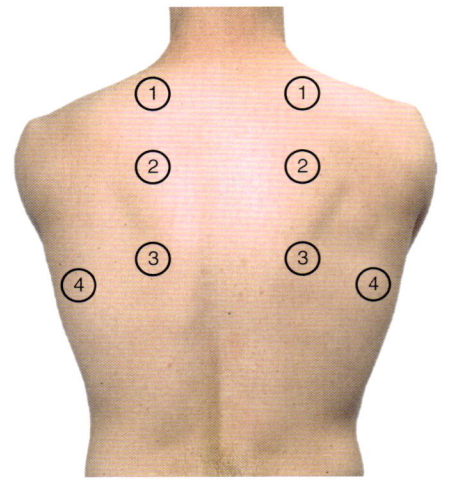

图2.10 评估触觉震颤的位置

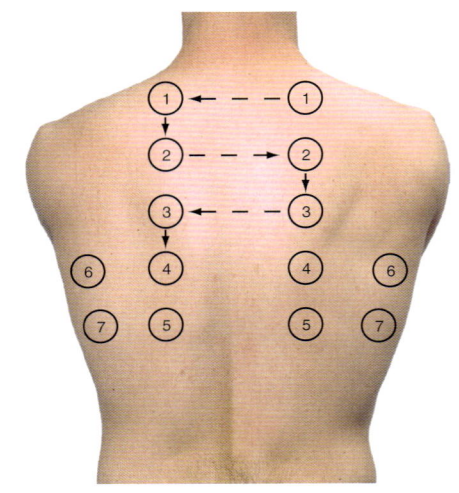

图2.11 肺部叩诊和听诊位置采用系统的"阶梯"模式

肺部听诊是发现呼吸系统疾病的主要方法。支气管呼吸音最佳听诊位置在胸骨柄上,但当空气被液体、脓液或血液等物质替代时,便可在肺的远端听到。COPD和通气障碍疾病的肺泡呼吸音减弱,伴有肺水肿、肺不张和间质性纤维化等病理改变时可闻及湿啰音。哮鸣音是由湍流气流通过狭窄的气道产生的高频声音,在COPD、哮喘和心源性肺水肿患者呼气时出现。喘鸣音是一种高频声音,提示上气道阻塞,常发生于吸气时。干啰音为低沉声音,提示气管分泌物增多。摩擦音是刺耳的、吱吱作响的声音,通常与胸膜疾病相关。

此外,患者说话或耳语的声音通过胸壁的传导可能会失真。传导增强表明空气已经被固体或液体取代(例如,大叶性肺炎中的炎细胞和细菌,肺水肿中的液体,或肺泡出血中的血液)。当听诊时发现患者说话声音响亮,即为支气管语音。听诊声音变得更响亮且性质发生改变,其中"E"发音像"A"(E-to-A改变)时,被称为支气管羊鸣音,常发生于肺叶实变,如肺炎(图2.12)。

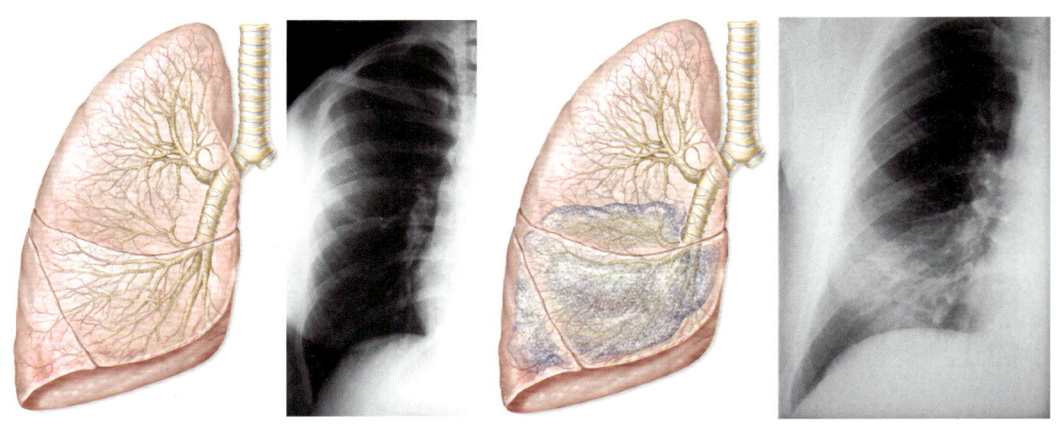

(A)正常状态　　　　　　　　(B)疾病状态(大叶性肺炎)

图2.12 正常状态和疾病状态(大叶性肺炎)的解剖和相应的X线片

影像

CT和MRI的增强扫描可进一步对胸部进行评估。

心脏

概述

心脏由四个腔室（两个心房和两个心室）组成，由纤维-浆膜性心包膜包绕在内。心包通常含有少量液体，当充满大量液体（如浆液、血液或恶性积液）时，会限制心脏功能，导致循环衰竭，并可能致死。来自身体的静脉血通过右心房进入心脏，然后通过右心室和肺动脉进入肺部，在肺泡发生气体交换，富氧血液通过肺静脉返回左心房，再通过主动脉从心脏流出。

体格检查

首先视诊胸壁，分别沿着左胸骨边缘或左腋前线和第5肋间交界处检查胸壁是否有明显的"心脏隆起"，若有隆起则提示右心室和左心室肥厚。接下来，评估颈静脉搏动（JVP），JVP反映右心房活动时压力的变化，最好用右颈内静脉的搏动来评估。评估JVP时，将检查床头升高至30°，在切线位平视，识别右颈外静脉的搏动。观察颈外静脉搏动点区域的胸锁乳突肌，找到颈内静脉的搏动点，记录搏动的最高位置（图2.13），并测量该点至胸骨角的垂直距离（如5 cm），将所测得的数据加上4 cm（胸骨角与右心房中部之间的距离），得出JVP为9 cm，代表从右心房中部到颈静脉搏动点的距离。

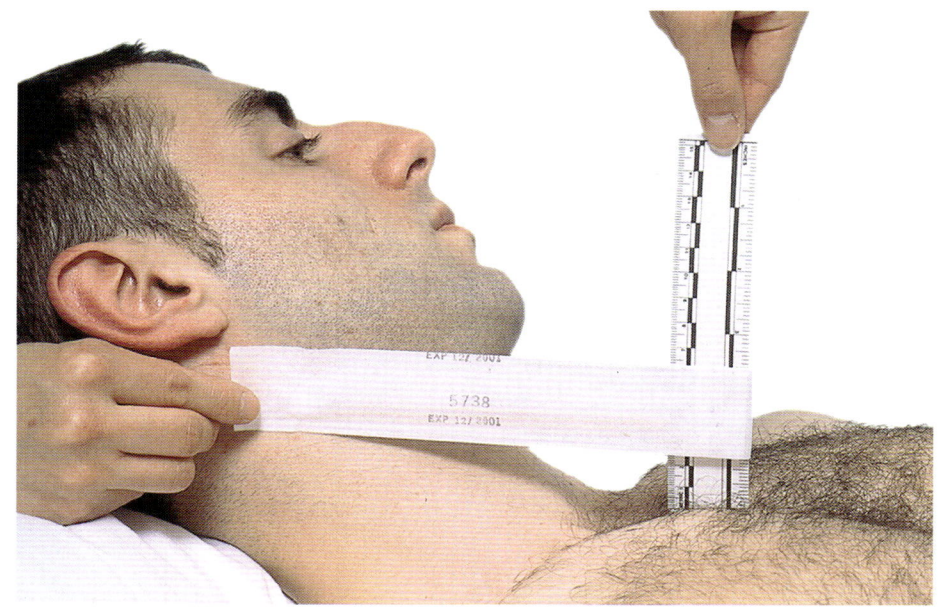

图2.13 JVP的估算

颈内动脉搏动最高点标志颈静脉搏动水平。

心脏触诊。患者取左侧卧位，在左锁骨中线与第5肋间交界处触诊PMI（图2.5）。PMI向外移位提示心脏肥大，持续的高强度PMI提示心肌肥大。在收缩期心尖搏动点凹陷提示严重的三尖瓣反流和缩窄性心包炎。在左胸壁触及弥漫性PMI，提示右心室或左心室扩大。右心室扩大时可发现胸骨旁右心室区明显隆起。

一般来说，叩击心脏会产生浊音。心脏扩大可见浊音从胸骨中线至锁骨中线距离超过10.5 cm。叩诊后，听诊心脏以识别第一心音（S_1）和第二心音（S_2），以及心音和异常杂音（图2.14）。杂音归因于血流湍流，可能反映了潜在的心脏瓣膜病。瓣膜狭窄（如主动脉瓣狭窄）是指瓣口异常狭窄，阻碍血流，而瓣膜反流（如二尖瓣反流）是指瓣叶未能完全关闭，而使血液逆向流动。听诊心音的同时触诊颈动脉搏动，可帮助判断心动周期中杂音出现的时间。与颈动脉搏动充盈一致的杂音为收缩期杂音，收缩期杂音可以是正常表现，但所有舒张期杂音都是异常的，通常提示瓣膜病。

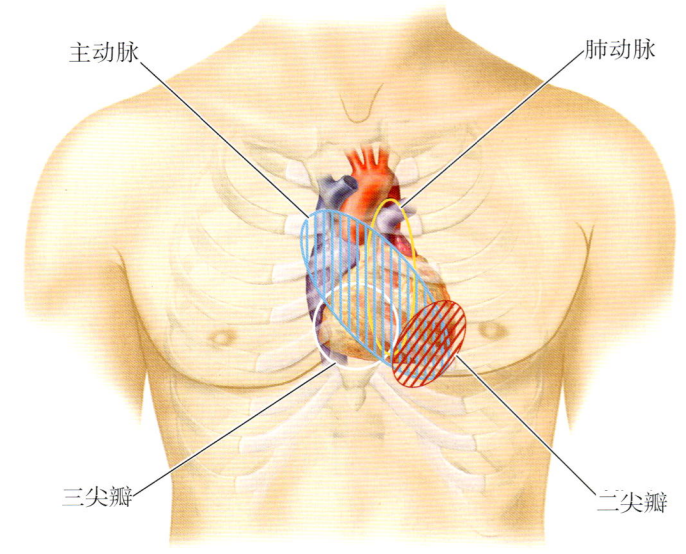

图2.14　心脏杂音听诊位置

影像

影像学检查可进一步对心脏进行评估，如超声、CT和MRI扫描，这将在后面的临床病例中得到证实。

 食管

概述

食管是位于胸腔的消化系统结构。食管不存在特定的体格检查操作，后面的临床病例中有与食管相关疾病的介绍。

影像

影像学检查可进一步对食管进行评估，如CT扫描，这将在后面的临床病例中予以介绍。

第二节 临床病例

肺炎

情况介绍
一名住在疗养院的70岁女性,有咳嗽咳痰1天伴呼吸急促和意识模糊的病史。

定义
肺炎是由病毒、细菌或真菌病原体引起的肺实质感染。

常见原因
最常见的原因如表2.4所示。

表2.4 肺炎常见原因

病原体	引起的病症
细菌	社区获得性肺炎(CAP)最常见的病原体是肺炎链球菌、肺炎支原体和肺炎衣原体。金黄色葡萄球菌肺炎可表现为双侧结节状浸润伴中央空泡和薄壁空洞(称为肺气囊)、支气管胸膜瘘和脓胸。吸入性肺炎常见的细菌包括肺炎克雷伯菌、大肠杆菌、铜绿假单胞菌、消化链球菌、放线菌、类杆菌、梭杆菌、变形杆菌、沙雷氏菌和普雷沃特氏菌。嗜肺军团菌肺炎是由污染水引起的非典型肺炎
真菌	组织胞浆病、球孢子菌病、芽孢子菌病、曲霉病、毛霉病、隐球菌病、日本肺孢子虫肺炎和孢子丝菌病
寄生虫	棘球蚴病、肺吸虫病和阿米巴病

临床要点
病毒感染可能使患者更容易感染细菌。

鉴别诊断
呼吸困难和咳嗽:鉴别诊断包括肺炎(感染)、吸入性肺炎、CHF、PE、COPD加重和黏液栓形成,如表2.2所示。

临床表现
症状包括咳嗽、呼吸困难和胸膜炎性胸痛。

查体发现

生命体征：发热、心动过速、呼吸急促和缺氧。

视诊：可观察到使用辅助呼吸肌和不对称胸壁扩张。

触诊：触觉震颤。

叩诊：受累肺野呈浊音。

听诊：呼吸音减弱或支气管呼吸音（Sp 0.96）和受累肺区轻微的胸语音/支气管语音。啰音和支气管羊鸣音。

应做检查

实验室检查：CBC（白细胞增多、血小板减少提示感染）和代谢功能（BUN：Cr＞20：1提示血容量减少）检查。如果血小板减少，则要考虑弥散性血管内凝血（DIC），需检查凝血功能［国际标准化比值（INR）升高、部分凝血活酶时间（PTT）升高、纤维蛋白原减少］和外周血涂片（裂红细胞）。微生物学［痰和血培养、咽部培养（甲型和乙型流感病毒、呼吸道合胞病毒）］检测和尿培养（军团菌、组织胞浆菌和肺炎球菌抗原）。

影像学检查：胸部X线检查（局灶性实变或浸润表现符合细菌性肺炎，间质性改变符合非典型细菌性肺炎或病毒性肺炎）；双侧片状阴影提示多灶性肺炎或新发急性呼吸窘迫综合征（ARDS）。CT平扫可识别脓肿、空洞或脓胸（图2.15～图2.18）。

◎ 诊断评分

PSI：肺炎患者转归研究小组（PORT）研究得出肺炎严重程度指数（PSI）评分，根据病史、X射线检查和实验室检查结果计算有助于对患者30天内死亡率进行评分。可以借助在线计算器计算。

CURB-65：根据变量（意识障碍、血尿素氮水平、呼吸频率、血压和年龄）来计算患者30天内的死亡率。与PSI一样，可用在线计算器帮助计算CURB-65评分。

> **临床要点**
>
> 其他风险计算包括SMART-COP和SCAP（严重CAP）评分。

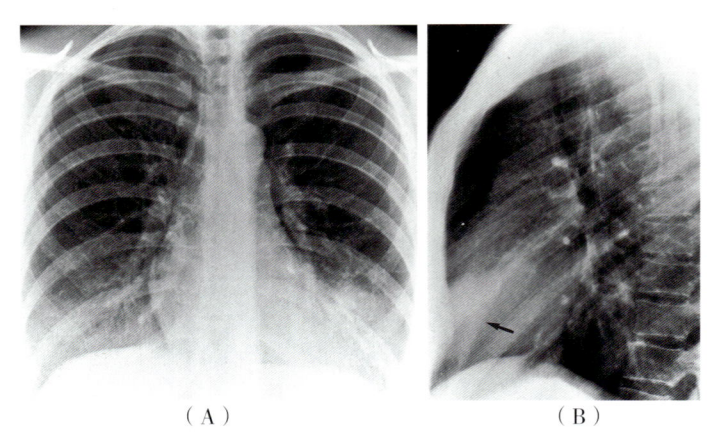

图2.15 肺部舌段实变

图2.15（A）正位X线片可见左肺下野实变区域遮蔽了心尖部，图2.15（B）侧位X线片清楚显示实变区位于前部（箭头）。

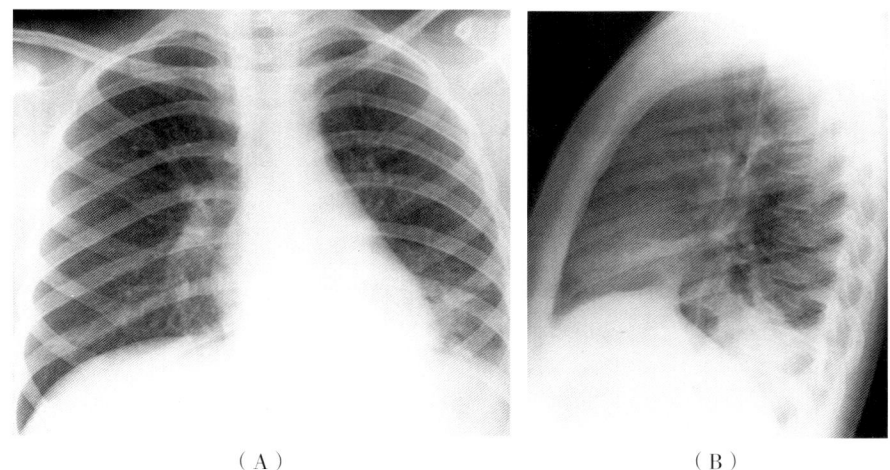

图2.16 左下肺炎

由于左肺下叶的局灶性实变,图2.16(A)正位X线片可见左肋膈角显示不清,图2.16(B)侧位X线片显示实变位于后方。

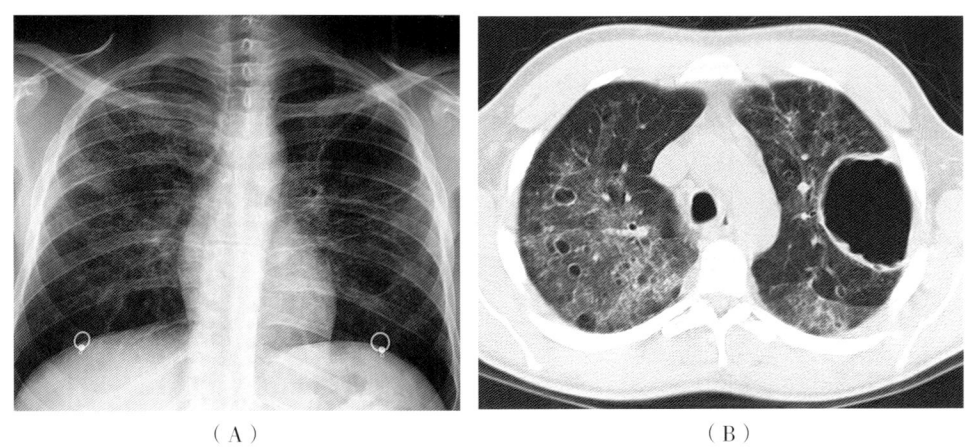

图2.17 1例获得性免疫缺陷综合征患者并发耶氏肺孢子虫感染

图2.17(A)X线片显示双侧磨玻璃阴影和肺气囊,图2.17(B)螺旋CT扫描图像显示更多肺部病变的细微改变。

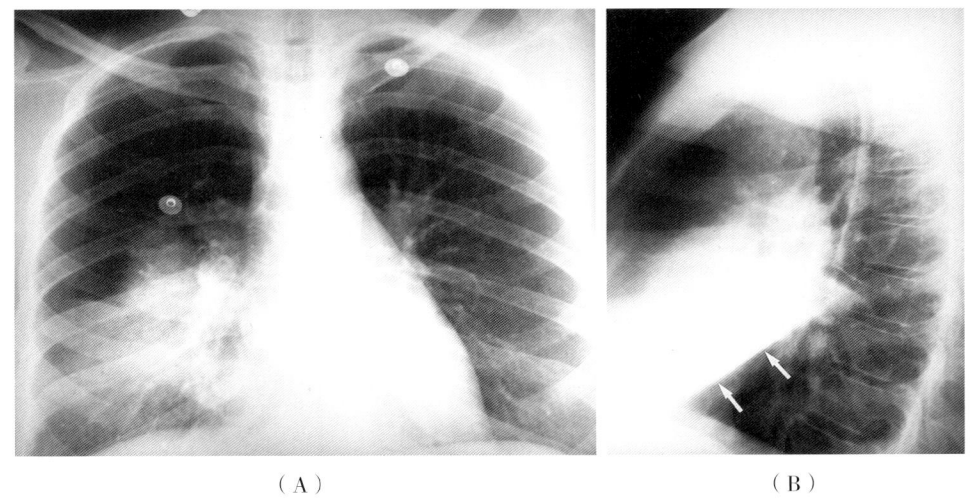

图2.18 右中叶肺炎

PA位X线片显示右心缘消失。侧位X线片显示实变累及中叶。请注意右侧叶间裂(箭头)边界清晰。

慢性阻塞性肺疾病

情况介绍
一名52岁的男性，有一年吸100包香烟的吸烟史，表现为急性或慢性呼吸困难、咳嗽和咳痰，在近3天内加重，尤其是在早晨。

定义
慢性阻塞性肺疾病（COPD）以进行性气流阻塞为特征，并伴有肺气肿和慢性支气管炎。肺气肿是终末细支气管气腔因肺泡壁破坏而发生结构性扩大，慢性支气管炎是指连续2年每次≥3个月且无其他原因的慢性咳嗽咳痰。

常见原因
最常见的风险因素包括暴露于香烟烟雾、废气或无机粉尘中，以及遗传易感性。

临床要点
尽管香烟烟雾导致的COPD发展的剂量-反应曲线是个体化的，但吸烟<10~15包/年不太可能导致COPD，而≥40包/年的阳性似然比为12。然而，对于年龄为55~80岁、吸烟史>30包/年、目前正在吸烟或在过去15年内戒烟的患者，并不建议进行COPD筛查。更推荐进行每年一次的低剂量胸部CT扫描以筛查肺癌，并且监测肺气肿的变化。如果患者有COPD症状，则肺功能检查（PFT）为首选评估方法。

鉴别诊断
呼吸困难和咳嗽：鉴别诊断包括肺炎（感染）、吸入性肺炎、CHF、PE、COPD急性加重和黏液栓的形成（表2.2）。

临床表现
症状包括慢性咳嗽、咳痰、劳力性呼吸困难和胸闷。

查体发现
生命体征：呼吸急促和缺氧。

视诊：呼吸不畅，使用辅助肌呼吸，闭唇呼吸，发绀，呼气时胸膜腔内压增高致颈静脉怒张。四肢可因高碳酸血症而出现扑翼样震颤。杵状指在COPD中并不典型，还需要对恶性肿瘤、肺间质性疾病或支气管扩张进行评估。

叩诊：过度充气和过清音。

听诊：呼吸音减弱，哮鸣音，基底部啰音，心音遥远，前后径增大，膈肌凹陷，Hoover征（吸气时下方肋间隙反常回缩）和肺动脉瓣第二心音（P_2）亢进。

应做检查

实验室检查：CBC（感染时白细胞增多，贫血），代谢功能（慢性呼吸性酸中毒时碳酸氢盐升高，脑钠肽升高）检查和动脉血气分析［（ABG）高碳酸血症、低氧血症和酸血症］。如果有家族史、年龄≤45岁或烟草暴露极少，则考虑血清α-1-抗胰蛋白酶缺乏症（AATD）检测及微生物学（如果采集了足够的样本，则进行痰培养）检测。

影像学检查：胸部X线检查可显示肺过度充气、横膈（或半横膈）变平、胸骨后间隙增大、肺大疱、明显的血管紊乱、"血管截断"或血管管径迅速变细（图2.19）。胸部CT扫描可显示小叶中心型肺气肿（上叶受累）、全小叶型肺气肿（肺底，AATD多见）和间隔旁型肺气肿（外周胸膜下空气滞留），或混合型肺气肿（图2.20）。

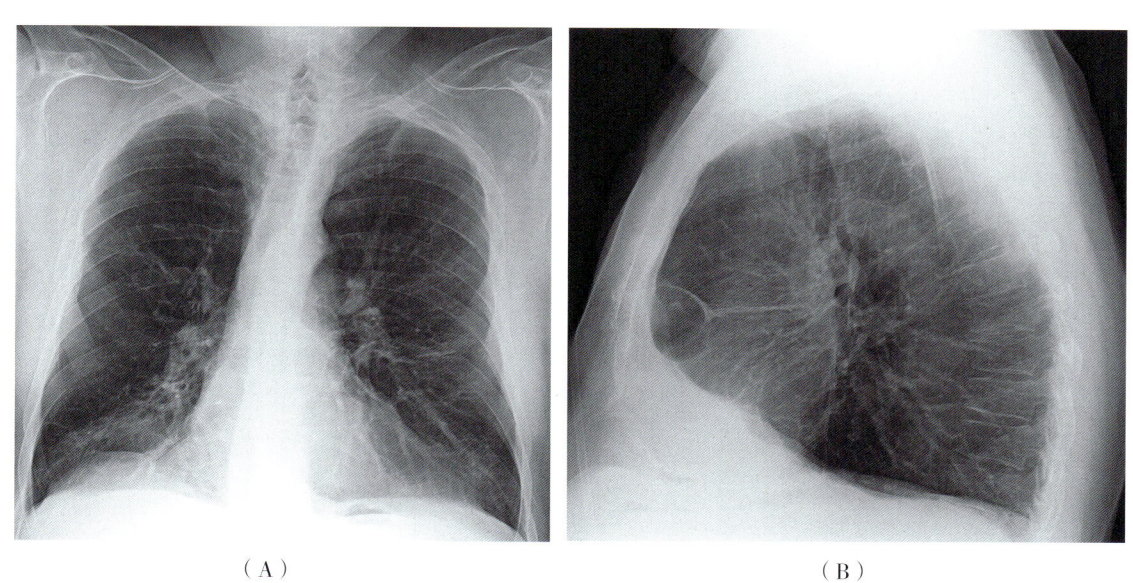

（A） （B）

图2.19 慢性阻塞性肺疾病（COPD）

图2.19（A）正位X线片和图2.19（B）侧位X线片显示肺过度充气，导致双膈面变平。

◎ 特殊检查方法

PFTs：指支气管扩张剂给药前后的肺活量测定；部分或不可逆阻塞提示COPD，可逆性阻塞提示哮喘。$FEV_1/FVC \leq 0.70$或＜年龄调整正常值下限的5%可诊断梗阻。FEV_1代表一秒用力呼气容

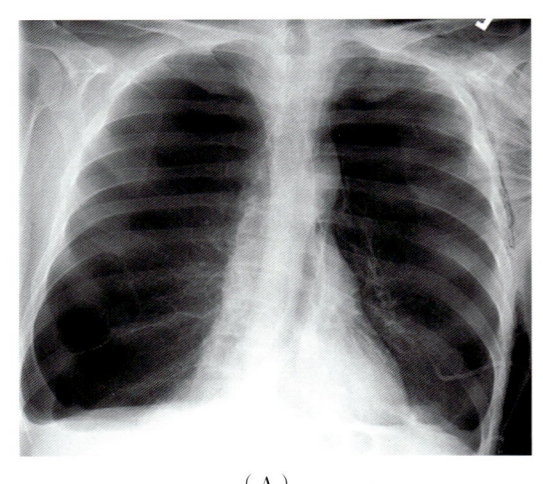 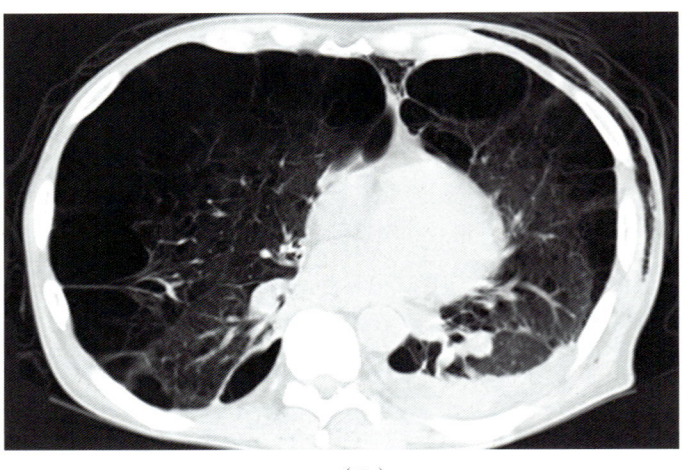

（A） （B）

图2.20 大疱性肺气肿

图2.20（A）正位X线片显示，双肺下呈外周带及双肺上野的无肺纹理透亮区，提示肺大疱形成；图2.20（B）巨大囊性肺大疱的CT图像，周围正常肺组织受压，也称为消失肺综合征。

积，是用最大力时第一秒呼出的气体量；FVC代表用力肺活量，是测试期间呼出的气体总容量。深吸气量和肺活量降低，肺总量、功能残气量（FRC）和残气量增加提示过度充气，这反映了COPD患者肺泡中的气体潴留。

◎ 诊断评分

基于慢性阻塞性肺疾病全球倡议组织发表的（GOLD）指南分期，通过结合患者症状、恶化病史和FEV_1来评估疾病恶化风险。GOLD 1期或2期提示低风险，具有轻度–中度气流阻塞，每年急性加重0~1次。GOLD 3期或4期提示高风险，具有重度至极重度气流阻塞，且每年急性加重≥2次。改良医学研究委员会量表和COPD评估测试等问卷可以帮助评估症状。

临床要点

COPD急性加重的促发因素常为病毒或细菌（如流感嗜血杆菌、卡他莫拉菌、肺炎链球菌和铜绿假单胞菌）感染，非典型细菌的呼吸道感染是一种罕见的原因。根据GOLD分期介绍，无论COPD的严重程度如何，预测病情是否会恶化最重要的一点是患者是否存在病情急性加重的病史。

胸腔积脓

情况介绍
一名56岁的男性,最近经历了一次雪地车事故,尽管接受了7天的抗生素治疗,但是出现了发热、呼吸困难、咳痰和胸膜炎性胸痛,并不断恶化。

定义
胸腔积脓指存在感染性胸腔积液,可通过革兰氏染色阳性或脓液抽吸确诊。

常见原因
参见肺炎,临床病例。

鉴别诊断
胸膜炎性胸痛:鉴别诊断包括连枷胸、PE、吸入性肺炎和哮喘急性加重。

呼吸困难和咳嗽:鉴别诊断包括肺炎(感染)、吸入性肺炎、CHF、PE、COPD 急性加重和黏液栓的形成,如表2.2所示。

临床表现
症状包括咳嗽、胸膜炎性胸痛和发热。另外,患者虽然使用了抗生素,但发热症状可能仍未消退。

查体发现
生命体征:发热、心动过速、呼吸急促、缺氧和感染性休克引起的低血压。

视诊:呼吸费力,胸壁扩张不对称。

触诊:受累肺野触觉震颤减弱。脓胸上覆盖的皮肤通常发热。

叩诊:受累肺野浊音。

听诊:受累肺野呼吸音减弱、胸膜摩擦音或羊鸣音。

杵状指:注意恶性积液和脓胸。

胸部肿块:未引流的脓胸可表现为柔软的波动性肿块,由于肿块与胸膜腔相连,触诊时可引起咳嗽。自发性引流可发展为皮肤瘘。

应做检查
实验室检查:CBC(白细胞增多,且以中性粒细胞增多为主提示感染)和代谢功能(低血压或感染引起的血清乳酸升高伴乳酸脱氢酶升高）检查。痰培养可发现细菌存在。可做流感（A型和B型）病毒检测以排除病毒性上呼吸道感染。

影像学检查：超声可区分液体（与肺炎或实性肿块区分）、游离胸腔积液（与包裹性积液区分）（图2.21、图2.22）。增强胸部CT扫描可见壁层胸膜增厚并明显强化及气-液平。

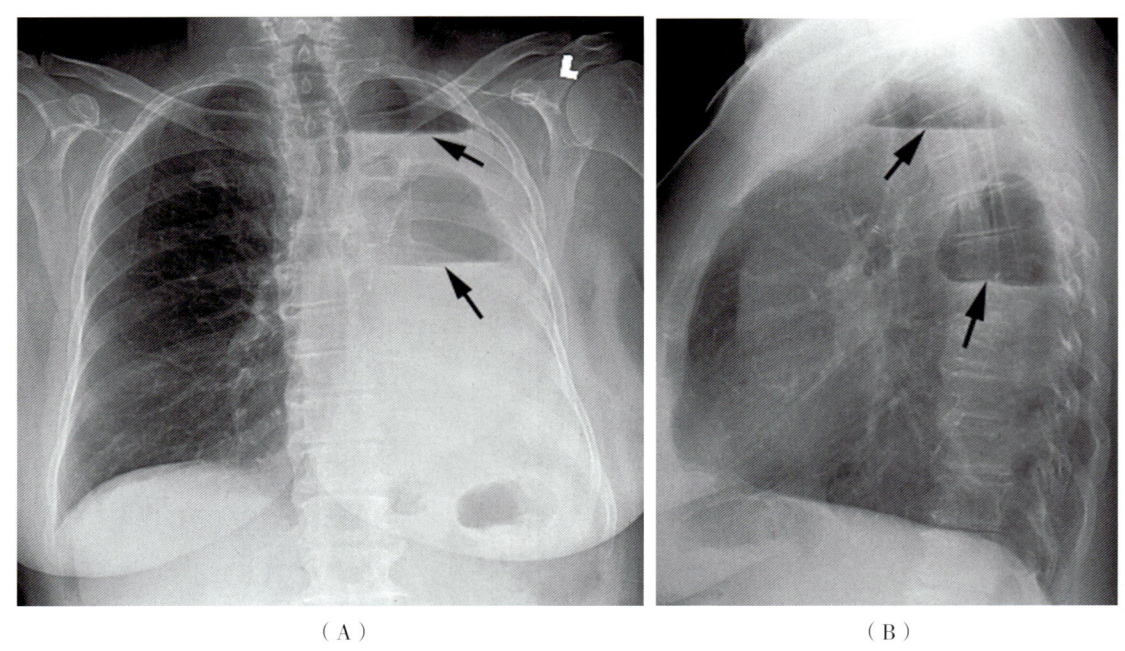

（A） （B）

图2.21 左侧全肺切除术后的并发症

图2.21（A）正位X线片和图2.21（B）侧位X线片显示发热和白细胞升高的患者全肺切除术后留下的腔内气-液平面（箭头），提示脓胸可能。

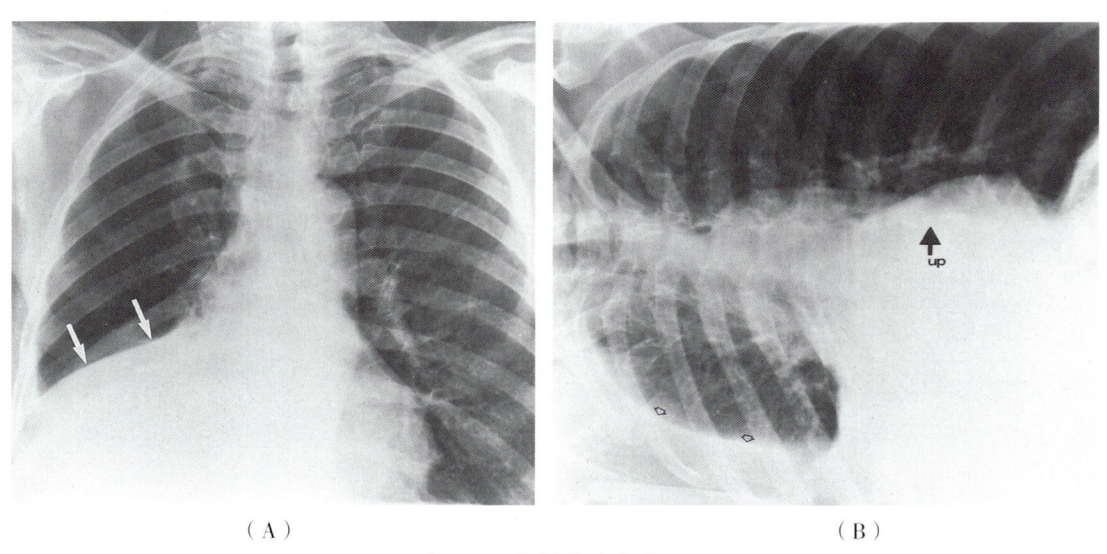

（A） （B）

图2.22 右侧胸腔积液

图2.22（A）正位X线片显示右中、下叶肺不张，可疑右胸腔积液（长箭头）；图2.22（B）显示患者取右侧卧位时，发现大部分液体流动，提示包裹性积液（空心箭头）。

◎ **特殊检查方法**

如果存在以下至少一种情况，建议进行胸腔穿刺：取侧卧位时液体自由流动且液体厚度>1.0 cm；CT 扫描时观察到局部增厚的壁层胸膜；超声显示胸腔积液。胸水检查包括革兰氏染色和培养、pH 值、葡萄糖、LDH、总蛋白、细胞计数和分类计数。恶臭是厌氧菌感染的诊断依据。如果首先进行诊断性胸腔穿刺（图2.23），以下标准表明需要通过插入胸管完全引流胸膜腔：pH值<7.20，葡萄糖<60 mg/dL，LDH>1 000 IU/dL，白细胞（WBC）>25~100 K/μL 多形核白细胞（PMN），或红细胞（RBC）<5 000/mm³。

Light标准：存在以下至少一项标准提示渗出性积液，总蛋白渗出：总蛋白血清>0.5；LDH渗出：LDH血清>0.6，或LDH渗出>LDH血清正常上限的2/3。

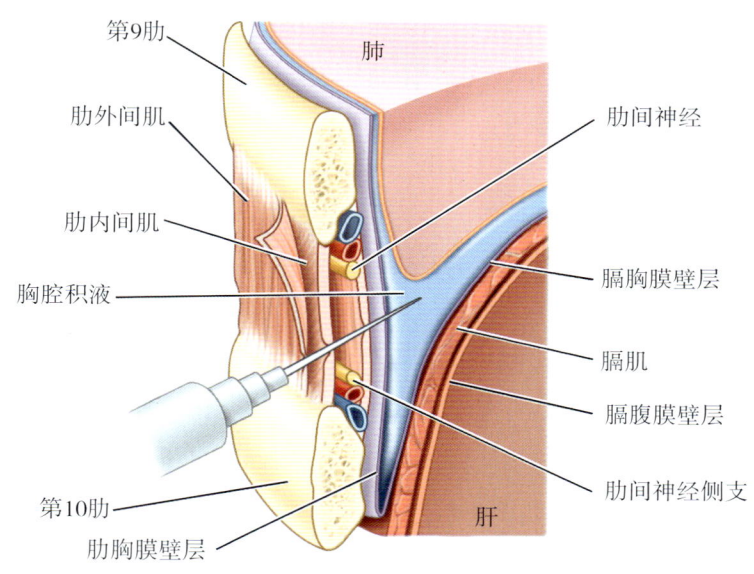

图2.23　经腋中线胸腔穿刺
将针插入肋上方至肋间隙的中间，以避开肋间动脉和静脉分支。

 # 肺结核

情况介绍

一名25岁的健康男性，长期在印度工作，最近回国，有发热、盗汗、肩胛骨隐痛、夜间咳嗽、咯血3周的病史。纯化蛋白衍生物（PPD）皮肤试验呈阳性，胸部X线检查显示右上肺野空洞。

定义

肺结核是一种结核分枝杆菌引发的肺部感染性疾病，可累及喉、支气管和肺实质。

常见原因

常见形成空洞的病原菌：非典型分枝杆菌如卡纳西分枝杆菌和异种分枝杆菌，克雷伯菌属、肺炎链球菌、金黄色葡萄球菌、流感嗜血杆菌、铜绿假单胞菌、真菌和耶氏肺孢子菌。肺癌如鳞癌、卡波西肉瘤、部分淋巴瘤等可形成空洞。

鉴别诊断

呼吸困难和咳嗽：鉴别诊断包括肺炎（感染）、吸入性肺炎、CHF、PE、COPD急性加重和黏液栓形成，如表2.2所示。

胸膜炎性胸痛：鉴别诊断包括连枷胸、PE、吸入性肺炎和哮喘急性加重。

临床表现

症状包括咳嗽、胸膜炎性胸痛、发热且高峰期在午后或傍晚、咯血和盗汗。

查体发现

生命体征：发热和缺氧。

视诊：颈部肿块可代表结核性颈部淋巴结炎或淋巴结核。

触诊：受累肺野的不对称触觉震颤。

叩诊：受累肺野浊音。

听诊：受累肺野出现啰音、支气管呼吸音和空瓮音。

应做检查

实验室检查：CBC（正常红细胞性贫血、感染时白细胞增多、单核细胞增多）、代谢功能（低钠血症、低白蛋白血症、高丙种球蛋白血症）和微生物学［取三份痰液样本行细菌培养和抗酸染色试验（AFB）、结核菌素皮肤试验（对诊断结核病流行区的活动性结核病无帮助）和γ-干扰素释放试验（IGRA），一种基于酶联免疫吸附试验（ELISA）的试验，阳性试验＞0.34 IU/mL（Sn＞0.92，Sp＞0.99）］检查。IGRA不能区分活动性和潜伏性结核，但阴性结果可排除活动性和潜伏性结核病。此外，该试验不受卡介苗（BCG）接种状态的影响，有卡介苗接种史的患者，如果再次感染，预后不良风险不增加。如果IGRA结果为阴性，且结核菌皮试结果＜15 mm，则可视为假阳性。

影像学检查：活动性肺结核胸部X线片可表现正常。原发性结核通常导致肺门淋巴结肿大、右肺中叶萎陷，多累及中、下肺叶，而继发性的活动性肺结核通常累及上叶。结核复发的其他表现包括纤维结节或粟粒样病变、结核球和空洞。CT扫描比胸部X线检查更能敏感地发现肺尖小病灶。继发性和原发性结核的表现包括纤维性病灶、胸腔积液、空洞、浸润、牵拉性支气管扩张、小叶中心结节和沿着支气管分布的病灶（图2.24~图2.26）。

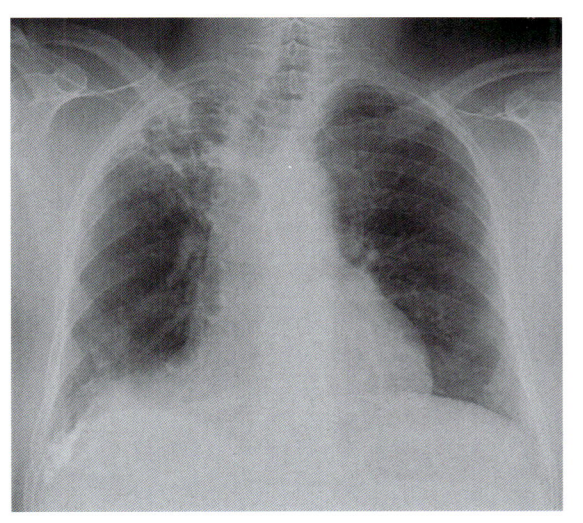

图2.24 陈旧性肺结核

右上肺叶实变、瘢痕形成及气管和纵隔向患侧移位，可观察到病变同时具有活动性和陈旧肉芽肿感染的特征。与既往X线片进行比较有助于判断疾病是否有活动性。

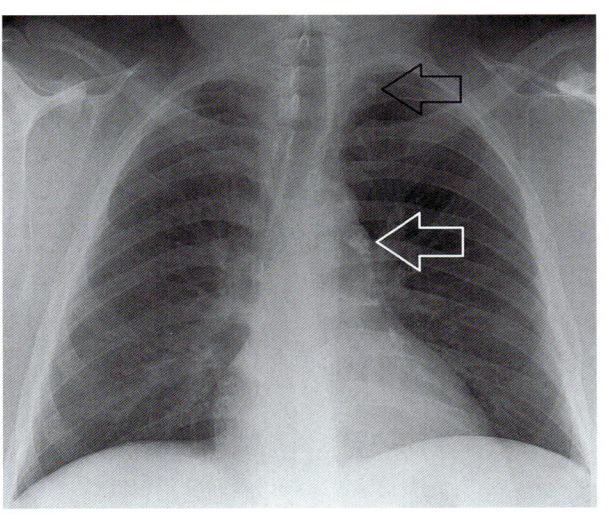

图2.25 Ranke 综合征（原发综合征）

正位X线片，左上肺伴钙化的结节（黑色箭头）为初始感染部位，随后疾病播散到同侧肺门淋巴结（白色箭头）。

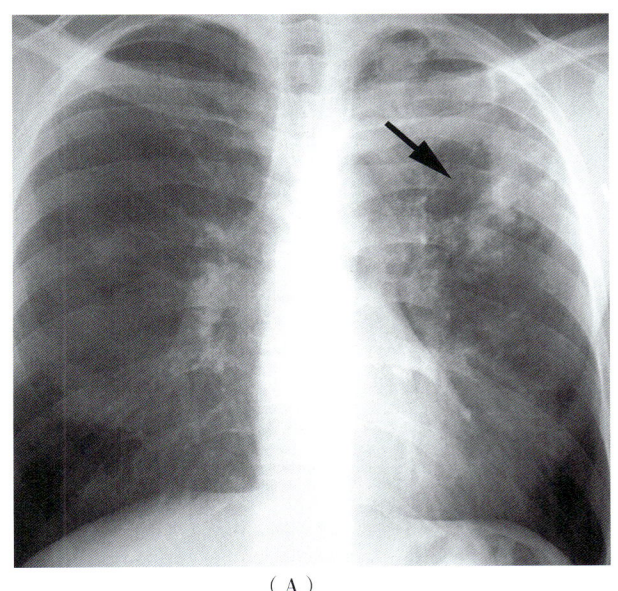

（A）

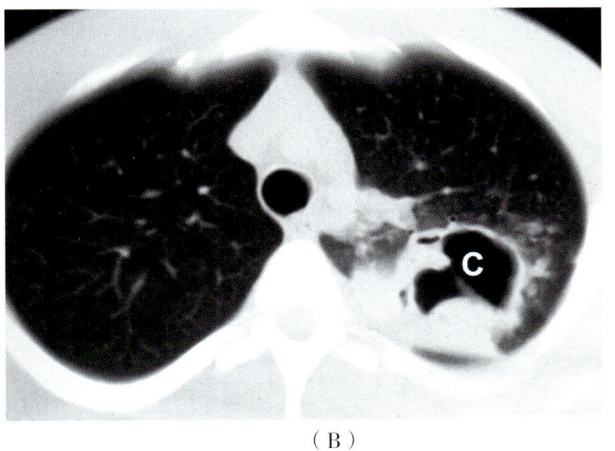

（B）

图2.26 左上叶肺结核

图2.26（A）正位X线片显示肺实变和空洞性病变（箭头）。图2.26（B）轴位CT扫描进一步确定脓腔形成。C处为空洞。

◎ 特殊检查方法

支气管镜检查：在支气管内膜结核中，病变包括红斑、溃疡组织、肉芽组织、肺门淋巴结破裂、淋巴结穿孔累及支气管，干酪样物质或钙化灶。支气管肺泡灌洗、AFB染色和细菌培养有助于结核的诊断，但并非必需。

胸腔穿刺术：未确诊的渗出性积液首先应考虑是否为结核性胸腔积液。其积液性质为渗出性，以淋巴细胞为主。值得注意的是，胸腔积液间皮细胞计数稀少常提示为良性胸腔积液。虽然胸腔积液涂片AFB染色很少呈阳性征象，但积液内存在淋巴细胞提示临床应怀疑结核感染的可能，需进行抗结核治疗。胸腔积液腺苷脱氨酶水平高于40 U/L也支持结核性胸腔积液的诊断。

> **临床要点**
>
> 大多数肺外结核不需要隔离，但活动性肺结核需要负压隔离。在住院期间，患者需隔离至出现下列情况之一：（1）3次痰AFB涂片呈阴性；（2）1次痰核酸扩增试验呈阴性+2次AFB涂片呈阴性；（3）确立替代诊断；（4）抗分枝杆菌治疗后3次痰AFB涂片呈阴性。所有结核病例均应向卫生部门报告。

> **临床要点**
>
> 对于结核皮试或IGRA单次结果呈阳性的健康患者，应重复检测，因为存在假阳性可能。但若患者有症状或存在感染进展和不良结局的风险（例如，免疫功能低下和年龄<5岁的儿童），尽管只有单个试验结果呈阳性，也应先进行抗结核治疗。

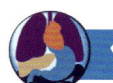

气胸

情况介绍

一名34岁的女性患者在车祸后数小时因胸痛到急诊科就诊，主诉呼吸急促和右侧前胸痛，深吸气时加重。

定义

气胸指胸膜腔内存在气体积聚。

常见原因

最常见的原因如表2.5所示。

表2.5 气胸常见原因

原因	说明
创伤性	医源性（医院内的手术，例如CT引导肺活检）或非医源性（例如枪伤或钝性胸部创伤伴肋骨骨折）
自发	原发自发性（无肺部疾病者）或继发自发性（有肺部疾病如COPD者）； 原发自发性气胸的风险因素包括男性、吸烟和高/瘦体型
张力	在整个呼吸周期内胸膜腔压力保持为正时； 压力升高导致肺实质和周围纵隔结构受压，从而减少静脉回心血量（图2.27）； 可由气胸的任何原因引起

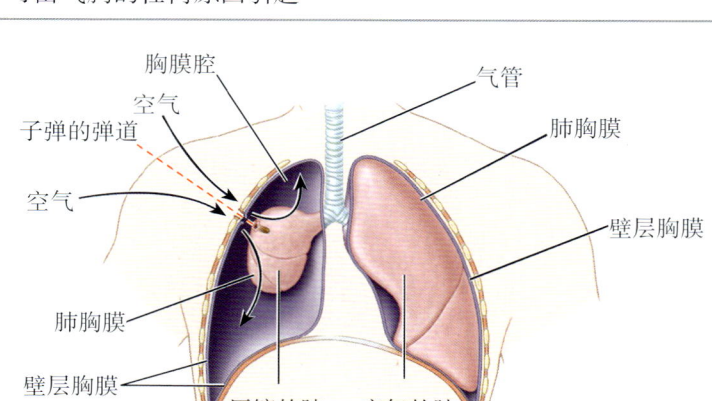

图2.27 胸膜腔解剖

胸膜腔是一个潜在的空间，通常其脏层胸膜和壁层胸膜之间被少量液体占据。如果足量的空气进入胸膜腔，会破坏肺泡表面张力，导致肺弹性回缩并塌陷，即肺不张。当肺萎陷时，胸膜腔成为一个真正的空腔，里面可能含有气体（气胸）、血液（血胸）或淋巴液（乳糜胸）。

鉴别诊断

胸痛：鉴别诊断包括连枷胸、骨折和血胸（表2.1、表2.2）。

临床表现

症状包括呼吸困难和胸痛。

查体发现

生命体征：呼吸急促、心动过速和缺氧。在低血压的情况下，应注意张力性气胸的可能。

视诊：在事故现场即可观察到。可发现创伤征象，如穿透伤、淤伤或连枷胸。颈静脉怒张也可观察到，对于张力性气胸患者常可发现气管偏向患侧。

触诊：不对称的胸壁扩张和皮下气肿。

叩诊：受累肺野的过清音。

听诊：受累肺野呼吸音减弱或消失。

应做检查

实验室检查：动脉血气分析有助于评价氧合和通气损伤的程度，但不是诊断所必需的。

影像学检查：CT成像是诊断和估计临床稳定患者气胸多少的金标准。情况较稳定的患者可拍胸部X线片，以确诊气胸。典型表现包括无肺血管延伸至胸壁，可见胸膜线与胸壁明显分离，气胸区域的透亮度增加。在张力性气胸中，纵隔结构向健侧移位（图2.28、图2.29）。另外，应用超声对危重患者进行床边快速诊断气胸的情况越来越多。

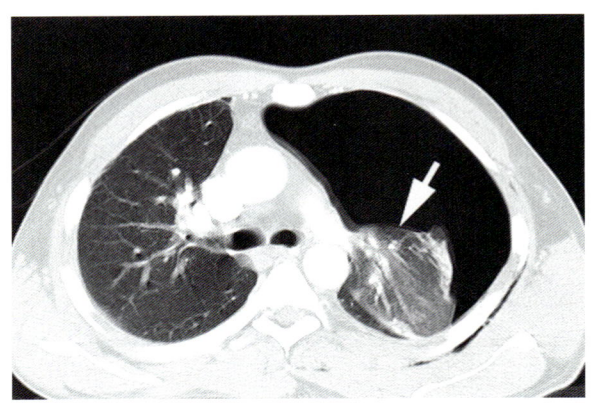

图2.28　CT扫描可见左侧胸腔大量游离气体，纵隔向右移位［注意向后压缩的肺（箭头）］

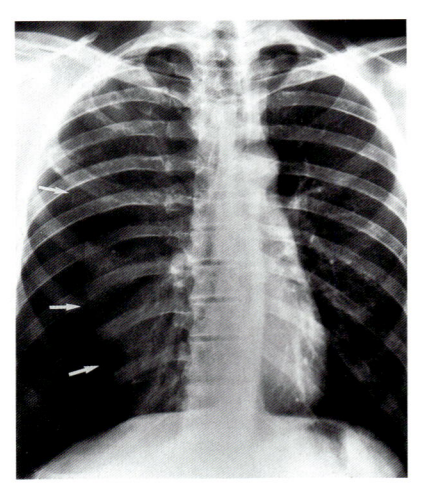

图2.29　胸部X线片（箭头）显示右侧张力性气胸，纵隔向左移位

临床要点

张力性气胸通过临床诊断，而不是通过影像学评估。这是一种临床急症，需要立即进行胸腔穿刺并放置引流管。

急性肺栓塞

情况介绍

一名63岁的女性卵巢癌患者在发生急性气促和胸痛12 h后到急诊科就诊。

定义

肺栓塞（pulmonary embolism，PE）是指身体内的物质（如血栓、空气、脂肪或肿瘤）阻塞肺动脉中的一支或多支血管。根据阻塞部位和范围情况，可出现明显的血流动力学不稳定。如果收缩压（BP）<90 mmHg或收缩压相对基线下降≥40 mmHg（15 min以上），则认为是大面积PE。所有其他急性PE均归类为非大面积PE。

常见原因

大多数来自下肢深静脉血栓。其他静脉（例如上肢深静脉、盆腔静脉和右心腔）血管中的血栓也可导致肺血管栓塞。因此，与深静脉血栓形成（DVT）相关的风险因素也可能增加PE的风险（表2.6）。

表2.6　肺栓塞 Wells 评分

变量	分数
PE 的可能性大于其他疾病	3
DVT 的体征和症状	3
心率 >100 次/min	1.5
在过去 4 周内有过制动或手术史	1.5
既往 DVT 或 PE	1.5
咯血	1
癌症	1
总分： ≤4 >4	类别： PE 不太可能 PE 很可能

注：PE为肺栓塞，DVT为深静脉血栓形成。

鉴别诊断

急性呼吸困难：鉴别诊断包括 MI、气胸、血胸和误吸（表2.1、表2.2）。

临床表现

症状包括胸痛（通常为胸膜炎性）、呼吸困难、咯血、咳嗽、心悸、头晕目眩、哮鸣、恶心、呕吐、吞咽困难、呕血和腿部肿胀、疼痛或发热。

查体发现

生命体征：低血压伴反射性心动过速。可出现呼吸急促和心动过速，但无特异性。
视诊：呼吸困难征象。
触诊：可在胸骨旁左缘触及右心室的抬举。

叩诊：通常正常。

听诊：P₂明显，提示肺动脉高压。可能存在右侧奔马律[第三心音（S₃）或第四心音（S₄）]及胸膜摩擦音。

◎ 特殊检查方法

TTE：可能显示右心室扩张、右心室功能减弱和三尖瓣返流增加。

McConnell 征：不累及右心室尖的节段性室壁运动异常（Sn 0.77，Sp 0.94）。

应做检查

实验室检查：血清 BNP 及肌钙蛋白I和T可能升高，提示心肌劳损。D-二聚体会升高，虽然通常对诊断没有帮助，但可能有助于鉴别诊断。CBC（恶性肿瘤性贫血、红细胞增多症中红细胞计数增多）、代谢功能（肌酐、电解质）、凝血功能（INR、PTT、纤维蛋白原，可能提示DIC）和其他血清学检查[育龄妇女行尿定性β-人绒毛膜促性腺激素（hCG）检查]。

影像学检查：通过增强扫描可显示肺动脉血管中存在"充盈缺损"征象，肺CTA是疑似PE的首选影像学检查（图2.30）。胸部X线片可显示栓子远端的局灶性肺少血征象（Westermark 征）或以胸膜为基底的肺外周带的楔形密度增高影（Hampton 驼峰征）。

通气/灌注（V/Q）扫描：无灌注通气区域提示存在供血缺陷，如PE（图2.31）。由于该检查中假阳性患者的数量增加，因而对于存在基础肺部疾病（如COPD、哮喘、胸腔积液、肺炎）的患者，V/Q扫描的实用性较低。

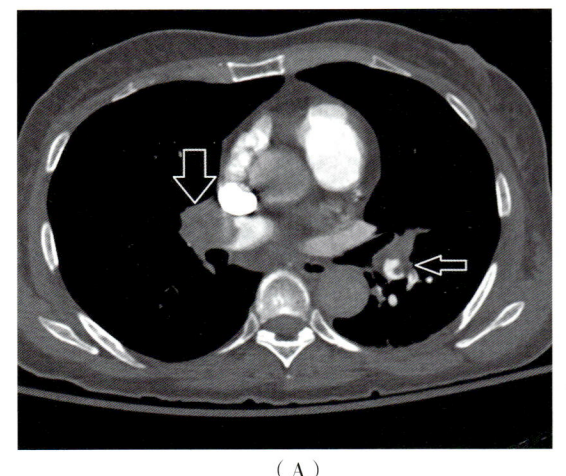
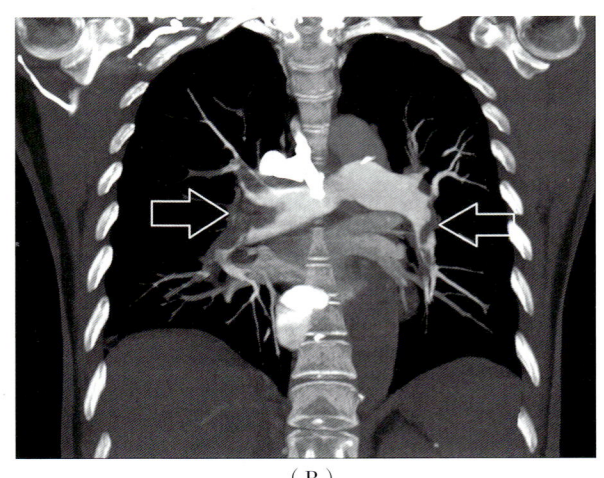

（A） （B）

图2.30 CT 扫描显示肺大块栓塞导致右心肌劳损

图2.30（A）轴位 CT 图像显示双侧肺动脉大块充盈缺损（箭头），图2.30（B）冠状位最大密度投影 CT 图像显示多发血栓（箭头）。

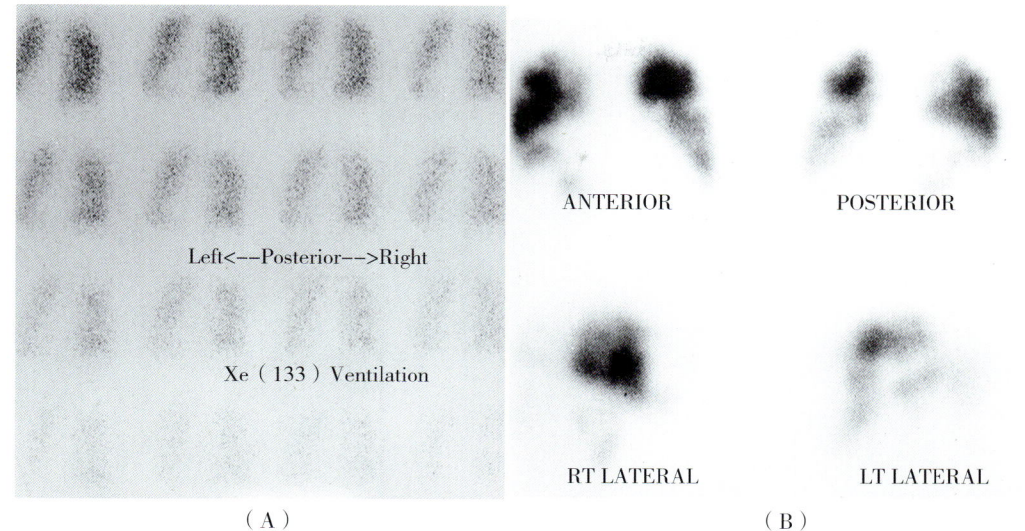

图2.31 肺通气/灌注（V/Q）扫描

图2.31（A）通气扫描显示相同区域通气正常；图2.31（B）灌注扫描显示双肺均有核素光子降低区，代表继发于PE的灌注减少区。

孤立性肺结节

情况介绍
一名52岁的男性患者因呼吸急促行胸部CT检查后偶然发现孤立性肺结节，对其进行随访。

定义
孤立性肺结节是指直径≤3 cm的单个、散在的肺部类圆形密度增高影，周围有正常肺组织，不伴有淋巴结肿大或肺不张。

常见原因
最常见原因如表2.7所示。

表2.7 孤立性肺结节常见原因

原因	引起的病症
肿瘤	支气管腺瘤、原发性肺癌、错构瘤、转移瘤
感染	分枝杆菌（如结核分枝杆菌，麻风分枝杆菌）、细菌（如布鲁氏菌、放线菌属和李斯特菌种属）或真菌（如芽生菌病、组织胞浆菌病、球孢子菌病）所形成的肉芽肿
类结节状结构/病变	乳头、骨病变、皮肤肿瘤、异物、伪影

鉴别诊断

肺结节：鉴别诊断包括动静脉畸形（AVM）、肺不张、类风湿性关节炎、结节病、肿瘤和感染。

临床表现

无症状，除非潜在病因（如恶性肿瘤）进展，在这种情况下，可能表现为咳嗽、咯血、发热、盗汗和无诱因的体重减轻。

查体发现

生命体征：通常正常，取决于结节的位置，可能有阻塞性肺炎伴发热。
视诊：持续性咳嗽、喘息或呼吸困难。
叩诊：受累肺野浊音。
听诊：哮鸣音、啰音或呼吸音减弱。

应做检查

实验室检查：对无症状孤立性肺结节的评估作用最小。但是，如果怀疑恶性肿瘤或感染，则需检查CBC（白细胞增多、贫血）、基础代谢功能（低钠血症、高钙血症）和其他血清学［红细胞沉降率（ESR）升高］。

影像学检查：CT扫描是金标准，因为其分辨率更高，可检测直径小至2 mm的结节并描述其形态学特征（图2.32、图2.33）。但孤立性肺结节经常首先在X线胸片上被发现。侧位片及骨减影可以区分肺结节和肺外结节。胸部X线检查还可提供有关大小、形态、空洞、生长速度和是否存在钙化的信息。根据Fleischner协会指南，定期随访有助于评估结节大小的变化率。

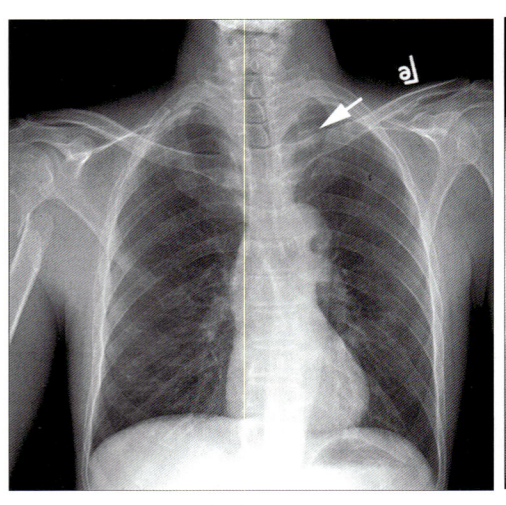 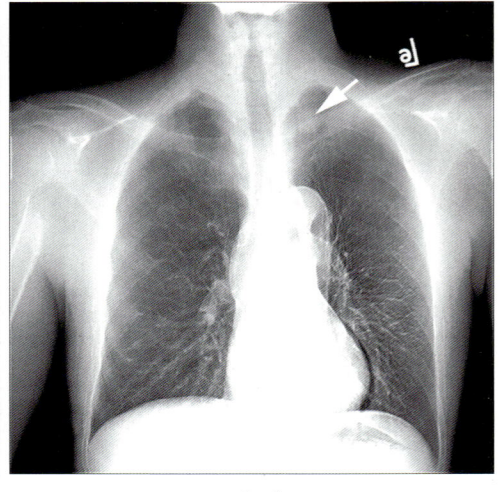

（A） （B）

图2.32 肺结节X线片

图2.32（A）正位胸片，箭头指示左上肺结节；图2.32（B）去骨减影胸片。

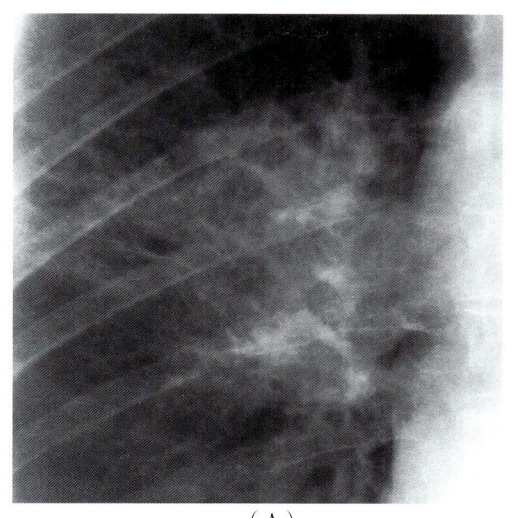 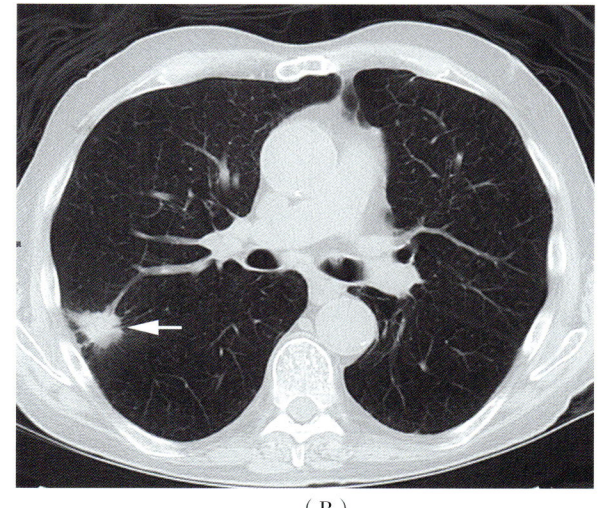

（A） （B）

图2.33 胸部X线片和CT图像显示肺肿块边缘有毛刺

图2.33（A）胸部X线片，图2.33（B）CT图像。毛刺（箭头）表明周围组织受侵犯，是恶性肿瘤的征象。

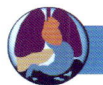 肺癌

情况介绍

一名61岁的男性，因咳嗽、喘息3个月就诊。他有长期吸烟史，但由于需要进行插管治疗肺炎，于去年戒烟。

定义

肺癌是指肺内异常细胞不受控制地生长，通常是呼吸道上皮细胞。肺癌主要有两种类型，即小细胞肺癌和非小细胞肺癌，可根据组织病理学确诊病灶分型。

常见原因

最常见的原因如表2.8所示。

表2.8 肺癌常见原因

原因	危害
烟草	绝大多数（90%）肺癌与吸烟有关。患肺癌的风险随着累计吸烟量"包-年"和暴露于二手烟概率的增加而增加
石棉	暴露后，纤维可在肺组织中终生持续存在，导致患肺癌的风险增加5倍
氡	天然的放射性气体，是铀的天然衰变产物，可以通过土壤，通过地基、管道、排水沟或其他缝隙进入房屋

鉴别诊断

肺肿块：鉴别诊断包括支气管源性类癌、腺瘤、错构瘤、淋巴瘤、肉芽肿等。

临床表现

症状包括持续咳嗽、喘息、呼吸困难和咯血。

查体发现

生命体征：呼吸急促和呼吸困难，如阻塞性肺炎，可伴发热。

视诊：可有持续性咳嗽、气喘，或出现呼吸短促。

叩诊：由于胸腔积液或肺实变而呈浊音。

听诊：受累肺野出现哮鸣音、啰音和呼吸音减弱。

应做检查

实验室检查：血液检查无诊断意义，非特异性血清标记物包括癌胚抗原（β2微球蛋白、铃蟾肽和神经元特异性烯醇化酶）。

影像学检查：CT成像是检测直径小至1~2 mm结节并表现其形态学特征的金标准（图2.34）。它可以显示骨质破坏，评估纵隔淋巴结病变、其他肺部肿块的存在和肝脏受累情况。胸部X线片还可以提供有关结节大小、形态、空洞、生长速度和钙化的信息（图2.35）。

◎ **特殊检查方法**

肺活检：病理活检是确诊的金标准，这有助于制订治疗方案和判断预后。

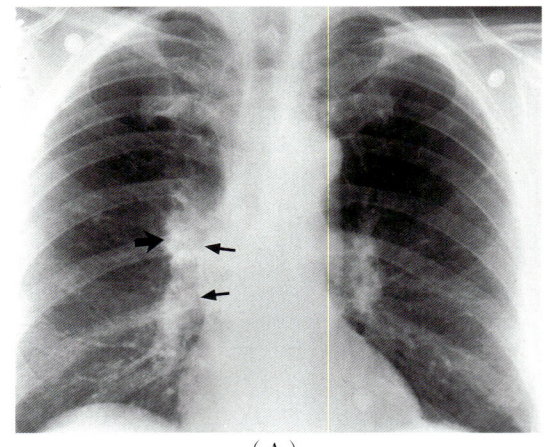 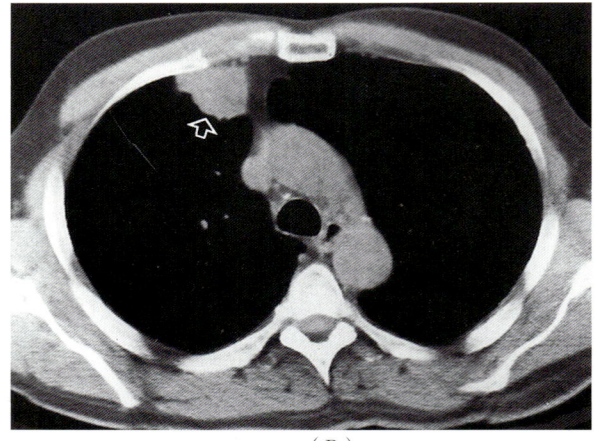

（A） （B）

图2.34 肺癌影像

图2.34（A）正位X线片显示右肺门上方有一个肿块（长箭头），肿块没有遮挡升主动脉（短箭头），提示肿块在升主动脉的前面或后面；图2.34（B）CT图像显示右肺上叶前段邻近胸膜的肿块（空心箭头）。

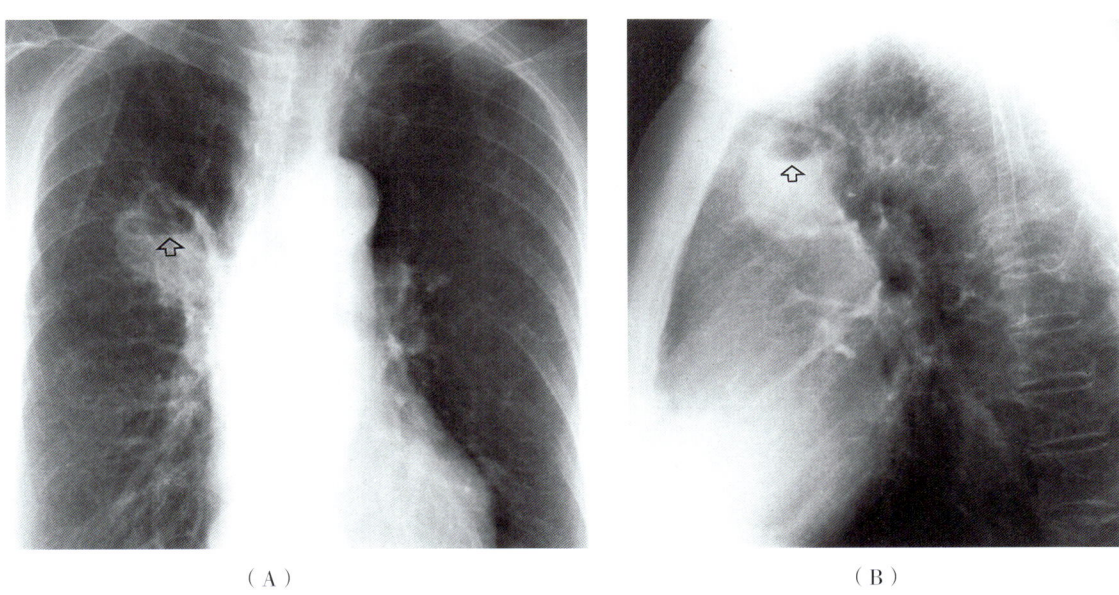

图2.35 空洞性肺部病变

图2.35（A）胸部正位片和图2.35（B）侧位X线片显示右肺上叶癌性空洞内的气液平面（空心箭头）。

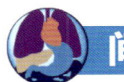 间皮瘤

情况介绍
一名72岁的男性有呼吸困难和左侧胸痛1周的病史。该患者30年前曾从事建筑业工作，负责安装绝缘材料。

定义
间皮瘤是一种恶性肿瘤，常起源于胸膜、腹膜或心包的细胞。组织学上肿瘤可为上皮性、肉瘤性或混合性，后两者预后更差。

常见原因
最常见的原因是接触石棉，通常是通过采矿、造船、陶瓷、造纸、汽车零部件、铁路维修和绝缘材料等接触石棉。接触石棉的工人的家庭成员也可能因衣服纤维中嵌入石棉而处于危险之中。

鉴别诊断
胸膜病变：非小细胞肺癌、小细胞肺癌、其他原发性肺恶性肿瘤、肺纤维化、感染（细菌、病毒、真菌）和间皮增生。

临床表现

症状包括呼吸困难、疲劳、盗汗和非胸膜炎性胸痛。

查体发现

生命体征：通常正常。偶可出现发热、心动过速和呼吸急促。

视诊：可能出现全身不适、恶病质和呼吸急促。

叩诊：受累肺野浊音。

听诊：由于潜在胸腔积液，受累肺野呼吸音减弱。

应做检查

实验室检查：虽然可以检测血清生物标记物，如可溶性间皮素和巨核细胞增强因子，但通常诊断价值不高。

影像学检查：胸部X线可发现胸膜结节状或片状增厚。胸腔积液多见，且积液常可能掩盖潜在的胸膜异常。CT平扫可显示纵隔和胸膜向心性增厚，高度提示恶性胸膜疾病。MRI扫描在显示胸壁浸润和膈肌浸润的孤立病灶方面具有优势（图2.36）。PET/CT扫描价格昂贵，用于疾病分期和治疗反应评估。

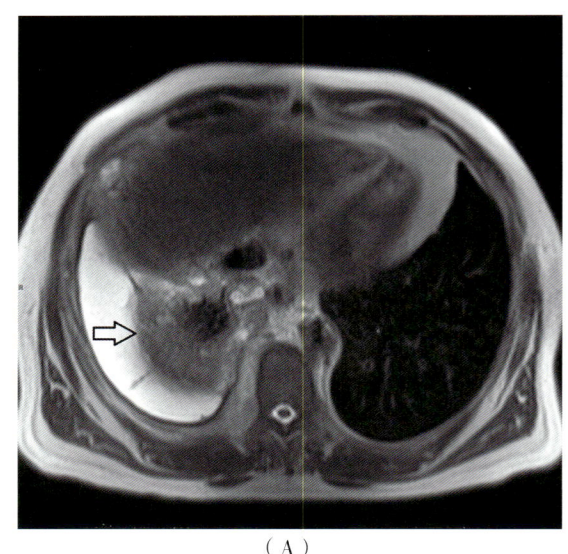 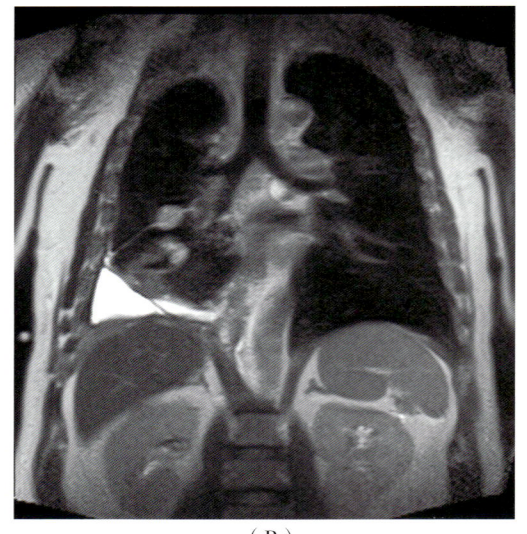

（A） （B）

图2.36 间皮瘤的MRI影像

图2.36（A）轴位图像显示高信号的胸腔积液和邻近的胸膜肿块（箭头）；图2.36（B）冠状位图像显示病变局限于右胸腔，未延伸至横膈下方。MRI具有较高的对比度分辨率，对间皮瘤的分期有重要价值。

◎ 特殊检查方法

胸腔穿刺：大多数患者可有胸腔积液，通常无诊断价值，患者积液常表现为白细胞<1 000/μL，积

液内蛋白含量升高，LDH 水平正常。通过细胞学检查确诊率为32%，56%的患者可疑但无法确诊。

活检：98%的病例可以通过活检确诊。

肺不张

情况介绍
一名60岁的女性，有石棉暴露史，因肺炎长期住院后出现呼吸困难1周。

定义
肺不张发生于肺组织塌陷时，可分为阻塞性肺不张和非阻塞性肺不张。阻塞性肺不张是气道阻塞导致远端肺泡塌陷，非阻塞性肺不张是由瘢痕、浸润、实质压迫或表面活性物质功能障碍导致的肺组织塌陷。

常见原因
最常见的原因如表2.9所示。

表2.9 肺不张常见原因

肺不张类似	原因
阻塞性	黏液栓、异物、误吸、气道内肿瘤、慢性感染或瘢痕引起的气道狭窄
非阻塞性	胸壁创伤、肿瘤（气道非阻塞性）、慢性肺实质感染或瘢痕、肺炎、胸腔积液和气胸

鉴别诊断
呼吸困难和胸痛：鉴别诊断包括肺部恶性肿瘤、包裹性胸腔积液、肺炎、不典型感染、石棉肺和脊柱旁肿块。

临床表现
症状包括呼吸困难、非胸膜炎性胸痛和咳嗽。

查体发现
生命体征：可出现呼吸急促和发热。

视诊：可能出现恶病质。

叩诊：受累肺野浊音。

听诊：啰音、哮鸣音、干啰音、羊鸣音和受累肺野呼吸音减弱。

应做检查

实验室检查：CBC（仅白细胞增多）。

影像学检查：胸部X线检查可发现肺组织塌陷（图2.37），CT平扫也可见到类似改变。

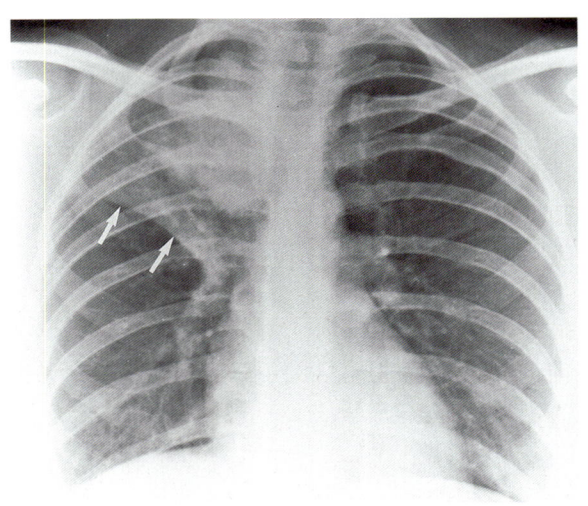

图2.37　右肺上叶实变和肺不张

正位X线片显示右上纵隔轮廓模糊。右侧叶间裂抬高反映了肺上叶体积缩小（箭头）。

结节病

情况介绍

一名32岁的女性，咳嗽、呼吸困难、胸痛3周，发现肺门淋巴结肿大。

定义

结节病是一种非干酪样肉芽肿的炎症性疾病，导致双侧肺门淋巴结、肺网状影及皮肤、关节或眼部病变。

常见原因

结节病的病因尚不清楚，可能与环境暴露，病原体和遗传因素导致的T细胞异常有关。

鉴别诊断

肺门淋巴结肿大：鉴别诊断包括感染（细菌或真菌）、过敏性肺炎、药物性超敏反应和与血管炎相关的疾病（如肉芽肿病伴多血管炎和嗜酸性肉芽肿病伴多血管炎）。

临床表现

症状包括咳嗽、呼吸困难、胸痛、体重减轻、发热和不适。

查体发现

生命体征：发热。

视诊：结节病的肺外表现包括结节性红斑，或皮肤出现斑块或结节。

听诊：哮鸣音、啰音、呼吸音减弱。

应做检查

实验室检查：CBC（排除感染）、代谢功能（肌酐、电解质）和其他血清学［约75%的病例血管紧张素转换酶（ACE）水平升高］检查。

影像学检查：胸部X线显示双侧肺门或右侧气管旁淋巴结肿大，双肺纹理网格状改变，多累及双肺上野（图2.38）。胸部CT扫描显示肺门或纵隔淋巴结肿大、支气管血管周围结节、胸膜下结节、非干酪样肉芽肿、钙化、空洞形成、支气管扩张、毛玻璃样阴影、囊肿和纤维化。

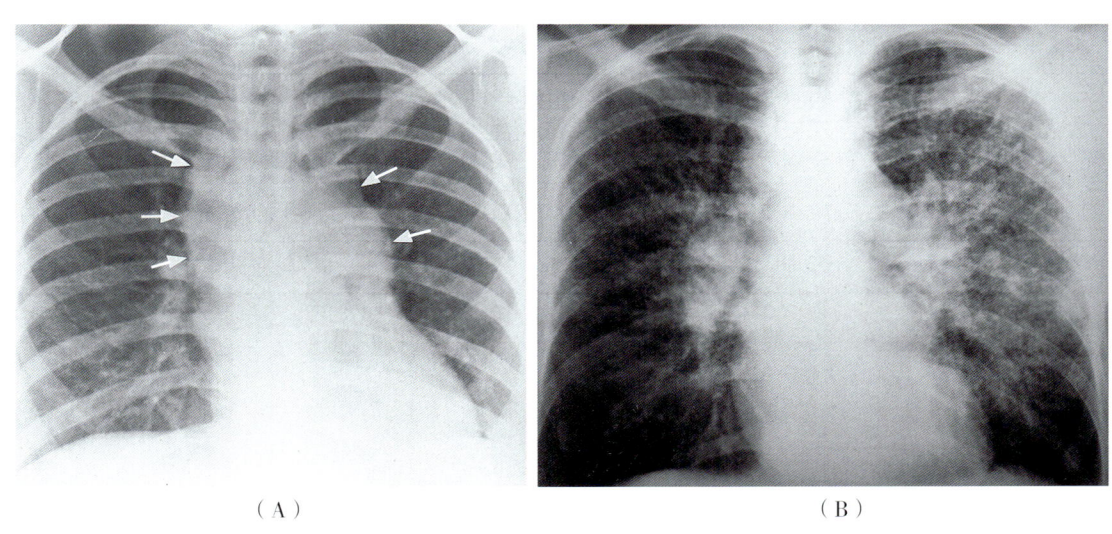

图2.38 结节病

图2.38（A）显示结节状隆起（箭头），图2.38（B）显示肺实质型和结节型病变混合。注意纵隔和肺门淋巴结肿大及弥漫性间质性疾病，尤其是左肺。

◎ **特殊检查方法**

PFTs：限制性通气功能障碍及弥散功能减退。

支气管肺泡灌洗：CD4：CD8升高且比值>4：1，淋巴细胞>16%，活检显示为非干酪样肉芽肿，对结节病的阳性预测率为100%。CD4：CD8<1对结节病有100%的阴性预测率。

活检：通常于肺泡间隔、支气管壁和肺血管发现非干酪样肉芽肿。

心脏瓣膜病

情况介绍
一名80岁的男性于1个月前出现进行性劳力性呼吸困难和运动耐量下降。

定义
四个心脏瓣膜（三尖瓣、肺动脉瓣、二尖瓣和主动脉瓣）狭窄或关闭不全导致心脏功能受损（图2.39）。

常见原因
常见的原因如表2.10所示。

表2.10 心脏瓣膜病常见原因

原因	说明
与年龄相关的变化	男性＞65岁和女性＞75岁心脏瓣膜容易出现钙沉积，可导致瓣膜僵硬和狭窄
感染	心内膜炎，即细菌（如D组链球菌、金黄色葡萄球菌）或真菌（如曲霉菌）进入血流并在瓣膜叶上形成赘生物，导致瓣膜关闭不全。未经治疗的链球菌感染引起的风湿热通常影响二尖瓣，导致瘢痕形成和狭窄
结缔组织疾病	有1%～2%的患者会同时伴有二尖瓣脱垂，收缩期冗长的瓣叶脱入左心房
先天性疾病	常影响主动脉瓣或肺动脉瓣，导致瓣叶畸形、融合或附着在瓣环错误位置上

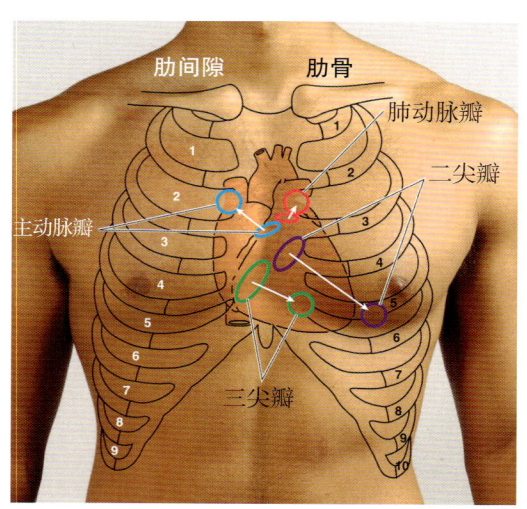

图2.39 心脏瓣膜及其听诊区的表面标记

主动脉瓣听诊区位于胸骨右缘第2肋间，肺动脉瓣听诊区位于胸骨左缘第2肋间。三尖瓣听诊区在胸骨左缘的第5或第6肋间。二尖瓣听诊区在心尖部，即锁骨中线与左侧第5肋间交界处。

鉴别诊断

呼吸困难：鉴别诊断包括 CHF、不稳定型心绞痛、哮喘、COPD、PE、贫血和甲状腺功能减退。

临床表现

症状包括呼吸急促、端坐呼吸、心悸、下肢水肿、体重增加、运动耐量降低。

查体发现

生命体征：低氧血症。

视诊：患者发热且有使用静脉注射毒品的迹象（皮肤上的针孔痕迹），需怀疑患心内膜炎的可能。

听诊：特征性杂音的存在反映潜在的瓣膜病理改变（图2.40、图2.41）。

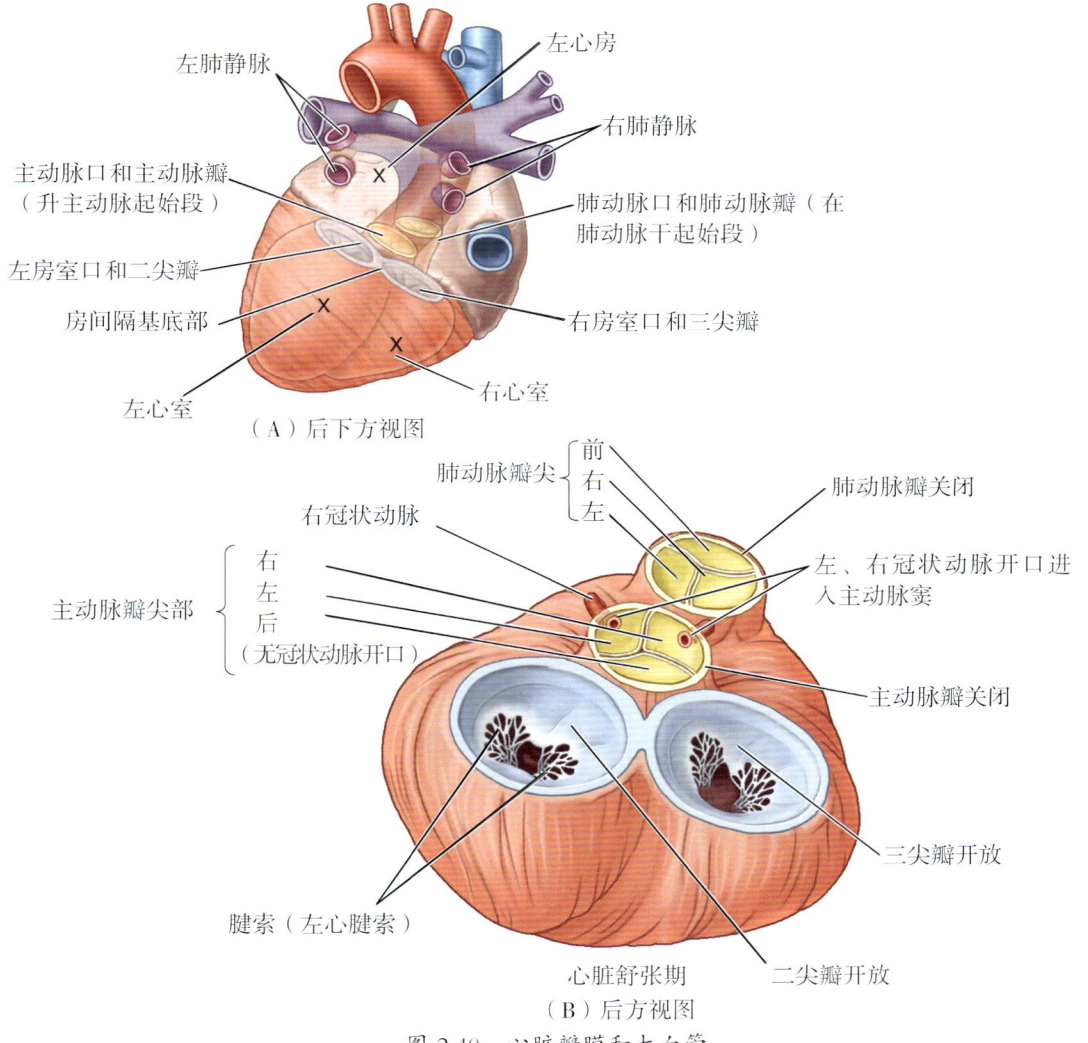

图 2.40 心脏瓣膜和大血管

图2.40（A）动脉瓣静息图；图2.40（B）主动脉和肺动脉瓣在舒张初期关闭，然后伴有三尖瓣和二尖瓣开放。

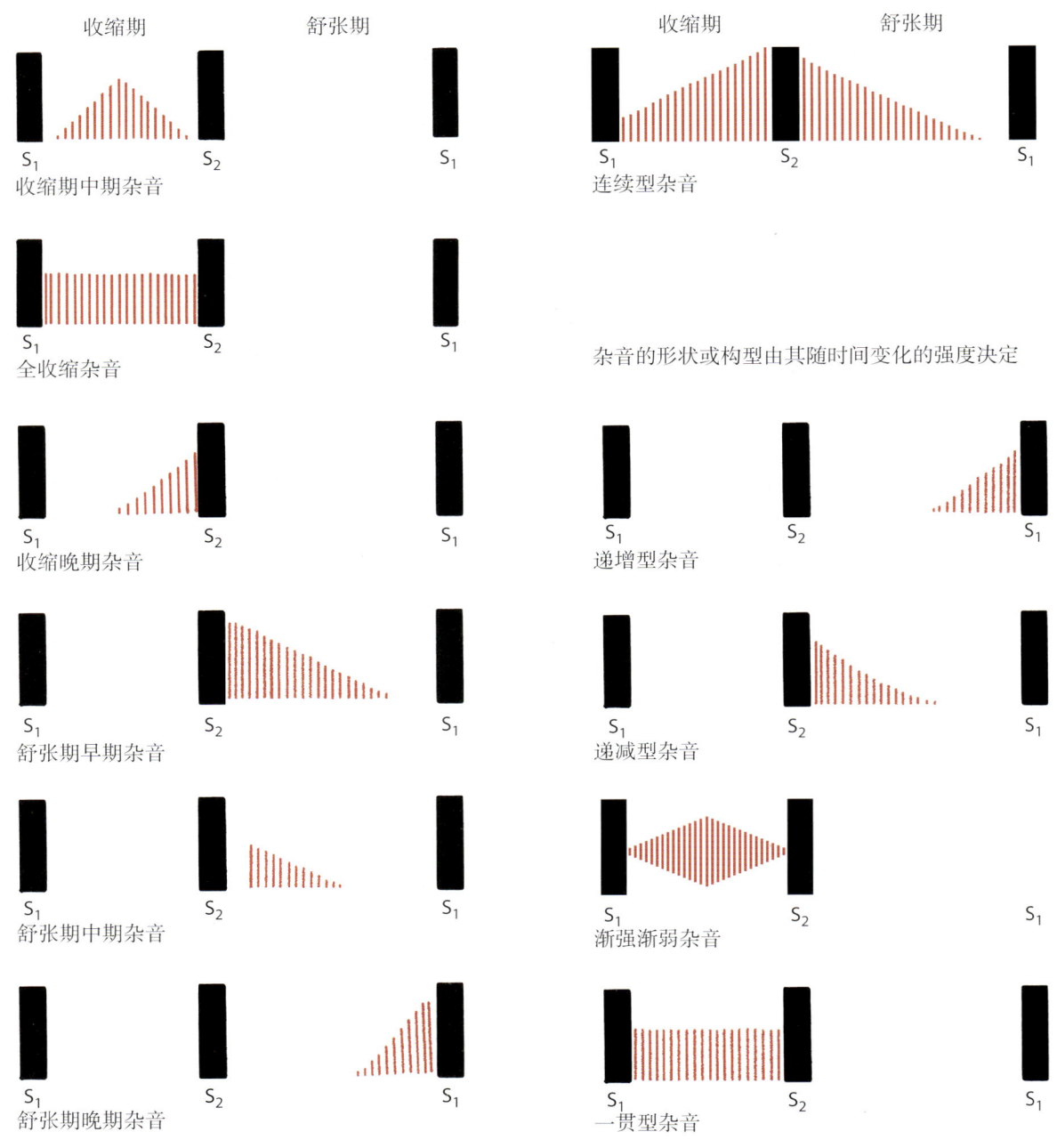

图2.41　心脏收缩期和舒张期杂音的特点

应做检查

实验室检查：怀疑感染时，检查CBC（感染时白细胞增多，贫血）和血培养，并考虑行血清学［ESR、C反应蛋白（CRP）］检查以评估与瓣膜疾病相关的炎症状况。

影像学检查：TTE是评价瓣膜病理的首选检查方法。它可以评估瓣膜解剖结构及心腔大小和心室功能。多普勒超声可评估压力变化和瓣膜面积，尤其可用于评估主动脉瓣的狭窄程度。胸部X线和CT扫描可显示瓣膜钙化或升主动脉扩张，提示主动脉瓣狭窄（图2.42）。

第二章 胸部 071

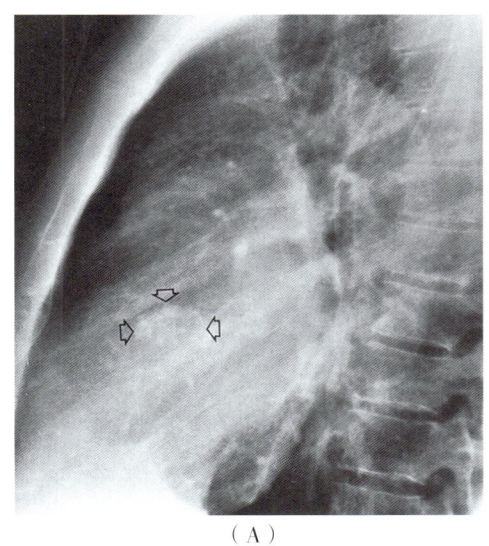
（A）

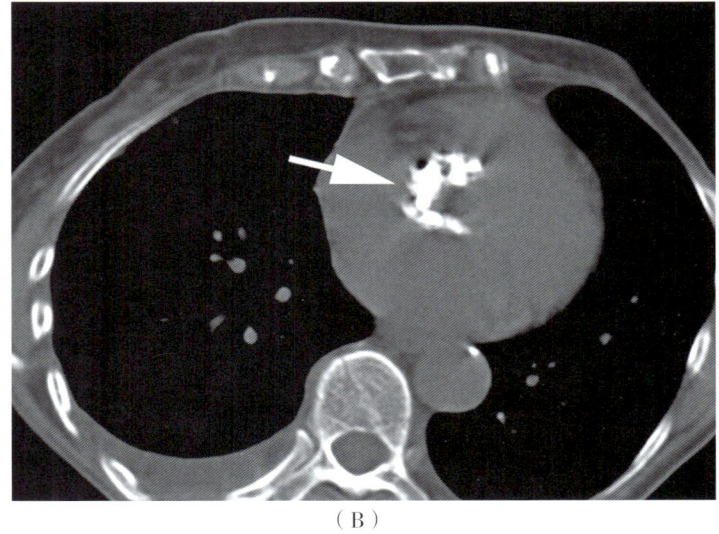
（B）

图2.42 主动脉瓣钙化

图2.42（A）侧位X线胸片显示主动脉瓣钙化（箭头），一旦这些钙化出现在胸部X线片上，通常提示是严重的狭窄；图2.42（B）轴位CT图像显示相同的征象（长箭头）。

急性冠脉综合征

情况介绍

一名55岁的男性，既往健康，因数小时前出现胸部压迫感和恶心并在运动后反复发作而到急诊科就诊。

定义

急性冠脉综合征（acute coronary syndrome, ACS）指心肌缺血的一系列症状表现。它包括非ST段抬高型ACS［不稳定型心绞痛和非ST段抬高型心肌梗死（non-ST segment elevation myocardial infarction, NSTEMI）］和ST段抬高型心肌梗死（ST elevation myocardial infarction, STEMI）。大约50%的ACS病例没有典型的疼痛、压迫或心前区压榨感症状。ACS可能在女性、糖尿病患者或心力衰竭者、老年人中出现不典型症状。

常见原因

ACS通常由动脉粥样斑块破裂而引起的腔内血栓形成和血流完全闭塞所致。绝大多数斑块导致血管的狭窄程度<75%，其本身在血流动力学上影响不显著。但当体力消耗、情绪应激、失血或在存在严重而固定的冠脉阻塞的情况下进行手术而导致患者需氧增加，可导致无急性斑块破裂的ACS。

鉴别诊断

胸部压迫和恶心：鉴别诊断包括焦虑、食管痉挛或刺激、肋软骨炎、心包炎和PE。

临床表现

症状包括胸痛或有压迫感、气短、心悸、大汗、恶心、运动耐量下降。

查体发现

生命体征：心动过速、低血压（或高血压）或低氧血症。

视诊：急性窘迫伴大汗，呼吸加快，颈静脉怒张。

触诊：四肢可能发凉和湿冷，伴有心源性休克。

听诊：肺水肿所致的哮鸣音和啰音。可能发现S_3和S_4。

应做检查

实验室检查：CBC（白细胞增多）、代谢功能（肌酐、电解质）、凝血功能和血清学（心肌肌钙蛋白、ESR和CRP升高）检查；高达80%的急性 MI 病例将在症状发作2~3 h内出现肌钙蛋白升高。

影像学检查：心导管插入术是确定冠状动脉解剖结构的金标准。胸部X线检查有助于评估心脏扩大和肺水肿，也可为查明引起患者症状的其他原因提供线索，如主动脉夹层或肺炎。TTE可识别局部室壁运动异常，评估心室整体功能。此外，TTE可明确急性二尖瓣反流、左心室破裂、心包积液等并发症。冠状动脉CT扫描可以区分钙化和软斑块，这是介入不能做到的，并可以重建三维图像。

◎ **特殊检查方法**

心电图（EKG）：在症状发作期间记录的EKG可有助于诊断。在症状期间出现ST段抬高或压低，动态T波倒置和正常化，然后症状消退，强烈提示潜在的冠状动脉疾病（CAD）。

◎ **诊断评分**

TIMI 风险评分：对于不稳定型心绞痛或NSTEMI患者，MI 溶栓（TIMI）风险评分有助于预测14天内死亡、MI或需要紧急血运重建的复发性缺血的风险。此外，TIMI风险评分可用于确定应进行冠状动脉血运重建的紧迫性。

急性主动脉夹层

情况介绍
一名61岁的男性患者,有高血压、高脂血症和吸烟史,突发胸部剧痛,放射至背部。

定义
当主动脉壁内膜发生撕裂,血液进入撕裂处,将内膜与中膜分离而形成假腔时,就会发生急性主动脉夹层。Stanford分类将累及升主动脉(左锁骨下动脉近端)的夹层归为"A型",将未累及升主动脉的夹层归为"B型"。

常见原因
急性主动脉夹层是由于主动脉壁中层退变,动脉壁压力增大,导致动脉壁扩张,最终形成夹层。

鉴别诊断
胸痛:鉴别诊断包括焦虑、食管痉挛或刺激、肋软骨炎、心包炎和PE(表2.1)。

临床表现
症状包括突然发作的胸痛、"撕裂样"胸痛、晕厥或腹痛。

查体发现
生命体征:心动过速和低血压应注意心包填塞。应进行奇脉检查(见心包炎和心包填塞,临床病例),评估双上肢的血压,收缩压差>20 mmHg有明显提示作用。

视诊:肢体灌注不足可发现皮肤发凉、变色和毛细血管再充盈迟缓。

触诊:颈动脉、桡动脉、股动脉、足背动脉和胫后动脉的搏动减弱增加了夹层的风险。

听诊:主动脉区新出现的舒张期杂音增加,应注意主动脉瓣关闭不全的夹层(低特异性和低敏感性)。

神经系统:神经功能的局灶性缺失增加了夹层的可能性。

临床要点
主动脉夹层的并发症包括心包填塞、急性主动脉瓣关闭不全和假腔扩张造成的动脉分支阻塞。

应做检查

实验室检查：CBC（贫血，如果失血）、代谢功能（BUN和肌酐、电解质升高）、心肌酶（肌钙蛋白、NT-BNP升高）和凝血功能检查。如果临床对主动脉夹层的怀疑程度较低，在出现症状后24 h内，血清D-二聚体水平＜500 ng/mL（Sn 0.97）可以帮助排除主动脉夹层。

影像学检查：碘造影剂胸部CT血管造影是主动脉夹层快速诊断最常用的检查方法（Sn 0.90～1.00，Sp 0.87～1.00）（图2.43）。建议对所有胸痛病例进行胸部X线检查。值得注意的是，近20%的主动脉夹层病例X线检查正常，但可见到纵隔增宽。胸部X线检查在排除其他可能引起症状的胸部病变方面有用。TTE可用于快速评估近端主动脉，因为该区域的夹层通常会导致急性主动脉瓣返流、心包填塞和/或缺血（Sn 0.59～0.85，Sp 0.93～0.96）。

> **临床要点**
>
> 考虑到症状出现后死亡率每小时增加1%～2%，几乎所有的A型夹层都是通过外科手术处理的。

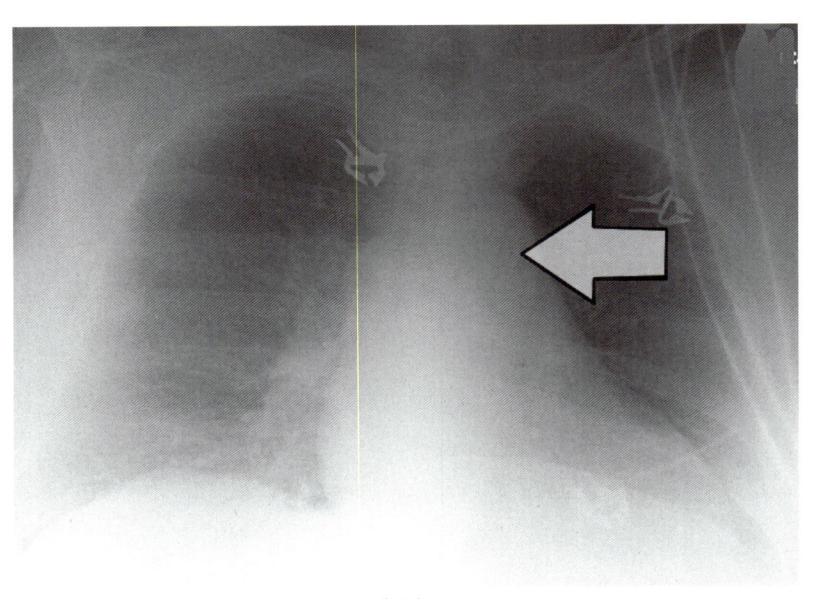
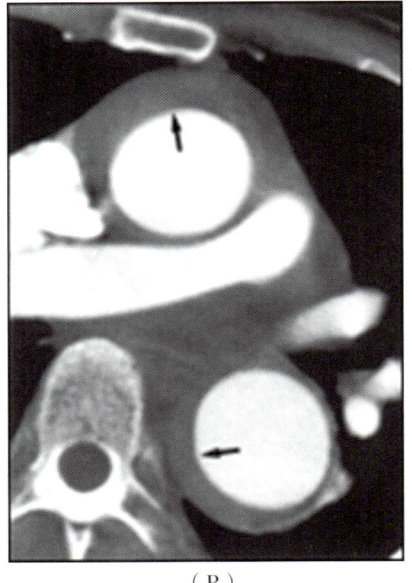

（A） （B）

图2.43 主动脉夹层

图2.43（A）床边正位胸部X线片显示主动脉结增宽和钙化内膜内移，怀疑主动脉夹层（箭头）。图2.43（B）轴位CT图像显示主动脉壁内血肿（箭头）。

充血性心力衰竭

情况介绍
一名51岁的男性糖尿病患者，有吸烟史，表现为进行性体重增加，劳力性呼吸困难，下肢肿胀。

定义
充血性心力衰竭指的是心脏无法泵出血液满足外周组织的代谢需求，或仅在心脏充盈压力升高时才能够泵血。美国心脏病学院/美国心脏协会已将心力衰竭的各个发展阶段系统地描述出来。纽约心脏协会的功能分类系统介绍了由心力衰竭导致的身体损伤的严重程度。

常见原因
常见原因如表2.11所示。

表2.11 充血性心力衰竭常见原因

原因	说明
缺血性	CAD 的风险因素：糖尿病、高血压、高胆固醇血症、主动吸烟和 CAD 家族史
结构	心脏瓣膜病（如主动脉瓣狭窄或二尖瓣反流）、先天性畸形和心肌病（如围生期、肥厚型、家族性和特发性）
感染和炎症	病毒性心肌炎和狼疮性心包炎
药物诱导	娱乐性（如酒精和可卡因）或治疗性（如蒽环类药物多柔比星）

鉴别诊断
呼吸困难：鉴别诊断包括急性肾损伤、肝硬化、COPD、肺炎、PE 和肺纤维化。

临床表现
症状包括静息和劳力性呼吸困难、端坐呼吸、夜间阵发性呼吸困难、疲乏、虚弱、厌食和恶心。

查体发现
生命体征：心动过速、呼吸急促和血氧饱和度降低。

视诊：可出现精神状态改变、嗜睡、意识模糊。咳嗽、可闻及哮鸣音或出现呼吸短促伴呼吸困难；可存在JVP升高和肝颈静脉回流征（对于右心房压力＞8 mmHg的患者，Sn为0.73，Sp为0.87）。

触诊：如果存在心脏增大（Sn 0.66，Sp 0.96）和肝脏肿大（第三章），PMI可能向外侧和向下移位。

叩诊：肺底浊音可反映胸腔积液的存在。

听诊：如有胸腔积液，肺底可出现啰音和呼吸音减弱。患者取左侧卧位时在其心尖部最容易听到左侧S_3。当听诊器的听筒在患者心尖部时最容易听到S_4。

应做检查

实验室检查：CBC（贫血）和代谢功能（低钠血症、BUN、肌酐、肝酶升高）检查；当患者存在呼吸困难时行BNP检测敏感性高（BNP＜100 pg/mL）。

影像学检查：超声心动图是区分收缩和舒张功能障碍及识别潜在病因（如MI和肥厚型心肌病）的主要检测方法。胸部X线检查可发现肺水肿的证据（图2.44），如"蝶翼征"和Kerley B线（图2.45）、胸腔积液、心脏扩大。

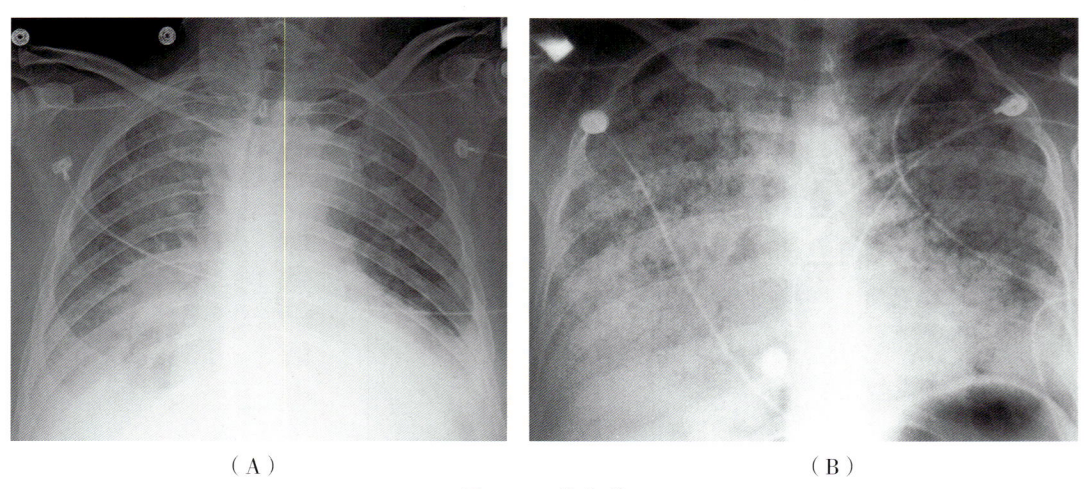

图2.44　肺水肿

图2.44（A）肺泡性肺水肿主要累及肺内带，注意双侧胸腔积液造成的双肺下野模糊；图2.44（B）间质性和肺泡性肺水肿，注意磨玻璃影和心缘模糊。

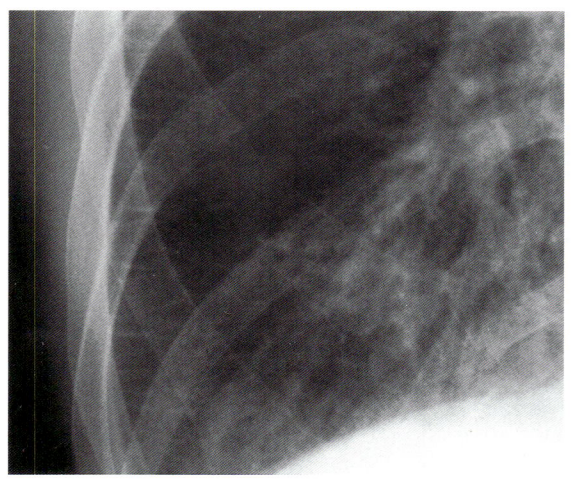

图2.45　Kerley B线

右下肺放大视图，显示Kerley B线。

心包炎和心包填塞

情况介绍
一名53岁且糖尿病和高血压女性患者,因剧烈非劳力性胸痛、进行性呼吸困难3天到急诊科就诊。患者2周前感冒伴发热、流涕、咽痛。

定义
心包炎是心包的炎症,包括急性和慢性心包炎,可导致心包脏层和壁层之间发生致密的纤维变性、钙化和粘连(图2.46)。当心包炎导致心包积液增加时,可导致心包填塞。心包填塞是由心包积液引起的血流动力学受损状态,导致心室充盈减少、肺水肿、心源性休克,最终导致死亡。

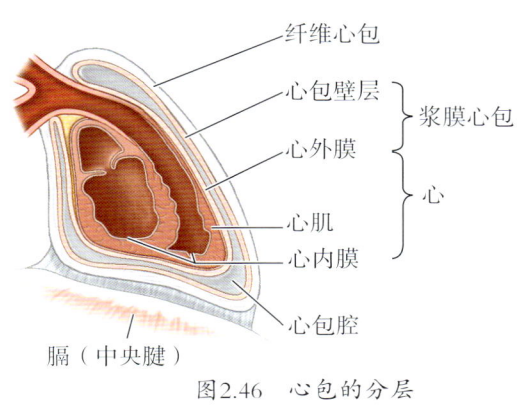

图2.46　心包的分层

常见原因
常见原因如表2.12所示。

表2.12　心包炎和心包填塞常见原因

原因	说明
恶性肿瘤	超过50%的心包填塞病例与基础肿瘤相关,其中肺癌最常见,其次是乳腺癌和肾癌、淋巴瘤和白血病
药物相关	药物包括肼屈嗪、普鲁卡因胺、异烟肼和米诺地尔
感染	病毒性[如柯萨奇病毒、埃可病毒、人类免疫缺陷病毒(HIV)]、细菌性(如结核分枝杆菌、肺炎链球菌)真菌感染(如组织胞浆菌病、芽生菌病)也可导致心包液积聚
结缔组织病	系统性红斑狼疮、类风湿性关节炎和皮肌炎与浆膜炎有关
心肌梗死	心肌梗死可导致心室游离壁破裂或Dressler综合征
其他	尿毒症

鉴别诊断

呼吸困难和胸痛：鉴别诊断包括败血症、心肌梗死、失代偿性心力衰竭和肺栓塞。据报道，心脏压塞表现类似于大量胸腔积液和张力性气胸。

临床表现

症状包括呼吸困难和非劳力性胸痛。

查体发现

生命体征：心包填塞者可有心动过速和低血压，脉压低（如<35 mmHg）。部分患者发生血流动力学崩溃前，其血压可能一直保持正常或略微升高。

视诊：可能存在精神状态改变，因循环衰竭而出现肢体冰冷、青紫。JVP大多升高，肺水肿可能导致呼吸费力。

听诊：心音可能减弱，很少出现心包摩擦音。

Kussmaul 征：吸气时JVP和收缩压反常增加，通常见于缩窄性心包炎，罕见于心包填塞。

Beck 三联征：10%～40%的心包填塞病例存在JVP升高、低血压和心音低沉三联征。

Ewart 征：因心包大量积液致肺不张，左肩胛角以下呈浊音伴支气管呼吸音及触诊语颤增强。

应做检查

实验室检查：CBC（白细胞增多）、代谢功能（肌酐、电解质、肝酶、促甲状腺激素）和心肌酶（CK和肌钙蛋白可能升高）检查。

影像学检查：TTE检查是诊断心包疾病的首选方法。该检查适用性广，成本低，可在床旁进行，不需要使用放射线或静脉造影剂，还可提供关键的生理数据。心室收缩期右心房内翻通常是心包填塞的早期征象，随后在舒张期右心室流出道受压。大量积液时，心脏每次搏动可在心包液内来回摆动，这一发现与心电图上的电交替相关（图2.47）。胸部X线检查可发现心脏轮廓扩大（图2.48）。心脏CT扫描可发现心包增厚和轮廓不规则（图2.49）。如果存在渗出或积液，CT上可见液性低密度区。心脏MRI扫描可对积液进行更详细的定量和定位，CT扫描可用于指导心包穿刺术（图2.50）。

◎ 特殊检查方法

心电图（EKG）：心包炎的表现包括大部分肢体（Ⅰ、Ⅱ、Ⅲ、aVL、aVF）和胸前导联（V2-V6）广泛的ST段凹面抬高和PR段压低。aVR导联（±V1）可见ST段倒置和PR段抬高。

临床要点

在心包积液患者中，奇脉（Sn 0.82）的存在被高度怀疑是心包填塞。为了评估奇脉，手动血压袖带充气至略高于收缩压，然后缓慢释放，直至听到柯氏音。起初，仅在呼气时可听到（记录血压读数），但在进一步放气时，在整个呼吸周期内可听到柯氏音（记录第一个柯氏音时的血压）。奇脉是这两种压力之间的差值，如果＞12 mmHg，则为阳性。

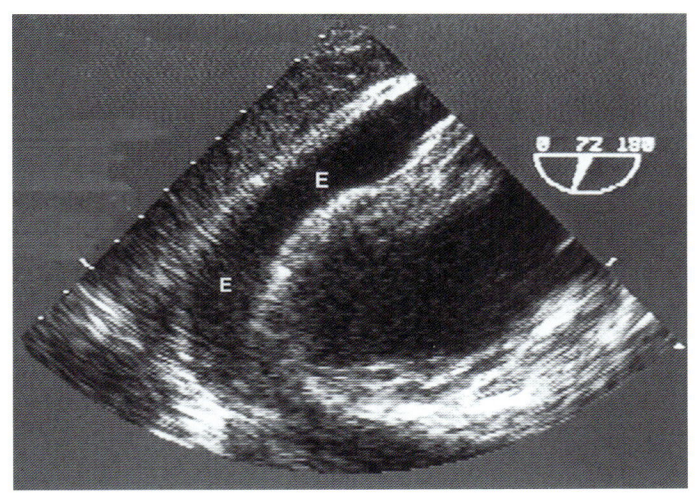

图2.47　超声心动图胸骨旁长轴切面显示心包积液（E—心包积液）

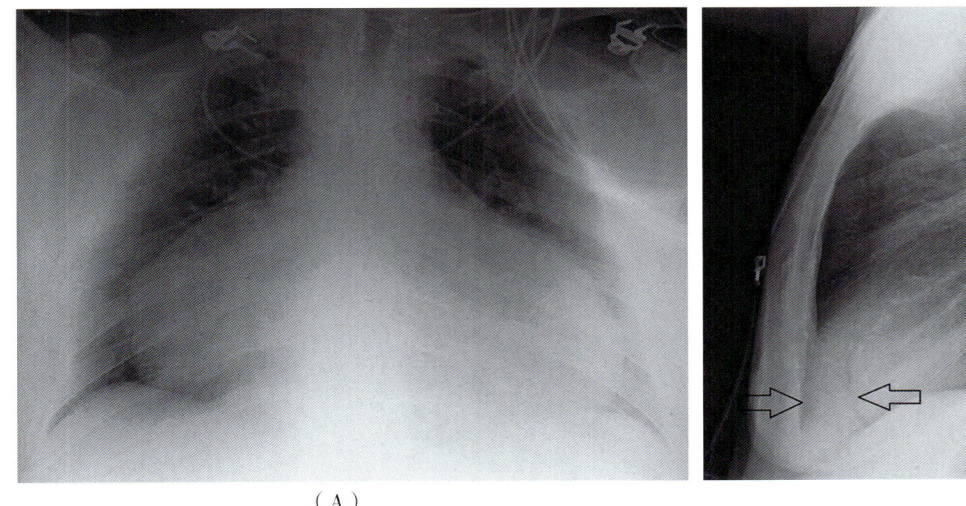

（A）　　　　　　　　　　　　（B）

图2.48　胸片显示心包积液

图2.48（A）床边胸片显示心脏轮廓呈"水瓶"样增大。图2.48（B）侧位X线胸片显示"奥利奥饼干"征象，外部有黑色条纹，中间有一条白色条纹，代表心包积液（箭头）。这个征象非常有特异性，但并不具有敏感性。

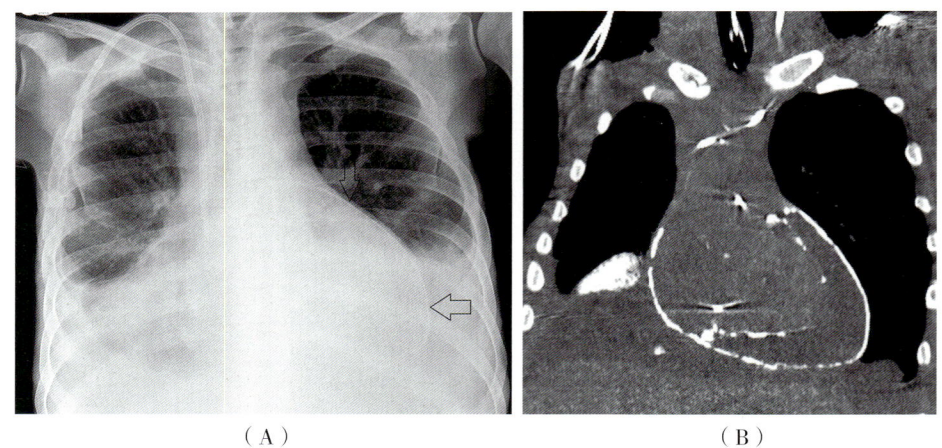

图2.49　尿毒症缩窄性心包炎

图2.49（A）正位X线胸片显示由于纤维蛋白沉积导致心包增厚和钙化（箭头）；图2.49（B）冠状CT扫描显示心包钙化，心脏正常搏动受限。

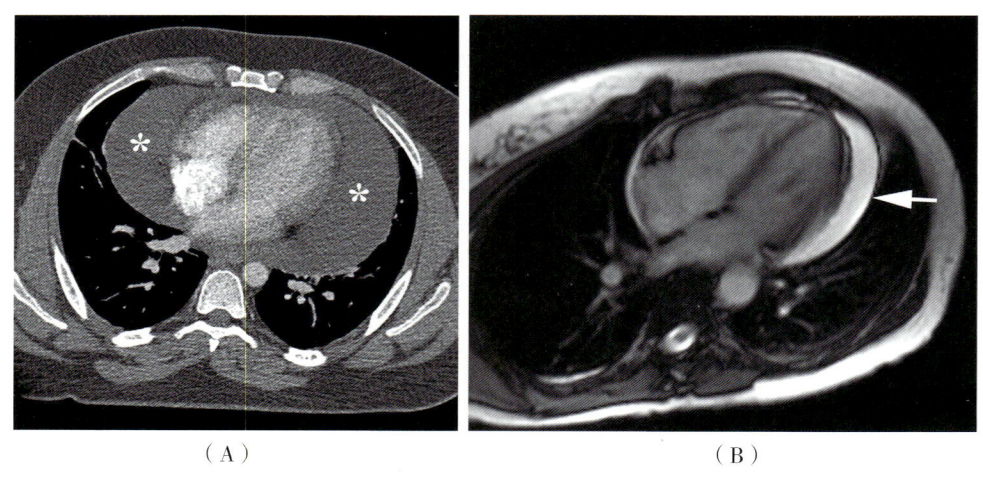

图2.50　心包积液

图2.50（A）轴位CT图像显示包绕心脏的心包腔内有浆液性积液（星号）；图2.50（B）轴位MRI扫描显示心脏周围存在高信号的浆液性积液（箭头）。

贲门失弛缓症与弥漫性食管痉挛

情况介绍

一名65岁的男性患者，过去5天出现非放射性胸骨后胸痛和严重的固体、液体吞咽困难。

定义

贲门失弛缓症是正常食管蠕动消失，食管下端括约肌松弛障碍。弥漫性食管痉挛是食管肌肉不协调的非推进性重复性收缩。这两种情况都会导致明显的固体和液体吞咽困难，并经常出现胸部不适。

常见原因

贲门失弛缓症是食管肌间神经丛中神经节细胞的自身免疫性破坏或神经变性。弥漫性食管痉挛在病因上没有明确的共识，目前对其了解甚少。

鉴别诊断

胸痛和吞咽困难：鉴别诊断包括运动障碍［贲门失弛缓症、弥漫性食管痉挛、Chagas病、硬皮病、食管炎、胃食管反流病（GERD）、淋巴细胞浸润和嗜酸性食管炎］、结构性疾病（异物、肿瘤、狭窄、食管蹼/环和Zenker憩室）和神经系统疾病（脑干卒中、帕金森病、痴呆、多发性硬化、肌萎缩侧索硬化和格林巴利综合征）。

临床表现

症状包括吞咽困难、胸痛、胃灼热、反流、嗳气、恶心、呕吐和吞咽痛。

查体发现

体格检查在很大程度上是无意义的，除非在其他疾病或全身性疾病背景下（如系统性硬化症）。

应做检查

实验室检查：无特殊实验室检查。如果怀疑是系统性硬化症，则检查血清抗核抗体（可能升高）、Scl-70和抗着丝粒抗体（硬化症中升高）。

影像学检查：钡餐是金标准检查（图2.51）。贲门失弛缓症表现为食管扩张伴食管下括约肌水平狭窄，呈"鸟嘴状"外观。在弥漫性食管痉挛中，可观察到严重的非蠕动性收缩区域，食管出现"念珠"或"开瓶器"样改变。

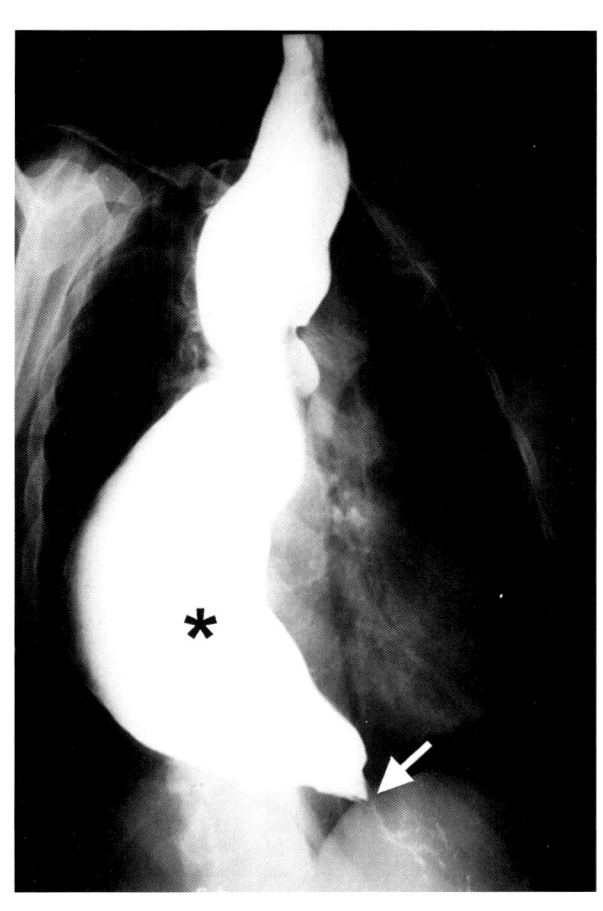

图2.51 贲门失弛缓症
单对比食管钡餐造影显示胃-食管交界处鸟嘴样变窄（箭头）和食管上端扩张（星号）。

◎ **特殊检查方法**

食管测压：沿食管长轴插入探头并使探头通过食管下括约肌来进行此项检查。这个探头包含许多已知相互距离的压力感应点。当食管在下食管括约肌水平收缩和松弛时，压力被记录下来。提示贲门失弛缓症的发现包括食管下括约肌的收缩和舒张不足。

食管胃十二指肠镜检查（EGD）：EGD在食管肌肉活动障碍诊断中的主要作用是排除造成吞咽困难的其他原因，包括食管恶性肿瘤和食管炎。

食管穿孔

情况介绍

一名60岁的健康男性在多次非血性呕吐后2 h出现胸骨后压迫感、发热和呼吸困难。

定义

食管穿孔即Boerhaave综合征，是食管壁的透壁性破裂。腔内内容物和空气漏入周围间隙导致出现皮下气肿、纵隔气肿和胸腔积液。管腔内容物外渗至周围组织引起强烈的全身炎症反应。

常见原因

常见原因如表2.13所示。

表2.13　食管穿孔常见原因

原因	说明
医源性	最常见的原因是由于内窥镜手术导致的穿孔。与食管穿孔相关的常见疾病包括恶性肿瘤、胃食管反流病、贲门失弛缓症、狭窄、硬皮病和食管裂孔疝
自发性破裂（Boerhaave综合征）	发生于呕吐或干呕之后，食管腔内压升高导致薄弱部位食管壁透壁破裂
创伤	胸部钝性创伤很少引起食管穿孔，穿透性创伤可导致沿食管的任何部位损伤
其他	摄入异物，特别是轮廓锐利的异物。摄入碱性物质比酸性物质对食管的损伤更严重

临床要点

剧烈干呕或呕吐可引起远端食管的非透壁性损伤，导致黏膜撕裂伤，这被称为食管贲门黏膜撕裂综合征，由于黏膜下动脉破裂，常表现为大量的呕血。

鉴别诊断
胸痛：见表2.1。

临床表现
症状包括疼痛、呼吸困难、恶心、呕吐和呕血。

查体发现
生命体征：发热和心动过速，取决于炎症和败血症的严重程度。
视诊：有钝性和/或穿透性创伤的证据。
触诊：可触及皮下气肿（见皮下气肿，临床病例）。
叩诊：肺底浊音提示存在胸腔积液。
听诊：心尖部的"嘎吱嘎吱"声（Hamman嘎吱声）与收缩期同步，提示纵隔气肿。

> **临床要点**
>
> 颈部疼痛和僵硬常见于颈部食管穿孔，食管远端穿孔较少见。

应做检查
实验室检查：CBC（贫血、白细胞增多）、代谢功能（肌酐、电解质升高）和凝血功能（INR和PTT）检查，可能需要输血以减少潜在失血。

影像学检查：对比增强食管造影是金标准试验，假阴性率为10%。钡比水溶性造影剂（泛影葡胺）更敏感，但对腔外表面具有腐蚀性，如果存在穿孔，可引起纤维性纵隔炎。胸部X线检查可能显示皮下气肿、胸腔积液、气胸和/或纵隔气肿。胸部CT表现包括纵隔或腔外积气、食管壁增厚、造影剂外渗、胸腔积液等。

◎ 特殊检查方法
胸腔穿刺：胸腔积液（低pH，如果积液继发于食管穿孔，则淀粉酶升高）。

> **临床要点**
>
> 皮下气肿、胸痛、呕吐三联征称为Mackler三联征，是自发性食管破裂的表现。

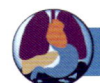 # 食管癌

情况介绍

一名55岁的男性患者,有长期酗酒和吸烟史,出现2个月进行性吞咽困难,体重不明原因减轻了约9千克。

定义

食管癌由起源于食管壁和腺上皮的恶性细胞不受控制的生长所致(图2.52)。食管鳞癌和腺癌是食管癌中最常见的两种类型。鳞状细胞癌(简称鳞癌)倾向于发生在食管的中上部,而腺癌则发生在食管的远端。

常见原因

最常见原因如表2.14所示。

表2.14 食管癌常见原因

食管癌类型	原因
鳞状细胞癌	吸烟、饮酒,水果和蔬菜摄入量低
腺癌	GERD/Barrett食管,吸烟,体重指数增加,水果和蔬菜摄入量低

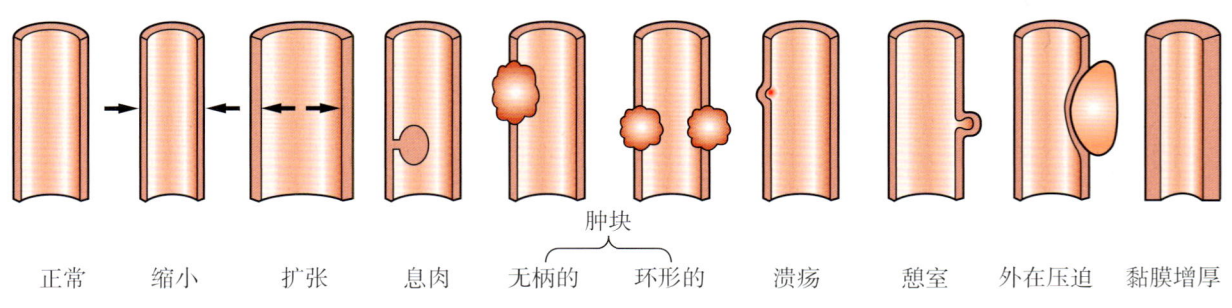

图2.52 食管的疾病模式和影像学表现

鉴别诊断

吞咽困难:鉴别诊断包括贲门失弛缓症、食管痉挛、GERD和咽部感染。另见贲门失弛缓症和弥漫性食管痉挛的临床病例。

临床表现

症状包括吞咽困难(描述为"卡住"感)、胸骨后灼热不适、呕血和黑便。

查体发现

生命体征：通常不显著，但需要准确称重并记录其变化。

视诊：可出现恶病质，颞窝凹陷，锁骨和肋骨突出。腹部可呈舟状。

应做检查

实验室检查：CBC（贫血）、代谢功能（低白蛋白血症）和其他血清学（ESR 和 CRP 升高）检查。

影像学检查：食管钡剂造影可帮助显示食管的管腔（单对比）和黏膜（双对比），以显示食管内黏膜形态的不规则。胃肠道癌可能导致管腔环形狭窄，形成"苹果核"状外观（图2.53）。内镜检查和活检是诊断食管癌的主要方法，无论之前是否进行过食管钡剂造影（图2.54）。

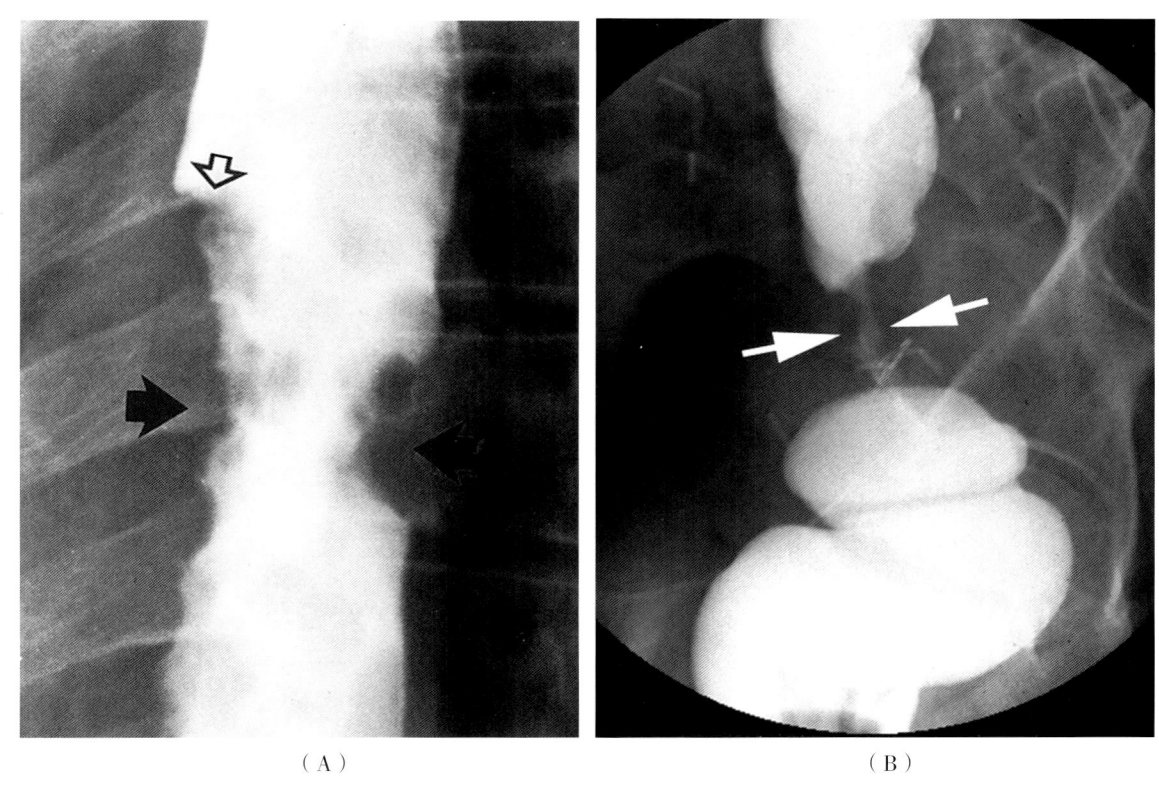

(A) (B)

图2.53 食管肿瘤的环绕生长引起的苹果核样改变

图2.53（A）食管癌区黏膜破坏，边缘不光滑（实心箭头），肿瘤区边缘呈肩样外观，称为"肿瘤肩征"（空心箭头）；图2.53（B）注意病变（长箭头）类似于苹果核样改变。

> **临床要点**
>
> Barrett食管指食管远端的正常鳞状上皮被化生的柱状上皮细胞取代。常由慢性胃食管反流病所致，也是食管腺癌发展的重要危险因素。

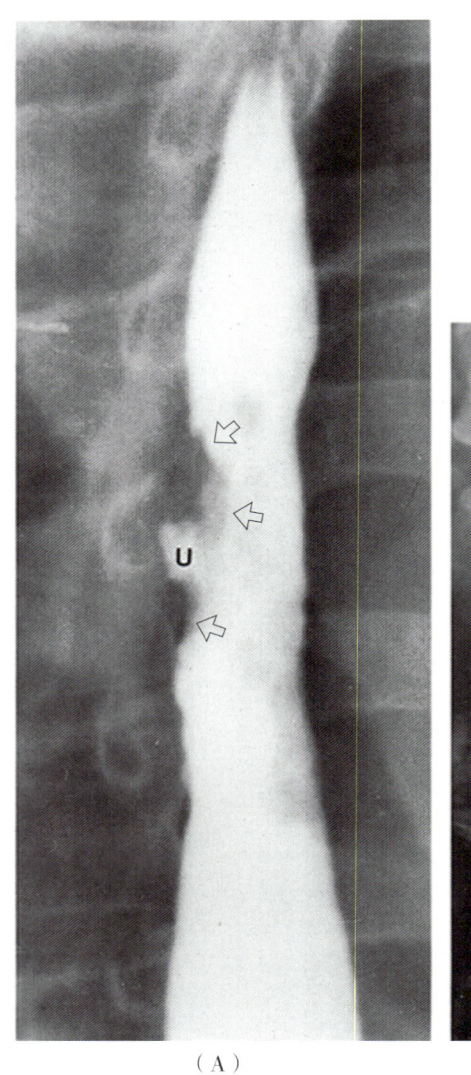

(A)

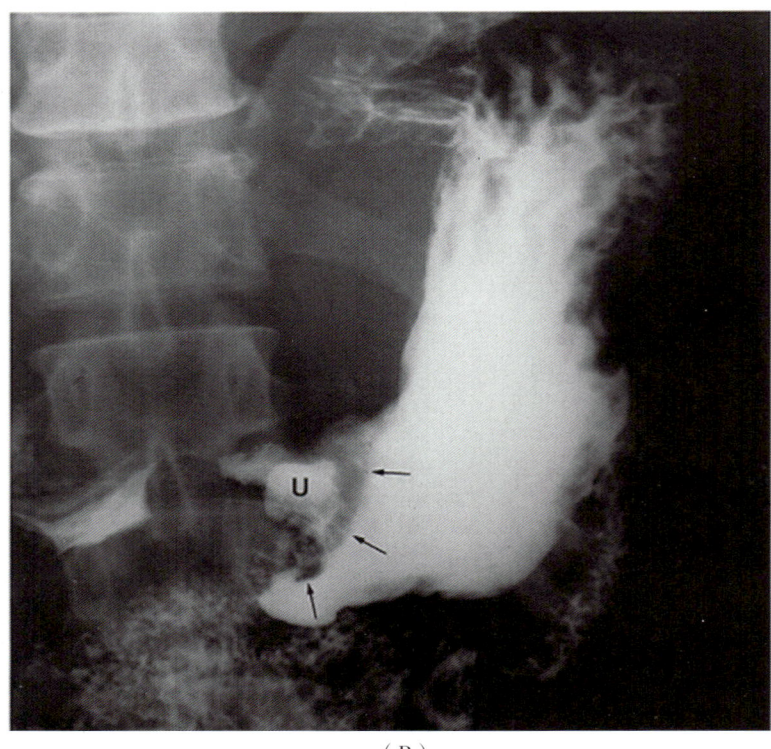

(B)

图2.54　溃疡性恶性肿瘤

图2.54（A）溃疡性食管癌，肿块内见火山口样溃疡（短箭头）；图2.54（B）溃疡性胃癌，肿块内见火山口样溃疡（长箭头）。U—溃疡龛影。

第三章

腹 部

JONATHAN S. ZIPURSKY　　ERNEST CHIU
JEFFREY E. ALFONSI　　TANYA CHAWLA
PIERO TARTARO　　SAMUEL A. SILVER

腹部与盆部（第四章）相连，内包含消化系统、上泌尿系统和循环系统的器官。它被腹膜分成腹腔和腹膜后间隙（图3.1、图3.2）。腹腔内脏器包括胃、十二指肠第一段、空肠、回肠、横结肠、乙状结肠、直肠上三分之一、肝脏和脾脏。腹膜后间隙位于腹膜后外侧，包括肾上腺、肾脏、主动脉、下腔静脉、胰腺、十二指肠第二至第四段、升结肠和降结肠及部分直肠。

初步评估

腹部病变可表现出多种症状，需根据可能受累的器官（表3.1）或腹痛的部位（表3.2、图3.3）进行鉴别诊断。

腹部的一般检查

为了进一步评估腹部病变，需对患者进行体格检查，嘱患者卧位，双臂放在两侧，放松腹部肌肉。暴露乳头和髂前上棘（ASIS）之间的前腹壁。系统的腹部检查包括视诊、听诊、触诊和叩诊。因为叩诊和触诊会影响肠鸣音，所以需在听诊之后进行。

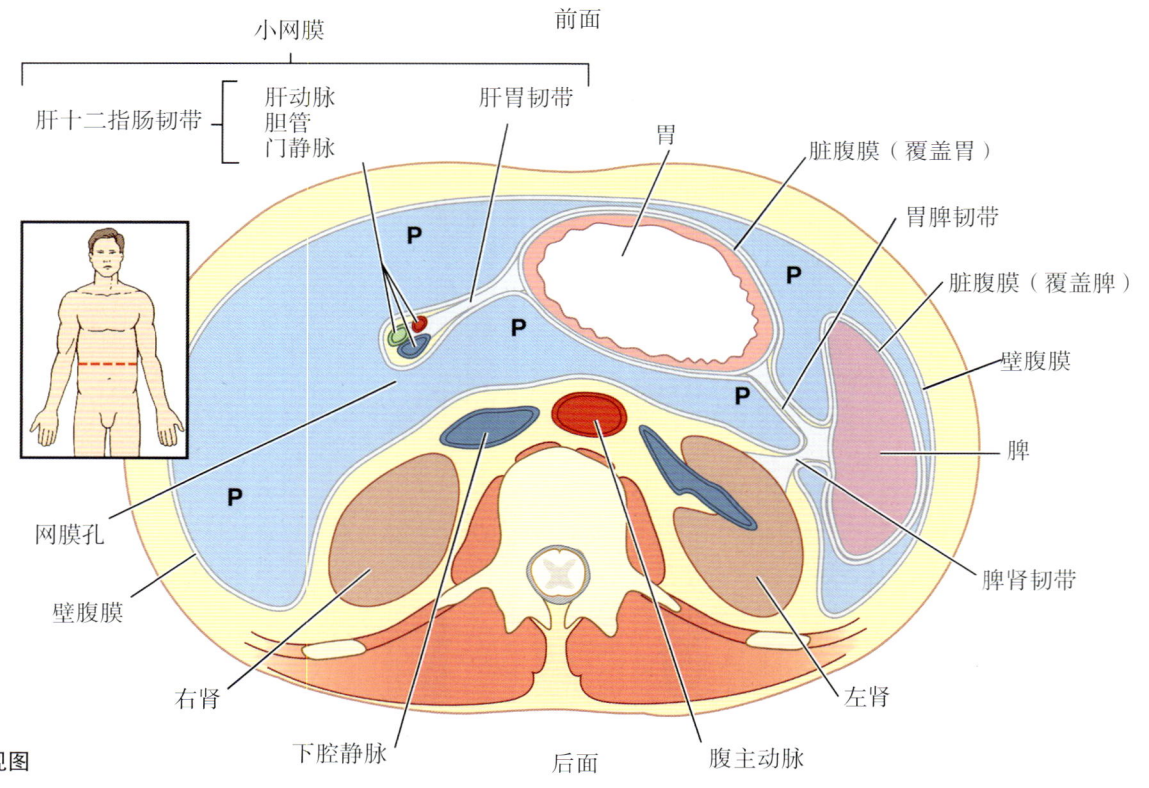

图3.1　网膜囊水平的腹部横断面

定向图显示横断面水平。腹膜（蓝色）标记为P，可见胃、门脉三联和脾脏。该层面的腹膜后器官包括肾脏、主动脉和下腔静脉。

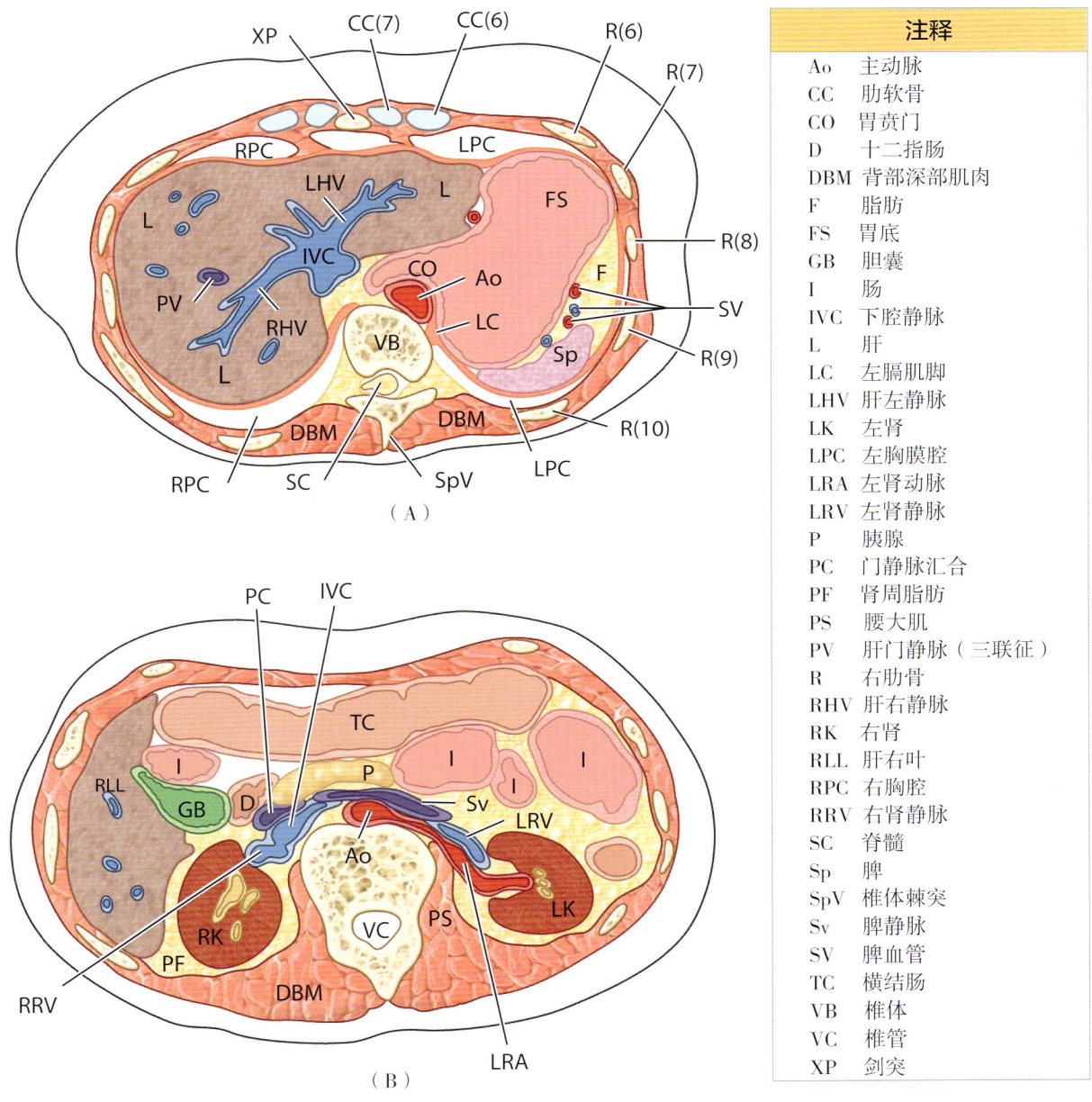

图3.2 正常的腹部解剖

图3.2（A）胸10椎体水平横断面正常解剖结构图；图3.2（B）腰1～2椎体水平横断面正常解剖结构图。

临床医生站在检查台边，观察患者腹部有无疝气、腹部隆起、肝或脾肿大，有无肠梗阻所致肠蠕动增强。检查患者皮肤有无瘢痕、静脉曲张、皮疹或条纹。

视诊后，听诊腹部所有象限的肠鸣音和血管杂音。肠鸣音代表肠蠕动，通常每2～20 s听到一次，但也可能间隔2 min听到一次。肠鸣音可能被过多的腹部脂肪或腹腔积液掩盖。接着，听诊血管杂音，这些杂音是由动脉粥样硬化、动脉狭窄或动脉瘤等导致管腔相对狭窄段周围的血流湍流所产生。腹部主要动脉如图3.4所示。

表3.1 按解剖区域划分的腹部症状原因

解剖区域	症状
上消化道（从食道到十二指肠的第二部分）	吞咽困难和食欲不振（第二章）、早期饱腹感、恶心、呕吐、腹胀、嗳气、消化不良和胃反流症状（反酸、咳嗽、胸骨后不适）
肝胆（肝和胆）	黄疸、瘙痒、深色尿液、白陶土样便、腹围增加和神志不清
肠（小肠和大肠）	便秘、腹泻、恶心、腹痛、大便变细、便血、黑便、黏液便、里急后重
肛周	排便疼痛、肛门肿块和便血
血管（主动脉、肠系膜动脉和静脉）	餐后腹痛、便血、呕吐和剧烈的背部放射痛
肾（肾、输尿管和膀胱）	腰痛、血尿、排尿困难、尿频、水肿和高血压

表3.2 腹部疼痛的病因分类

上腹区	
· 胰腺炎 · 消化性溃疡疾病、食道炎 · 肝炎和肝脓肿/肿块 · 腹主动脉瘤破裂、肠系膜上动脉综合征、心肌梗死（MI）	
右上腹（RUQ）	左上腹（LUQ）
· 胆囊炎、胆管炎、胆总管结石、胆绞痛（胆石症） · 肝炎、肝脓肿/肿块、布-加综合征 · 胰腺炎 · 右肺下叶炎症/脓胸 · 妊娠期阑尾炎 · 肾绞痛、肾盂肾炎、感染性肾囊肿	· 脾梗死或破裂 · 结肠炎 · 肾绞痛、肾盂肾炎、感染性肾囊肿
右下腹（RLQ）	左下腹（LLQ）
· 异位妊娠、输卵管卵巢脓肿、卵巢扭转、盆腔炎（PID）、经间痛（第四章） · 阑尾炎、克罗恩病（回肠炎）、肠系膜下动脉缺血、腹股沟疝 · 睾丸扭转（第四章）	· 异位妊娠、输卵管卵巢脓肿、卵巢扭转、PID、经间痛（第四章） · 憩室炎、肠系膜下动脉缺血、腹股沟疝 · 睾丸扭转（第四章）
全腹痛	
· 代谢：糖尿病酮症酸中毒、Addison病、高钙血症、卟啉症、血管性水肿（先天性或后天获得性）、腹腔疾病 · 机械性：大小肠梗阻、肠阻塞、肠套叠/肠扭转 · 炎症：炎症性肠病（Crohn病和溃疡性结肠炎），其并发症包括中毒性巨结肠、瘘管、肠腔狭窄和腹腔内脓肿 · 传染病：家族性地中海热综合征、小肠细菌过度繁殖 · 多因素：腹膜炎、结肠炎（感染性、缺血性或炎症性）	

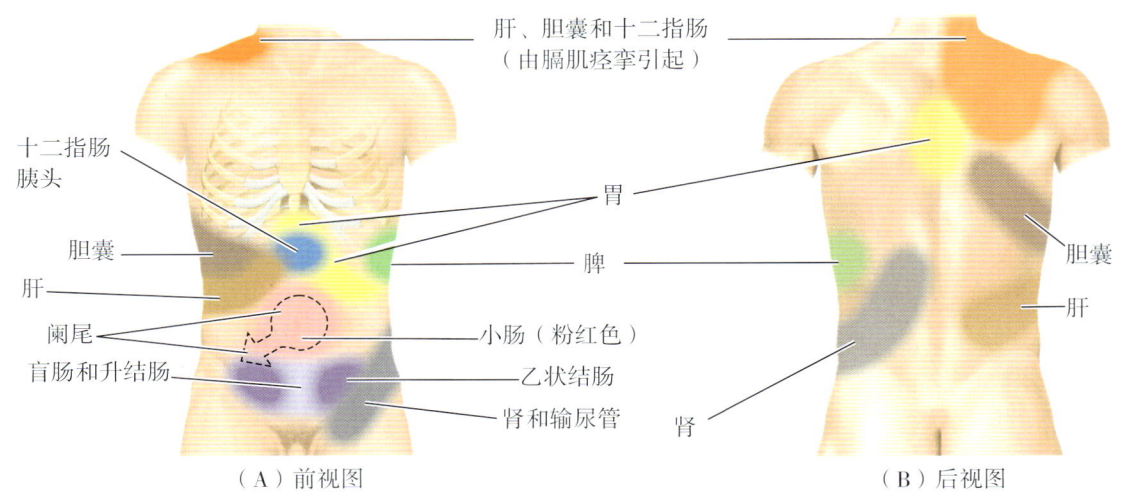

图3.3 根据疼痛定位病变位置（与腹部内脏相关的疼痛也可放射到背部和肩部）

腹部内脏的血液供应是以胚胎学衍生物为基础的。腹部前肠衍生物（食道、胃、十二指肠的第一和第二部分、肝脏、胰腺和脾脏）由腹腔干的分支供血（图3.5）。中肠衍生物（十二指肠、小肠、升结肠、横结肠、阑尾的第二和第三部分）由肠系膜上动脉的分支供血。后肠衍生物（降结肠、乙状结肠和直肠）由肠系膜下动脉分支供血。门静脉和淋巴引流及交感神经支配与此模式相对应，当它们分别引流到门静脉、腹腔淋巴结、肠系膜上下淋巴结及腹腔和肠系膜上下神经节的突触时，与相应的动脉伴行。

听诊后，对腹部进行叩诊。通常腹部叩诊呈鼓音。叩诊浊音区提示肿块、积液或脏器肿大。叩诊清音区提示腹腔游离气体或胃肠道中有多余的空气。叩诊之后，进行腹部触诊。浅触诊有助于发现压痛、紧张和搏动，而深触诊有助于识别腹膜炎。腹膜炎是腹膜的炎症，可由感染、内脏穿孔或创伤引起，属于外科急症。深触诊还可触及皮下脂肪和组织、深筋膜、肌肉（腹直肌或外斜肌、内斜肌和腹横肌）、腹膜，在某些情况下，还可以发现腹部内脏中的肿块。

实验室检查

帮助诊断腹部病变的常见实验室检查包括全血细胞计数（CBC）以诊断感染、肝病或脾隔离征；CBC也有助于血液系统恶性肿瘤的诊断。血清肝酶［谷草转氨酶（AST）、谷丙转氨酶（ALT）、碱性磷酸酶（ALP）］和胆红素水平在肝脏或胆囊病变中可能升高。除胆囊病变外，还有一系列病因可导致胆红素水平升高（附1）。通过检测血清谷氨酰转肽酶（γ-glutamyl transpeptidase，GGT）水平可进一步评估胆囊病变。一方面，如果AST和ALT升高超过ALP和GGT，则多由肝细胞本身的疾病或损伤所致。需要注意的一点是，肌肉病变也可能导致AST和ALT升高。另一方面，如果GGT和ALP的升高程度高于AST和ALT的升高，则多由于胆汁淤积导致的肝酶紊乱。对于肾脏的评估可通过测量肌酐、血尿素氮（BUN）和电解质进行。在出血的情况下，如果计划进

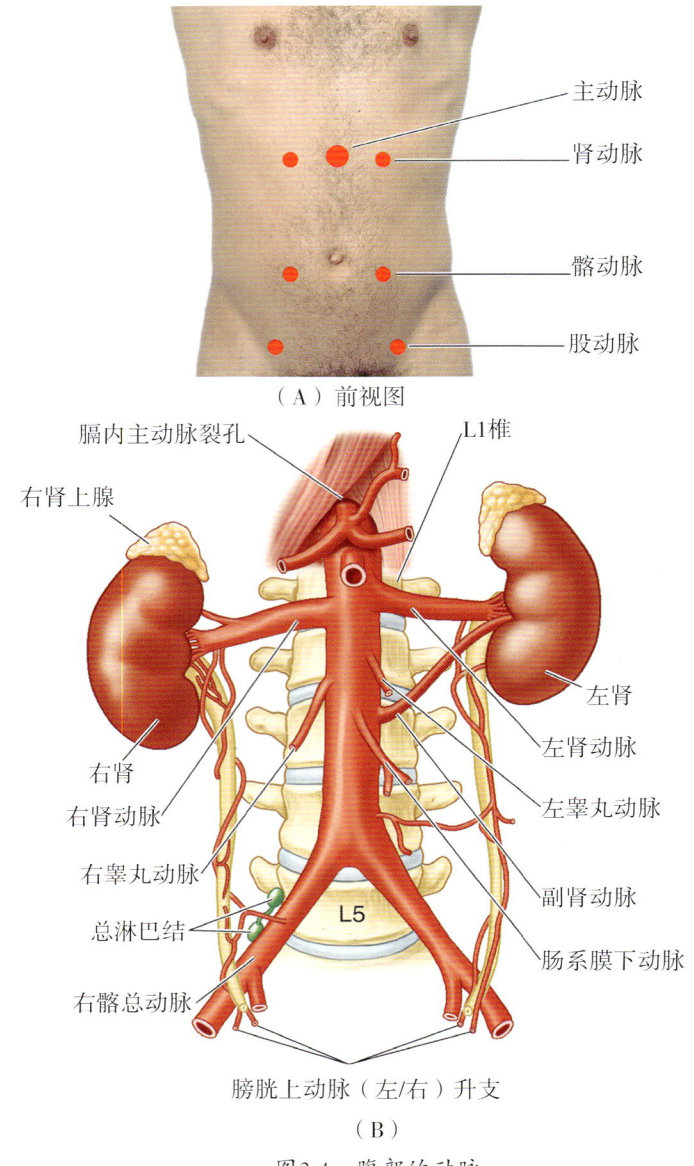

图 3.4 腹部的动脉

图3.4（A）显示了腹部杂音的听诊部位，图3.4（B）显示了腹主动脉及其主要分支。腹主动脉位于腰1~4椎体前方。肾动脉多开口于腰1椎体水平，左肾副动脉如图所示。主动脉通常在腰4椎体水平分支为左右髂总动脉。

行手术治疗，或者患者出现肝功能衰竭，则需要进行凝血功能检查。根据出现的症状，可能还需要进行其他实验室检查和体液培养。

腹部影像

常见的腹部成像方式包括常规X线、超声、计算机断层扫描（CT）和磁共振成像（MRI）。在某些情况下，可进行内镜逆行胰胆管造影术（ERCP）、经皮肝穿刺胆管造影术（PTC）和核医学成像［如胆闪烁显像或肝胆亚氨基二乙酸（HIDA）扫描］检查。

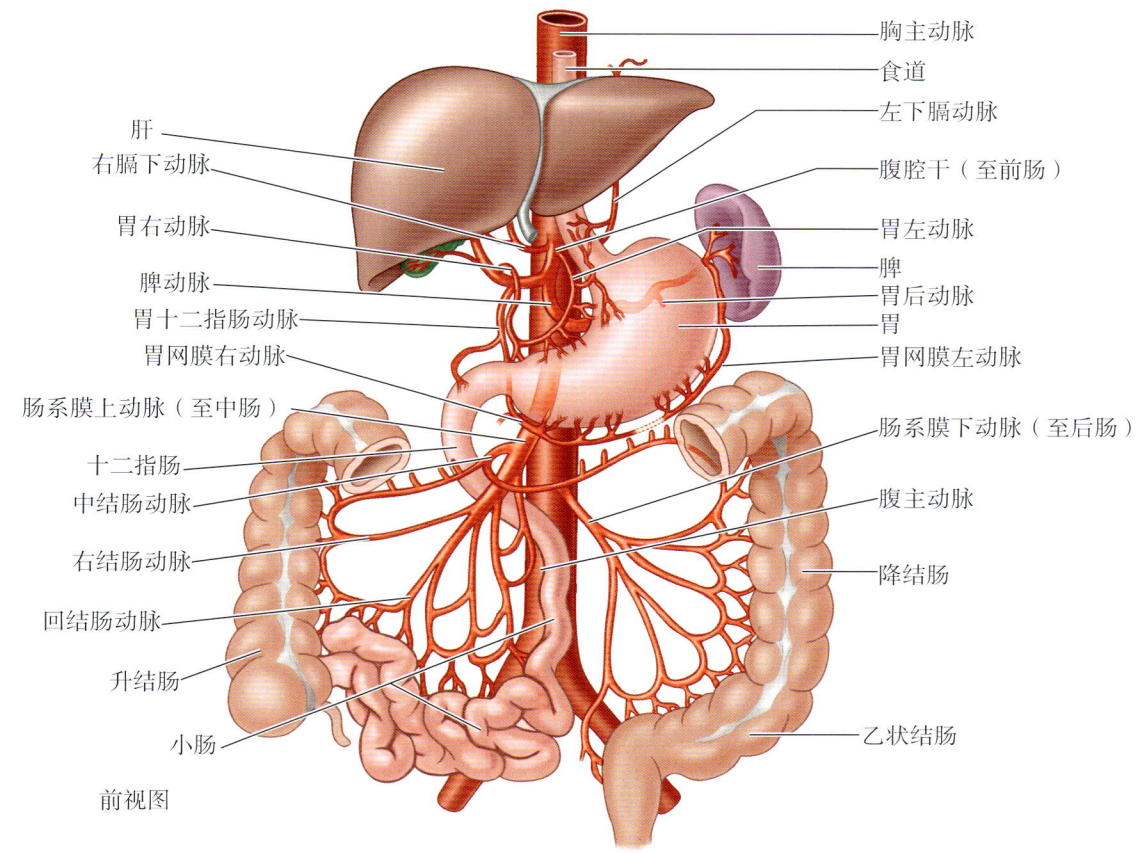

图3.5　消化系统的动脉血供应

腹主动脉的三条不成对的分支——腹腔干、肠系膜上动脉和肠系膜下动脉，分别为前肠、中肠和后肠区供血。

附1　关于黄疸

黄疸是由血清胆红素过多而导致的巩膜，舌系带和皮肤的黄化。黄疸可根据肝前、肝或肝后病因进行分类。通过比较结合（直接）胆红素和非结合（间接）胆红素的比例，以及对血清中肝酶、全血细胞计数和外周血涂片的检测，可以确定黄疸的病因。

黄疸的肝前病因是红细胞的破坏和细胞内铁（血红素）代谢的增加，主要表现为血清非结合胆红素过量，如溶血和大血肿。肝脏病因是肝病或肝内导管阻塞，可表现为血清结合和非结合胆红素均增高，如Gilbert综合征、门静脉高压、肝硬化、艾滋病（AIDS）胆管疾病、药物治疗（如他莫西芬、口服避孕药、阿莫西林-克拉维酸、环孢霉素和硫唑嘌呤）及毒素（如乙醇）。肝后病因是胆道系统阻塞，主要表现为血清结合胆红素过量，如胆结石、胆管炎和恶性肿瘤（如胰腺癌、胆管癌、壶腹或壶腹周围癌）。

腹部X线片（图3.6）是评估腹部疾病的首选检查方法。接下来将介绍一种腹部X线片的读片方法。

1. 确认X射线的方向（如前后、仰卧或直立/竖立）。
2. 注意是否存在骨折或关节间隙病变（第六章）。
3. 注意胃肠内气体状态。正常情况下，胃和肠道中存在的气体可以作为一种天然对比剂来识别肠管的位置和肠径。小肠通常位于腹部平片的中心，具有特征性的圆形环，被称为环状皱襞（或环状襞）。大肠通常位于腹部平片的外周，并可通过结肠袋的存在与小肠区分（图3.7、图3.8）。肠的正常大小根据解剖位置的不同而有所差异（表3.3）。
4. 注意有无膈下游离气体。在直立X线片中，横膈下方出现透亮影可表示腹腔内的游离气体，提示腹部内脏穿孔。

腹部超声可以确定肝脏、脾脏和肾脏等器官是否存在异常，如游离液体、胆道系统结石、腹主动脉瘤（腹主动脉瘤）和肾积水。可以进行床边超声检查以确认有无腹水。另外，将超声探头置于右下肋间隙腋中线处，上下移动，可检查肝肾隐窝（Morison袋）处是否存在积液。肝肾隐窝是将右肾与肝脏分开的潜在间隙。

CT扫描可以很好地显示腹部器官，可以诊断疝气、肿块、脓肿、肾结石和胆结石等病变。口服和/或静脉注射造影剂行增强CT扫描可以显示血管异常，如动脉瘤、肠梗阻和腹部肿块。MRI扫描也可以评估腹部器官，特别是肝脏和胆道系统。

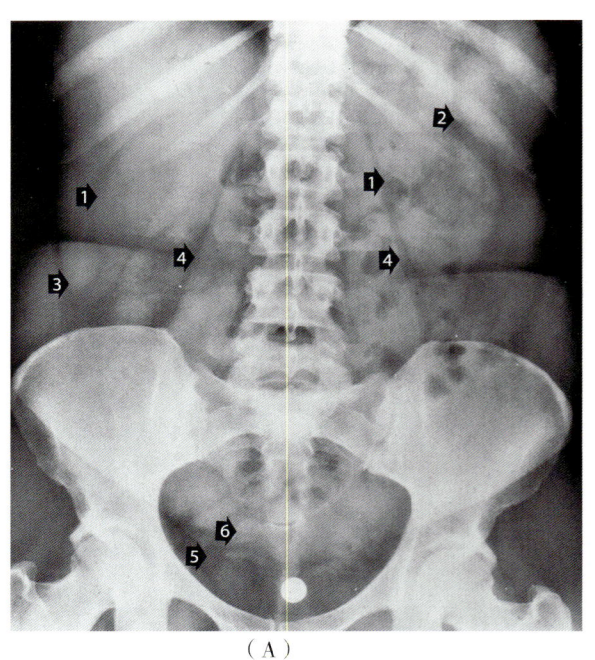 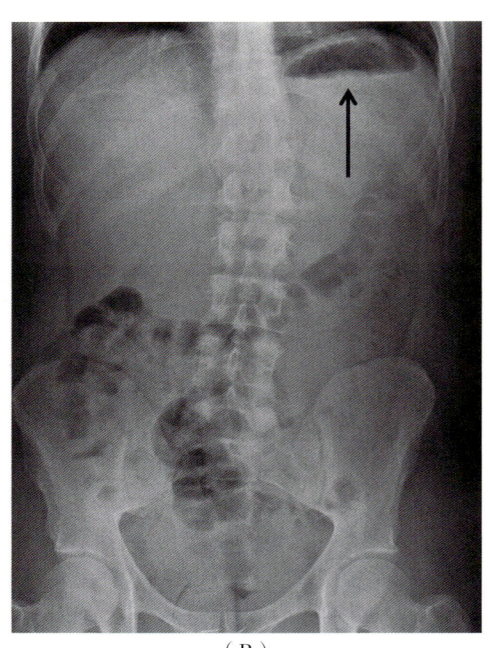

（A）　　　　　　　　　　　　（B）

图3.6　腹部X线片

图3.6（A）腹部卧位X线片显示正常的胃肠气体分布，对于软组织显示欠佳，数字箭头表示肾脏（1）、脾脏（2）、肝缘（3）、腰大肌（4）、膀胱（5）和子宫（6）。图3.6（B）腹部立位X线片显示胃部的气-液平面（黑色箭头），这不是膈下游离气体。

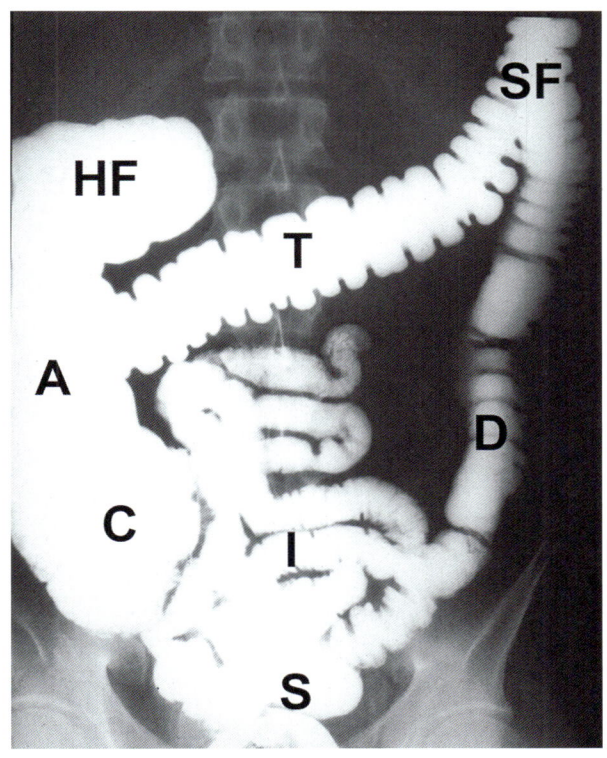

图3.7 钡灌肠检查显示小肠和大肠

要注意大肠是如何与小肠相连的。A—升结肠；C—盲肠；D—降结肠；HF—肝曲；I—回肠；S—乙状结肠；SF—脾曲；T—横结肠。

表3.3 腹部X线片上根据解剖位置判断肠径

位置	肠径
小肠	<3 cm
盲肠	<12 cm
近端大肠	<9 cm
远端大肠	<6 cm

注：改编自Daffner的《临床放射学：要点》第七章。

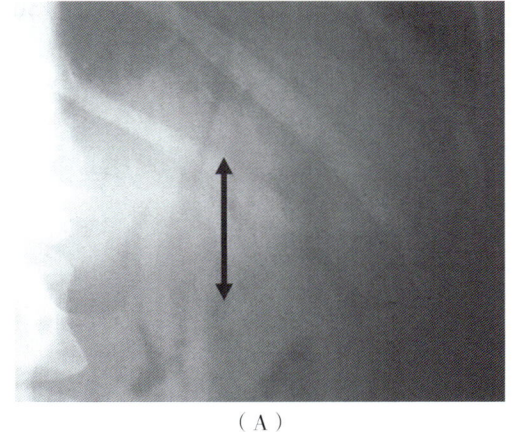

(A)

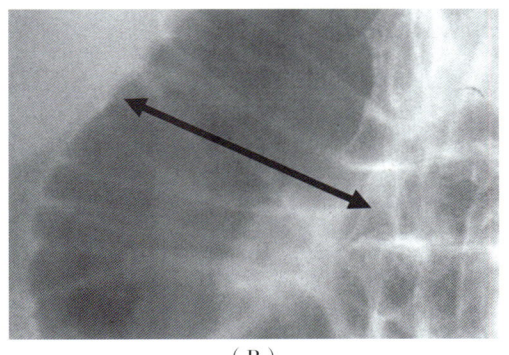

(B)

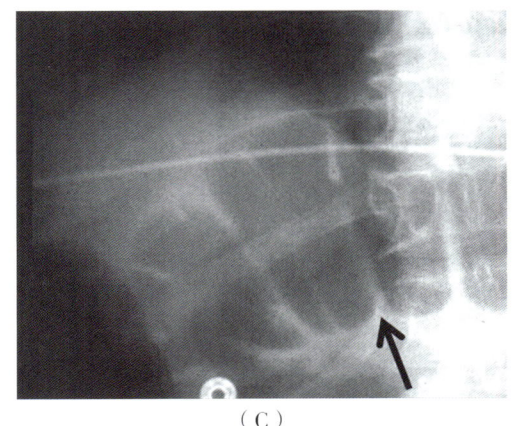

(C)

图3.8 消化道放射检查

图3.8（A）胃的X线片显示胃的褶皱与胃长轴平行（箭头）；图3.8（B）小肠X线片显示环状皱褶（环状襞）（箭头）；图3.8（C）结肠的X线片显示结肠呈现为边缘整齐的串珠样形态（结肠袋）（箭头）。

特殊检查方法

腹部的特殊检查包括组织活检，如肝脏或结肠；上消化道和下消化道（GI）内窥镜检查可用于寻找出血或恶性肿瘤的病因。还可根据具体症状采取其他特殊检查方法。

第一节 系统概述

 肝脏

概述

  肝脏分为两个叶（右叶和左叶）和两个副叶（方形叶和尾状叶）。通常，大部分肝脏位于右半膈下方，第7~11肋深处（图3.9）。被胃肠道吸收的营养物质和药物通过门静脉系统输送到肝脏。

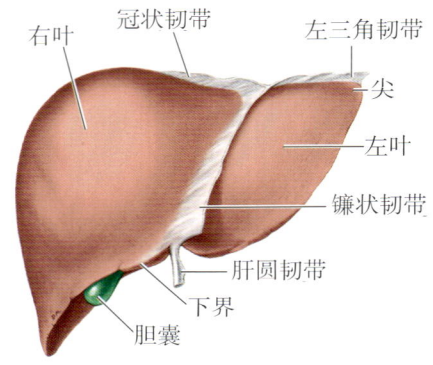

（A）前面观；膈面

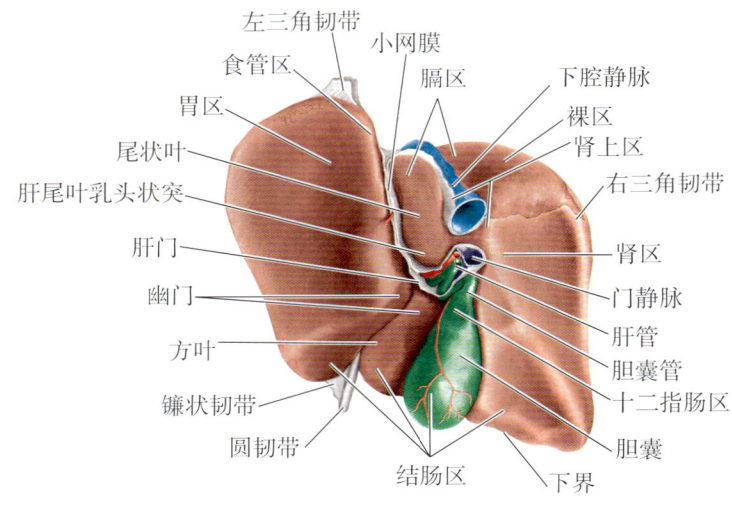

（B）后下面观；脏面

图3.9 肝脏的膈面和脏面

图3.9（A）肝脏由镰状韧带和冠状韧带分为左右两叶。

肝脏还可产生胆汁乳化膳食脂肪。在肝脏内，肝细胞产生的胆汁分泌到胆小管，再经小叶间胆管、集合胆管、左或右肝管，最终到达肝总管。肝总管的分支与肝动脉、肝门静脉分支一起形成门静脉三联体。

体格检查

肝脏视诊前首先要了解各类肝病的病因和表现（皮肤红斑）（参阅肝炎）。视诊完后，听诊右上腹是否有血管杂音或摩擦音，后者提示局部炎症的可能。肝脏是实质性脏器，叩诊时呈浊音。通过肝上界和肝下界叩诊音的变化，可以估计肝脏的大小。叩诊开始于锁骨中线和右第3肋间隙的交界处，此处叩诊通常发出清音，继续向下叩诊，直到清音变成浊音（图3.10），即到达肝脏上界。叩诊肝下界开始于右下腹，其下方肠道叩诊通常呈鼓音，沿右锁骨中线继续向上叩诊，直到出现浊音提示为肝脏下缘。上下边界之间的距离代表肝脏大小，通常为8～12 cm。叩诊后，从右下腹脐水平开始触诊肝脏，并随着患者吸气不断向头侧触诊直到触及肝脏边缘（图3.11）。触诊后，应记录有无发现肿块或结节。

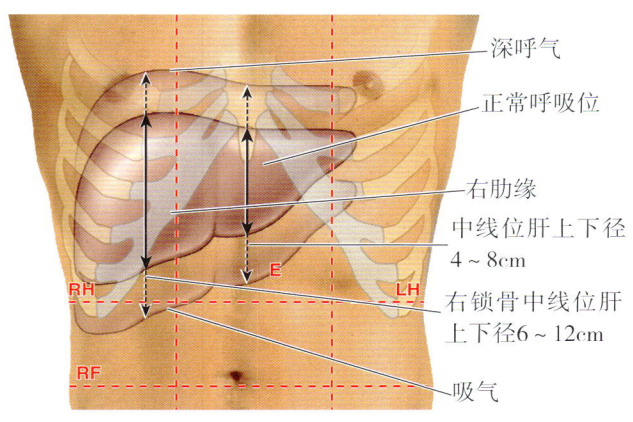

（A）肝上下径尺寸及肝脏活动范围

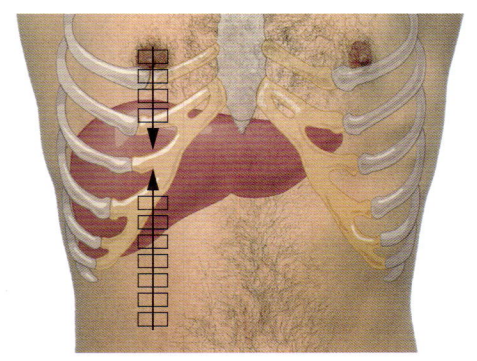

（B）肝脏活动度叩诊

图3.10　肝脏检查

图3.10（A）显示了肝脏的体表位置随呼吸的变化。E—上腹区；RF—右髂翼；LH—左季肋部；RH—右季肋部。图3.10（B）肝上下界叩诊。

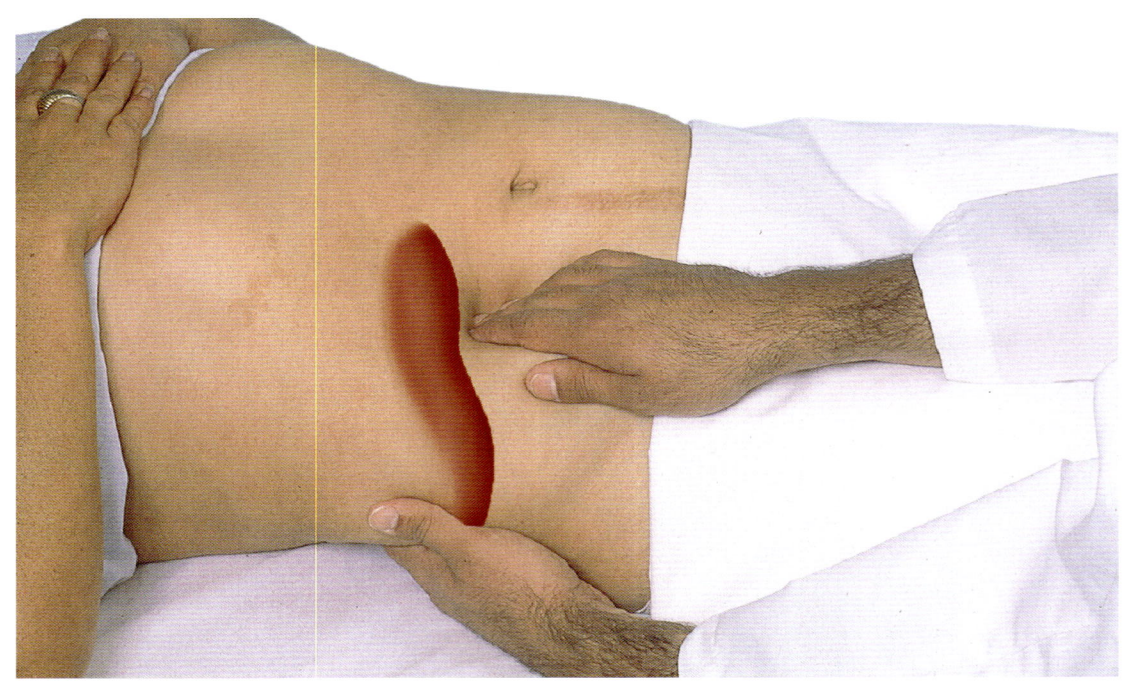

图3.11 肝下界触诊方法

影像

影像学检查可对肝脏做进一步评估。MRI和超声成像如图3.12所示。

胆道系统

概述

胆道系统包括胆管和胆囊。胆囊通常长7~10 cm,分为底部、体部和颈部,自胆囊底至胆囊颈逐渐变细并连接胆囊管。肝脏产生的胆汁储存在胆囊中。为了消化膳食中的脂肪,胆汁被分泌并沿着胆囊管进入胆总管。胰管和胆管共同汇入十二指肠的降段(图3.13)。

体格检查

检查胆囊时,临床医生将手指置于患者右腹直肌外缘与肋弓交界处,嘱患者深呼吸。如果患者感觉疼痛或吸气突然停止,则为阳性(墨菲征阳性),应考虑胆囊炎的可能。另外,腹部触诊压痛及黄疸在腹部常规检查中也可被发现。

影像

影像学检查可对胆道系统做进一步评估。ERCP和MRI〔磁共振胰胆管造影(MRCP)〕如图3.14所示。

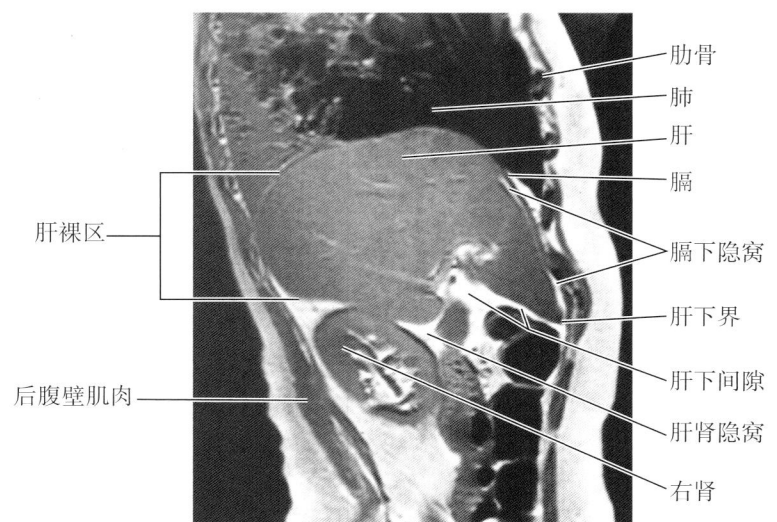

（A）右侧观；右锁骨中线矢状面

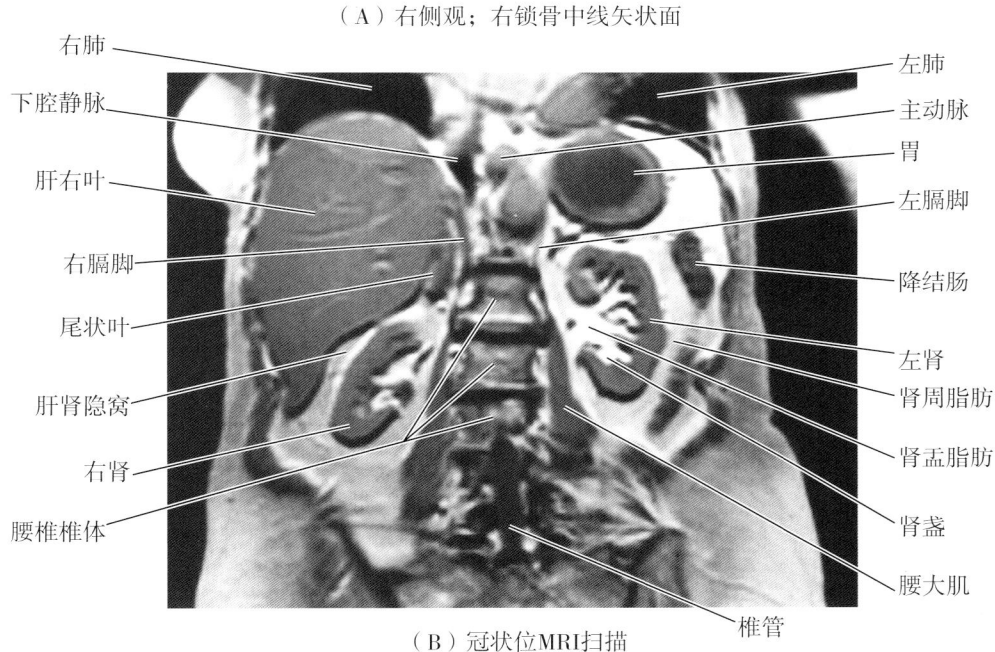

（B）冠状位MRI扫描

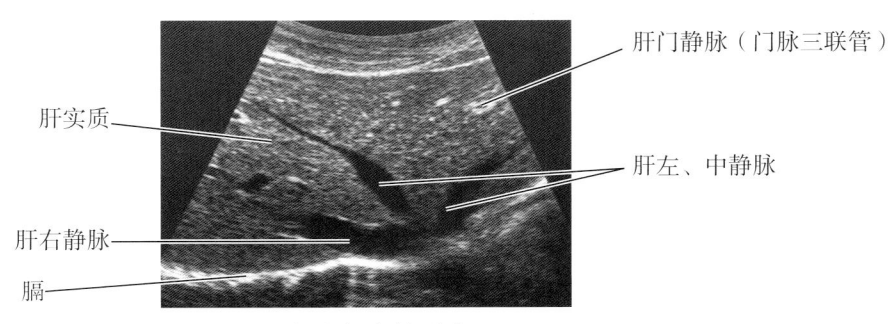

（C）超声断面图

3.12 肝脏成像

图3.12（A）矢状面磁共振成像显示肝、膈、肺和肾；图3.12（B）显示肝脏解剖位置的磁共振冠状位图像；图3.12（C）肝脏超声显示肝静脉。

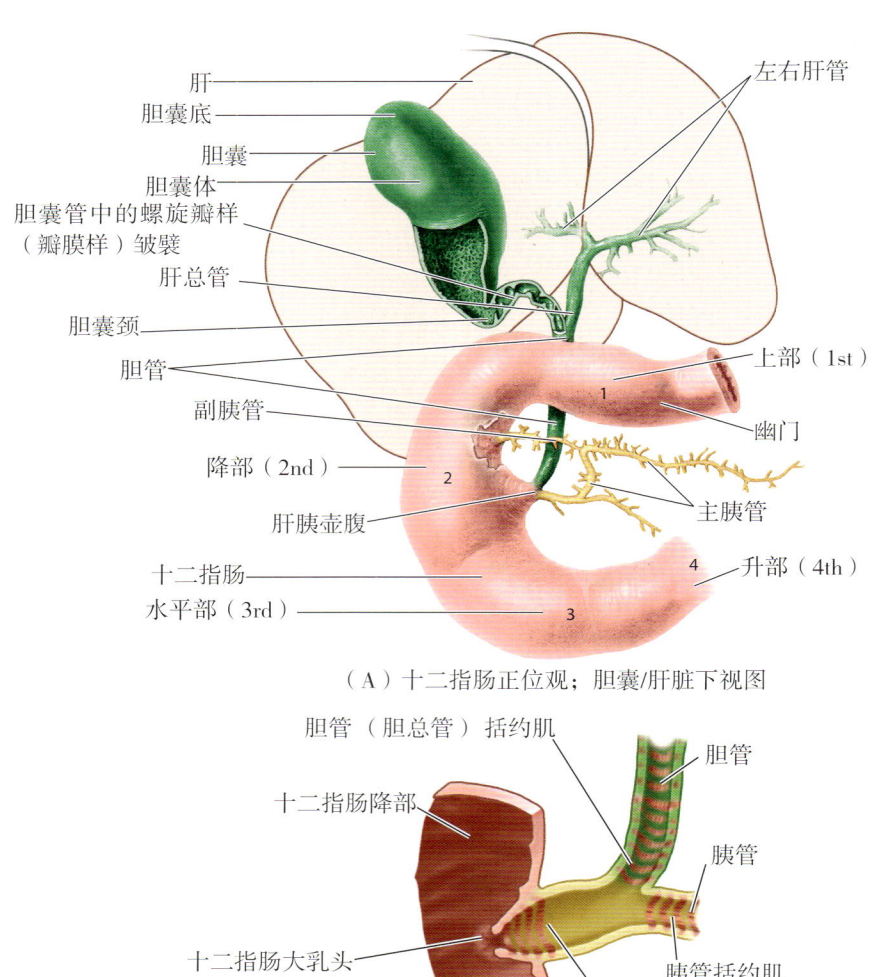

（A）十二指肠正位观；胆囊/肝脏下视图

（B）前视图

图3.13 胆道系统

图3.13（A）显示胆囊和肝脏胆管系统与十二指肠降段的关系，图3.13（B）显示胆管和胰管通向十二指肠。

脾脏

概述

脾脏位于左膈下第9～11肋深处，呈卵球形。脾脏通常长12 cm，宽7 cm，被一层纤细的弹性纤维囊覆盖。在功能上，脾脏负责清理血小板和衰老红细胞（RBCs），并循环利用衰老细胞内的珠蛋白、血红素和铁，以及启动对某些血源性抗原的免疫反应。

体格检查

脾脏检查首先应观察左上腹（LUQ）轮廓是否对称，不对称提示可能存在肿块或脾脏增大，然后听诊是否有摩擦音或血管杂音。表3.4和图3.15中介绍了三种常见的脾脏叩诊方法。

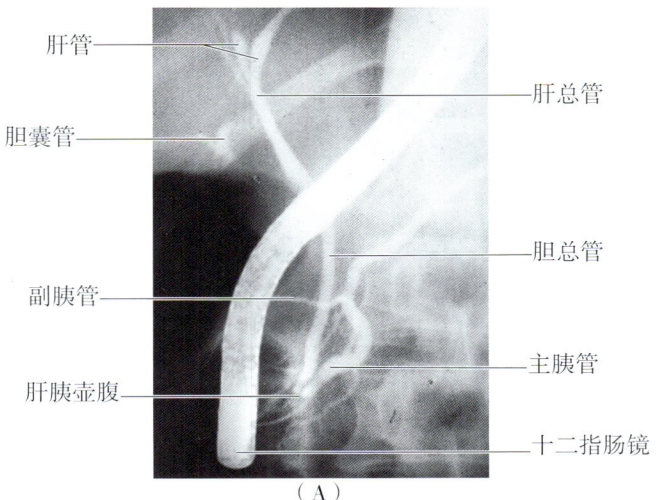

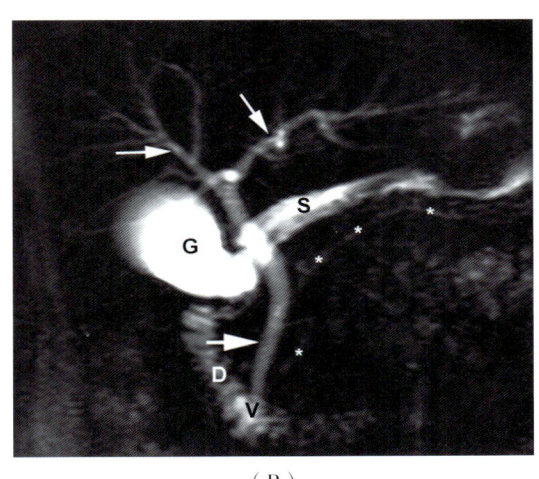

图3.14　胆道系统成像

图3.14（A）内镜逆行胰胆管造影术（ERCP）。图3.14（B）磁共振胰胆管造影（MRCP）显示正常胆道系统，胆囊是正常的，肝内胆管（小箭头）和胆总管（大箭头）直径正常。胰管（星号）很细，在肝胰壶腹处汇入胆总管，然后进入十二指肠。G—胆囊；V—肝胰壶腹；D—十二指肠；S—胃。

触诊脾脏时一只手自背侧将左腹托起，使脾脏向体表移动，另一只手自右下腹开始缓慢向左上腹移动触诊脾脏。正常脾脏无法被触诊到，若能触及则提示脾大（图3.16）。

影像

影像学检查可对脾脏做进一步评估。CT扫描和血管造影如图3.17所示。

表3.4 脾脏叩诊及评估脾肿大的方法

方法	描述	特异性和敏感性
Nixon法	患者取右侧卧位,从患者左肋缘中部沿左锁骨中线向头侧叩诊。浊音长度>8cm提示脾脏肿大	Sn 0.59,Sp 0.94
Castell法	患者取仰卧位,在患者充分吸气和呼气的同时,叩诊最低肋间隙(第11/12肋间隙)和左腋前线的交界处。当听到叩诊音从清音(呼气时)变为浊音(吸气时)时提示脾肿大(图3.14)	Sn 0.82,Sp 0.83
Traube间隙叩诊	患者取仰卧位,叩诊第6肋、腋中线和左侧肋缘形成的三角形间隙,浊音提示脾肿大	Sn 0.62,Sp 0.72

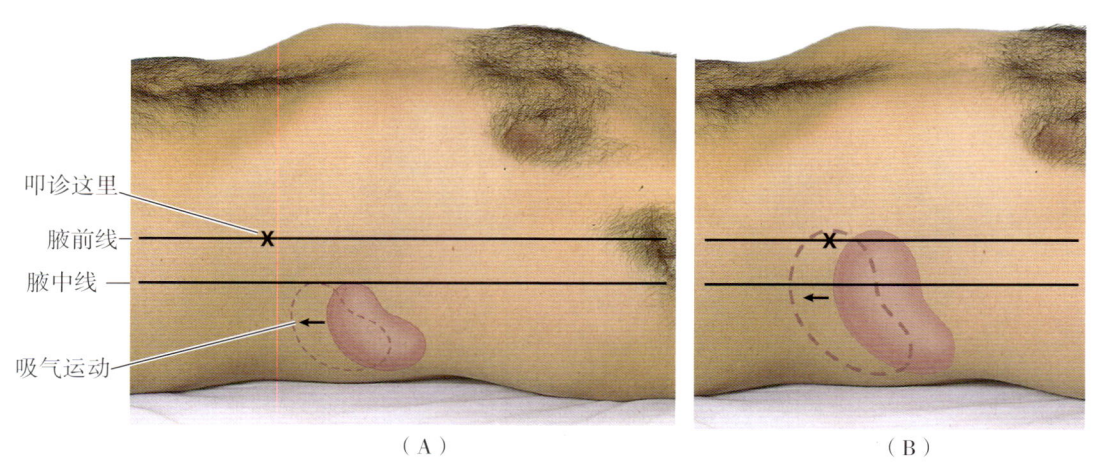

图3.15 使用Castell法叩诊脾脏

图3.15(A)脾脏叩诊阴性;图3.15(B)显示脾脏叩诊阳性。

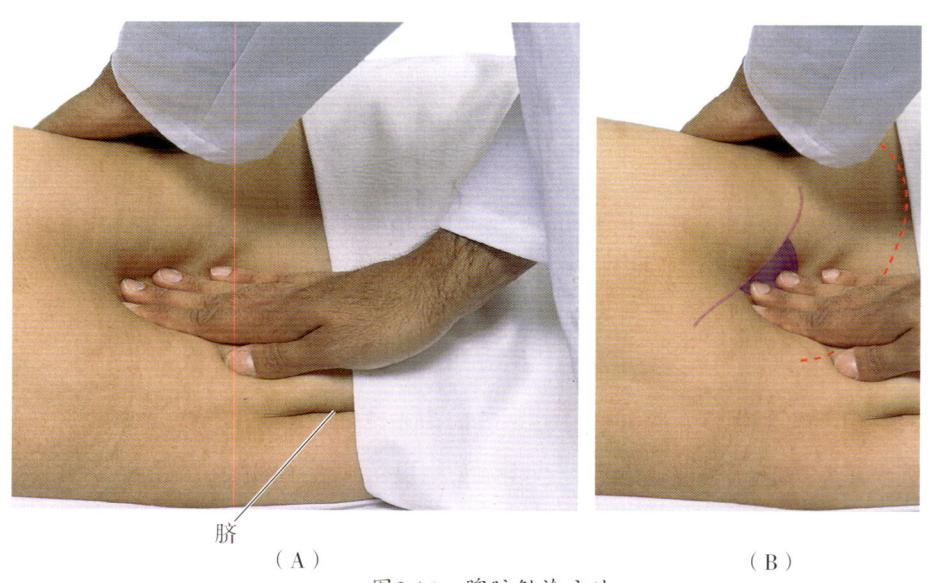

图3.16 脾脏触诊方法

图3.16(B)显示深吸气时,可在左肋缘下约2 cm处触及肿大的脾脏。

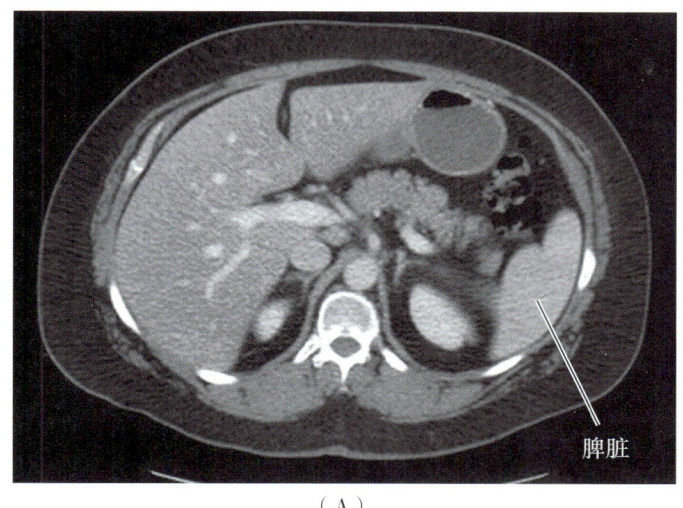
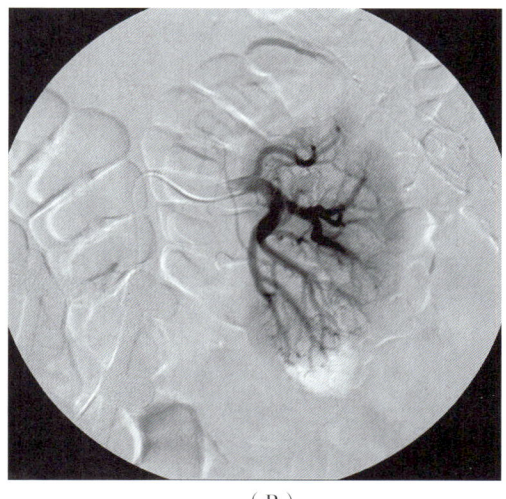

（A） （B）

图3.17 脾脏的成像

图3.17（A）为腹部胸12椎水平轴位CT扫描图像，可见脾脏位于左上腹；图3.17（B）脾血管造影显示脾动脉。

腹股沟疝

概述

当肠管通过腹股沟区向体表突出时，即形成腹股沟疝。腹股沟斜疝经腹壁下动静脉外侧的腹股沟内（深）环突出，向内下，向前斜行经腹股沟管，再穿出腹股沟浅环（皮下环），可进入阴囊中。相反，腹股沟直疝则直接经腹壁下动静脉内侧穿过前腹壁的薄弱区域突出，不入阴囊。斜疝通常为先天性，多见于男性，直疝多见于成年人（图3.18），股疝则多见于女性。

体格检查

检查腹股沟疝时，嘱患者直立，双脚并拢，双手置于两侧，观察患者腹股沟区有无肿块。当阳性患者咳嗽或用力时，肿块可能会更突出。触诊时可沿着腹股沟韧带走行寻找肿块（图3.19）。男性患者可继续触诊到阴囊下缘、精索和腹股沟浅环处。

疝可根据其大小、位置、温度和可复位性来描述。可复位性疝通过手动施加压力可以很轻易地被推回至腹腔，而不可复位的疝不能被推回至腹腔。当疝处的肠管受压时，虽然其血供正常，但仍会导致肠梗阻。绞窄性疝的发生是由于疝肠的血供受损而导致局部缺血，属于外科急症。

影像

影像学检查可对疝做进一步评估（图3.20）。

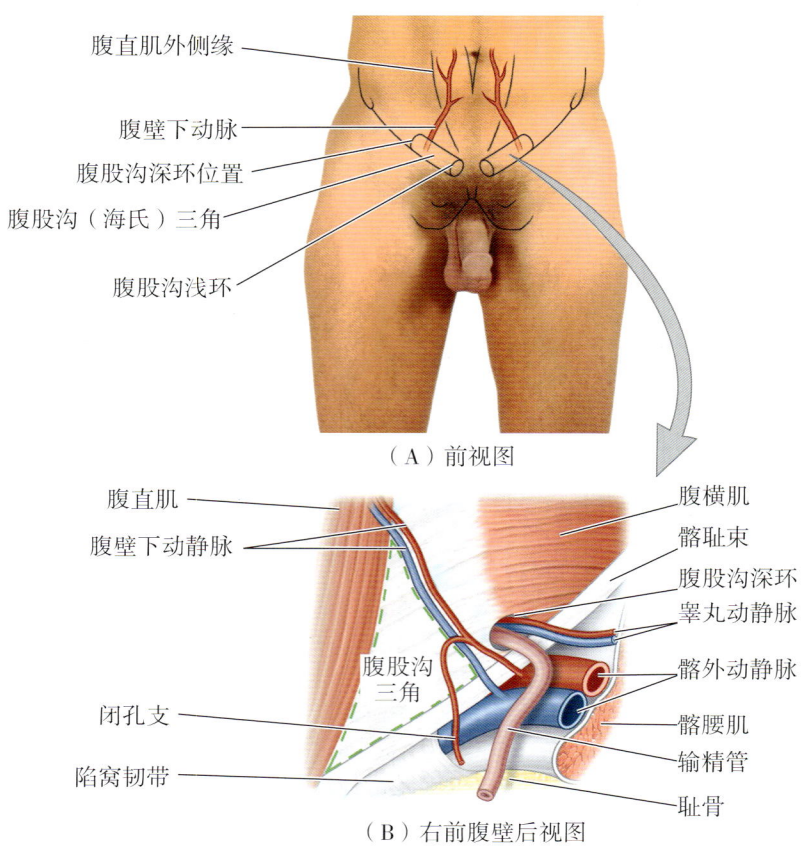

图3.18 腹股沟疝相关体表解剖位置和具体解剖结构示意图

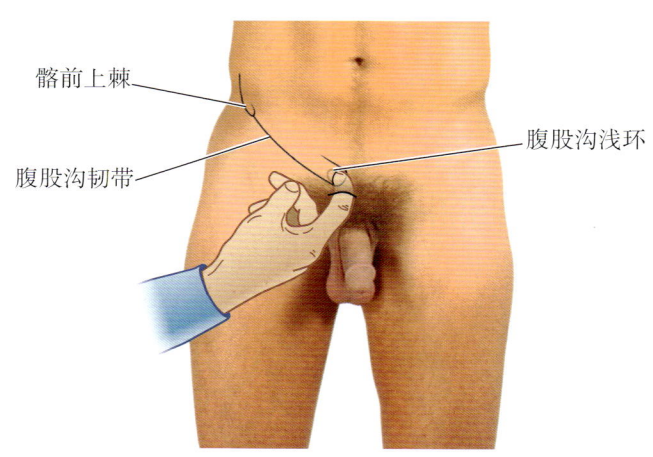

图3.19 腹股沟疝的检查方法

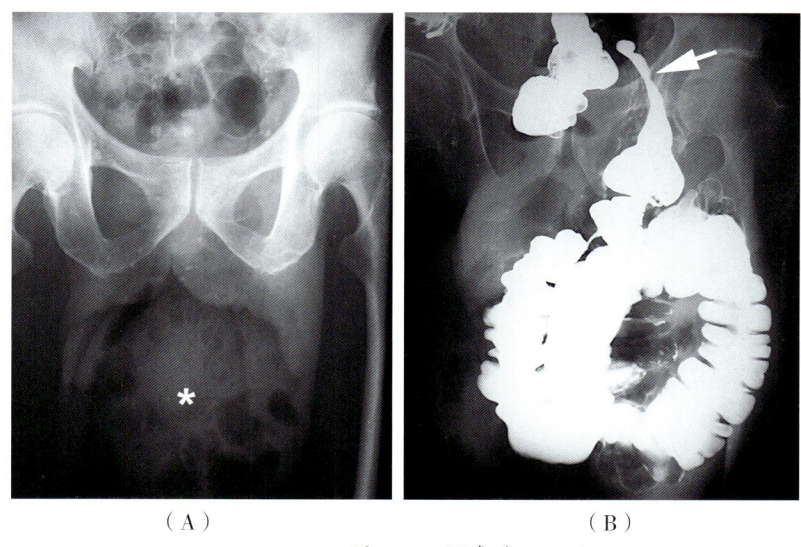

（A） （B）

图3.20 阴囊疝

图3.20（A）X线片显示阴囊内的含气软组织与肠管一致（星号）；图3.20（B）钡灌肠X线检查显示阴囊内肠管属于结肠，疝囊颈在腹股沟区变窄（箭头）。

直肠和肛门

概述

直肠长约12 cm，始于乙状结肠（直肠乙状结肠交界处），末端与肛管相连。肛管属于大肠的最后一部分。

体格检查

通过直肠指诊（DRE）评估肛门和直肠。嘱患者取侧卧位，屈髋屈膝，臀部分离，检查患者肛门有无痔疮、瘘管或皮赘。检查者戴手套，将润滑凝胶涂在食指上，在告知患者后将食指插入肛门。手腕顺时针和逆时针旋转扫过直肠周围，触诊有无肿块、溃疡或大便；也可向下压迫患者腹部，评估肠壁张力。完成检查后抽出食指，清洗表面的润滑凝胶。最后，使用粪便潜血（FOB）试剂盒检测手套上残留的粪便是否有血液、黏液和粪便潜血。前列腺的检查在第四章中讨论。

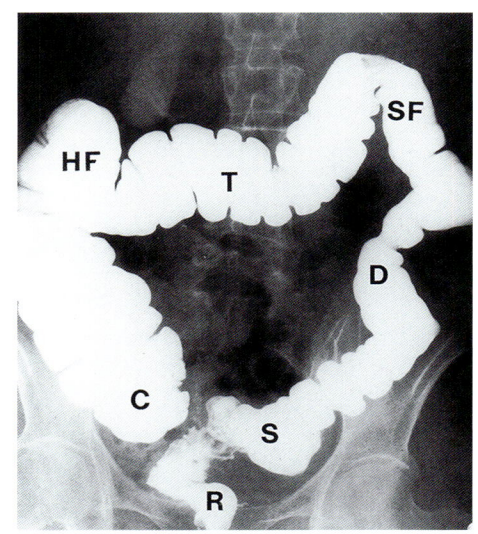

图3.21 单对比钡剂造影

注意直肠位于结肠末端（R）。C—盲肠；D—降结肠；HF—肝曲；S—乙状结肠；SF—脾曲；T—横结肠。

影像

直肠和肛门的影像学检查既可使用CT或MRI，也可使用钡剂造影X线（图3.21）。

肾脏

概述

肾脏位于腹膜后胸12-腰3椎体水平，左肾略高于右肾。肾脏的基本功能单位是肾单位。肾脏负责过滤血液中的毒素，调节血容量和血压、电解质和pH值，并产生红细胞生成素。

从宏观上看，肾脏分为肾锥体和肾皮质。尿液从肾锥体经肾乳头、肾小盏汇入肾大盏，最后经肾盂滤入输尿管（图3.22）。

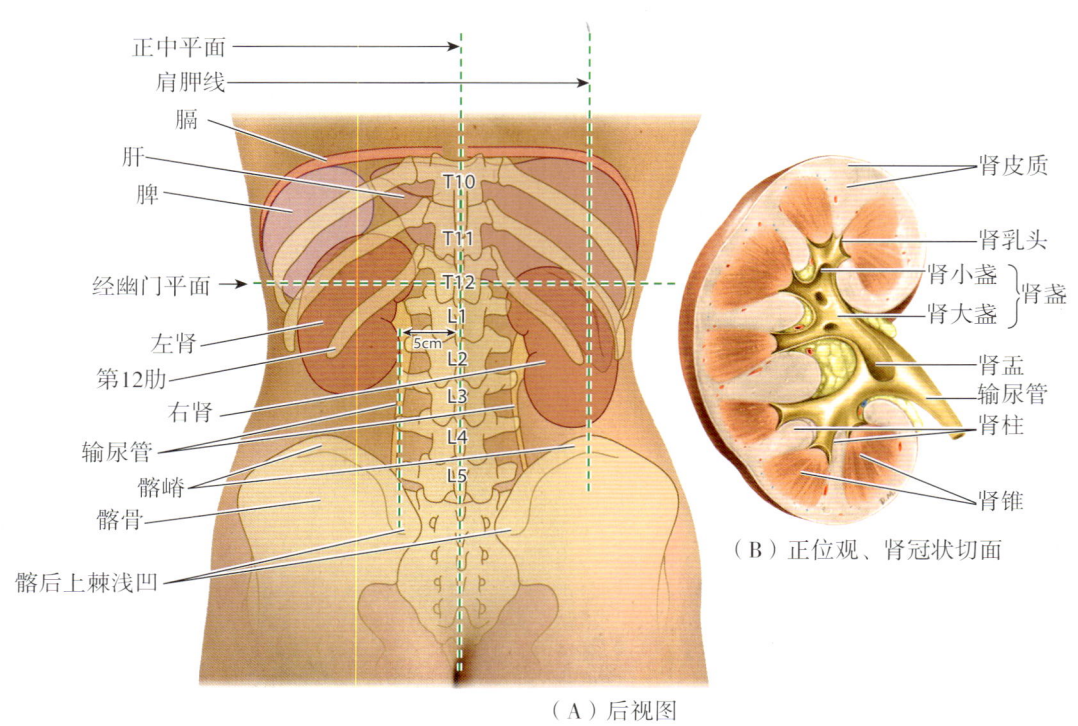

图3.22 肾脏解剖

图3.22（A）肾脏的体表解剖位置图。图3.22（B）肾脏冠状切面图，显示器官的内部结构。肾锥体含有集合管，形成肾髓质。肾皮质含有肾小体。

体格检查

肾脏检查首先视诊观察腹壁有无不对称或肿块。接着，听诊上腹区有无血管杂音，发现杂音可能提示肾动脉狭窄。然后，一只手放在同侧腰背侧，将肾脏向体表前推，另一只手触诊肾脏有无肿块或其他异常（图3.23）。最后，嘱患者坐直，叩诊肋脊角处是否存在叩痛。

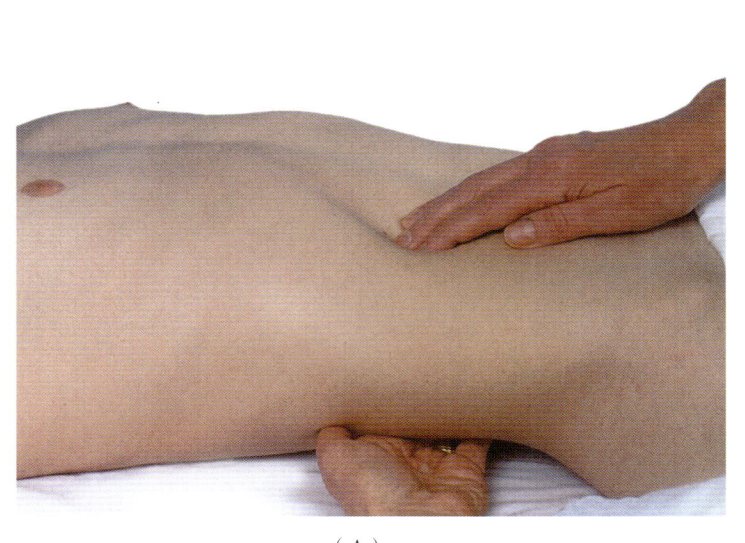
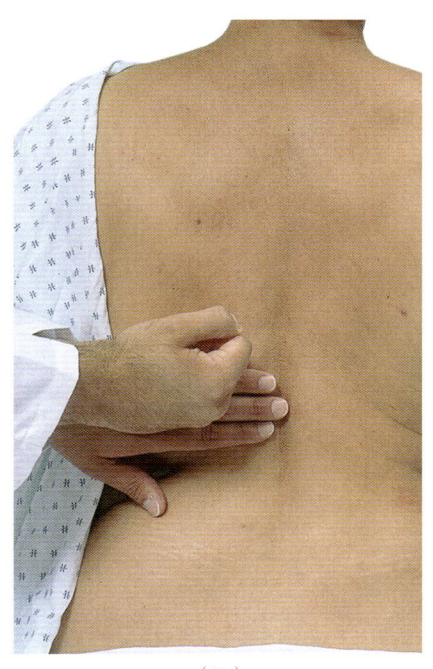

（A） （B）

图3.23 肾脏的体格检查

图3.23（A）右肾触诊，图3.23（B）评估肋脊角叩痛。

影像

影像学检查可对肾脏做进一步评估，常见的成像方式包括超声和MRI（图3.24）。

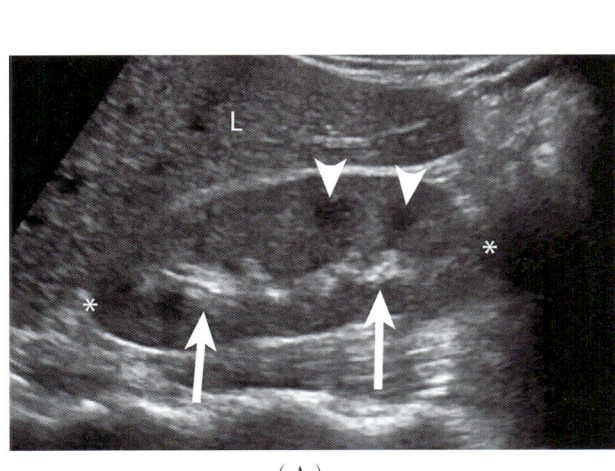
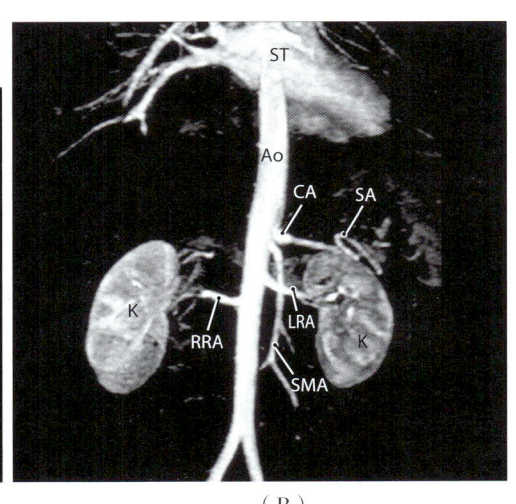

（A） （B）

图3.24 肾脏影像学检查

图3.24（A）正常的肾脏超声的矢状面。肾门脂肪呈高回声（长箭头），而肾锥体（短箭头）呈低回声。星号标记肾脏的上极和下极。L—肝脏。图3.24（B）显示的是腹主动脉及其分支和肾脏的MR血管造影。Ao—主动脉；CA—腹腔动脉；K—肾；LRA—左肾动脉；RRA—右肾动脉；SA—脾动脉；SMA—肠系膜上动脉；ST—胃。

第二节 临床病例

 急性胰腺炎

情况介绍
65岁男性患者,上腹部突发疼痛,伴背部放射痛。曾经有过3次非血性呕吐。

定义
胰腺炎属于急性炎症,是由于直接或间接毒性累及胰腺(图3.25),导致胰酶过度分泌和过早激活,从而损害胰腺。胰腺炎可引起间质水肿,5%~10%的患者会形成坏死性胰腺炎,并继发感染。轻度胰腺炎没有器官衰竭或全身性症状;中度胰腺炎可出现器官衰竭的症状,但会在48 h内消失;重度胰腺炎患者会存在持续性或多器官衰竭。慢性胰腺炎是由胰腺炎症反复发作引起的,可导致胰腺纤维化和内外分泌功能障碍。

常见原因
急性胰腺炎的病因如表3.5所示。而对于慢性胰腺炎,70%~80%的患者其病因与饮酒有关。

表3.5 急性胰腺炎常见原因

原因	说明
胆结石	胰腺炎最常见的原因,女性比男性有更高的患病风险
酒精	胰腺炎的第二大常见原因,男性的患病风险高于女性
梗阻	继发于恶性肿瘤(如胰腺恶性肿瘤或Vater壶腹恶性肿瘤)和解剖变异(如乳头狭窄、胰腺分裂和环状胰腺)的胰管阻塞
感染	柯萨奇病毒、EB病毒(EBV)、巨细胞病毒(CMV)、人类免疫缺陷病毒(HIV)、单纯疱疹病毒(HSV)、甲型肝炎、乙型肝炎、分枝杆菌(如结核)、支原体、念珠菌、隐球菌、弓形虫和蛔虫病
自身免疫	免疫球蛋白(Ig)G4水平升高与自身免疫性胰腺炎有关,并可能反映全身性IgG4的相关疾病
药物	常见的药物包括二磷酸核苷、戊脒、甲硝唑、硫代葡萄糖盐、四环素、呋塞米、噻嗪、柳氮磺胺嘧啶、5-ASA、硫唑嘌呤、丙戊酸、舒林酸、钙和雌激素
创伤	钝性创伤或ERCP
代谢性	高甘油三酯血症与高钙血症
缺血性	血管炎(如结节性多动脉炎、系统性红斑狼疮)、胆固醇栓塞和休克
毒素	蝎子蜇伤过度刺激胰腺引发炎症

注:5-ASA,即美沙拉嗪,是一种减轻炎症性肠病(IBD)患者症状的胃肠道药物。

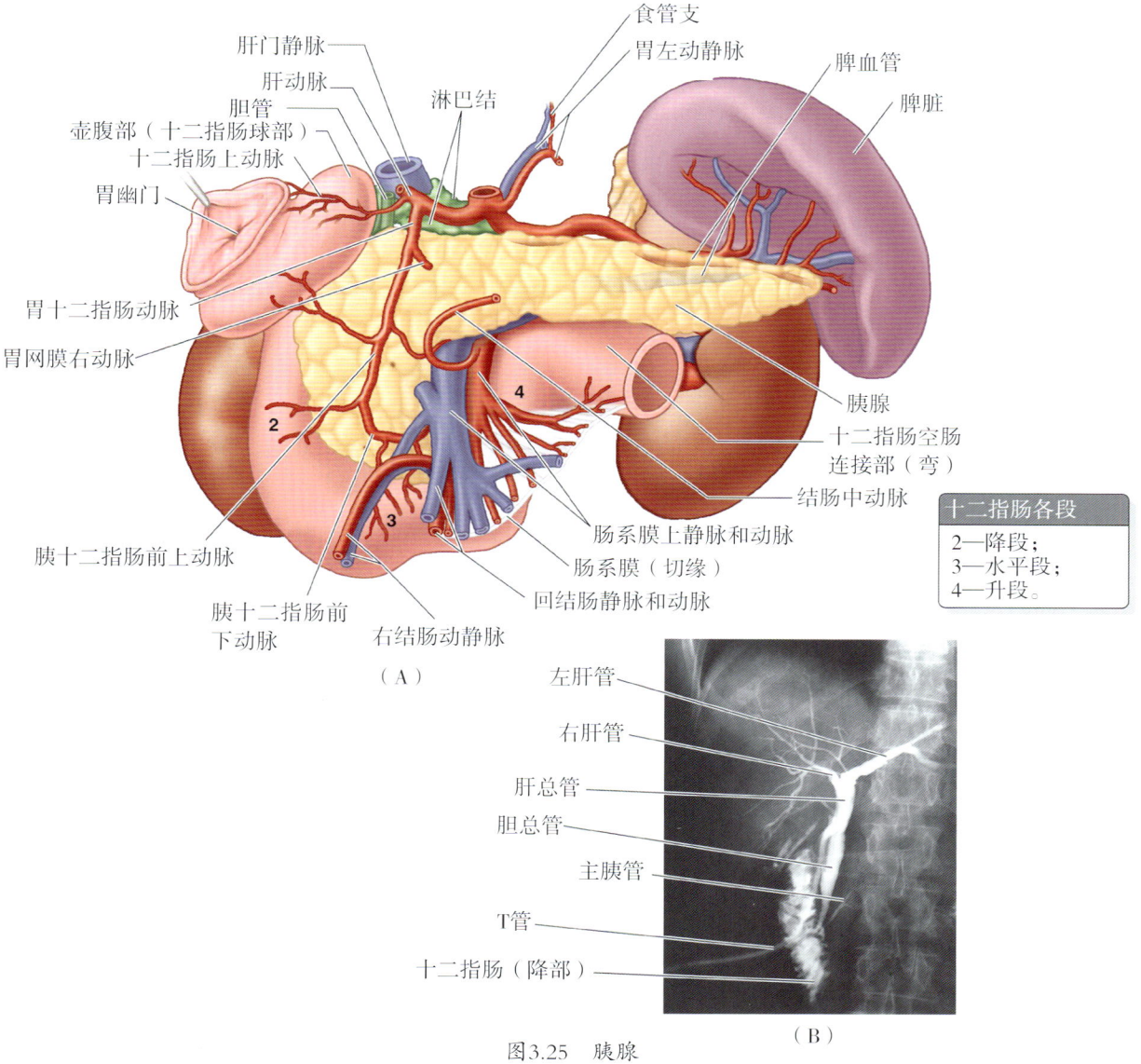

图3.25 胰腺

图3.25（A）胰腺的解剖结构，图3.25（B）ERCP显示胆管和胰管。

鉴别诊断

右上腹疼痛：鉴别诊断包括肝炎、胆囊疾病和膈肌痉挛（如右肺下叶肺炎所致）（表3.2）。

上腹部疼痛：鉴别诊断包括消化性溃疡（PUD）、食管裂孔疝、消化不良、胰腺炎和心肌梗死（MI）（表3.2）。

临床表现

胰腺炎的症状包括急性发病（10~20 min）的上腹部或右上腹疼痛，伴有背部放射痛（图3.26），并通过前倾（Ingelfinger征）、恶心和呕吐得以缓解。疾病进一步发展可继发膈肌痉挛、胸腔积液或急性呼吸窘迫综合征（ARDS），最终导致患者出现呼吸困难。

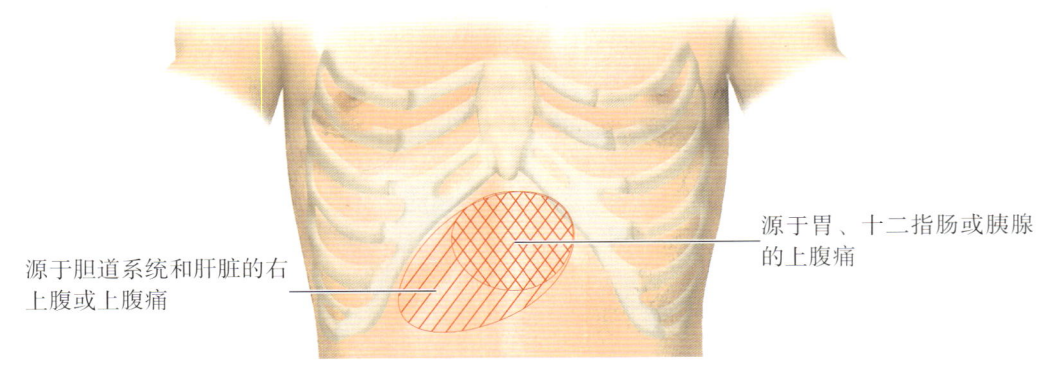

图3.26　急性胰腺炎常见疼痛部位

源于胆道系统和肝脏的右上腹或上腹痛

源于胃、十二指肠或胰腺的上腹痛

查体发现

生命体征：重症胰腺炎伴分布性休克可能出现心动过速、呼吸急促、缺氧和低血压。

视诊：胆道梗阻可导致巩膜黄染或黄疸。胰腺坏死和腹膜后出血所致的出血性胰腺炎的体征包括脐周淤斑（Cullen征）和侧腹淤斑（Grey Turner征）。

听诊：肠鸣音减弱（动力性肠梗阻）。

叩诊：通常表现为正常，浊音提示胰腺假性囊肿的可能。

触诊：上腹区触痛和压痛；腹部肿块提示胰腺癌或胰腺假性囊肿。

应做检查

实验室检查：CBC（血液浓缩可导致三系细胞升高），代谢功能检查（淀粉酶和脂肪酶，后者更具特异性，高于正常上限3倍以上提示胰腺炎；在胆结石或其他原因所致的胆道梗阻中可见AST、ALT、ALP和胆红素升高；GGT升高和巨红细胞性贫血提示酒精性胰腺炎；肌酐和尿素氮、血糖、乳酸和乳糖酶脱氢酶这些指标的升高预示疾病的严重程度；血脂检查可提示高甘油三酯血症），其他血清学检查（如果怀疑自身免疫性胰腺炎，则需行IgG4血清学检查），尿检（β-人绒毛膜促性腺激素定性检查，以排除异位妊娠破裂）。

影像学检查：腹部CT扫描并非必需，却是诊断胰腺炎的金标准。在CT扫描中，间质水肿性胰腺炎表现为胰腺实质均匀强化，伴有周围脂肪渗出。CT扫描还可以评估胰腺炎的严重程度和可能的并发症，如坏死、感染（胰腺组织内气体）、假性囊肿或假性动脉瘤（图3.27）。坏死的全部影响可能需要几天的时间才能在CT扫描中显现出来。在慢性胰腺炎中，CT扫描可见胰腺钙化。腹部超声是显示胆道系统和确定是否有胆结石的最佳选择。MRCP可用于胆石症或胆总管结石的诊断，因为超声对胆管的显示可能不太理想。

◎ 诊断评分

BISAP：床边急性胰腺炎严重程度指数（BISAP）是一种被广泛接受的急性胰腺炎风险分层工

具。根据BUN＞25 mg/dL、格拉斯哥昏迷评分（Glasgow Coma Scale, GCS）＜15分、是否存在全身性炎症反应综合征（SIRS）、年龄＞60岁、是否有胸腔积液来计算。

> **临床要点**
>
> SIRS是一种全身性炎症状态，由以下两种或两种以上情况定义：体温＜36 ℃（96.8 ℉）或＞38 ℃（100.4 ℉），心率＞90次/min，呼吸频率＞20次/min或二氧化碳分压＜32次/min，白细胞计数＜4×10^9 cells/L或＞12×10^9 cells/L。
>
> 续贯器官衰竭评估（SOFA）属于新型脓毒症评分方法，可能会取代SIRS。其他风险评估标准包括急性生理学和慢性健康评估（APACHE）II4, Ranson标准（诊断时和48 h的评估），以及CT严重程度指数［（CTSI）或Balthazar评分］。

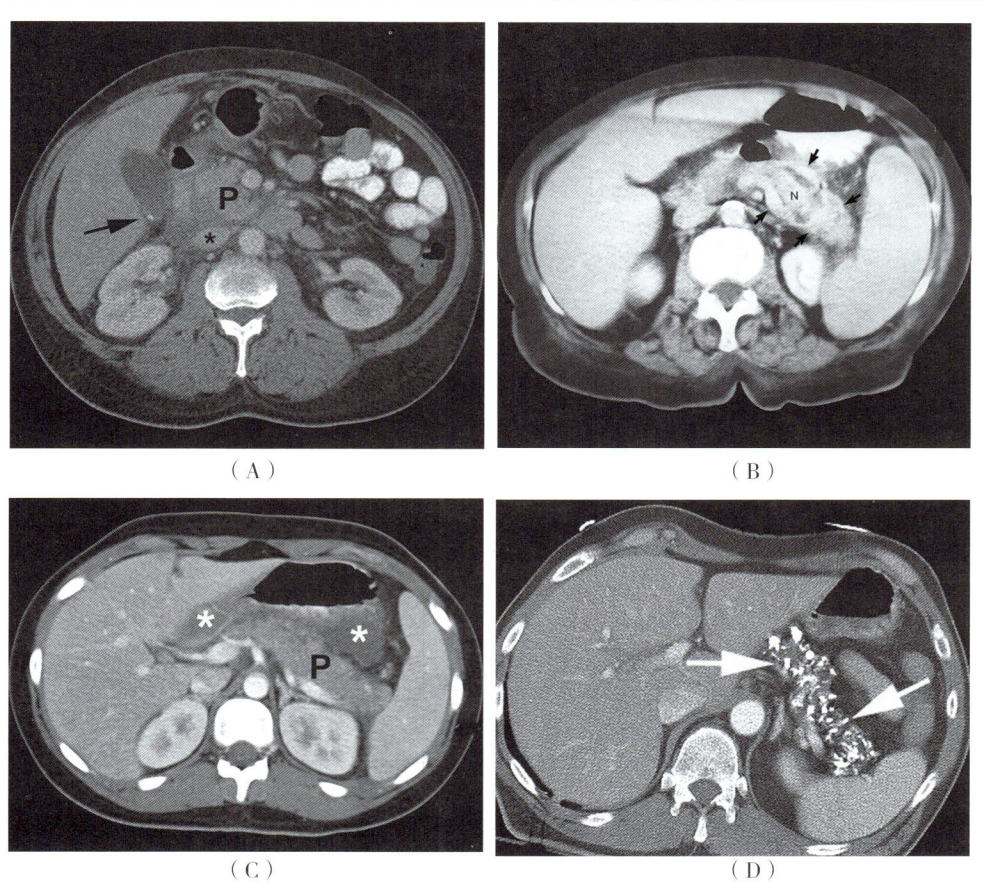

图3.27 胰腺炎CT扫描

图3.27（A）轴位CT图像显示胰头和十二指肠第二段周围有炎性渗出和液体，要注意腹膜后积液（星号）和胆囊结石（箭头）。P—胰头。图3.27（B）轴位CT图像显示胰腺增大（箭头），有坏死组织。N—坏死组织。图3.27（C）轴位CT图像显示胰腺增大，前方有液体（星号）。P—胰腺。图3.27（D）轴位CT图像显示胰腺多发钙化（箭头），符合慢性胰腺炎改变。

胆道疾病

情况介绍

57岁女性患者，表现为急性右上腹痛，伴恶心、呕吐和体温升高至38.5 ℃（101.3 ℉）。在过去的几个月里，患者在进食大量油腻食物之后曾有类似腹痛发作。

定义

胆道疾病是胆管系统和胆囊的病变，包括胆石症（胆囊结石）、胆绞痛（胆结石暂时阻塞胆囊管引起疼痛但并未引发炎症）、胆囊炎（炎症和/或由于胆囊管阻塞引起的胆囊感染）、黄疸（胆管中的结石）和胆管炎（由于胆总管阻塞而引起胆道上行性化脓性感染）（图3.13、图3.28）。

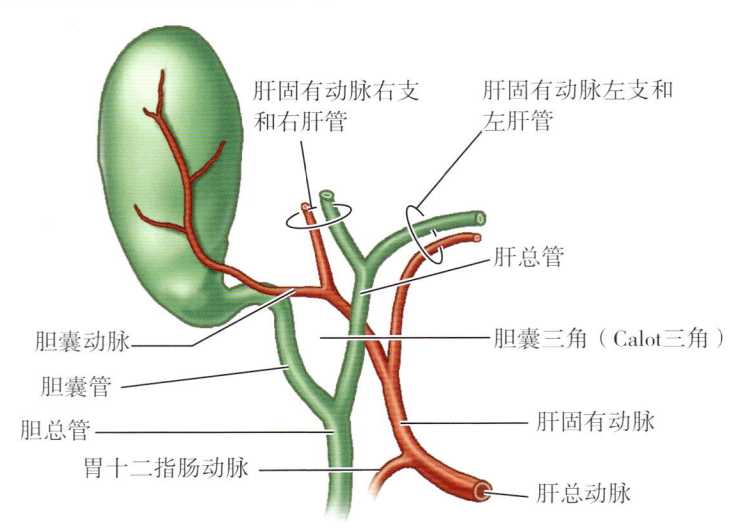

图3.28 胆管系统及其动脉供血简图

常见原因

最常见的原因如表3.6所示。

表3.6 胆道疾病常见原因

胆道疾病类型	原因
胆石症	胆结石成分主要是胆固醇（90%），也有部分为胆色素结石（10%）。当胆汁中含有的胆固醇超过胆盐和磷脂所能溶解的极限时，就会形成胆固醇结石。胆结石多为黑色或棕色。黑色结石是由未结合胆红素形成的（如溶血、回肠切除或肝硬化）。棕色结石与胆管内感染和淤血有关
胆囊炎	急性胆囊炎90%以上为结石所致。结石性胆囊炎是由胆囊管中嵌顿的结石与管壁摩擦引起的，最终导致胆囊炎和胆囊肿胀。非结石性胆囊炎由结石以外的病因导致，通常由危重患者体内胆汁淤积和局部缺血所致
胆总管结石	胆管内有一个或多个结石
胆管炎	胆道梗阻引起的胆管感染。胆结石是胆道梗阻最常见的原因。其他原因包括狭窄、恶性肿瘤和寄生虫感染，如华支睾吸虫、肝片吸虫和活体尾蚴。胆管炎是内科急症，需要紧急行ERCP

鉴别诊断

右上腹疼痛：鉴别诊断包括肝炎、胆囊病变和膈肌痉挛（如右肺下叶肺炎）（表3.2）。

上腹痛：鉴别诊断包括消化性溃疡（PUD）、食管裂孔疝、消化不良、胰腺炎和心肌梗死（表3.2）。

临床表现

胆石症可表现为无症状或右上腹/上腹部的疼痛（图3.29），伴有肩部放射痛及恶心呕吐。胆总管结石的症状与胆石症相似，还可伴有皮肤瘙痒和恶心呕吐。胆管炎的症状类似于胆总管结石，但患者常会感到上腹不适或出现神情淡漠、神志不清等中枢神经系统抑制的表现。

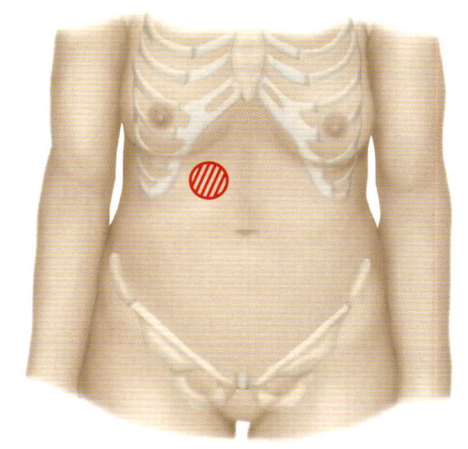

图3.29 胆道疾病典型的疼痛部位位于右上腹

> **临床要点**
>
> 胆管炎的典型表现是发热、右上腹疼痛和黄疸（夏科氏三联征）。夏科氏三联征并伴有休克和精神状态改变则被称为雷诺五联征。

查体发现

一般情况：患有胆管炎，患者可能表现出上腹不适和神情淡漠。

生命体征：胆石症和胆总管结石（患者）通常正常；胆囊炎和胆管炎患者常出现发热、心动过速和低血压。

视诊：可能存在巩膜黄染和黄疸。

听诊：通常正常，可能出现肠鸣音减弱。

叩诊：右上腹叩痛。

触诊：右上腹压痛，多见于胆囊炎（Sn 0.21，Sp 0.80）。

◎ 特殊检查方法

墨菲征：阳性征象（见系统概述）提示胆囊炎（Sn 0.65，Sp 0.87）。

应做检查

实验室检查：如表3.7所示。患胆管炎时AST、ALT迅速升高，ALP、胆红素在1～3天后常出现迟发性升高。

影像学检查：右上腹超声是评价胆结石的首选方法（Sn＞0.95，Sp＞0.95）。对于可疑的胆囊炎，右上腹超声可识别胆囊壁增厚、胆囊周围积液、胆囊增大和超声墨菲征的存在。CT扫描可显示胆囊水肿和结石（图3.30）。

如果超声未显示，但临床高度怀疑胆囊炎，应进行胆囊核素造影（HIDA扫描）。对于疑似胆总管结石（图3.31）或胆管炎的患者，可用ERCP进行诊断和治疗。如果ERCP不成功或不可用，则可通过PTC进行胆汁引流（PBD）。

表3.7 胆道疾病的实验室检查结果

检查项目	胆石症	胆囊炎	胆总管结石	胆管炎
白细胞计数	正常	↑	正常	↑
胆红素	正常	↑	↑	↑
ALP	正常	↑	↑	↑
AST/ALT		↑（＜500）	↑（＞500）	↑（＞500）
淀粉酶		↑	↑轻微	↑轻微
血培养		很少阳性		阳性

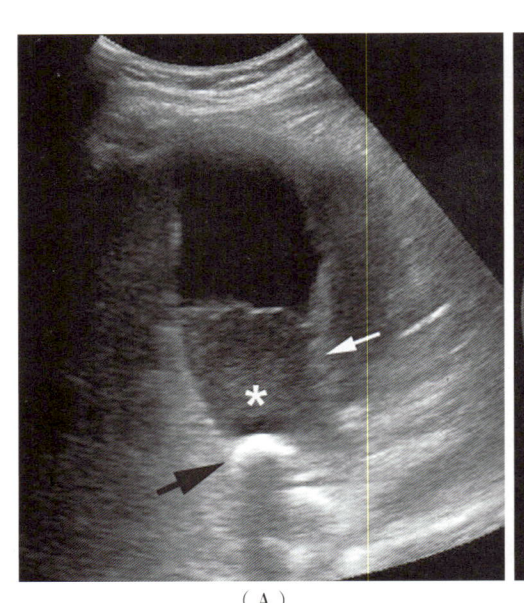

（A）

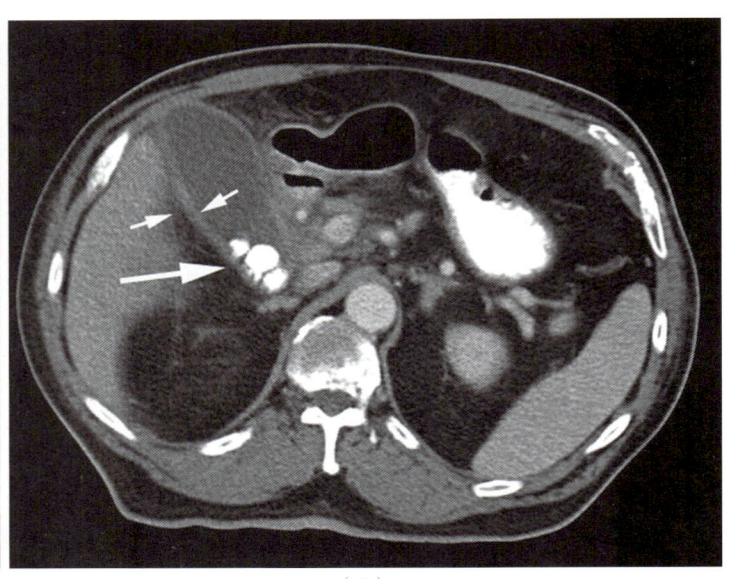

（B）

图3.30 胆囊炎

图3.30（A）腹部超声显示胆囊壁增厚（白箭头），其内泥沙样回声提示晶体盐沉积（星号）和胆囊结石（黑箭头）。图3.30（B）CT图像显示胆囊壁增厚（小箭头）和胆囊多发结石（大箭头）。

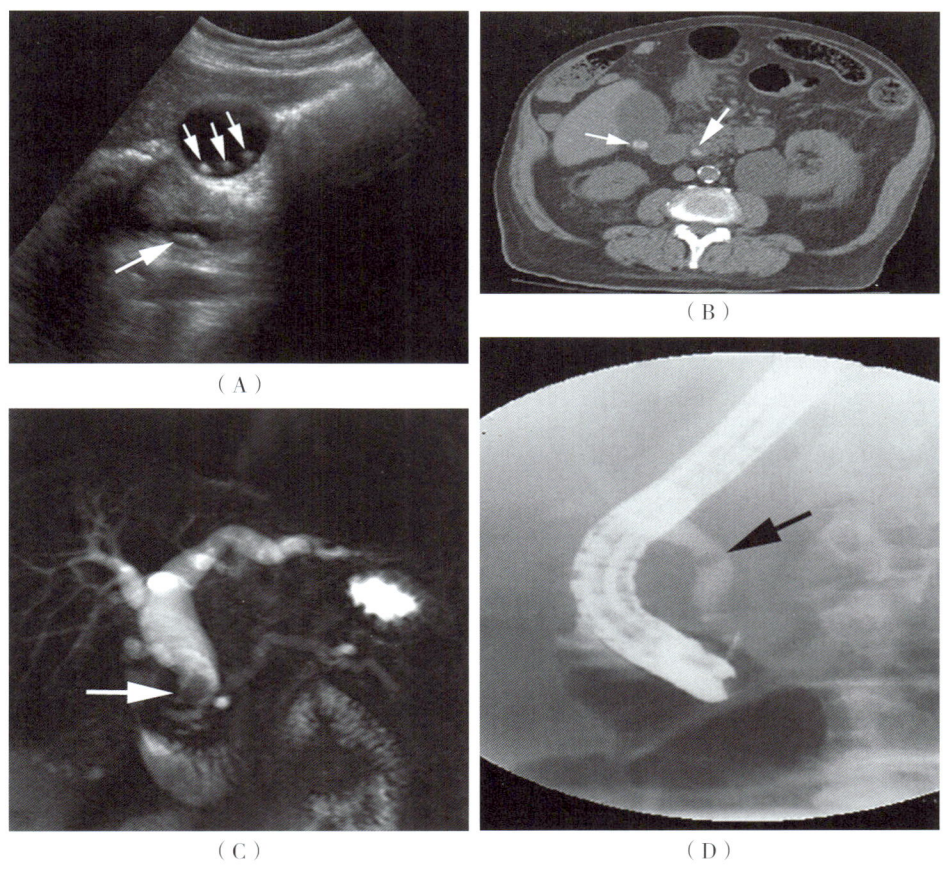

图3.31 胆总管结石

图3.31（A）腹部超声显示胆囊结石（小箭头）和胆总管结石（大箭头）。图3.31（B）腹部CT轴位图像显示胆囊结石（小箭头）和胆总管结石（大箭头）。图3.31（C）MRCP显示胆总管内由结石所致的充盈缺损（长箭头）。图3.31（D）ERCP显示胆总管结石（长箭头）。X线下的管影代表内窥镜。

 **肝炎**

情况介绍

25岁男性患者，出现食欲减退、恶心、呕吐和右上腹疼痛。4周前从墨西哥度假回来。

定义

肝炎属于肝脏的炎性疾病，属组织学诊断名称，而它的生化特征通常是血清AST和ALT水平升高。急性肝炎通常指肝炎持续时间不足6个月，超过6个月的则被称为慢性肝炎。重型肝炎指既往健康的患者突发肝炎，且进展迅速、容易危及生命［患者可出现凝血功能障碍，国际标准化比率（INR）＞1.5和肝性脑病］。

常见原因

常见原因如表3.8所示。

表3.8 肝炎常见原因

原因	说明
病毒	甲型肝炎病毒（HAV）：单链RNA病毒，肝炎占比30%~45%。通过粪-口传播（受污染的食物、水和贝类）。甲型肝炎潜伏期为2~6周，通常急性起病并具有自限性，且不会导致暴发性肝功能衰竭、慢性肝炎或肝硬化
	乙型肝炎病毒（HBV）：双链DNA病毒，肝炎占比45%。通过输血、性交和母婴传播。乙型肝炎潜伏期为6~24周，可分为急性和慢性两类，95%~99%的成人急性HBV感染者可自行痊愈。而慢性乙肝的患者中，25%~40%会发展为肝细胞癌（HCC）
	丙型肝炎病毒（HCV）：单链RNA病毒，肝炎占比10%~30%。通过血液传播［如1992年之前的输血或静脉（IV）吸毒］，较少通过性交传播。丙型肝炎潜伏期为4~20周。在感染者中，70%将发展为慢性感染，30%将发展为肝硬化
	丁型肝炎病毒（HDV）：单链RNA病毒，是由丁型肝炎病毒（HDV）与乙型肝炎病毒（HBV）等嗜肝DNA病毒共同引起的传染病。通过输血、静脉注射毒品或性交传播
	戊型肝炎病毒（HEV）：引起急性肝炎的单链RNA病毒，妊娠期死亡率为10%~20%。通过粪-口途径传播（受污染的食物、水和贝类）
	其他：埃普斯坦-巴尔病毒（EBV）、单纯疱疹病毒（HSV）、水痘带状疱疹病毒（VZV）、巨细胞病毒（CMV）和人类免疫缺陷病毒（HIV）
酒精	急性或慢性均可（平均每天酒精摄入量100 g）。若患者出现黄疸和肝功能衰竭，其血清转氨酶可升高，但<300 IU/mL，而AST通常可升高至ALT的2倍
药物	肝损伤最常见的原因是扑热息痛，通常在24 h内摄入量达到7.5 g或以上
自身免疫	导致肝细胞损伤；主要见于女性
血源性	肝脏灌注减少常继发于充血性心力衰竭、脓毒症、低血压或休克。此时患者转氨酶可上升到1 000 IU/mL以上，肝细胞酶在经历初始峰值后且刺激条件消失下可迅速下降。肝静脉或下腔静脉血栓也可能导致静脉充血和肝炎
非酒精性脂肪性肝病（NAFLD）	非酒精性肝病表现为肝脏脂肪浸润；主要危险因素包括2型糖尿病和代谢综合征

鉴别诊断

右上腹疼痛：鉴别诊断包括肝炎、胆囊病变和膈肌痉挛（如右肺下叶肺炎）（表3.2）。

黄疸：鉴别诊断包括溶血反应、肝炎和可导致梗阻的胆囊或胰腺疾病（附1）。

临床表现

肝炎可导致一系列症状，包括右上腹疼痛、深色尿液、大便失禁、皮肤瘙痒、虚弱、食欲减退、恶心和呕吐。

查体发现

生命体征：暴发性肝衰竭发生时可出现发热、心动过速和低血压；患肝性脑病时可出现精神状态改变。

视诊：巩膜黄染、黄疸。

听诊：通常正常。

叩诊：肝脏径线增大。

触诊：右上腹压痛，肝肿大。

应做检查

实验室检查：CBC（感染可致WBC升高，感染或肝功能衰竭导致血小板降低），代谢功能检查［AST、ALT、ALP和胆红素均可升高；肝酶升高有助于确定病因；如果ALT大于AST，应怀疑病毒性肝炎或NAFLD/非酒精性脂肪性肝炎（NASH）；AST升高为ALT的2倍，酒精性肝炎可能性大；乳酸升高可能提示缺血性肝炎；白蛋白可能降低］，凝血功能（INR升高）检查，其他血清学检查［如果右侧心力衰竭导致肝炎，则脑钠肽（BNP）升高；自身免疫性肝炎中抗核抗体（ANA）、免疫球蛋白定量、总蛋白、抗平滑肌抗体（ASMA）、抗肝肾微粒体抗体、抗肝抗体可能呈阳性；血清和尿液毒理学筛查］，病毒血清学检查（表3.9）。

影像学检查：腹部超声可显示血管异常或静脉血栓形成（图3.32）。此时可观察到门脉三联管的回声增强且高于低回声的肝脏（满天星样），胆囊壁增厚。此外，肝脏CT和MRI扫描有助于进一步评估肝脏并定量测量肝脏脂肪浸润（图3.33）。

表3.9　肝炎病毒血清学研究

肝炎病毒类型	血清学检查
甲型肝炎病毒（HAV）	HAV IgM抗体（抗-HAV）的存在表明有活动性感染，而HAV IgG抗体的存在表明既往有感染或接种史
乙型肝炎病毒（HBV）	HBV表面抗原的存在表明存在活动性或慢性感染；HBV表面抗体（抗-HBs）的存在表明既往有过感染或接种史。HBV核心抗体（IgM抗-HBc）表明存在活动性感染，是乙肝急性感染的早期标志。如果抗HBV或乙型肝炎表面抗原（HBsAg）呈阳性，则应检测乙型肝炎病毒抗原（HBeAg）和抗体（抗-HBe）及HBV DNA，以确定传染性
丙型肝炎病毒（HCV）	丙型肝炎病毒抗体（抗-HDV）的存在表明有活动性感染。如果呈阳性，则应继续测量丙型肝炎病毒载量（核糖核酸水平）和丙型肝炎病毒基因型，以判断预后和制订治疗计划
丁型肝炎病毒（HDV）	HDV抗体（抗-HDV）的存在表明活动性感染
戊型肝炎病毒（HEV）	戊型肝炎病毒抗体（IgM抗-HEV）的存在表明有活动性感染
其他	HSV、VZV、EBV、CMV和HIV血清学检查

IgM—免疫球蛋白M，HSV—单纯疱疹病毒，VZV—水痘带状疱疹病毒，EBV—埃普斯坦-巴尔病毒，CMV—巨细胞病毒，HIV—人类免疫缺陷病毒。

◎ 诊断评分

Rumack-Matthew诺模图：通过确认摄入时间和血清对乙酰氨基酚水平，预测肝毒性的风险。它有助于指导N-乙酰半胱氨酸的治疗用药。

Maddrey判别函数：预测使用皮质类固醇治疗对酒精性肝炎患者是否有效。判别函数按公式计算：

$$4.6 \times PT - 对照 + 血清总胆红素（mg/dL）$$

若＞32，则应开始使用皮质类固醇。在使用皮质类固醇治疗7天后，使用Lille模型来确定药效。Lille模型基于年龄、血清胆红素（治疗第0天和第7天）、肌酐、白蛋白和凝血酶原时间（PT）来计算。Lille评分高于0.45提示预后不佳，倾向停用皮质类固醇。

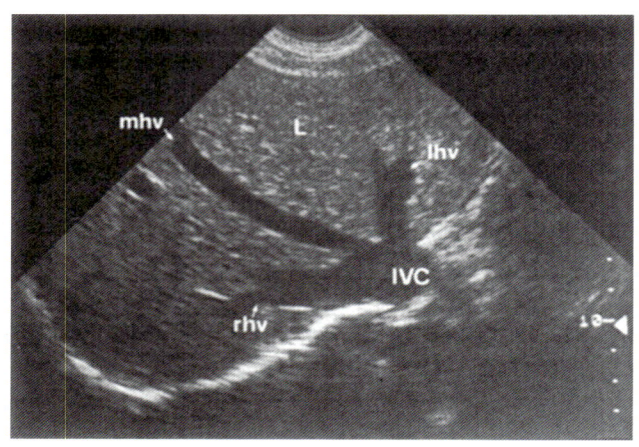

图3.32 腹部超声显示肝静脉、肝实质和横膈

L—肝，IVC—下腔静脉，rhv—肝右静脉，mhv—肝中静脉，lhv—肝左静脉。

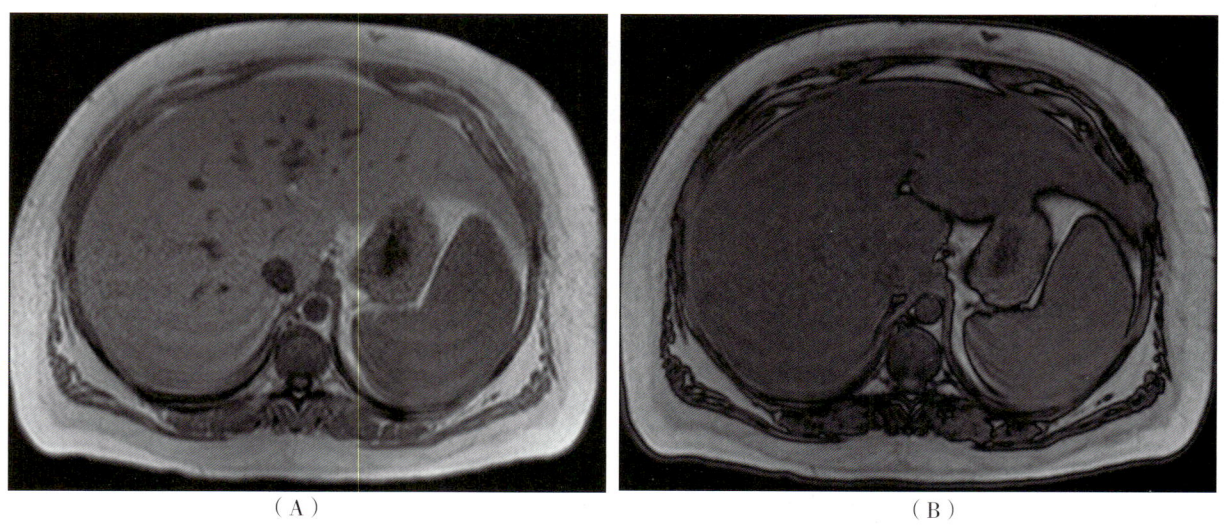

图3.33 腹部弥漫性肝脂肪变性的MRI表现

T1加权图像中的同相位［图3.33（A）］和反相位［图3.33（B）］图像，突出肝脏脂肪浸润（脂肪变性）。

肝硬化

情况介绍
52岁男性患者,表现为乏力、虚弱和腹胀。有丙型肝炎病史。

定义
肝硬化是指一种或多种病因导致的长期的弥漫性肝损害,组织学上表现为广泛的肝细胞坏死、残存肝细胞结节性再生、结缔组织增生与纤维隔形成,最终导致门静脉高压和终末期肝病(图3.34)。

常见原因
常见原因如表3.10所示。

表3.10 肝硬化常见原因

原因	说明
酒精(60%~70%)	嗜酒是肝硬化最常见的诱因,通常会导致微小的再生结节(小结节性肝硬化)形成
病毒性肝炎(10%)	慢性乙型肝炎、丙型和丁型肝炎
自身免疫性肝炎	自身免疫过程导致肝硬化,肝活检显示浆细胞浸润。女性多见
代谢性疾病(5%)	遗传性血色素沉着症:导致机体铁吸收和转运障碍,为常染色体隐性遗传,可使组织铁沉积。大多数患者(85%)存在HFE基因(C282Y或H63D等位基因)突变
	Wilson病:导致机体铜转运障碍和过量铜沉积,为常染色体隐性遗传。患者常有ATP7B基因突变
	α_1-抗胰蛋白酶缺乏症:常染色体遗传疾病,血中α_1-抗胰蛋白酶缺乏α_1-抗胰蛋白酶蛋白在肝脏中聚合,导致肝硬化形成;也会影响肺组织,导致肺气肿
血管疾病	右心衰竭、缩窄性心包炎和布加综合征会导致慢性静脉充血和肝硬化
非酒精性脂肪肝(10%~15%)	是导致隐源性肝硬化的最常见原因,常见于肥胖或符合代谢综合征标准的患者
胆道疾病	原发性胆汁性肝硬化、原发性硬化性胆管炎和继发性胆汁性肝硬化(如狭窄、胆石症、肿瘤和胆道闭锁)
药物	毒素(如对乙酰氨基酚、非甾体抗炎药、甲氨蝶呤和异烟肼)

鉴别诊断
腹水:腹水是肝硬化的常见症状。腹水穿刺分析有助于缩小鉴别诊断范围。根据细胞计数、革兰氏染色和细菌培养诊断腹水感染;根据细胞学检查筛查恶性肿瘤;根据生物化学(特别是白蛋白)原理寻找病因。以血清白蛋白水平减去腹水白蛋白水平,则可计算出血清腹水白蛋白梯度(SAAG)。

SAAG = 血清白蛋白水平－腹水白蛋白水平

当SAAG＞1.1 g/dL（＞11 mmol/L）（漏出性）时，门静脉高压所致的腹水。病因包括急性肝炎、心力衰竭、布加综合征、门静脉或脾静脉血栓形成和肝硬化。

当SAAG＜1.1 g/dL（＜11 mmol/L）（渗出性）时，与非门静脉高压导致腹水的病因包括腹膜炎（如结核）、腹膜癌病、白蛋白减少（如肾病综合征、蛋白缺失性肠病或营养不良）、Meigs综合征（一种卵巢良性肿瘤伴腹水和胸腔积液）、淋巴管漏、肠梗阻或梗死。

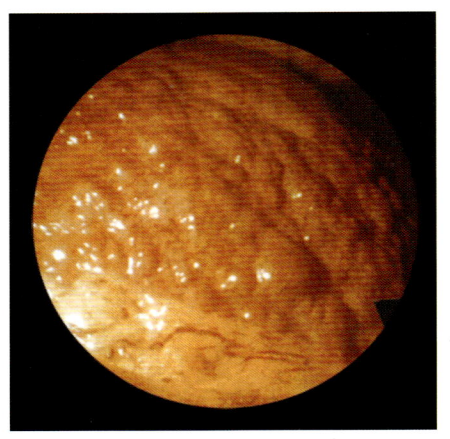

图3.34 肝硬化的肝脏表面呈结节状

临床表现

肝硬化的症状包括厌食、皮肤瘙痒、疲劳、易出血和瘀青、腹部和腿部肿胀、气短。

查体发现

生命体征：心动过速，低血压，发热且常伴有胃肠道出血或感染。

检查：有无巩膜黄染或黄疸（Sn 0.28，Sp 0.93）；检查有无雌二醇过量征象，包括手掌红斑（Sn 0.46，Sp 0.91）、蜘蛛痣（Sn 0.46，Sp 0.89）［图3.35（A）］、秃顶、男性乳房发育（Sn 0.18～0.58，Sp 0.98）、睾丸萎缩（Sn 0.18，Sp 0.97）；检查有无杵状指、肥大性骨关节病和Dupuytren挛缩；检查指甲有无Muehrcke线或Terry氏甲（Sn 0.44，Sp 0.98）［图3.35（B）］；检查腹部有无水母头征［图3.35（C）］，有无腹部膨隆（Sn 0.81，Sp 0.59）[7]；检查下肢有无水肿（Sn 0.37，Sp 0.90）。

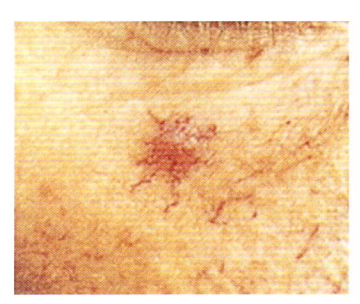

（A）蜘蛛痣

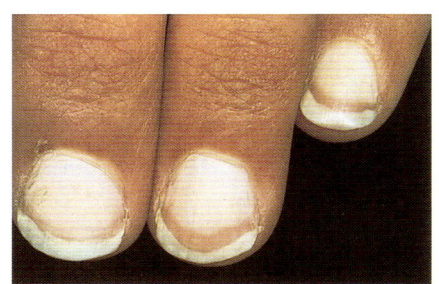

（B）杵状指

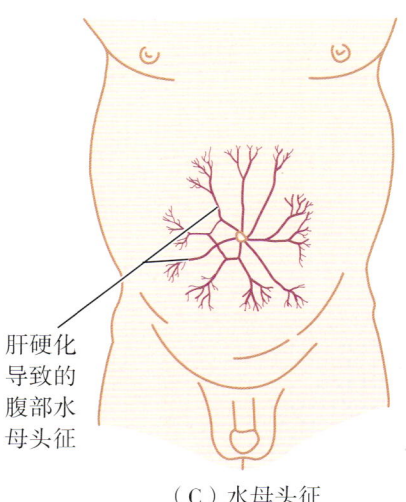

（C）水母头征

图3.35 肝病的肝外症状

听诊：有腹水时，肠鸣音可减弱。

叩诊：右上腹浊音提示肝肿大（Sn 0.74，Sp 0.69），左上腹浊音提示脾肿大，侧腹浊音提示腹水（图3.36）

触诊：肝脏边缘结节（Sn 0.73，Sp 0.81），肝和/或脾肿大。

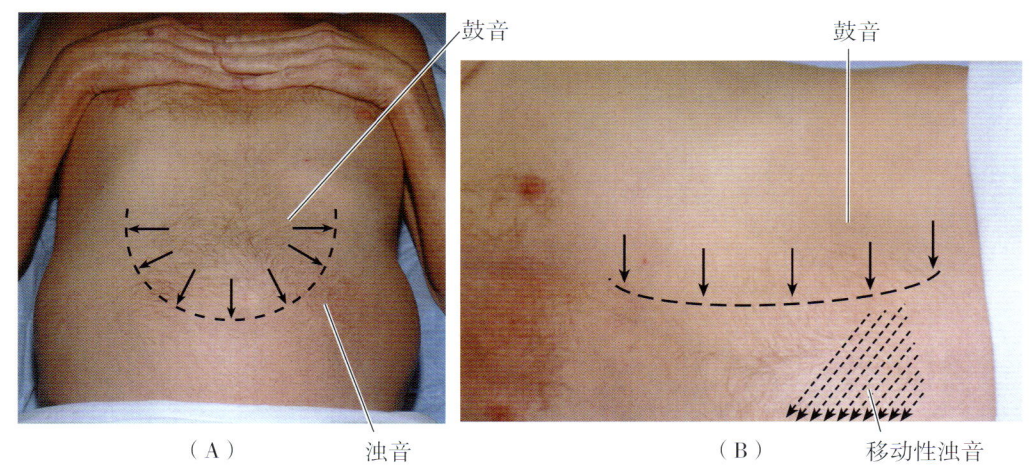

图3.36　腹部体格检查有无腹水

图3.36（A）显示腹水导致腹部膨隆，叩诊时，腹水侧呈浊音。图3.36（B）显示当患者向一侧转身时，腹水因为重力而移位，使叩诊部位从鼓音变成浊音。这被称为移动性浊音。

◎ **特殊检查方法**

直肠指诊：急性消化道出血时可能出现痔疮和便血。

应做检查

实验室检查：全血细胞计数（中性粒细胞减少、贫血、血小板减少），代谢功能检查（胆红素、谷草转氨酶、ALT升高；血清钠可能降低，肾灌注减少继发肌酐升高；晚期疾病可能出现低血糖），凝血功能（INR升高）检查和其他血清学检查［病毒性肝炎（见肝炎）和代谢性疾病，如血色素沉着症的HFE基因突变、肝豆状核变性的血清铜蓝蛋白降低，以及$α_1$-抗胰蛋白酶的检测］。

影像学检查：腹部超声检查是为了诊断肝硬化、门脉高压、门脉血流改变或门静脉血栓的形成。超声也能用来筛查肝癌。CT或MRI扫描是为了监测肝硬化的后遗症，比如是否存在肝癌。超声诊断仪或瞬时超声弹性成像使用小型超声探头，用于无创性评估肝硬化程度，得分高于6 kPa表示纤维化，得分高于14 kPa表示肝硬化。

◎ **特殊检查方法**

穿刺术：用于诊断腹水和自发性细菌性腹膜炎的病因，其依据是腹水中性粒细胞计数超过250个/mm^3或细菌培养阳性。所有新发腹水或临床症状发生改变的患者都应进行穿刺术。

内镜检查：所有被诊断为肝硬化的患者都要进行内镜检查，以筛查食管和胃底静脉曲张。

活检：经皮或经颈静脉肝活检是诊断肝硬化的金标准。

◎ 诊断评分

纤维蛋白原诊断评分：使用α-2-巨球蛋白、谷胱甘肽转移酶、ALT、结合珠蛋白、载脂蛋白A1和总胆红素预测肝纤维化的程度。该评分已在继发于慢性HBV/HCV、酒精和NAFLD/NASH的肝硬化患者中得到验证。

AST与血小板比率指数（APRI）：预测丙型肝炎、HIV或慢性酒精摄入住院患者发生肝硬化的可能性。使用以下公式计算：

$$[(AST/AST正常上限)/血小板计数] \times 100$$

评分＞1.0表示肝硬化（Sn 0.76，Sp 0.72）。

脾肿大

情况介绍

20岁女性患者，主诉疲惫、颈部淋巴结肿大和咽喉痛。腹部查体怀疑脾脏肿大。

定义

脾肿大是指脾脏重量大于250 g或在影像上大小大于12 cm×7 cm。

常见原因

常见原因如表3.11所示。

表3.11　脾肿大常见原因

原因	说明
脾功能亢进	清除由于球形红细胞增多症和血红蛋白病所致的缺陷红细胞。血红蛋白病包括α和β地中海贫血、镰状细胞贫血、营养性贫血（如维生素B_{12}、叶酸、铁缺乏）
	感染：细菌（如伤寒、布鲁氏菌病、钩端螺旋体病、结核和埃立克体病）、病毒（如单核细胞增多症、艾滋病毒和肝炎）、真菌（组织胞浆病）和寄生虫（如疟疾、利什曼病、锥虫病、血吸虫病和棘球蚴病）
	结缔组织疾病（如类风湿性关节炎和红斑狼疮）、血清病、自身免疫性溶血性贫血、结节病和药物不良反应可导致免疫调节紊乱
	髓外造血继发于骨髓功能下降，与骨髓纤维化、骨髓浸润、药物治疗或放疗引起的骨髓损伤有关
脾血流异常	由肝静脉、门静脉或脾静脉血栓形成引起的静脉淤血；肝硬化

（续表）

原因	说明
脾浸润	代谢性疾病（如戈谢病、尼曼-皮克病和淀粉样变性）
	继发于白血病、淋巴瘤、骨髓增生性疾病和转移（如恶性黑色素瘤）的恶性浸润
	继发于血管瘤、淋巴管瘤、脾囊肿和错构瘤的良性浸润

鉴别诊断

脾肿大：参阅常见原因。

临床表现

脾肿大的症状可能包括左上腹或肩部疼痛、饱腹感、疲劳、易瘀伤和出血。

查体发现

生命体征：通常正常，但可能有发热。
视诊：可能存在左上腹肿块。
听诊：通常正常，但有血管杂音或左上腹的摩擦音。
叩诊：左上腹浊音（第一章）。
触诊：可在右下腹或左上腹触及脾脏边缘。

应做检查

实验室检查：CBC（白细胞增多或减少、贫血、血小板减少，外周血涂片可见裂红细胞），代谢功能检查［溶血时可见结合珠蛋白降低、胆红素和乳酸脱氢酶（LDH）升高，淋巴瘤中也可见LDH升高，肝酶升高可能表明肝脏充血］，微生物学检查（血培养用于感染性病因）。

影像学检查：腹部超声是评估脾脏大小的金标准。超声还可检查静脉血栓形成。CT（图3.37）、MRI或PET扫描可以确诊脾脏肿大并发现腹腔内其他病变。

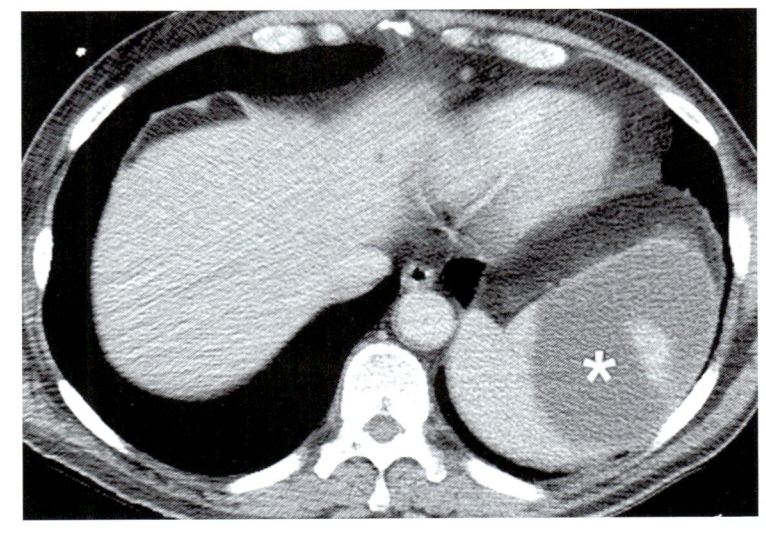

图3.37　上腹部轴位CT增强图像显示左侧脾肿大（星号）

消化性溃疡

情况介绍
42岁男性患者,主诉间歇性上腹痛,进食可缓解。在过去的两周里,出现间歇性的黑色柏油便。

定义
消化性溃疡(PUD)是指胃或十二指肠黏膜的明显深度破溃。十二指肠溃疡的发生率是胃溃疡的4倍,严重者可导致上消化道大出血、穿孔或梗阻(图3.38)。

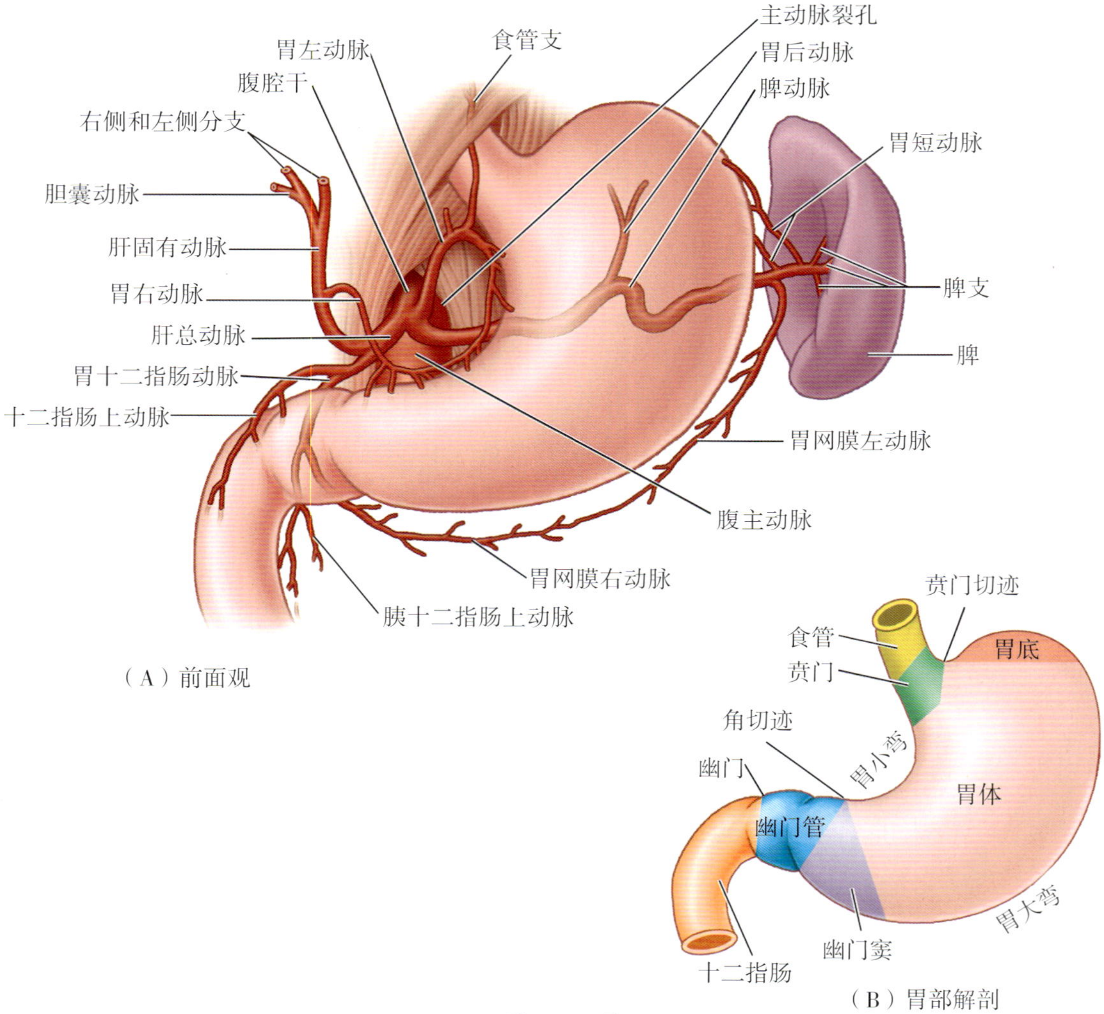

图3.38 胃

图3.38(A)显示腹腔干发出胃、十二指肠和脾脏动脉分支。

常见原因
常见原因如表3.12所示。

表3.12 消化性溃疡常见原因

原因	说明
幽门螺杆菌	80%的十二指肠溃疡和60%的胃溃疡由幽门螺杆菌感染所致。全世界大约有50%的人口感染幽门螺杆菌，但只有5%~10%的人会患上消化性溃疡
非甾体抗炎药	非甾体抗炎药可抑制环氧合酶合成，环氧合酶用于调节黏膜合成和释放前列腺素；前列腺素参与胃保护，抑制其合成可导致消化道黏膜的糜烂和溃疡
恶性肿瘤	5%~10%的胃溃疡可恶化形成腺癌、胃肠道间质瘤［（GISTs）或来自Cajal间质细胞的肿瘤］和淋巴瘤
过度分泌状态	卓-艾综合征（Zollinger-Ellison syndrome，ZES）（胃泌素瘤，刺激壁细胞增生分泌胃酸）和类癌（神经内分泌肿瘤，将血清素等物质释放到血液中）可导致胃酸分泌增加致使溃疡形成，较少见
其他病因	包括危重疾病、吸烟、病毒感染（如巨细胞病毒和单纯疱疹病毒）、放射性溃疡、克罗恩病、鼻胃管留置、裂孔疝（卡梅隆糜烂）和药物（如类固醇、化疗、螺内酯和大剂量对乙酰氨基酚）使用

鉴别诊断

消化不良：鉴别诊断包括功能性消化不良、恶性肿瘤［如胃癌和黏膜相关淋巴组织淋巴瘤（MALT）］、炎症性疾病（如乳糜泻或克罗恩病）、药物引起的消化不良（如非甾体抗炎药）、食管炎、肉芽肿病合并多血管炎（原名韦格纳肉芽肿病）、Ménétrier病（引起低钠血症性肥厚性胃炎）和胃或十二指肠的分枝杆菌感染。

上消化道出血：鉴别诊断包括食管或胃底静脉曲张、食管炎、胃炎、PUD、贲门黏膜撕裂综合征（Mallory-Weiss syndrome，MWS）、Dieulafoy溃疡、胃窦血管扩张症［（GAVE）或西瓜胃］、胃肠道血管发育不良、胃肠道恶性肿瘤和主动脉肠瘘。

临床表现

PUD的症状包括进食后疼痛缓解（十二指肠溃疡）或加重（胃溃疡）、消化不良、早饱、恶心和呕吐。

查体发现

生命体征：胃肠道出血时可能出现心动过速、低血压或体位性改变。

视诊：胃穿孔或肠穿孔时可能出现腹胀。

听诊：通常正常或肠鸣音减弱。

叩诊：胃穿孔或肠穿孔可能出现叩痛或过清音。

触诊：上腹部压痛。

应做检查

实验室检查：CBC（贫血），代谢功能检查（BUN升高，肌酐升高），凝血功能检查［INR或部分凝血活酶时间（PTT）升高可能需要促凝]，微生物学检查[幽门螺杆菌血清学检查（Sn＞0.80，Sp＞0.90）可发现首次感染，但对重复感染者无效，因为首次感染后其血清学检查通常始终为阳性；如果患者未使用质子泵抑制剂（PPI），则可进行快速尿素酶呼气试验以检查活动性感染；幽门螺杆菌粪便抗原检测不能用于诊断，但可以帮助确认此病是否根除]。

影像学检查：如果溃疡导致穿孔，立位腹部X线片可显示膈下游离气体。溃疡可经上消化道钡餐造影显示（图3.39）。少数情况下需要CT扫描来确定是否存在溃疡所致的并发症，如出血、穿孔、瘘管和幽门梗阻（图3.40）。

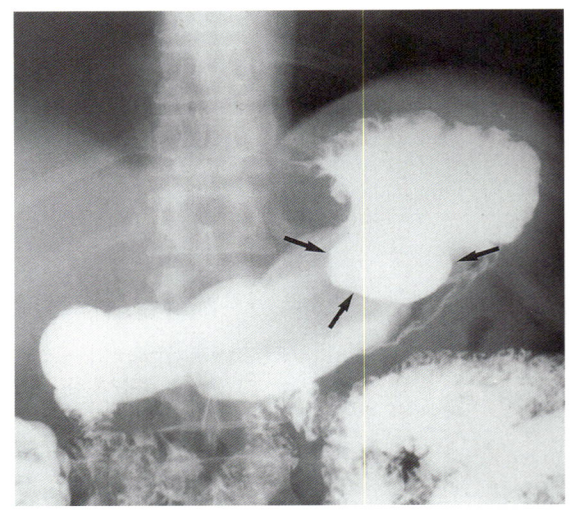

图3.39　上消化道造影，口服钡剂经X线透视可见较大的胃溃疡（箭头）

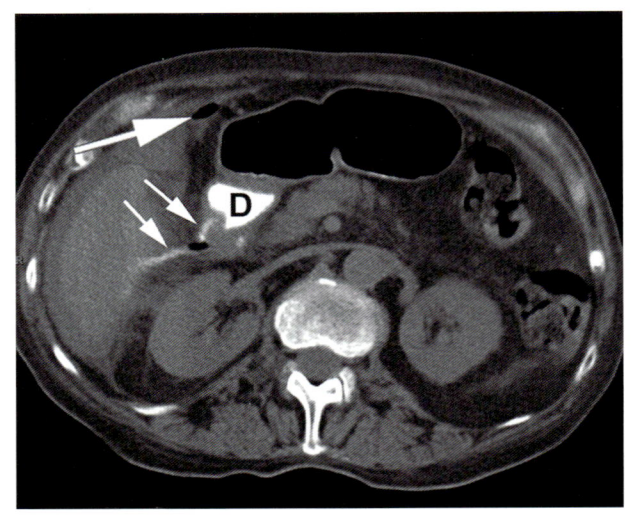

图3.40　十二指肠溃疡穿孔的腹部CT轴位图
口服的对比剂在十二指肠球部显影，可见对比剂在肝脏周围溢出（小箭头）。有少量的游离气体或气腹（大箭头）。D—十二指肠球部。

◎ **特殊检查方法**

内窥镜检查：需要进行上消化道内窥镜检查（食管-胃-十二指肠镜检查）以确诊PUD，并进行活检筛查是否存在幽门螺杆菌感染或恶性肿瘤。溃疡的形态和位置有助于区分良恶性溃疡。良性溃疡通常位于胃小弯、胃后壁或胃窦处，龛影（黏膜缺损处）边界光滑，黏膜皱襞呈放射状向龛影集中。

 肠梗阻

情况介绍

78岁女性患者，因腹痛及腹胀一天并伴随多次呕吐而到急诊科就诊。既往有多次腹部手术史，包括胆囊切除、疝气修补和子宫切除。

定义

肠梗阻由肠腔内容物的运动被机械性阻断所致。梗阻近端的肠管因压力上升而扩张,梗阻远端的肠管因压力减低而塌陷。

常见原因

常见原因如表3.13所示。

表3.13　肠梗阻常见原因

肠梗阻类型	原因
小肠梗阻	最常见的病因是肠粘连（70%），手术和炎症性肠病（IBD）是肠粘连的主要危险因素。其他原因包括小肠和大肠的恶性肿瘤、淋巴瘤、卵巢癌、肉瘤和腹膜癌、疝和肠扭转（图3.41）。不常见的病因包括子宫内膜异位症、先天性畸形、辐射致狭窄、肠套叠、胆结石、粪石堆积、异物和寄生虫（如蛔虫和圆线虫）
大肠梗阻	结直肠癌是最常见的病因；其他原因包括肠粘连和肠扭转

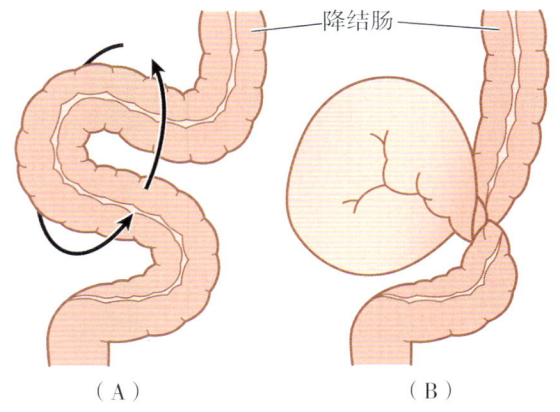

图3.41　肠扭转的图示

图3.41（A）展示了肠扭转的形成；图3.41（B）显示肠扭转。

鉴别诊断

肠梗阻：鉴别诊断包括便秘、麻痹性肠梗阻、中毒性巨结肠和急性结肠假性梗阻（Ogilvie综合征）。

临床表现

小肠梗阻的症状包括绞痛、脐周腹痛、腹胀、恶心和呕吐、便秘和食欲减退。大肠梗阻的症状包括下腹痛（脐部和耻骨联合之间）和便秘。

查体发现

生命体征：肠缺血、坏死或穿孔，可能出现心动过速、低血压和发热。

视诊：既往手术留下的瘢痕或存在的疝气可能是导致梗阻的原因。

听诊：急性梗阻的特点是听诊时发现肠鸣音亢进，可闻及"叮当"的肠鸣音；随着病情的发展，可发现肠腔扩张，肠鸣音减弱。

叩诊：肠腔扩张会呈过清音；如果肠道内充满液体，则叩诊会呈浊音。

触诊：疼痛或触及肿块提示可能有脓肿、肿瘤、肠扭转或疝气形成。

◎ **特殊检查方法**

直肠指诊：可发现大便嵌塞或可触及直肠肿块。

应做检查

实验室检查：CBC（白细胞增多、贫血），代谢功能检查（低钠血症、低钾血症、肌酐升高、乳酸升高可能提示肠缺血或坏死，动脉血气分析可提示代谢性酸中毒），微生物学检查（血培养）。

影像学检查：腹部X线片（Sn 0.64～0.79，Sp 0.82～0.83）应该用来诊断肠梗阻（第一章）（图3.42）。如果X线片（图3.43）诊断不明确，则应安排CT扫描，因为它在确定梗阻点、梗阻严重程度和病因方面更敏感（Sn 0.93，Sp 1.00）[图3.44（A）]。X线片[图3.44（B）]和CT扫描都可以看到肠穿孔引起的腹部游离气体。

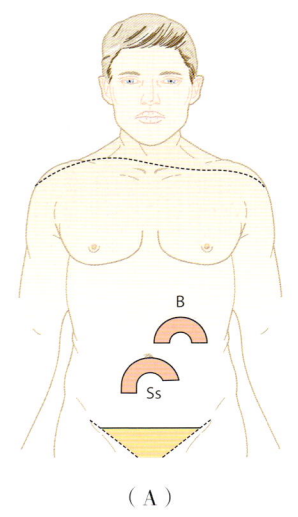

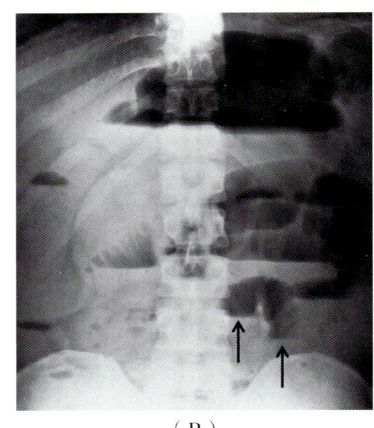

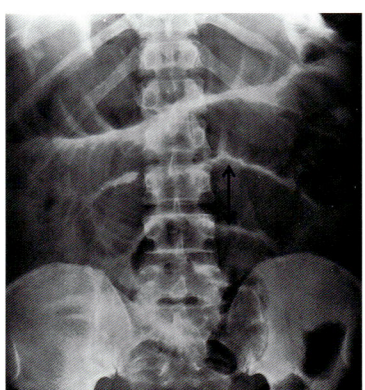

（A）

图3.42 肠梗阻

图3.42（A）模式图显示气液平面表现，该征象提示肠梗阻。B—水平状气液平面；Ss—阶梯状气液平面。图3.42（B）腹部立位X线片显示小肠梗阻导致的多个气液平面（长箭头）。图3.42（C）腹部仰卧位X线片显示梗阻近端扩张的小肠肠袢（长箭头）。

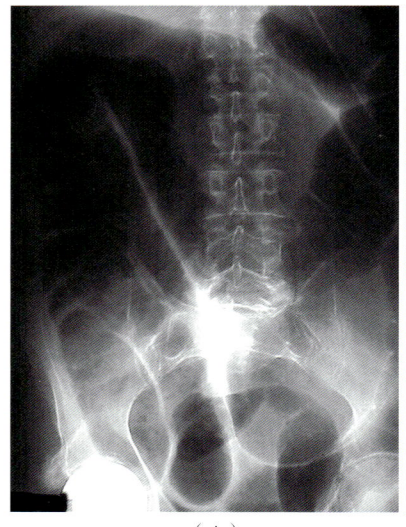

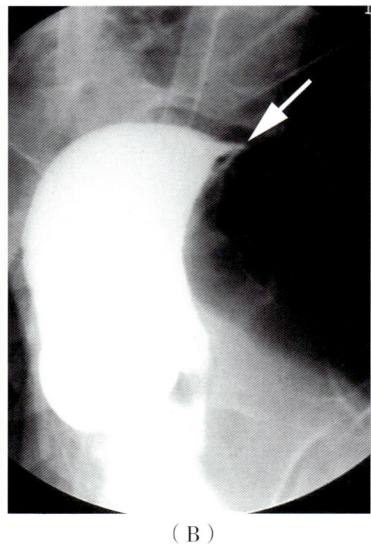

（A）　　　　　　（B）

图3.43 肠扭转的X线征象

图3.43（A）显示两个相邻的扩张肠肠管形成"咖啡豆"征象。图3.43（B）钡灌肠显示在肠扭曲处形成的"鸟嘴"样狭窄（长箭头）。

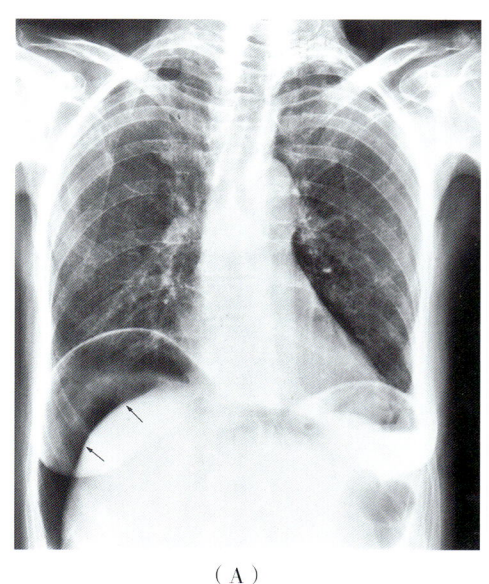
(A)

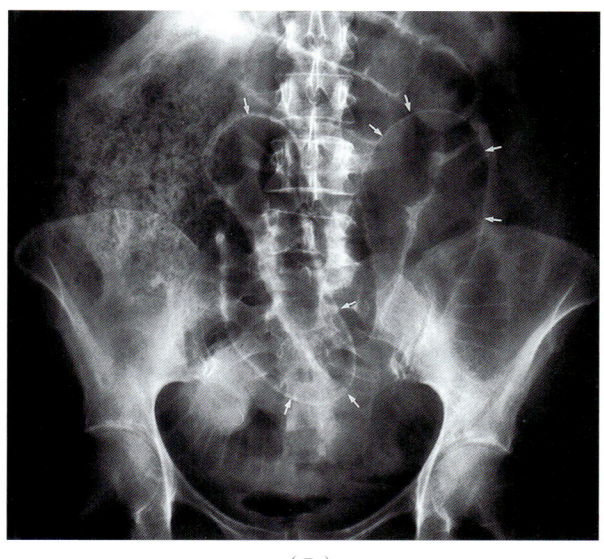
(B)

图3.44　X线片显示气腹

图3.44（A）胸部X线片显示膈下和肝上游离气体（长箭头）。图3.44（B）腹部仰卧位X线片显示肠壁两侧有气体，注意肠壁边缘清晰的浆膜层（长箭头）。

阑尾炎

情况介绍

27岁男性患者，因右下腹疼痛、低热、恶心和呕吐到急诊科就诊，10 h前曾出现轻度脐周疼痛。

定义

阑尾炎是由阑尾腔阻塞引起的阑尾急性炎症，可导致肠道闭塞、炎症、穿孔、坏死和腹膜炎。通常，阑尾位于回盲部交界处附近（图3.45），其炎症会导致右下腹疼痛；然而，盲肠后位阑尾或盆腔阑尾患者的临床表现可能不同。

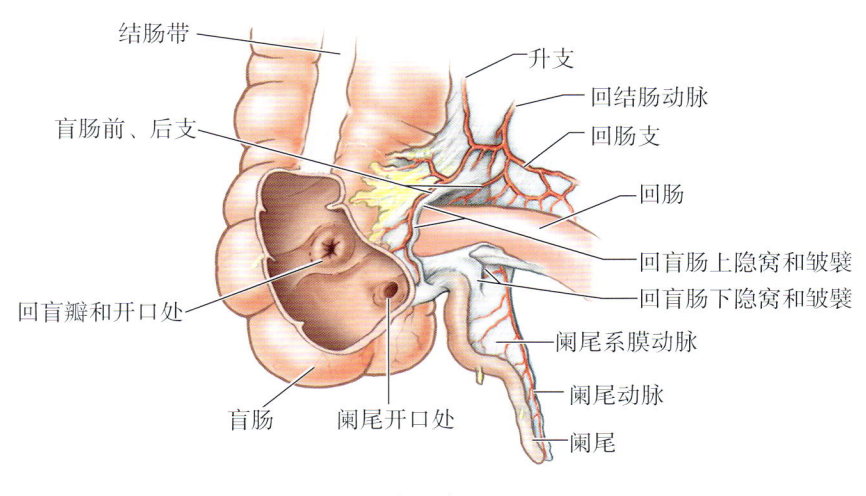

图3.45　阑尾血供

常见原因

常见原因如表3.14所示。

表3.14 阑尾炎常见原因

原因	说明
管腔阻塞	梗阻可能由粪石、结石、淋巴组织增生（特别是儿童和成人的IBD和感染，如胃肠炎和单核细胞增多症）和肿瘤（良性、恶性或类癌肿瘤）导致
感染	细菌感染包括耶尔森氏鼠疫杆菌、放线菌病、分枝杆菌和组织胞浆菌种
	病毒感染包括腺病毒和巨细胞病毒
	寄生虫感染包括血吸虫病、蛔虫和类圆线虫

鉴别诊断

右下腹疼痛：鉴别诊断包括肾结石和憩室炎。此外，在女性中，鉴别诊断还包括异位妊娠、盆腔炎（PID）和卵巢囊肿（表3.2）。

临床表现

阑尾炎的症状包括右下腹疼痛（Sn 0.81，Sp 0.53）、脐周疼痛转移至McBurney点痛（Sn 0.64，Sp 0.82）（图3.46）、恶心、腹泻和食欲不振。

> **临床要点**
>
> 呕吐通常发生在疼痛发作之后（Sn 1.00，Sp 0.64）。

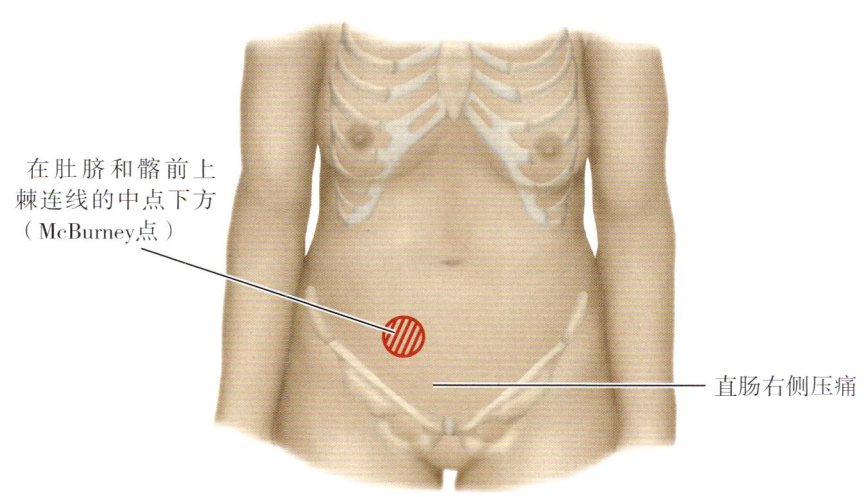

图3.46 阑尾炎压痛的解剖位置（McBurney点）在右下腹（此处于发病早期可无疼痛）

查体发现

生命体征：出现腹膜炎可表现为低热、低血压和心动过速。

视诊：通常正常，可出现痛苦面容。

听诊：肠鸣音活跃。

叩诊：压痛。

触诊：右下腹疼痛，特别是在McBurney点压痛（右髂前上棘与脐连线的中外1/3交界处），可能有压痛、反跳痛和腹肌紧张（Sn 0.27，Sp 0.83）。

◎ **特殊检查方法**

直肠指诊：盲肠后阑尾炎检查时可能出现疼痛。

盆腔检查：盆腔阑尾炎、宫外孕或PID可能表现为宫颈部活动压痛或附件疼痛。

结肠充气试验（Rovsing征）：患者取仰卧位时，对其左下腹（LLQ）施加压力，会引起阑尾炎患者右下腹疼痛。

腰大肌试验（Psoas征）（Sn 0.16，Sp 0.95）：取仰卧位，右下肢伸髋屈膝时，盲肠后位阑尾炎患者可出现右下腹疼痛。

闭孔内肌试验（Obturator征）：取仰卧位，右髋关节和膝关节屈曲并髋关节内旋时，盆腔位阑尾炎患者可能会出现右下腹疼痛。

咳嗽反射：麦氏点的疼痛。

应做检查

实验室检查：CBC（白细胞增多症），代谢功能（升高的乳酸和肌酐）和尿液检查（定性β-HCG以排除怀孕）。

影像学检查：腹部超声具有极好的特异性和敏感性，是儿童、孕妇和青壮年的主要影像学检查手段。CT扫描是诊断阑尾炎的金标准，用于超声无法确诊或疑似出现穿孔等并发症的患者（图3.47）。腹部X线片在大约5%的患者中可发现穿孔和粪石。

◎ **改良Alvarado评分**

Alvarado评分根据转移性右下腹痛（1分）、厌食（1分）、恶心或呕吐（1分）、右下腹压痛（2分）、右下腹反跳痛（1分）、体温高于37.5 ℃（99.5 ℉）（1分）和白细胞增多（2分）预测阑尾炎的可能性。

Alvarado评分的诊断作用是排除阑尾炎。低分（<5分）在排除阑尾炎方面比高分（>7分）在确诊阑尾炎方面更准确。

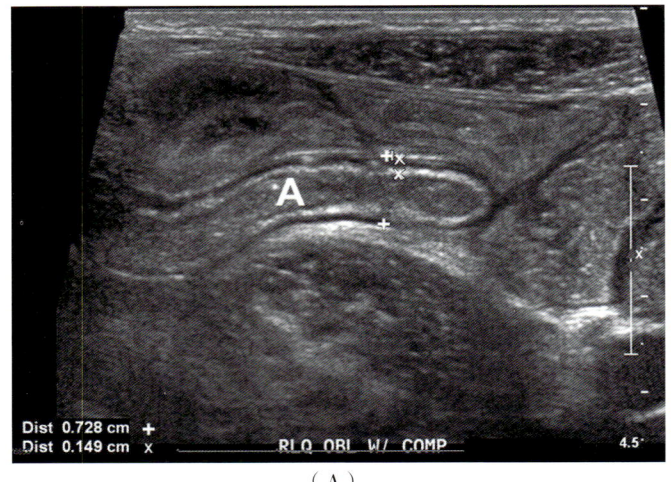

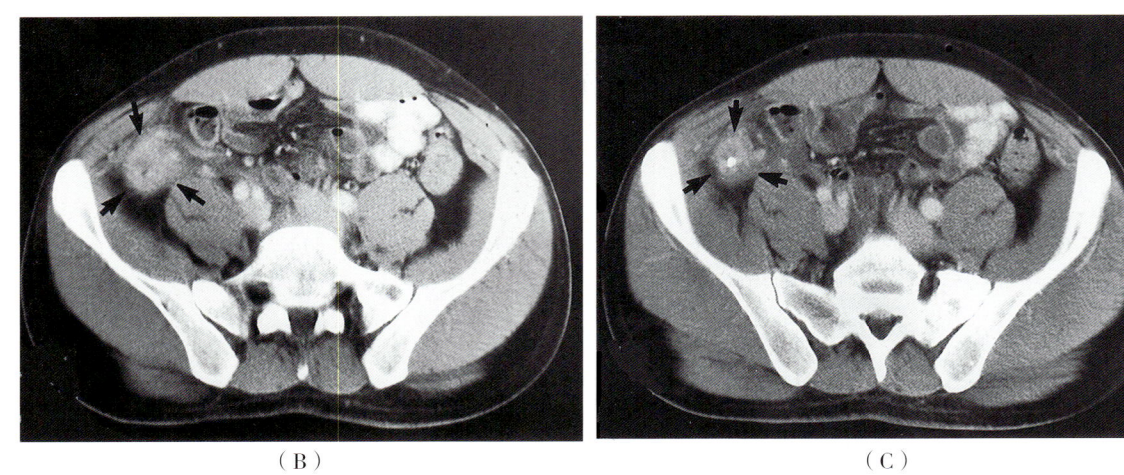

图3.47　阑尾成像

图3.47（A）腹部超声显示阑尾壁增厚，阑尾腔轻度扩张；图3.47（B）盆腹腔轴位CT扫描显示右下腹软组织炎性肿块（箭头）；图3.47（C）盆腹腔轴位CT扫描显示增粗的阑尾内有粪石（箭头）。

结肠炎

情况介绍

24岁女性患者，主诉左下腹痛和腹泻3周，为黏液血便，平均排便12次/天。

定义

结肠炎是指结肠的炎症，分为炎症性、缺血性、放射诱导性或感染性。结肠及其血供如图3.48所示。

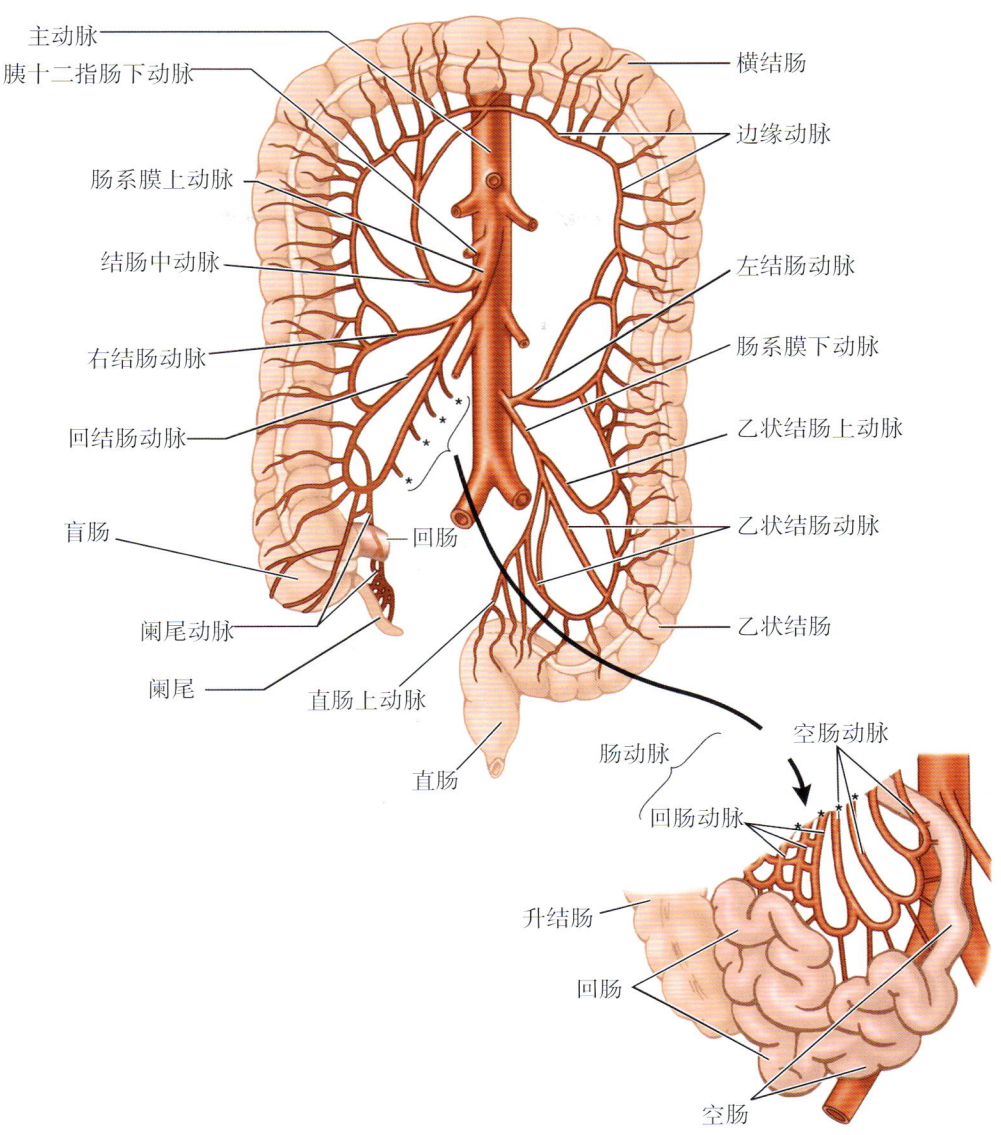

图3.48 大肠的动脉血供

常见原因

常见原因如表3.15所示。

表3.15 结肠炎常见原因

原因	说明
炎症性肠病（IBD）	克罗恩病易反复发作，可引起胃肠道（从口腔到肛门）的透壁性炎症。与溃疡性结肠炎不同的是，本病的病变呈节段性分布，与正常肠段相互间隔。胃肠道活检显示为透壁性炎症和非干酪性肉芽肿。主要并发症包括肛周疾病、肠腔狭窄、瘘管、脓肿和营养障碍
	溃疡性结肠炎（UC）是一种局限于结肠的非透壁性炎症，易反复发作。典型的UC始于直肠并累及邻近盲肠；部分患者可发展为反流性回肠炎，这可能被误诊为克罗恩病。UC的主要并发症包括中毒性巨结肠和结肠癌

(续表)

原因	说明
缺血性肠病	非闭塞性血管疾病，继发于体循环或局部肠系膜血管系统的变化或解剖变异。老年患者多在血供分水岭区发生缺血，如结肠脾曲和直-乙状结肠交界处
感染性肠病	艰难梭状芽孢杆菌结肠炎是一种毒素介导的腹泻，可导致伪膜性结肠炎。危险因素包括接触抗生素、高龄、IBD和艰难梭菌感染史
	由弯曲杆菌、沙门氏菌、志贺氏菌、大肠杆菌（肠出血性大肠杆菌属）、耶尔森氏菌、结核分枝杆菌和非典型分枝杆菌（MAC）引起的细菌感染
	由溶组织内阿米巴、隐孢子虫、等孢子虫、毛首鞭形线虫和类圆线虫引起的寄生虫感染
	由CMV、HSV和HIV引起的病毒感染

临床要点

吸烟者患克罗恩病的风险增加，患UC的风险降低。

鉴别诊断

结肠炎：鉴别诊断包括憩室炎（见本章憩室病内容）、显微镜下结肠炎（胶原和淋巴细胞亚型）、嗜酸性胃肠炎、移植物抗宿主病、放射性结肠炎、白塞氏综合征、结节病、恶性肿瘤、肠易激综合征、腹腔疾病和血管炎。

临床表现

结肠炎的症状包括腹痛、里急后重或肠内急迫感、恶心和呕吐、伴或不伴血和黏液的腹泻、腹胀或腹胀及便秘。腹外症状包括皮疹、关节疼痛和眼部疼痛。

查体发现

生命体征：可能出现发热、心动过速和低血压。

视诊：观察IBD的肠外表现。

皮肤：胫前区皮肤有暗红色结节（结节性红斑），且常在胫前和口周发现深坏死性溃疡（坏疽性脓皮病）。

眼睛：红眼和视乳头改变（葡萄膜炎，尤其是虹膜炎）。

口腔黏膜：口腔溃疡（图3.49）。

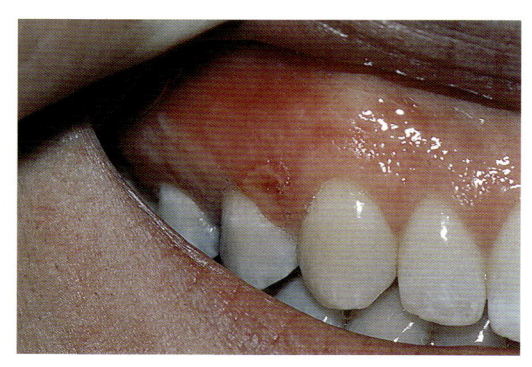

图3.49 口腔溃疡

肌肉骨骼：关节炎（膝盖最常见）和骶髂关节炎（第六章）。

听诊：肠鸣音增强；在严重的结肠炎中，肠鸣音消失提示中毒性巨结肠。

叩诊：腹部压痛。

触诊：全腹压痛；局部压痛提示脓肿。

◎ **特殊检查方法**

直肠指诊：IBD可出现肛周疾病，如肛裂、瘘管、直肠周围脓肿；黏液脓血便。

应做检查

实验室检查：CBC（白细胞增多症提示炎症，可继发于感染或皮质类固醇激素使用、贫血、血小板增多），代谢功能检查（乳酸升高可能表明肠缺血，低白蛋白可能表明营养不良），微生物学检查（血培养、粪便虫卵和寄生虫检查、粪便培养、艰难梭菌细胞毒素测定和溶组织内阿米巴血清学检查）和其他血清学检查［红细胞沉降率（ESR）和C-反应蛋白（CRP）升高；营养缺乏可能包括铁、维生素B_{12}和维生素D减低；克罗恩病患者有时抗酿酒酵母抗体（ASCA）呈阳性，UC患者核周抗中性粒细胞胞质抗体（p-ANCA）呈阳性］。

影像学检查：腹部X线片和CT扫描可显示结肠壁增厚和结肠炎的并发症，如瘘管、肠腔狭窄和脓肿（图3.50、图3.51）。CT或MR肠动描记法有助于小肠显影，特别是对于克罗恩病患者，可发现病灶累及整个胃肠道。骶髂关节的X线检查也可发现IBD的腹外征象（图3.52）。肠壁囊样积气症可在肠壁内形成气性囊肿，该病可导致缺血性结肠炎（图3.53）。

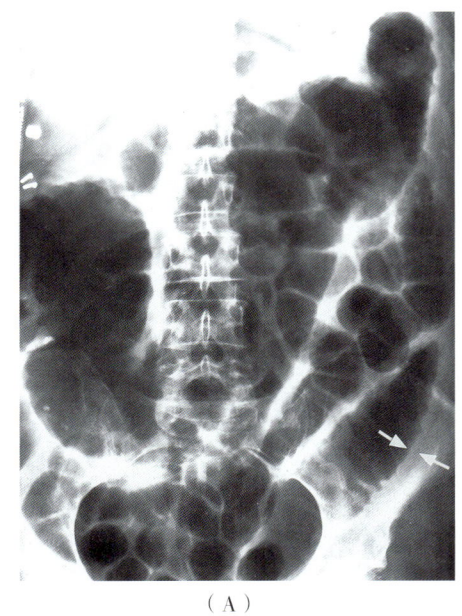 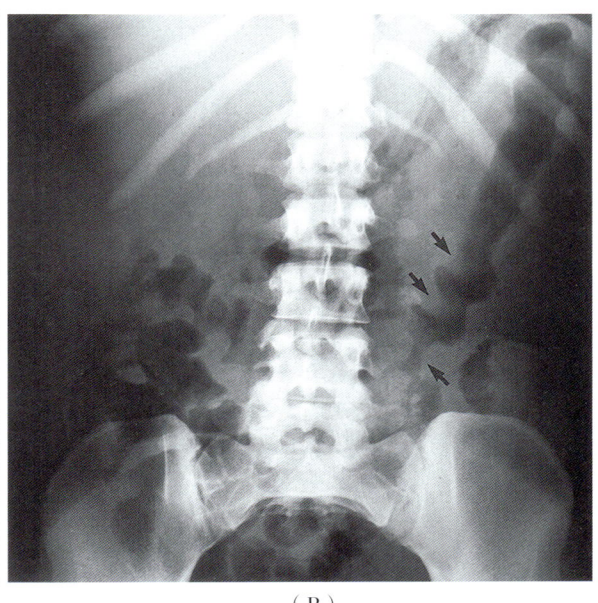

图3.50 继发于溃疡性结肠炎的黏膜增厚

图3.50（A）X线片显示肠壁增厚（白色箭头），图3.50（B）显示增厚的黏膜呈"拇指印"状（黑色箭头）。

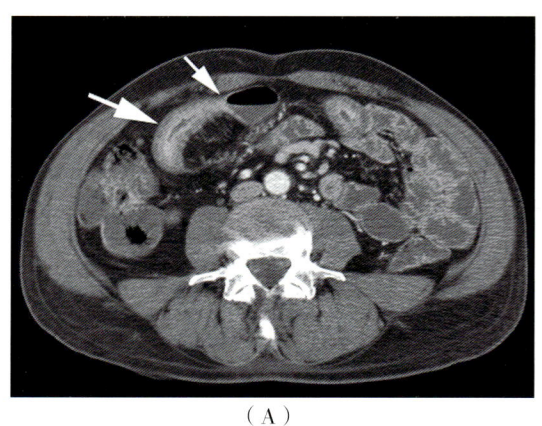 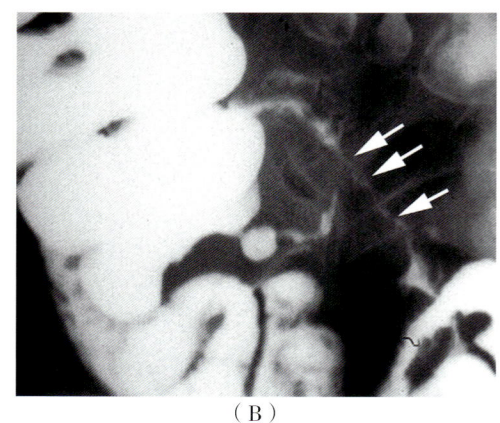

图3.51 炎症性肠病的影像

图3.51（A）显示继发于克罗恩病的肠壁增厚、黏膜明显强化（大箭头）和肠腔狭窄（小箭头），图3.51（B）使用钡剂作为对比剂的小肠X线片检查显示回肠末端狭窄（长箭头）。

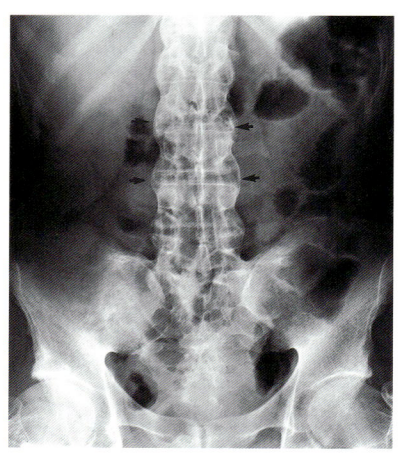

图3.52 炎症性肠病引起的脊椎关节病

注：腹部X线片显示骶髂关节融合（强直），椎间韧带的骨化（长箭头）。

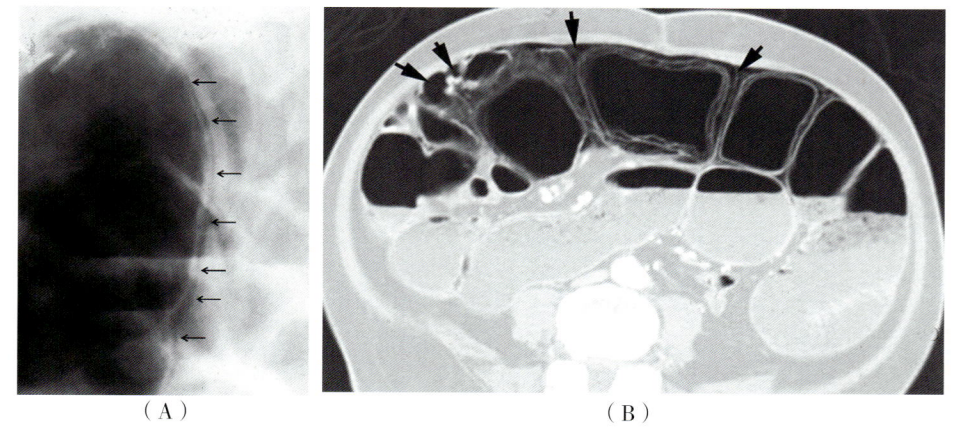

图3.53 肠壁囊样积气症或肠壁内的气性囊肿，与缺血性结肠炎有关

图3.53（A）左下腹X线片显示肠壁内有一薄柱状气体（长箭头），图3.53（B）轴位CT图像可见肠壁内异常积气（短箭头）。

◎ 特殊检查方法

内镜：结肠镜和乙状结肠镜在克罗恩病和溃疡性结肠炎（UC）中具有重要的诊断意义。克罗恩病的特征性内镜表现包括非脆性黏膜、卵石征、口疮样或纵行溃疡。在UC中，可见到黏膜呈颗粒状改变，常有浅表状溃疡。在艰难梭状芽孢杆菌结肠炎中，可有假膜（黏膜损伤部位上的炎性渗出物）形成。

憩室病

情况介绍

58岁男性患者，因严重腹痛及发热到急诊科就诊。两年前曾进行结肠镜检查，诊断为乙状结肠憩室。

定义

憩室病是指结肠壁的黏膜和黏膜下层向外疝出或突出呈"囊袋状"（图3.54）。憩室炎是憩室的炎症，通常可伴有严重或微小的穿孔。憩室出血是憩室引起的下消化道出血。

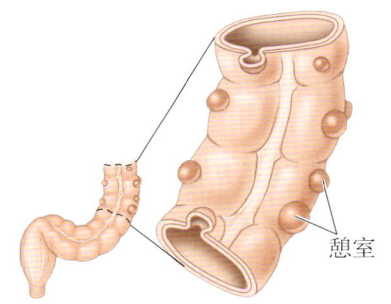

图3.54　结肠憩室病

常见原因

常见原因如表3.16所示。

表3.16　憩室病常见原因

病症	原因
憩室病	可能是由于低纤维饮食导致大便通行时间延长、管腔内压力增加，导致结肠黏膜/黏膜下层相对肌无力部位疝出。乙状结肠是直径最小、管腔内压最高的结肠段，是憩室病最常见的部位
憩室炎	由憩室内粪便淤滞或梗阻引起的局部细菌过度生长和组织缺血，最终导致感染。多为厌氧菌（拟杆菌、消化性链球菌、梭状芽孢杆菌和梭杆菌属）感染。憩室炎可以是单纯的（微穿孔和局限性感染），也可以是复杂的（大穿孔导致脓肿、瘘管、蜂窝织炎、腹膜炎、梗阻和狭窄）
憩室出血	占下消化道出血的23%~30%。由于憩室处有直肠系膜走行，外凸的憩室导致系膜血管内膜增厚，中层变薄，从而使血管壁变薄，进而导致动脉破裂。尽管憩室多见于左半结肠，但出血性憩室多见于右半结肠

鉴别诊断

左下腹疼痛：鉴别诊断包括肾结石、憩室炎、异位妊娠、PID和卵巢囊肿（表3.2）。

下消化道出血：鉴别诊断包括血管发育不良、结直肠癌、痔疮、结肠炎（缺血性、感染性、炎症性）、肛裂、息肉切除术后、放射性直肠炎和血管炎。

临床表现

憩室病通常无症状。憩室炎的症状包括左下腹疼痛、恶心呕吐和便秘。憩室出血的症状包括腹部痉挛和晕厥。

> **临床要点**
>
> 憩室病是无症状的，查体一般无异常。

查体发现

生命体征：憩室炎和憩室出血均可出现心动过速和低血压。憩室炎还可出现发热。

视诊：腹部僵硬，可能伴有憩室炎相关的腹膜炎。

听诊：患憩室炎时肠鸣音减弱，憩室出血时肠鸣音增强。

叩诊：左下腹疼痛或叩诊浊音可能代表与憩室炎有关的脓肿。

触诊：腹膜炎伴憩室炎时，可出现腹痛、压痛、腹肌紧张和反跳痛。憩室出血可有轻度压痛。

◎ 特殊检查方法

直肠指诊：憩室出血时可发现鲜红色的血液。

应做检查

◎ 憩室炎

实验室检查：白细胞增多症。

影像学检查：CT扫描是诊断和评估穿孔或脓肿等并发症的首选影像检查方法。少数情况下，X线造影可显示憩室（图3.55）。

◎ 憩室出血

实验室检查：CBC（贫血）、血型及凝血功能检查（如果需要改善凝血功能障碍，需要检查PT/INR是否升高）。

◎ **特殊检查方法**

结肠镜检查：诊断的首选检查方法。如果发现出血很快并且排除了上消化道的来源，可行动脉造影用于疾病诊断和栓塞治疗（图3.56）。

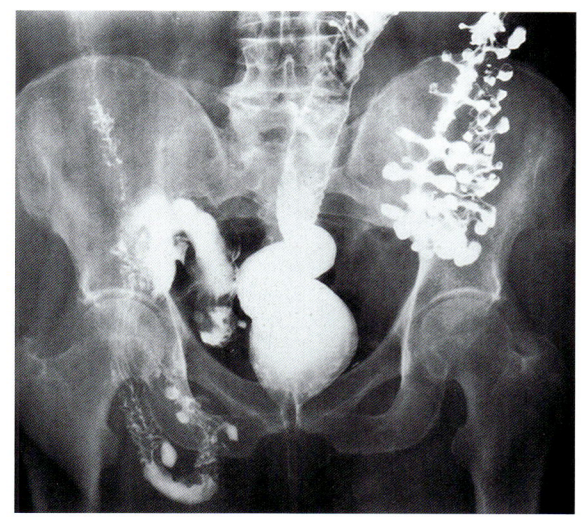

图3.55 腹部X线造影显示降结肠内多发的憩室（突起）

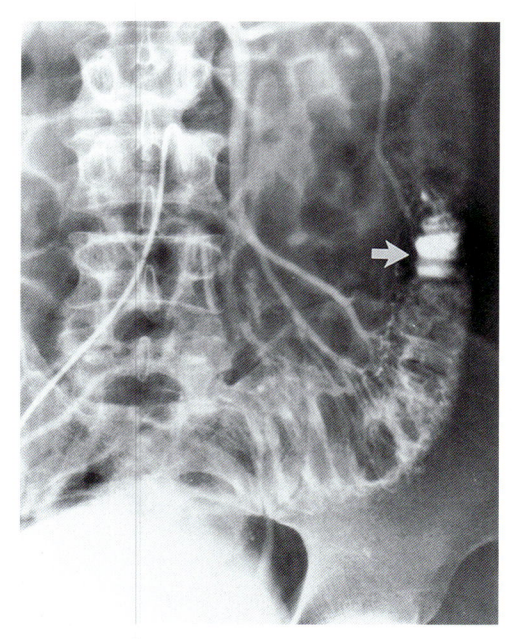

图3.56 下消化道出血患者的肠系膜动脉造影对比剂聚积（箭头）在降结肠憩室出血的部位。

临床要点

急性憩室炎由于有穿孔的风险，因而禁止行结肠镜检查，若要行结肠镜检查，应该在急性发作后6周进行，以排除IBD或恶性肿瘤。

◎ **诊断评分**

Hinchey分类方案预测憩室炎的死亡风险：1期，小的局限性结肠周围或肠系膜脓肿（5%）；2期，仅限于骨盆的较大脓肿（5%）；3期，憩室穿孔导致化脓性腹膜炎（13%）；4期，憩室穿孔并伴有粪便污染（43%）。

肠系膜缺血

情况介绍

75岁的高血压和高胆固醇血症男性患者，因餐后腹痛在急诊科就诊。在过去的几个月中，该患者一直有进食后腹痛加剧的症状。

定义

肠系膜缺血是由肠系膜血管闭塞引起的急性或慢性肠缺血状态（图3.57）。

常见原因

慢性肠系膜缺血最常见的原因是动脉粥样硬化，通常累及两条或两条以上的主要内脏动脉。慢性肠系膜缺血的危险因素包括高血压、吸烟、高脂血症和高胆固醇血症。

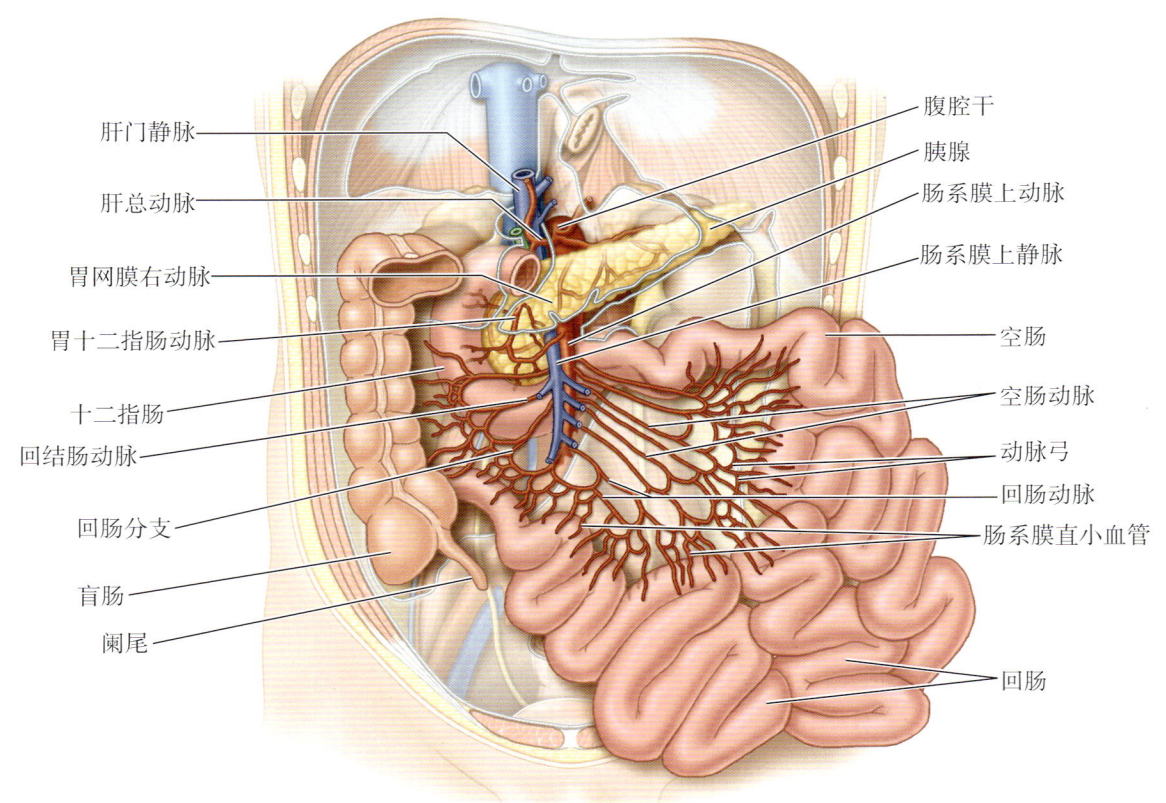

图3.57 肠系膜区动脉血供

除十二指肠近端外，小肠由肠系膜上动脉供血。肠系膜上静脉将小肠的血液引流入肝门静脉。

急性肠系膜缺血的四个主要原因如表3.17所示。

表3.17 急性肠系膜缺血的四个主要原因

原因	说明
动脉栓塞（40%~50%）	心律失常、心肌梗死、风湿性瓣膜病、心内膜炎、心肌病、室壁瘤、栓塞史和近期内的血管造影
动脉血栓形成（25%）	动脉粥样硬化、长期低血压、高雌激素状态（口服避孕药或激素替代疗法）和高凝状态
非闭塞性血栓形成（20%）	低血容量、低血压、低心排血量状态、地高辛和β-受体激动剂使用
静脉血栓形成（10%）	右心衰、深静脉血栓形成、肝脾肿大、高凝状态、恶性肿瘤、肝炎、胰腺炎、近期腹部手术或感染、高雌激素状态、红细胞增多症和镰状细胞病

鉴别诊断

全腹痛：鉴别诊断包括腹膜炎、肠系膜缺血、腹主动脉瘤破裂和肠梗阻（表3.2）。

剧烈腹痛：鉴别诊断包括阑尾炎、PUD、急性胰腺炎、内脏破裂、肾结石和急性胆囊炎。

临床表现

慢性肠系膜缺血的症状包括餐后（15~30 min）腹痛（持续至少1 h）、害怕进食、恶心、呕吐及早饱。急性肠系膜缺血的症状包括突发性（如果是动脉栓塞）或隐匿性（如果是血栓形成）腹痛，其症状与查体结果不相称，以及血性腹泻和腹胀。患者可感觉非常不适。

查体发现

一般检查：急性缺血时出现全身不适，慢性缺血时可能出现体重减轻。

生命体征：一般正常，但可能出现低血压、发热和心动过速。

视诊：患者表现为痛苦和不适。

听诊：上腹部血管杂音。

叩诊：通常正常，但如果有腹胀，可能会听到清音。

触诊：通常正常，但后期可能出现弥漫性腹痛、压痛和腹肌紧张。

应做检查

实验室检查：CBC（血液浓缩、白细胞增多）和代谢功能（肌酐升高、乳酸升高、代谢性酸中毒伴有较大的阴离子间隙）检查。

影像学检查：进行胸部和腹部X线检查，以排除粘连性穿孔。腹部CT血管造影（CTA）（图3.58）是诊断和术前评估的金标准，可显示肠系膜各分支血管充盈缺损、肠壁强化减低和肠壁增厚。如果确定为缺血，可能会见到门静脉或肠系膜上静脉积气。

临床要点

肠系膜缺血预后差,发病率高,死亡率高。需要快速进行手术或介入治疗,以最大程度地减少肠管的坏死。

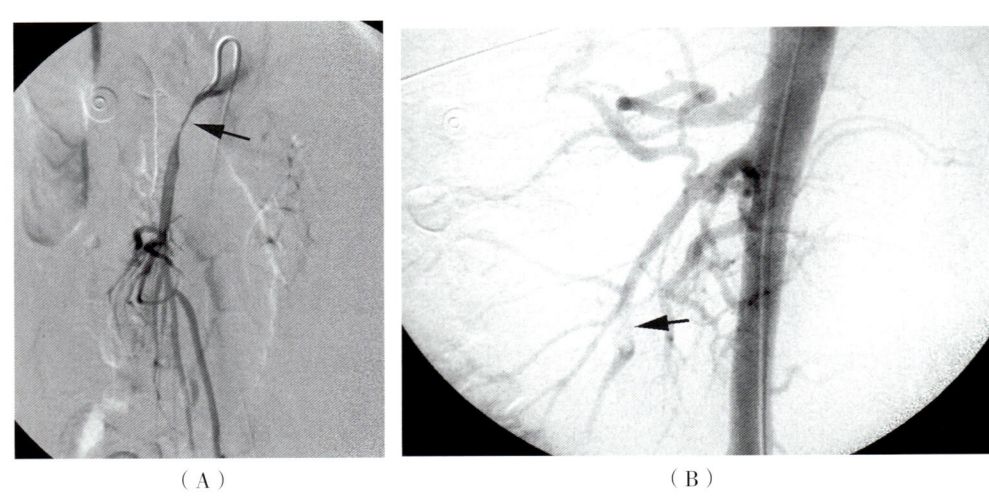

图3.58 肠系膜动脉成像

图3.58(A)肠系膜下动脉造影,主干血管狭窄段(长箭头);图3.58(B)显示肠系膜上动脉(SMA)栓子导致SMA远端主干充盈缺损(短箭头)。

腹主动脉瘤

情况介绍

68岁男性患者,在腹部超声检查中于其肾脏下方偶然发现了一个直径约4.2 cm的动脉瘤。

定义

腹主动脉瘤指腹主动脉局部扩张且扩张超过正常直径50%以上,是最常见的主动脉瘤(图3.59)。

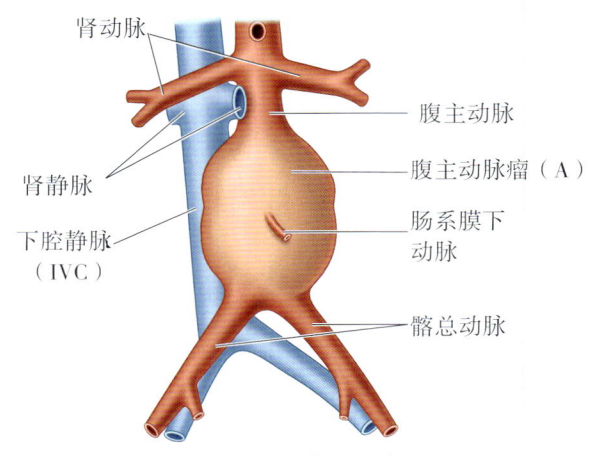

图3.59 腹主动脉瘤的示意图

常见原因

与腹主动脉瘤的发生有关的风险因素如表3.18所示。

表3.18 与腹主动脉瘤发生有关的风险因素

风险因素	具体表现
年龄	50岁以上会增加腹主动脉瘤的风险；平均而言，女性比男性晚10年发生腹主动脉瘤
性别	男性患腹主动脉瘤的风险增加5倍
吸烟	腹主动脉瘤风险增加5倍
高血压	腹主动脉瘤风险增加1.25倍
遗传	家族病史和结缔组织疾病，例如Marfan综合征和Ehlers-Danlos综合征
动脉粥样硬化	腹主动脉瘤风险增加1.6倍

鉴别诊断

上腹部疼痛：鉴别诊断包括心肌梗死、主动脉夹层、憩室病、肾盂肾炎、胆系疾病、胰腺炎和消化性溃疡。

临床表现

大多数腹主动脉瘤通常无明显症状，只在腹部影像检查中被发现。腹主动脉破裂的症状包括腹部或背部疼痛，可放射到侧腹或腹股沟，患者通常会感觉不适。

查体发现

一般检查：患者病态面容，昏昏欲睡或神志淡漠。
生命体征：通常正常，腹主动脉瘤破裂可能出现心动过速和低血压。
视诊：通常正常，但患者可能有痛苦面容。

听诊：腹主动脉瘤上的血管杂音。

叩诊：通常正常。

触诊：当患者仰卧并屈膝时，触诊其脐部和脐部左侧的部位是否有主动脉搏动。主动脉的直径可以通过测量触诊两点之间的距离来估计（图3.60）。可触及或可触摸到其搏动的腹主动脉（Sn 0.45~0.90）。在无症状患者中，触诊主动脉的可能性基于其大小：

- 3.0~3.9 cm［Sn 0.29，≥3.0 cm（似然比）LR+15.6，LR-0.51］
- 4.0~4.9 cm（Sn 0.5，≥4.0 cm LR+15.6，LR-0.51）
- ≥5.0 cm（Sn 0.76）

应做检查

实验室检查：CBC（腹主动脉瘤破裂时的严重贫血）、代谢功能检查（肌酐和电解质用以评估肾脏灌注情况，肝酶）和凝血功能检查（在需要改善出血时应先进行INR、PTT检查）。

影像学检查：腹部超声可用于腹主动脉瘤的初步评估和连续监测（图3.61）。腹部的CTA可以评估腹主动脉瘤的大小和范围，并帮助量化残留的管腔。此外，CTA可观察到腹主动脉瘤的形态及与主要动脉血管的关系，有助于排除并发症，如渗漏或炎性改变。

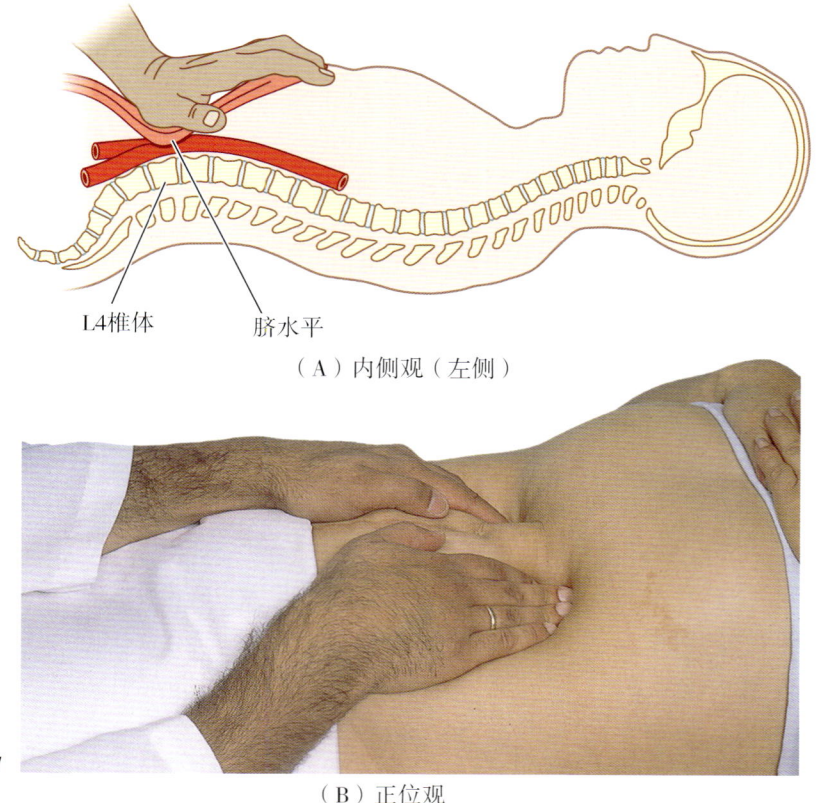

图3.60 腹主动脉瘤的体检

图3.60（A）为触诊腹主动脉瘤的示意图，图3.60（B）为临床医生触诊腹部有无搏动性肿块。

临床要点

对腹主动脉瘤的大小和增长速度进行监控。动脉瘤的平均年生长量为0.2~0.5 cm。如果腹主动脉瘤<4 cm，应每年进行腹部超声监测。如果腹主动脉瘤为4~5 cm，则每年发生破裂的风险为1%~3%；如果腹主动脉瘤为5~7 cm，则每年发生破裂的风险为6%~11%；如果腹主动脉瘤超过7 cm，则发生破裂的风险为20%。

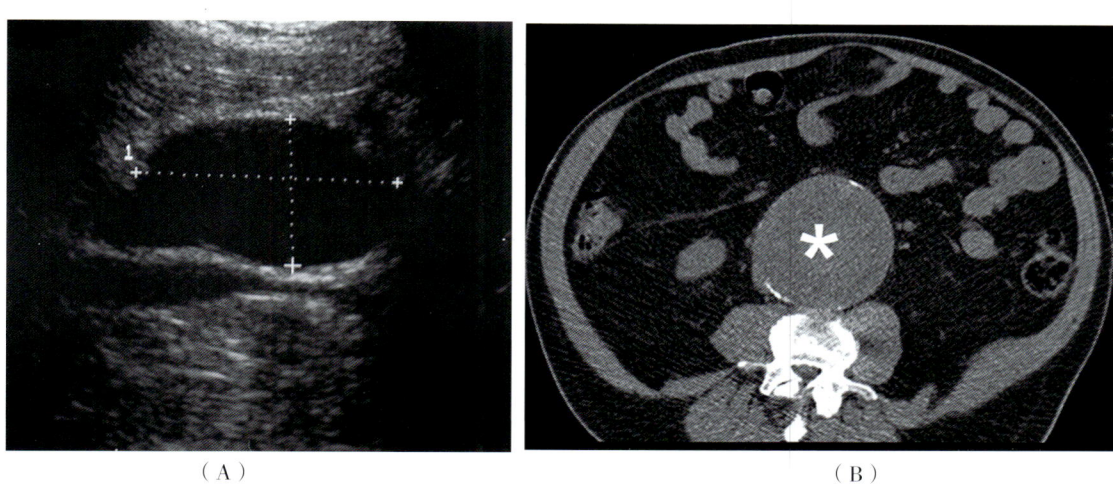

图3.61 腹主动脉瘤影像

图3.61（A）腹部超声显示一个巨大的囊状腹主动脉瘤。图3.61（B）腹部CT轴位图像显示主动脉瘤（星号）。

胰腺癌

情况介绍

79岁男性患者，在过去2周内出现进行性黄疸，伴有不明原因的体重下降，体重下降13.6 kg。患者否认腹痛。

定义

胰腺癌是最常见的胰腺外分泌部恶性肿瘤（图3.25），约60%位于胰头。

常见原因

常见原因如表3.19所示。

表3.18 胰腺癌常见原因

胰腺非囊性肿瘤	说明
胰腺癌	占胰腺肿瘤的85%，常见于60~80岁的患者
其他非囊性肿块	神经内分泌肿瘤转移(10%)和淋巴瘤较罕见
胰腺囊性肿瘤	**说明**
导管内乳头状黏液性肿瘤（IPMN）	发生在主胰管或分支胰管的肿瘤，可能是腺癌的先兆（2%~3%）
黏液性囊性肿瘤（MCN）	典型的MCNs是良性多房性肿块，位于胰体或胰尾，其内包含卵巢间质成分。该病属癌前病变，几乎仅见于女性
浆液性囊腺瘤	女性更常见，典型者为良性病变
实性假乳头状肿瘤（SPN）	SPNs更多见于年轻女性，具有中度到高度的恶变风险

鉴别诊断

无痛性黄疸：胆管癌是肝内、肝门周围或肝外胆管的原发性肿瘤。患者可能出现皮肤瘙痒、隐匿性右上腹痛、黄疸和发热。血清肿瘤标志物如癌胚抗原（CEA）和糖类抗原19-9（CA19-9）可能升高。胆管癌预后不佳，患者通常表现为晚期症状。胆囊癌是一种罕见的胆囊肿瘤。患者通常无症状，可能出现恶心、呕吐、食欲不振和无痛性黄疸。通常在影像检查或胆囊切除术中偶然发现。如果在多次随访观察中发现胆囊息肉增大，则息肉有癌变的可能，应进行胆囊切除术。壶腹癌是一种发生在壶腹复合体的原发性肿瘤，位于胆总管和胰管汇合处的远端（图3.25）。黄疸的鉴别诊断见附1。

临床表现

胰腺癌的症状通常局限于早期疾病。患者可能会出现无痛性黄疸，虚弱，腹部、上腹部或背部疼痛，尿液深色，恶心和呕吐，腹泻或脂肪泻，以及下肢的疼痛、红肿。

查体发现

生命体征：通常正常。

视诊：全身恶病质和黄疸（图3.62），腹部肿胀可能伴有腹水或腹膜转移。

听诊：通常正常。

叩诊：肝肿大时可出现右上腹的浊音，腹水时可出现腹部浊音。

触诊：右上腹肿块和无痛性肿大的胆囊，伴有黄疸（Courvoisier征）。

◎ 特殊检查方法

Virchow淋巴结：可触及的左侧锁骨上淋巴结提示腹部恶性肿瘤。

直肠指诊：直肠可触及的肿块是腹膜种植转移的一种非特异性征象（结节状板样肿块）。

临床要点

体格检查可发现胃肠道恶性肿瘤的5种转移体征：
1. 可触及的左锁骨上淋巴结（Virchow淋巴结）。
2. 可触及的左腋窝淋巴结（Irish淋巴结）。
3. 突入脐部的淋巴结（Sister Mary Joseph淋巴结）。
4. 直肠指检可触及的肿块提示Douglas窝转移（结节状板样肿块）。
5. 卵巢转移瘤（Krukenberg瘤）。

应做检查

实验室检查：CBC（贫血）、代谢功能检查（胆红素、ALP、GGT、AST、ALT、脂肪酶、淀粉酶和葡萄糖升高，胰腺癌还可引起新发糖尿病）和其他血清学检查（CA19-9升高提示胰腺癌；然而，CA19-9在肝功能衰竭、胆道梗阻和高胆红素血症中也升高。CA19-9可用于监测术后疾病复发情况）。应用IgG4水平评估可能伪装成胰腺癌的自身免疫性胰腺炎。

影像学检查：腹部超声通常是评估梗阻性黄疸的初步检查。腹部CT扫描是诊断胰腺癌的最佳方式（图3.63），MRCP有时可用于肿瘤分期。

◎ **特殊检查方法**

活检：可疑肿块最好使用内镜超声（EUS）、ERCP或影像引导活检。

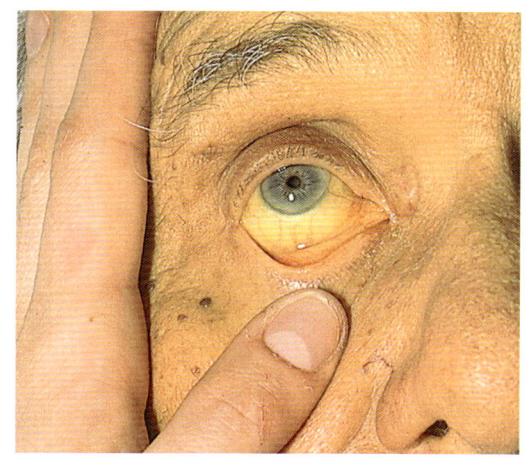

图3.62　黄疸最常见于眼睛巩膜或皮肤黏膜

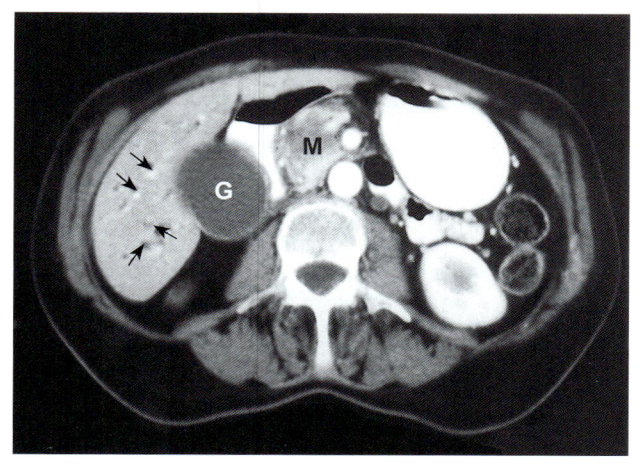

图3.63　腹部CT轴位图像

CT显示胰头部肿块，确诊为胰腺癌。胆囊和肝内胆管（长箭头）扩张。G—胆囊，M—肿块。

结直肠癌

情况介绍
65岁男性患者,表现为间歇性便血2周,大便变细,在过去的两个月里体重下降了约9 kg。

定义
结直肠癌是一种原发性结肠或直肠腺癌。大约90%的患者确诊年龄在50岁以上。

常见原因
零星的基因突变占结直肠癌的70%,腺瘤随着多种基因突变的积累最终进展为癌。多达20%的患者有结直肠癌阳性家族史。遗传性非息肉病性结直肠癌(HNPCC)或称林奇综合征,是最常见的遗传性结肠癌,由DNA错配修复形成可遗传突变。该基因突变导致患右半结肠癌及其他癌症(如卵巢癌、小肠癌、胃癌和子宫内膜癌)的风险增加。家族性腺瘤性息肉病(FAP)是由大肠腺瘤性息肉病(APC)抑癌基因突变引起的,除非进行全结肠切除术,否则在年轻时就会有成千上万的息肉生成,并100%会患上结肠癌。

鉴别诊断
直肠出血:鉴别诊断包括憩室病(见憩室病临床病例)、结肠炎(见结肠炎临床病例)、血管发育不良、痔疮、肛裂、息肉切除术后和血管炎。

结肠肿块:鉴别诊断包括卡波西肉瘤、淋巴瘤、类癌和其他恶性肿瘤(如卵巢癌)的转移。

临床表现
结直肠癌的症状包括大便性状和排便习惯的改变,如大便直径变细和便秘,其他体征还包括腹痛、体重减轻、便血、缺铁性贫血和乏力。

临床要点
50岁及以上新患缺铁性贫血的人应进行结直肠癌筛查。

查体发现
生命体征:通常是正常的。

视诊：通常可见恶病质，在疾病进展期中颞部和近端肌肉萎缩。在腹水或腹膜癌的情况下，可能会出现腹胀。

听诊：肠梗阻中可能存在肠鸣音消失或亢进。

叩诊：右上腹中的浊音可提示转移性的肝肿大，腹水或腹膜肿瘤可能伴有侧腹浊音。

触诊：腹部肿块或肝肿大和结节。

◎ **特殊检查方法**

直肠指检：肿块或有血迹。

应做检查

实验室检查：CBC（缺铁性贫血，平均红细胞容积降低）、代谢功能检查（肝脏转移时可能出现肝酶升高）和其他血清学检查［癌胚抗原（CEA）不用于诊断，但有助于量化治疗效果或监测复发，术后CEA＞5 ng/mL提示预后不良］。

> **临床要点**
>
> 解没食子酸链球菌（牛链球菌）菌血症和心内膜炎与结肠癌有关。

影像学检查：如果常规结肠镜筛查有难度或禁忌证，CT虚拟结肠镜成像（CTC）可作为初步检查方法。对于大于6 mm的癌症和息肉，CTC的诊断性能与内窥镜相似。CTC可用于结肠癌的分期与结肠伴发其他病变的诊断。腹部CT扫描通常被用于结直肠癌的诊断和评估分期（图3.64）。

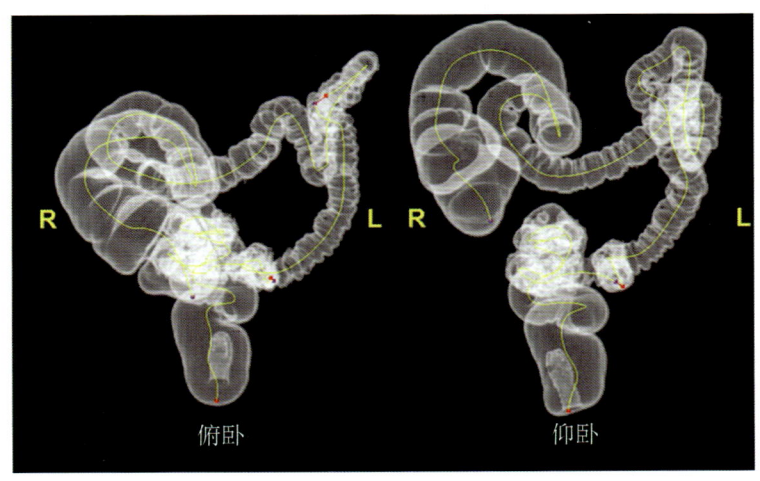

（A）

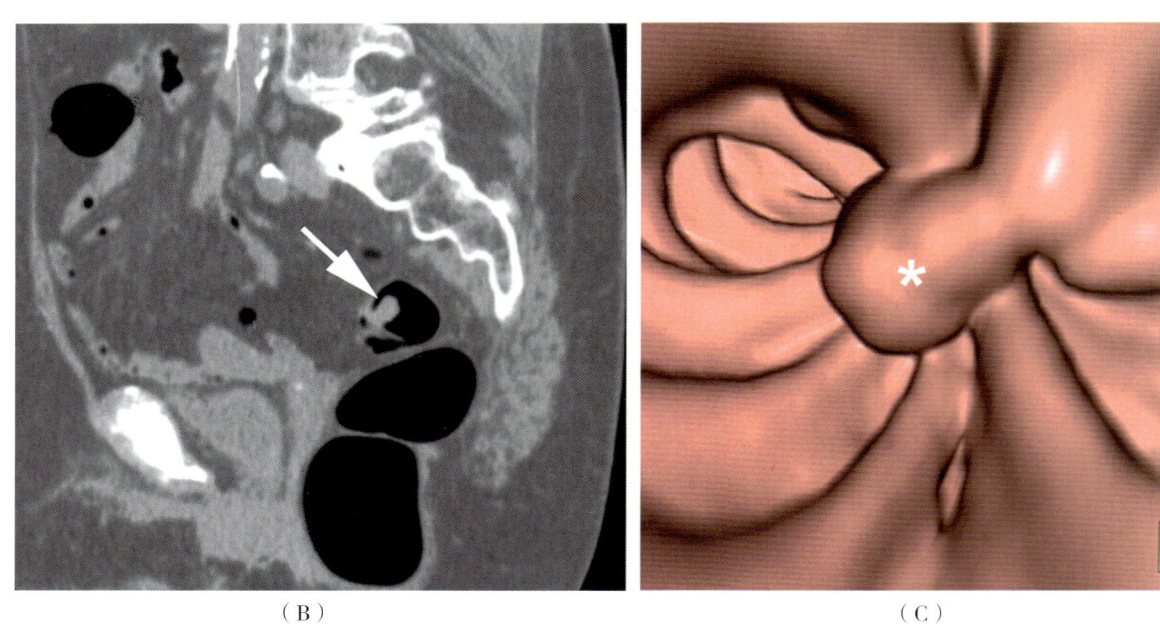

（B） （C）

图3.64　CT虚拟结肠镜成像（通过采集仰卧位和俯卧位图像，然后使用算法重建结肠图像来模拟结肠镜检查）

图3.64（A）显示在俯卧位和仰卧位重建结肠，图3.64（B）显示结肠内有带息肉（长箭头），图3.64（C）显示重建结肠CTC的腔内视图（类似于结肠镜下所见）可见息肉（星号）。

◎ **特殊检查方法**

通过结肠镜活检获取病理结果是诊断结直肠癌的金标准。

第四章

盆 部

JOSHUA M. LIAO   R. PHELPS KELLEY
LAURA E. SMITH   SAGAR DUGANI
KELSEY E. MILLS   KENNETH B. CHRISTOPHER

盆腔是连接腹部和下肢的解剖区域。成对的髂骨、坐骨和耻骨融合组成骨盆（图4.1）。骨盆向前通过耻骨联合相连接，向后通过骶尾骨相连接。髂骨有三个棘，其名称与其在髂骨上的解剖位置相对应，分别是髂前上棘（ASIS）、髂前下棘（AIIS）和髂后上棘（PSIS）。骨盆内的空间分为两个区域：假骨盆（或大骨盆）和真骨盆（或小骨盆）。假骨盆包含腹部器官。真骨盆含有血管、神经、肌肉及其肌腱、胃肠道（GI）和泌尿生殖系统（GU）的器官，这些结构通过真骨盆孔道与周围的腔室连通。

会阴指大腿和臀部之间的区域，从尾骨一直延伸到耻骨，向上延伸至会阴上方的浅筋膜间隙，向下至骨盆隔膜下方的浅筋膜间隙。会阴包括肛门和外生殖器：男性为阴茎和阴囊，女性为外阴（图4.2）。

本章对骨盆和会阴常见疾病的诊断进行综合的分析。由于一些乳腺病变可能与盆腔病变相关联，因此乳腺检查的方法在本章中也有所介绍。

初步评估

盆腔和会阴疾病通常会出现症状，包括全身或局部性疼痛、发热、泌尿系统症状（如排尿困难、尿频和血尿）、皮疹、水疱性病变、阴道出血或脓性阴茎或阴道分泌物。

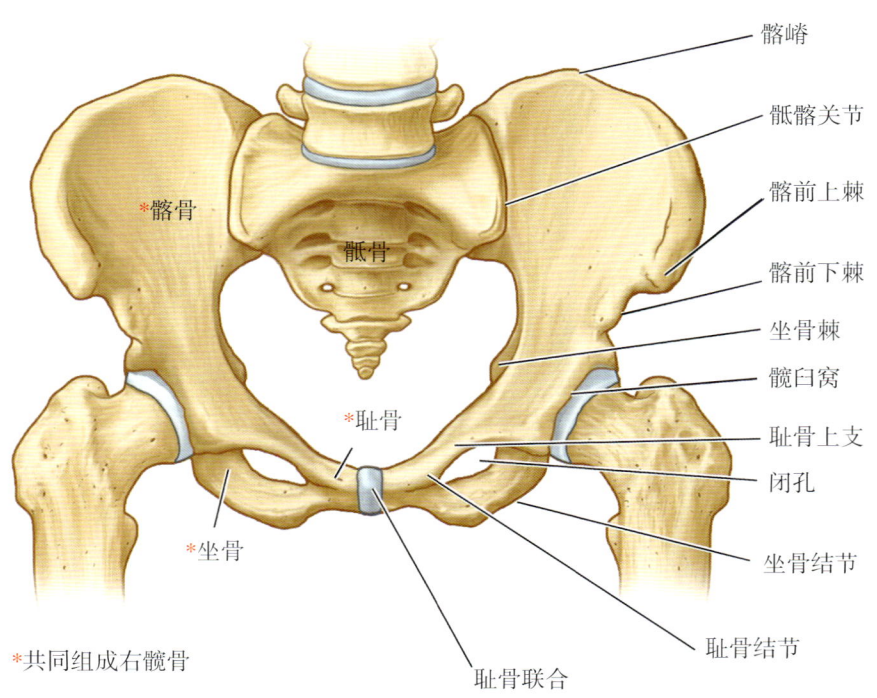

图4.1 骨盆解剖

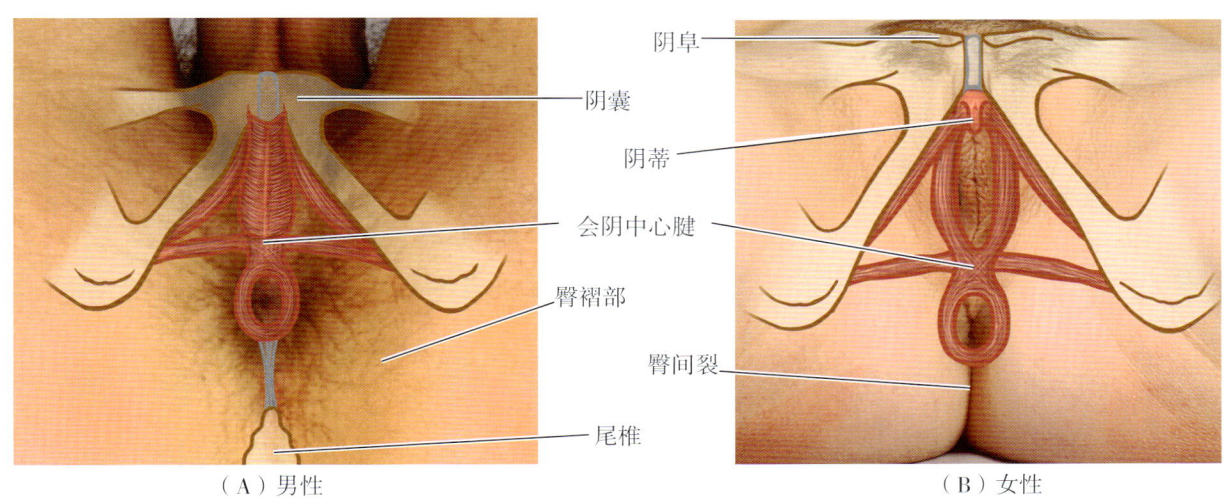

图4.2 男性和女性会阴区及其浅表肌肉

盆腔和会阴的一般检查

为了观察盆腔和会阴有无异常，需要患者取仰卧位或截石位来进行体格检查。系统的体格检查包括视诊、触诊、叩诊和听诊。检查时要遮盖住患者胸腹部，只需暴露出被检查区域。

临床医生站在患者面前，观察其双侧髋部皮肤是否有外伤、红斑、淤斑或水肿，有无肿块、明显的肌肉萎缩和骨性突起。由于髋部骨折或脱位可能会影响下肢的对称性（第六章），因此观察时还需注意双下肢的长度是否对称，是否存在内旋或外旋。此外，应注意双侧腹股沟区是否有皮肤病变和肿块，该征象提示可能为疝气或淋巴结病。如果症状与泌尿系统有关，则应检查外生殖器。注意观察外生殖器是否有明显的损伤、漏尿、出血、皮肤异常或淤血。乳房检查将在单独的章节中讨论。

检查盆腔时可能需要一名陪护。视诊结束后，触诊盆腔疼痛或不适的部位以确定是否存在肿块、结节或淋巴结肿大。还应进行宫腔内检查（另行讨论），以确定可能存在的盆腔肿块。接着，叩诊盆腔以评估盆腔充盈或肿胀。最后，听诊盆腹部区域，以判断盆腔的症状是否与腹部疾病有关（第三章）。

实验室检查

对盆腔和会阴疾病诊断有用的常见实验室检查包括：全血细胞计数（CBC），可用于感染、贫血或血液系统恶性肿瘤的诊断；肿瘤标志物如CA125（上皮性卵巢癌和其他疾病中可升高）的检查。宫颈刮片检查用于宫颈癌筛查。血清电解质（钠、钾）和肾功能［肌酐（Cr）、碳酸氢盐和血尿素氮（BUN）］检查可以反映泌尿系统中的肾功能损害。尿液分析和尿沉渣可用于评估尿路感染（UTI）、血尿和蛋白尿，以及是否存在管型或肿瘤细胞。在有明显家族病史的情况下，乳腺癌1号基因（BRCA1）和乳腺癌2号基因（BRCA2）基因突变可作为卵巢癌和乳腺癌的危险因素加以评估。

盆腔和会阴的影像

常用的成像方式包括X线、计算机断层扫描（CT）、磁共振成像（MRI）和超声。在某些情况下，正电子发射断层扫描（PET）可用于评估炎症或恶性肿瘤的代谢活动。根据检查部位的不同，首选的检查方法也有所不同。

骨盆X线片是评估骨盆骨折和外科植入物的首选检查方式。拍摄时患者取仰卧位，可同时观察患者的双侧关节，这样通过双侧对比易于发现可能存在的不对称的变化。下面将介绍一种X线成像的阅片方法：

1. 确定X线射入方向［如前后位（AP）、后前位（PA）或侧位］。
2. 评估是否存在骨折，关节间隙是否正常。
3. 评估外科植入物（如螺钉或钢板）。
4. 评估软组织内是否有明显的血肿、结节或其他异常。

X光也可以用来观察肾结石和乳腺疾病。CT扫描可获得高分辨率的骨骼图像，用以发现X线片无法识别的微小骨折。CT扫描还可以用于显示软组织病变，引导经皮穿刺活检，发现肾结石（不注射对比剂，因对比剂不利于结石的显示）。MRI扫描可用于诊断软组织、髋关节、肾实质和乳腺的病变。

第一节 系统概述

 女性生殖系统

概述

女性生殖器官位于盆腔，在盆底肌肉和腹膜之上。女性生殖系统与盆腔边缘及升结肠、降结肠、乙状结肠交界。女性生殖系统的器官包括阴蒂、阴道、子宫颈、子宫、输卵管和卵巢。输卵管将卵子从卵巢输送到子宫，也是受精的场所。子宫颈向下延伸至阴道穹窿。在子宫颈的中心和远端有宫颈外口，它是阴道和子宫之间宫颈管的外开口（图4.3）。

体格检查

患者在接受女性盆腔检查时，应取截石位仰卧在检查台上，双下肢外展，屈髋屈膝，臀部外旋，双脚置于脚镫。体格检查包括外生殖器检查、阴道和宫颈的内窥镜检查、宫颈刮片检查（Pap试验）（如有需要）和双合诊检查。

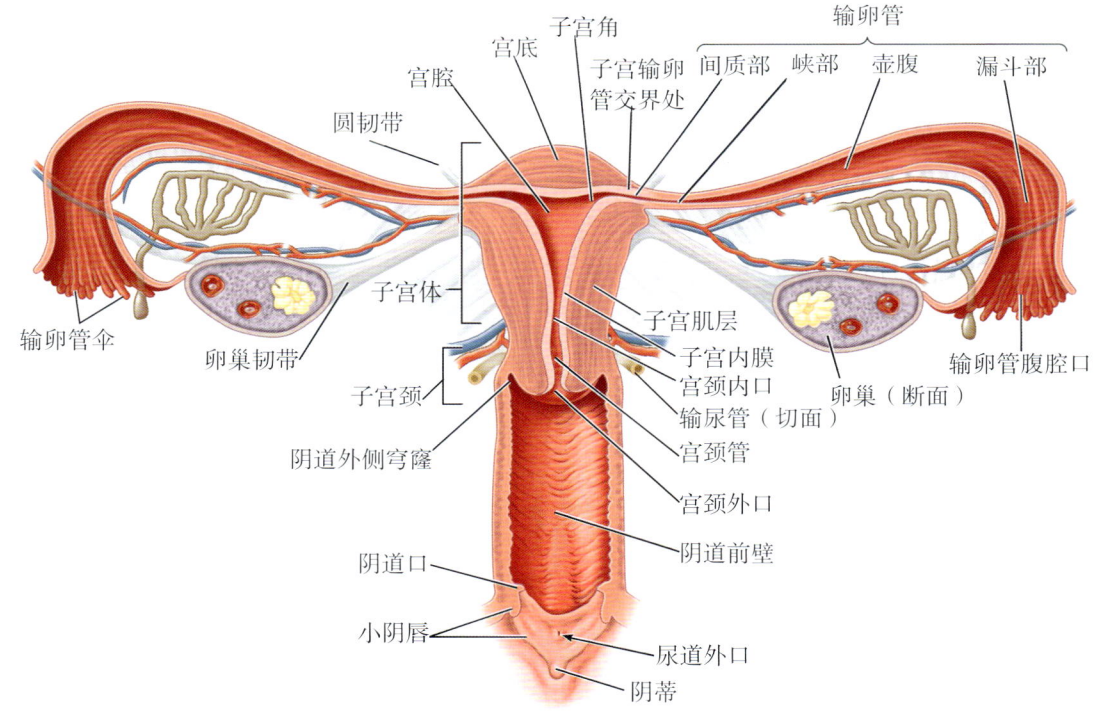

图4.3 女性生殖器的冠状切面

外生殖器（统称外阴）包括小阴唇、阴蒂、尿道口和阴道口。检查时，应观察皮肤质地的变化，是否有阴道分泌物，外生殖器是否存在损伤、红斑和肿胀。内部检查时，选择大小适中的窥器。临床医生戴着手套，一只手分开大阴唇以充分显示阴道入口，另一只手将窥器插入阴道，并缓慢向前推进并向下轻柔地压入阴道穹窿。观察阴道穹窿和宫颈时，应注意其颜色有无变化，有无肿块、出血或分泌物（图4.4）。如果发现有分泌物，可以取适当的宫颈或阴道拭子。若有必要，可进行Pap试验筛查早期宫颈癌。样本采集完后，临床医生应关闭窥器并慢慢取出，同时观察阴道壁是否有异常。

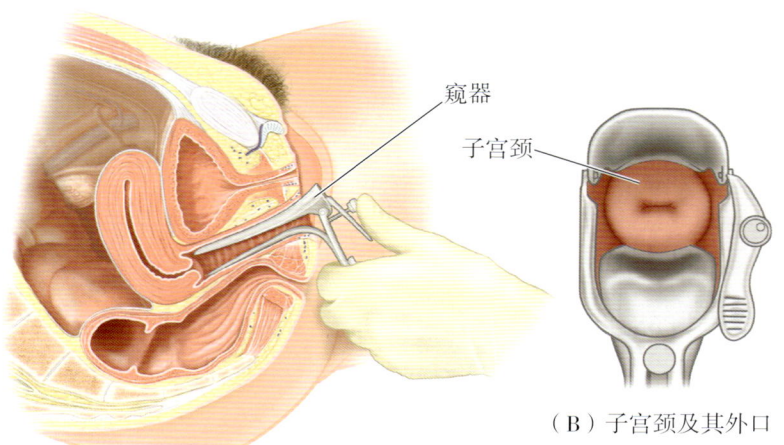

（A）使用窥器进行检查

（B）子宫颈及其外口

图4.4　内窥器检查

双合诊有助于子宫、宫颈和附件（卵巢和输卵管）的评估，如图4.5所示。在进行检查前，临床医生首先要询问患者是否有触痛或不适的地方。然后将润滑凝胶涂于惯用手第二、三指的指尖，角度向下轻轻插入阴道，这样可触诊宫颈的大小及通畅度是否存在异常。接下来，将非惯用手放在耻骨和脐之间的下腹部，用惯用手抬高子宫颈来触诊子宫。此时需注意子宫的大小、形态、活动度和方向（如前位、后位或中位）。再接下来，将阴道内的手指和下腹部的非惯用手同时向盆腔的左下象限（LLQ）或右下象限（RLQ）移动，可分别触诊两侧附件并记录下附件大小、是否有疼痛及活动度。最后还需注意的是，可以用直肠、阴道指检来评估子宫直肠窝是否存在肿块，如恶性肿瘤或子宫内膜异位症等。

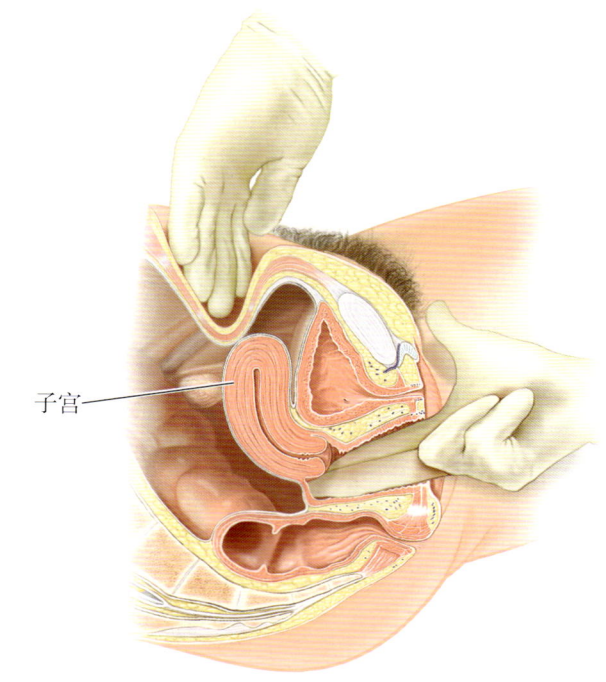

图4.5　双合诊检查子宫的形态、大小、质地和可能存在的肿块

影像

超声和MRI检查可以对女性生殖系统进行进一步评估，如图4.6和图4.7所示。

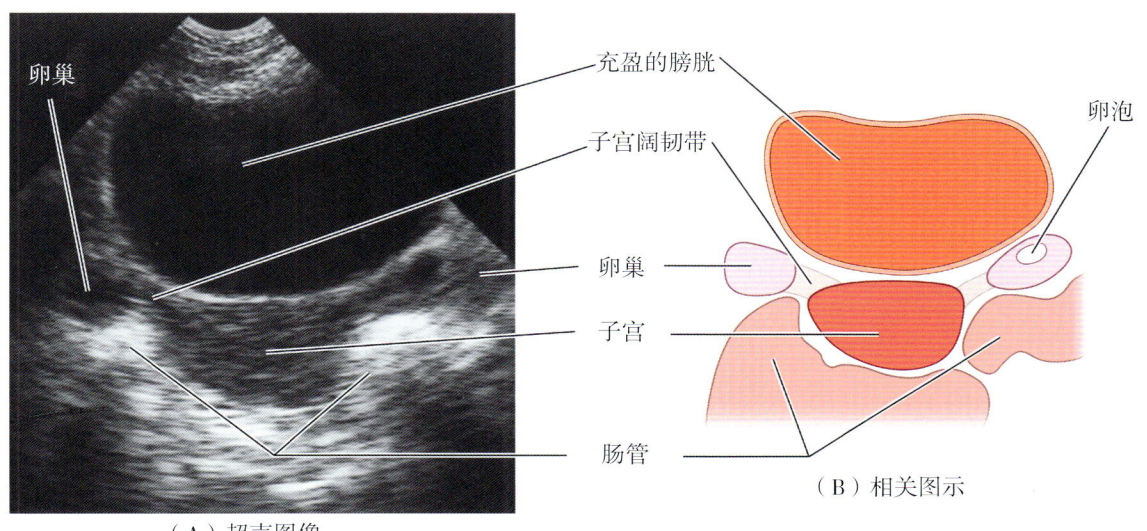

图4.6 子宫和卵巢的超声图像及其相关的图示

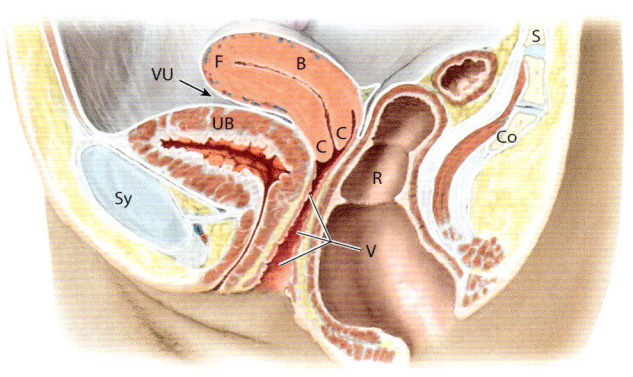

（A）正中矢状面解剖图

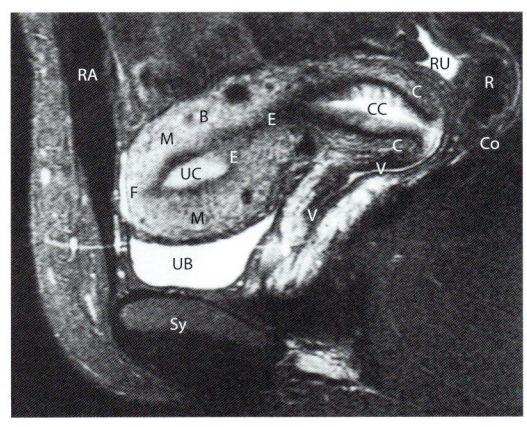

（B）MRI正中矢状面

图4.7 女性盆腔正中矢状面解剖图和MRI正中矢状面

注释	
B	子宫体
C	子宫颈
CC	宫颈管
Co	尾骨
E	子宫内膜
F	子宫底
M	子宫肌层
R	直肠
RA	腹直肌
RU	直肠子宫陷凹
S	骶骨
Sy	耻骨联合
UB	膀胱
UC	子宫腔
V	阴道
VU	膀胱子宫陷凹

男性生殖系统

概述

男性生殖器官包括阴囊内的睾丸、盆腔内的精囊和前列腺、腹膜内的尿道球腺及前列腺后尿道。射精时，精子从睾丸经附睾进入输精管，再经精囊管汇入射精管，然后流入前列腺尿道，与尿道球腺的分泌物合并最终形成精液（包含精子、精囊液、前列腺液和尿道球腺液体），最后通过外尿道口射精（图4.8）。

前列腺位于膀胱下方，直肠前方，由一层薄薄的膀胱-直肠隔膜将前列腺与直肠分隔开来。在男性生殖系统的体格检查中前列腺显得尤为重要。前列腺由五个叶组成：一对侧叶、一个位于尿道前方的前叶、一个位于尿道后方的中位叶和一个位于直肠前壁的后叶。前列腺的许多外分泌腺液流入前列腺尿道，从前列腺尿道部开始，精液与尿液共用一个通路（图4.8）。

体格检查

患者在接受男性外生殖器的检查时多取仰卧位，但在检查阴囊时应取站立位，因为这有助于精索静脉曲张和疝气的发现。视诊时，临床医生需注意患者外生殖器是否有肿块、红斑、脱皮、阴茎漏尿和其他异常。在检查阴茎时，如果有包皮，应要求患者上翻包皮将龟头暴露出来。

> **临床要点**
>
> 不能上翻包皮被称为包茎，不能把上翻的包皮恢复到原来的位置被称为包皮嵌顿。

包皮上翻可显露出其内面的包皮垢，这是一种良性的油性物质，有助于润滑包皮在龟头上的运动。龟头是常见的性传播感染（STIs）的部位，如梅毒硬下疳或尖锐湿疣。正常尿道口位于龟头的中部；然而，先天性尿道下裂的患者的尿道口会向腹侧移位，临近龟头的边缘。视诊之后，触诊阴茎海绵体是否存在肿块或结节。触诊龟头时使尿道张开，观察有无分泌物排泄。

接下来，应观察阴囊是否存在病变和不对称的改变，如一侧阴囊空虚（可能反映隐睾）或一侧阴囊增大（可能存在积液、积血或肿块）。临床医生应触摸睾丸、附睾和精索，评估其大小是否合适、形状是否规则和硬度是否适中。另外，直肠指诊（第三章）有助于前列腺的评估。

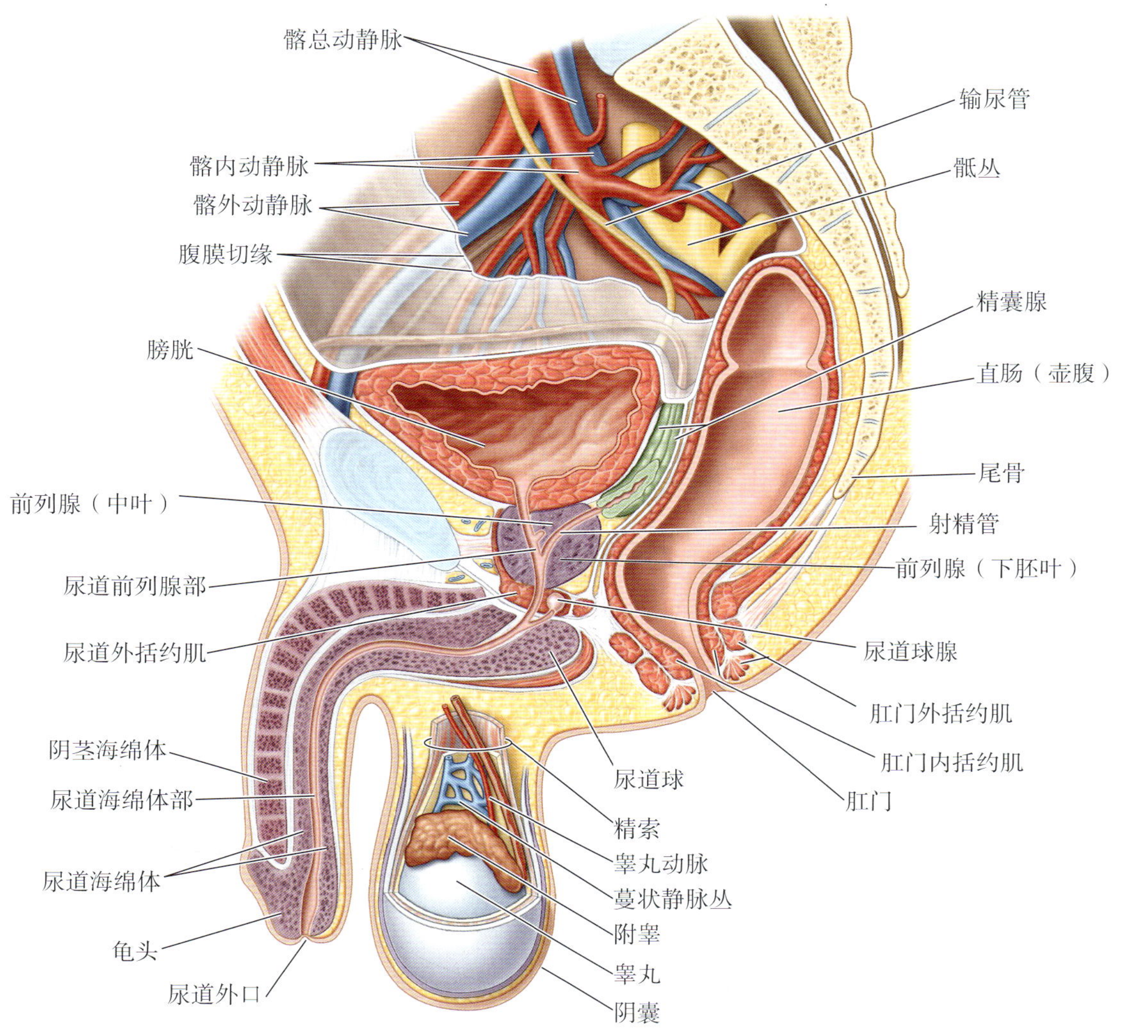

男性盆腔和阴茎的正中矢状切面图，阴囊和其内睾丸的阶梯式解剖示图

图4.8　男性盆腔和会阴的内部结构

影像

CT和MRI有助于进一步评估男性生殖系统，如图4.9和图4.10所示。超声也可用于对阴囊和前列腺的评估。

泌尿系统

概述

泌尿系统由肾脏、输尿管、膀胱和尿道组成（图4.11）。肾脏位于腹膜后的深部，除非患者身体骨瘦如柴或肾脏体积显著增大，否则不易触诊（第三章）。输尿管从肾脏出来，经髂血管分叉处，流入膀胱底部的后方。尿道从膀胱出来，通向尿道外口。女性尿道非常短。相比之下男性的尿道更长一些，途经前列腺和阴茎。男性尿道分为四段：前列腺前部、前列腺部、膜部和海绵体部。自尿道前列腺部之后，男性尿道兼有泌尿和生殖功能。尿道海绵体部穿过阴茎，可直达尿道外口。

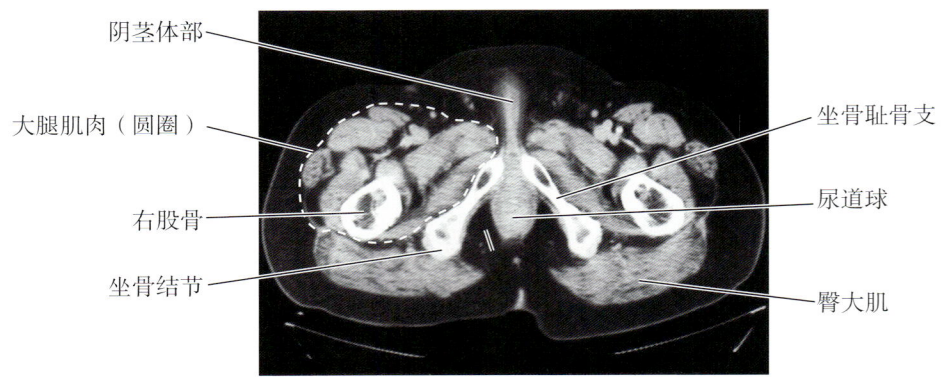

图4.9　男性盆腔近阴囊层面轴位CT扫描（下面观）

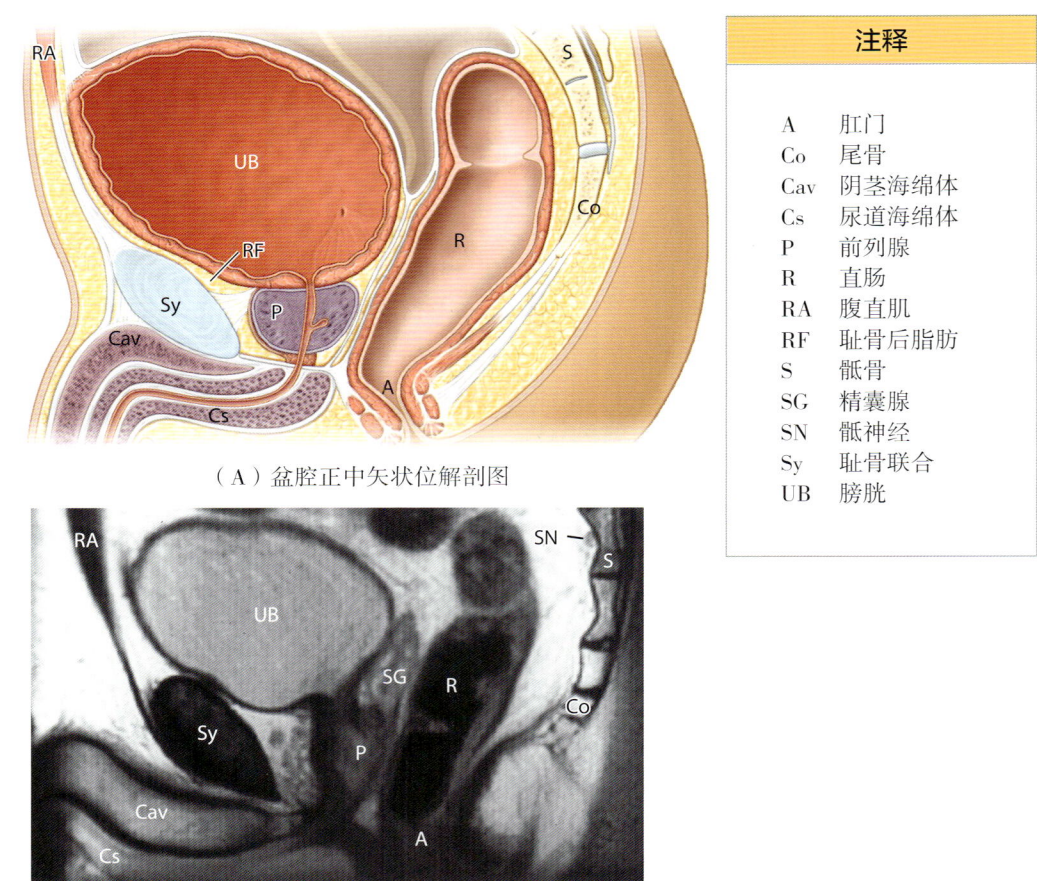

（A）盆腔正中矢状位解剖图

注释	
A	肛门
Co	尾骨
Cav	阴茎海绵体
Cs	尿道海绵体
P	前列腺
R	直肠
RA	腹直肌
RF	耻骨后脂肪
S	骶骨
SG	精囊腺
SN	骶神经
Sy	耻骨联合
UB	膀胱

（B）正中矢状位MRI

图4.10　男性盆腔及会阴的解剖图和MR图像

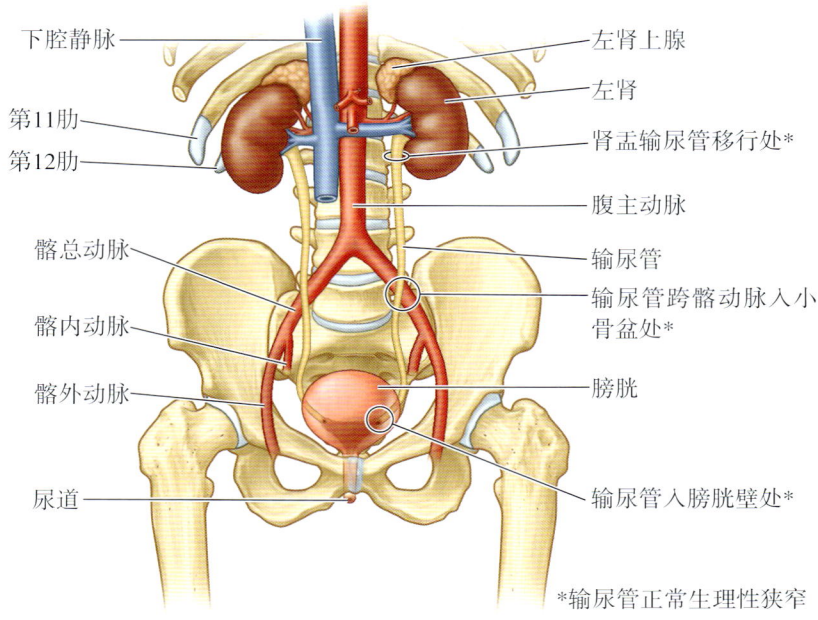

图4.11 生殖泌尿系统脏器的正面观

体格检查

检查时，患者仰卧在检查台上。临床医生一手平贴于患者脊肋角处并用力托起，另一手在同侧肋腹部随患者深呼吸而缓慢触诊并评估肾脏的硬度、形状和有无压痛。另外由于脾的存在，相比右肾，左肾更难触诊。体格检查也适用于肾盂肾炎的评估。嘱患者坐直，以适度力量叩诊脊肋角，这种手法引起的疼痛被称为脊肋角叩痛，常见于肾盂肾炎（第三章图3.22和图3.23）。

由于膀胱位于耻骨联合的深面，因此当它没有尿液充盈时不容易被触诊到。若膀胱内尿液充盈量大于等于500 mL，嘱患者取仰卧位，可在耻骨联合上方触摸到膀胱顶。若膀胱内尿液进一步充盈，则在耻骨联合上方可闻及叩诊浊音。触诊膀胱顶处的压痛，被称为耻骨上压痛，提示细菌性膀胱炎。

影像

X线片、超声和CT检查有助于对男性生殖系统进行进一步评估，如图3.24（第三章）所示。

乳房

概述

乳房是前胸壁的一部分，女性比男性更显著。乳房由腺体和支撑性的纤维组织组成，乳房最突出的部位是乳头，其周围圆形的皮肤色素沉着区被称为乳晕（图4.12）。大体上看，乳房可分为四个象限，由于其外上象限腺体组织最多，因此大多数乳腺肿瘤好发于此处（图4.13）。

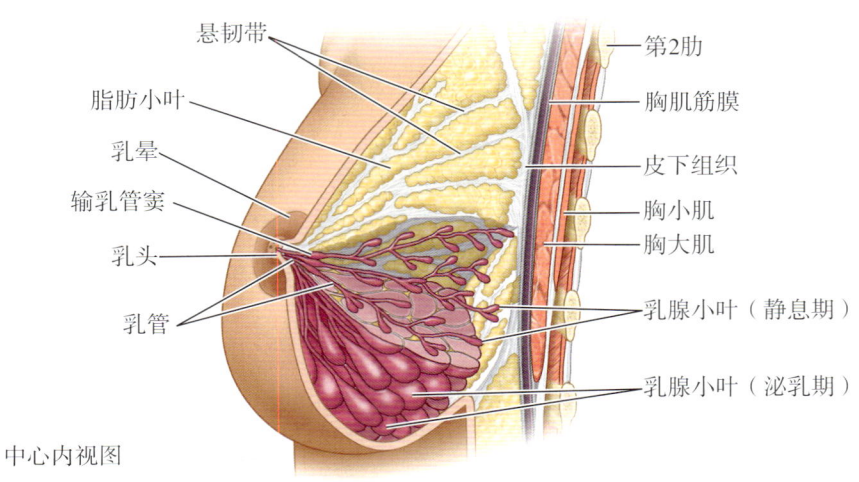

图4.12 女性乳腺矢状位示意图

该图展示静息期和泌乳期的乳腺小叶，以及乳房和胸部深层结构的解剖。

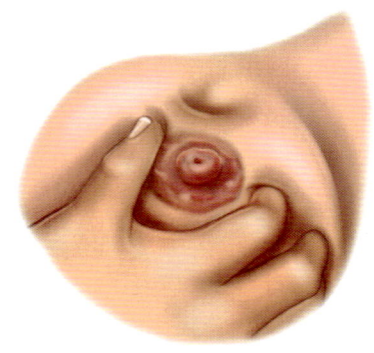

图4.13 女性乳房的体表解剖

体格检查

检查时应有女性陪护，患者坐在检查台上，双臂置于身侧，只暴露检查区域，将胸部其余部分遮蔽好。临床医生首先观察患者乳房的颜色、大小、是否对称，乳头或乳晕区是否规则，是否有明显肿块、皮肤皱缩、结节，是否有自发性溢乳（图4.14）。视诊时还可嘱患者变换不同体位，观察患者乳房是否存在异常，如让患者双臂高举过头顶，或让患者双手叉腰，或让患者身体前倾。

视诊完后，嘱患者取仰卧位进行触诊检查。

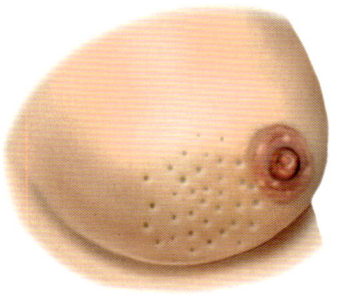

（A）乳头内陷征　　（B）皮肤水肿（橘皮样改变）　　（C）乳头内陷和偏移

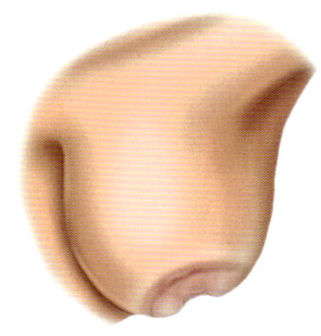

图4.14 乳腺癌的体表征象

乳房触诊的一种手法是图4.15所示的垂直迂回检查法，这有助于评估乳房浅层或深层组织的异常。最后，触诊乳头以评估其弹性，在一些潜在的乳腺癌患者中可发现乳头的弹性降低。作为体检的一部分，虽然大部分做乳房检查的人群为女性，但男性也要进行乳房检查以排除病变。

在视诊和触诊乳腺组织后，接下来要评估淋巴结。检查腋窝淋巴结时，患者取坐位，手臂置于身侧。临床医生应从患者腋窝顶到锁骨中线触诊，评估淋巴结的大小、形态、规则性、可移动性和质地（图4.16）。

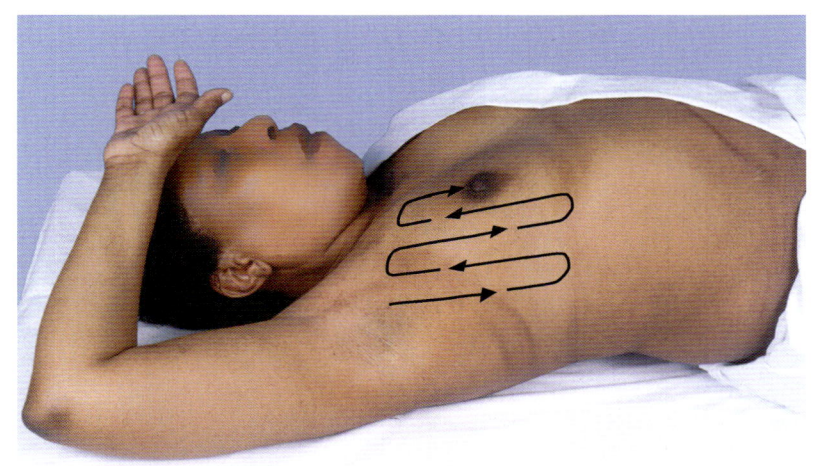

图4.15　垂直迂回检查法

该方法可检查乳房是否有压痛和肿块。检查者从某个区域开始系统地触诊乳房，以发现潜在的异常。

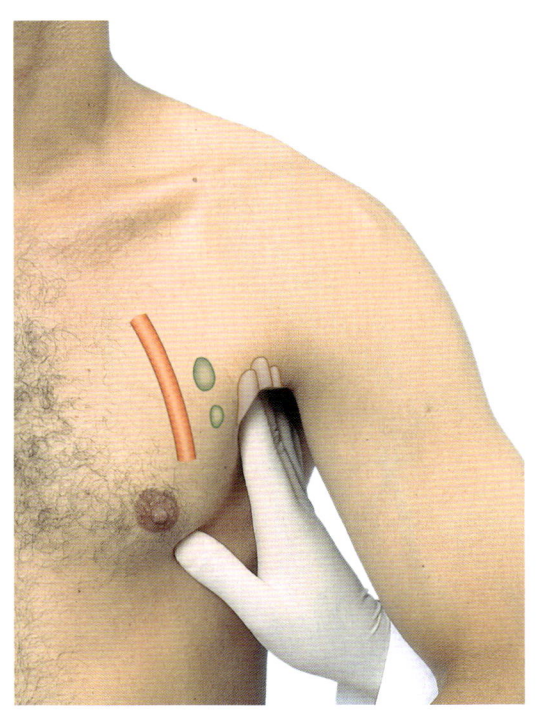

图4.16　腋窝淋巴结的触诊方法

影像

乳腺钼靶、超声、MRI和CT扫描有助于进一步评估乳腺，如图4.17和图4.18所示。

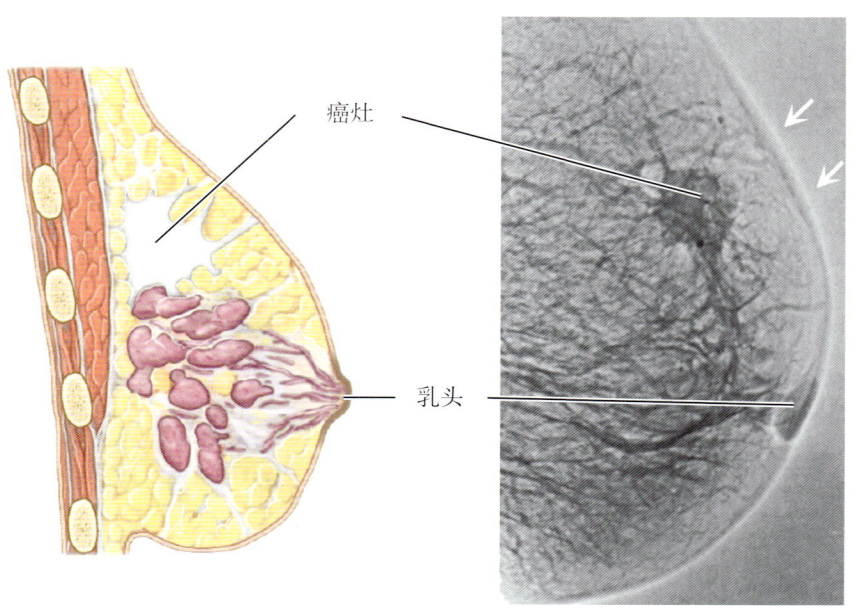

图4.17　乳腺癌的解剖学和X线表现

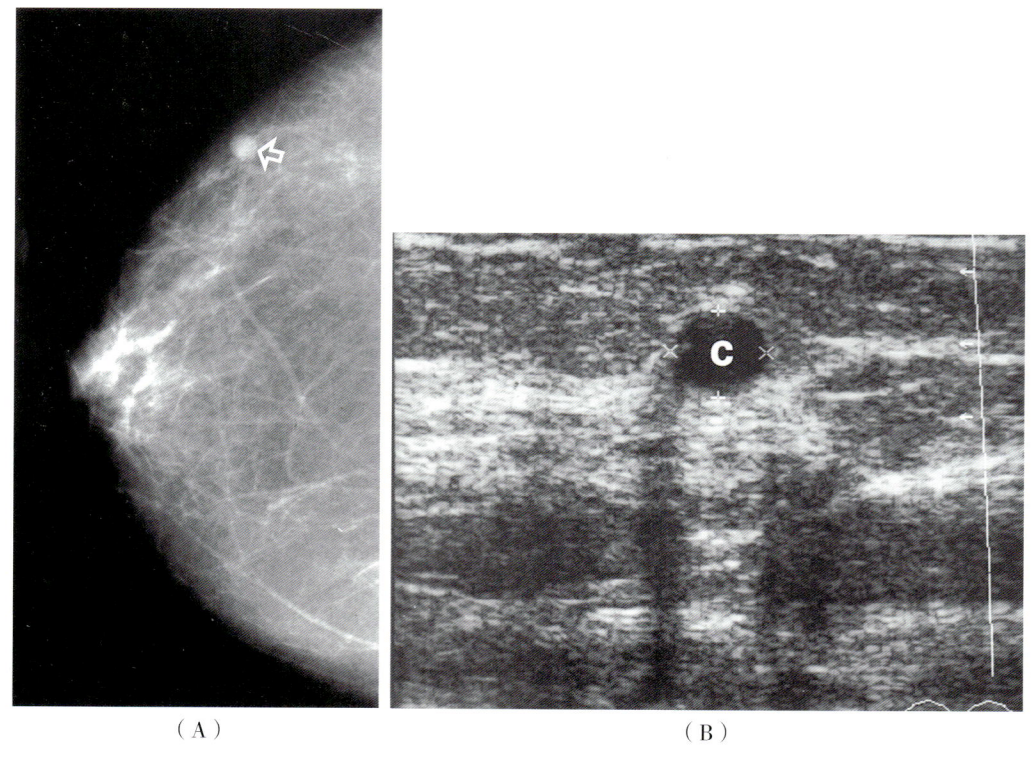

图4.18　乳腺影像检查

良性乳腺囊肿［图4.18（A）］乳腺钼靶X线显示为边界清晰的肿块（空心箭头），相应的超声［图4.18（B）］显示病灶边界清晰的液性暗区。

第二节 临床病例

异位妊娠

情况介绍
25岁女性患者,右下腹剧烈疼痛,末次月经6周前。

定义
异位妊娠指受精卵于子宫腔外着床发育,98%的病例发生在输卵管。

常见原因
最常见的原因是宫外孕史和盆腔炎(PID)。因先前异位妊娠接受过保守手术治疗的女性有高达15%的再发风险,而接受过药物治疗的女性的再发风险常小于10%。盆腔炎通常由沙眼衣原体或淋病奈瑟菌引起,常与性伴侣的数量有关。

其他原因,包括输卵管因素不孕、输卵管手术史、腹部手术史、子宫肌瘤和体外人工授精,都可导致异位妊娠。

临床要点
异位妊娠危及生命的并发症是破裂。以下因素可导致异位妊娠破裂的风险增加:输卵管损伤和不孕史,诱导排卵,血清β-HCG水平高于10 000 mIU/mL。

鉴别诊断
腹痛:鉴别诊断包括阑尾炎、肾结石、卵巢扭转、卵巢囊肿破裂、炎症性肠病加重、肠易激综合征、髂腰肌劳损。

临床表现
症状包括下腹痛、晕厥前兆、闭经和阴道出血。

查体发现

生命体征：可出现心动过速和低血压。

视诊：窥器检查可发现阴道出血，但宫颈口通常是闭合的。

触诊：下腹部有明显压痛，伴有反跳痛和触痛。可触及附件区包块。双合诊检查时，可有宫颈举痛。

应做检查

实验室检查：CBC（白细胞增多提示感染，贫血与大量失血时CBC指标大致相同）和代谢组合检查（BUN∶Cr > 20∶1提示低血容量）。如果血小板减少，考虑弥散性血管内凝血（DIC）并检查凝血功能［国际标准化比值（INR）升高，部分凝血活酶时间（PTT）升高，纤维蛋白原降低］和外周血涂片（碎裂红细胞）。应尽快对患者的血型进行分析和筛查，以便在需要时使用Rho（D）免疫球蛋白（RhIg），必要时进行交叉匹配输血。尿人绒毛膜促性腺激素（HCG）定性检查和血HCG定量检查均可用于妊娠筛查。

影像学检查：经阴道超声（TVUS）是评估有无宫外孕的主要影像学方法（图4.19）。TVUS检测宫内妊娠的能力取决于血清β-HCG水平。当血清β-HCG水平高于1 500～2 000 mIU/mL时，其诊断宫内妊娠的特异性高于90%。当血清β-HCG水平较低时，其特异性、敏感性和阳性预测值也会随之降低。

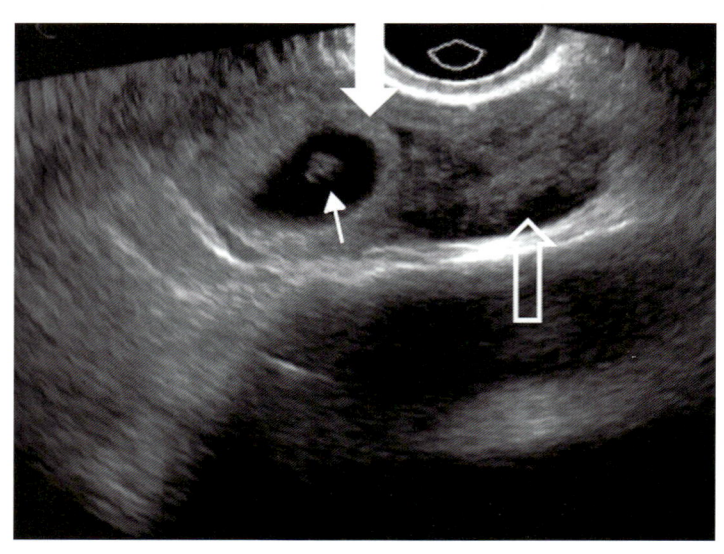

图4.19 异位妊娠的超声图像

图像显示厚壁妊娠囊（实心大箭头），附近的卵巢（空心箭头），妊娠囊内的胚芽（长箭头）。

临床要点

对于育龄女性，应经常进行尿β-HCG定性检查，以评估妊娠情况。如有必要，还可以进行血HCG定量检查。

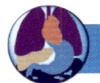 前置胎盘

情况介绍
30岁女性，怀孕32周出现无痛性阴道出血。

定义
前置胎盘是指胎盘组织覆盖或靠近宫颈内口。

常见原因
导致前置胎盘的主要危险因素包括前置胎盘史、剖宫产史、子宫手术史、自然流产或人工流产史、不孕症治疗史。

鉴别诊断
妊娠阴道出血：鉴别诊断包括血管前置、胎盘早剥、子宫破裂。

临床表现
前置胎盘常表现为无痛性阴道出血，多见于妊娠32周左右，出血可危及孕妇和胎儿的生命。

查体发现
生命体征：低血压，取决于失血量。

视诊：肉眼可见阴道出血。根据超声对前置胎盘的危险分级，决定是否进行宫腔内检查。但如非必要，应尽量避免宫腔内检查，因为很可能仅能观察到鲜红的血液。

触诊：腹部触诊通常无异常，子宫柔软无压痛。有前置胎盘的孕妇，常常合并胎位不正（如臀位或横位）。

应做检查
实验室检查：CBC（白细胞增多提示感染，贫血与大量失血时CBC指标大致相同）和代谢组合检查（BUN∶Cr＞20∶1提示低血容量）。如果血小板减少，考虑DIC并检查凝血功能（INR升高、PTT升高、纤维蛋白原降低）和外周血涂片（碎裂红细胞）。应尽快对患者的血型进行分析和筛查，以便在需要时使用Rho（D）免疫球蛋白（RhIg），必要时进行交叉匹配输血。在产前出血的情况下，可进行Kleihauer-Betke试验来评估母体血清中是否存在胎儿血细胞。

影像学检查：经腹和经阴道超声通常用于确定胎盘的位置，后者优于前者（图4.20）。

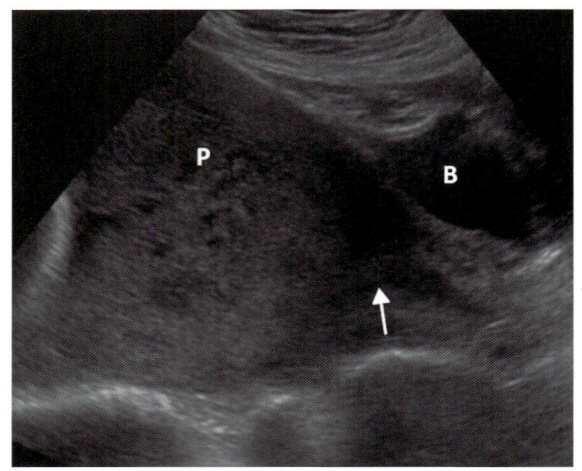

图4.20 前置胎盘超声图像

图像显示胎盘（P），部分膀胱（B）及宫颈内口（长箭头）。

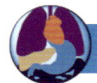 胎盘早剥

情况介绍

36岁女性，妊娠33周，宫缩痛伴阴道出血。

定义

胎盘早剥是指胎盘从子宫壁过早剥离。

常见原因

临床危险因素包括严重的胎儿生长受限、长时间的胎膜破裂、高血压、羊水浑浊、吸烟、高龄产妇（年龄＞35岁）、创伤、可卡因使用和男性胎儿。双胞胎使胎盘早剥发生的可能性约增加了1倍。

鉴别诊断

妊娠期腹痛和阴道出血：鉴别诊断包括临产活跃期、绒毛膜羊膜炎、前置胎盘和子宫破裂。

临床表现

与前置胎盘相反，胎盘早剥典型表现为急性发作的疼痛性阴道出血。胎盘分离诱导产妇分娩，导致宫缩。在部分胎盘早剥的孕产妇（＜20%）中，由于出血部位主要位于胎盘后壁，因此其主诉主要为宫缩，并不见阴道出血，这种情况被称为"隐匿性早剥"。

查体发现

生命体征：低血压，视失血量而定。胎心率异常。

视诊：阴道出血呈鲜红色。

触诊：子宫收缩，胎动减少，下腹压痛。

临床要点

如果临床怀疑胎盘早剥，不应在超声检查前进行宫腔内检查，否则可能导致大出血。

应做检查

实验室检查：CBC（白细胞增多提示感染，贫血与大量失血时CBC指标大致相同）和代谢组合检查（BUN：Cr>20：1提示低血容量）。如果血小板减少，考虑DIC并检查凝血功能（INR升高、PTT升高、纤维蛋白原降低）。特别是检查纤维蛋白原，有助于预测产后出血的可能性。孕妇血清纤维蛋白原<200 mg/dL时产后出血的可能性近乎100%，而纤维蛋白原>400 mg/dL时产后出血阴性可能性近乎80%。应尽快对患者的血型进行分析和筛查，以便在需要时使用Rho（D）免疫球蛋白（RhIg），必要时进行交叉匹配输血。当出现产前出血时，可进行Kleihauer-Betke试验来评估母体血清中是否存在胎儿血细胞。

影像学检查：尽管临床医生认为超声的价值有限（Sn 0.25），但对于典型患者而言，其仍可以清晰显示胎盘和子宫壁之间的积血。当临床高度怀疑为胎盘早剥时，为了提高诊断率，即使超声检查为阴性，也可以考虑进行MRI检查（图4.21）。然而，由于胎盘早剥被认为是产科急诊，因此临床上通常需要及时处理而不会进行影像检查。

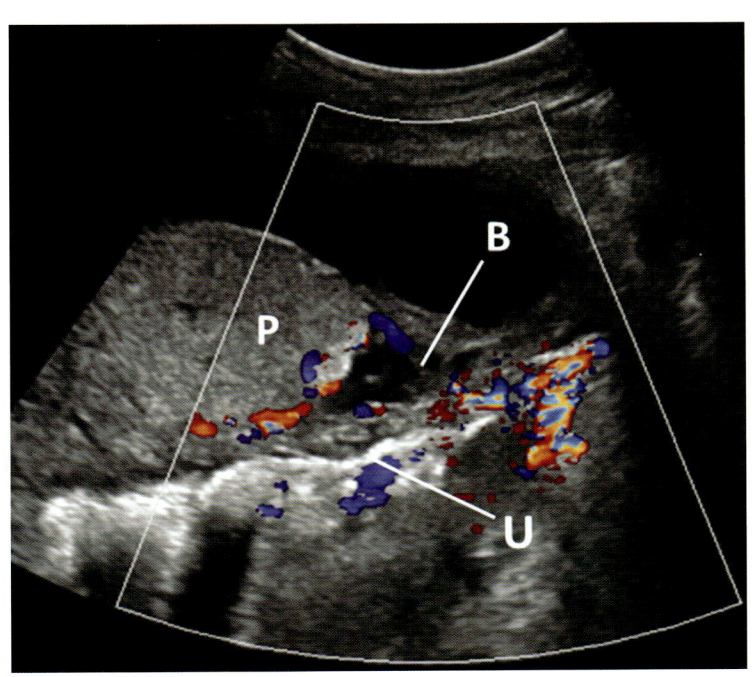

图 4.21　胎盘早剥

腹部多普勒超声显示胎盘顶端（P）和子宫壁（U）之间的出血（B）。

尿路结石

情况介绍

一名35岁女性患者,左下腹出现剧烈的阵发性绞痛,并伴有左侧腹股沟区的放射痛及恶心和呕吐。在发病前的几个小时,患者排尿疼痛并出现血尿。

定义

泌尿系结石或肾结石,由尿路中各类矿物质沉积形成,可阻塞从肾脏到膀胱的任意一处泌尿系腔道(图4.22)。

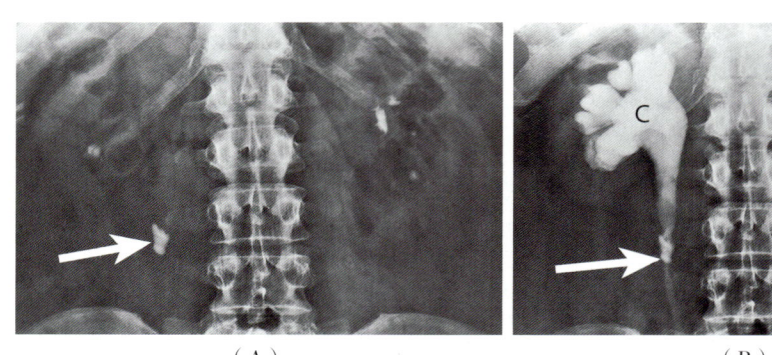

图4.22 多发肾结石

图4.22(A)腹部X线片显示多发肾结石,最大结石(长箭头)位于L3水平。图4.22(B)显示由于结石(长箭头)导致肾集合系统(C)积水。

常见原因

最常见的原因如表4.1所示。

表4.1 尿路结石常见原因

结石类型	特点
钙结石	大多数患者(80%)可有症状出现,结石多以草酸钙或磷酸钙的形式出现
感染性结石(镁、铵、磷酸盐)	与尿液pH值升高和产尿素酶菌的感染有关,如变形杆菌属和克雷伯氏菌属(图4.23)
尿酸结石	与尿液pH值降低和尿中尿酸沉淀有关;易感因素包括痛风、糖尿病和代谢综合征
胱氨酸结石	由于基因突变导致更易感染结石;患者常在低龄时(如童年或青春期)首次发作

鉴别诊断

下腹痛:急性下腹痛的鉴别诊断包括阑尾炎、憩室炎、胆结石、异位妊娠和卵巢囊肿破裂(女性)。

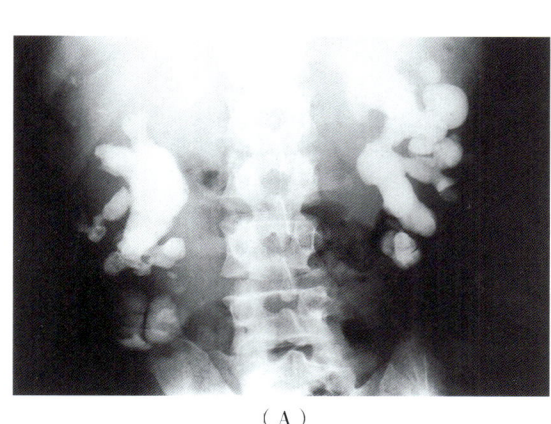
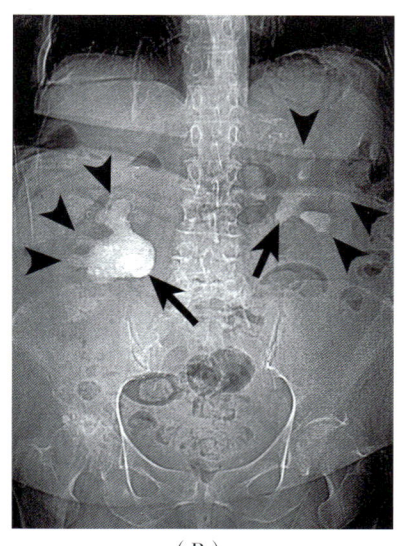

图 4.23 鹿角形结石

图 4.23（A）X 线片可见鹿角形结石。图 4.23（B）为另一位患者的 CT 扫描定位像，显示肾盂（长箭头）和肾盏（箭头）内的鹿角状结石。

临床表现

症状包括侧腹或下腹部疼痛（通常是单侧阵发性）并向腹股沟放射，同时伴有恶心、呕吐、排尿困难和尿急。

> **临床要点**
>
> 输尿管结石所致的疼痛从钝痛到剧烈锐痛均可，有时类似于急腹症或动脉夹层所致的疼痛。

查体发现

生命体征：疼痛时可出现心动过速和呼吸急促，结石继发尿路感染时也可出现发热和其他变化（心动过速、低血压）。

视诊：患者可出现轻度不适（由于钝痛或阵发性疼痛），或极度痛苦（不能平躺）；腹部视诊通常正常，无明显损伤或疤痕。

触诊：肾周触痛（Sn 0.86，Sp 0.76，LR+ 3.6，LR− 0.2）或脊肋角压痛（Sn 0.15，Sp 0.99，LR+ 27.7，LR− 0.9）；未见反跳痛或不自主保护动作。

听诊：可闻及正常肠鸣音。

◎ 特殊检查方法

CVA压痛：患者取坐位，对其脊肋角（CVA）进行叩诊时，明显不适或疼痛常提示急性肾盂肾炎的可能。虽然目前还没有专门的试验来诱发输尿管结石的疼痛，但其他的试验（如Rovsing征、腰大肌征、闭孔内肌征；第三章）和检查（盆腔检查，直肠指检）对于排除非尿路结石引起的疼痛很重要。

应做检查

实验室检查：CBC（白细胞增多，提示感染），尿液分析，尿沉渣，尿β-HCG定性检查（育龄妇女）。如果有必要，还可以进行血清β-HCG定量检查。

影像学检查：腹部CT平扫是诊断该病的金标准。超声可以避免辐射（孕妇使用）。可以使用腹部X线片，但会漏诊小结石，且无法检出尿酸结石。静脉肾盂造影因辐射量大、对比剂反应的风险及新的成像方式的出现而不再使用。

膀胱癌

情况介绍

一名68岁的男性患者，在几周内出现无痛性间歇性血尿伴尿急。

定义

膀胱癌或源自膀胱的恶性肿瘤，是常见的泌尿系统肿瘤。肿瘤的病理分型取决于起源膀胱的不同组织，其发生率也不同，最常发生于膀胱尿路上皮。

常见原因

最常见的原因如表4.2所示。

表4.2　膀胱癌常见原因

恶性肿瘤的类型	特征
移行细胞癌	发达国家最常见的膀胱癌的组织学类型（占这些地区膀胱癌的90%以上），可以发生在泌尿系统的任何地方（如肾盂、输尿管、尿道，以及膀胱）
鳞状细胞癌	发展中国家最常见的类型；它的发展与埃及血吸虫感染和慢性膀胱结石有关
其他（不常见的）类型	腺癌、肉瘤、淋巴瘤和小细胞癌

鉴别诊断

血尿：鉴别诊断包括尿路结石、尿路感染（细菌、寄生虫）、良性前列腺增生（BPH）、医源性（器械）、先天性［多囊肾（PKD）］、血管性（肾梗死）、肾小球肾炎和假阳性症状（月经出血被误认为血尿）。

临床表现

膀胱癌通常表现为无痛性血尿，腰部或耻骨上疼痛通常意味着肿瘤向周边侵袭或转移，可导致尿路梗阻和周围结构破坏。其他可能出现的症状包括尿频、尿急、排尿困难、尿无力、尿不尽及全身症状（体重减轻、厌食、疲劳）。

查体发现

生命体征：通常无明确异常。

视诊：多数无明确异常，但在晚期患者中，可出现恶病质或营养不良。

触诊：触诊时疼痛提示肿瘤侵犯或转移到周围组织，晚期患者可触及实性肿块或肝转移瘤。

听诊：肠鸣音通常是正常的。

应做检查

实验室检查：CBC（感染时白细胞增多、失血时贫血），尿检，尿沉渣，尿细胞学检查和尿培养。

影像学检查：对于疑似膀胱癌患者直接行膀胱镜检查是初步评估的金标准，近年来用荧光膀胱镜辅助治疗进一步增加了膀胱镜的敏感性，特别是提高了原位癌的检出率（图4.24）。虽然超声在上尿道疾病的评估方面有优势，但对于膀胱癌的评估，超声并不占优势（不能准确评估膀胱癌的进展、浸润或分期）。一方面，腹部和盆腔CT扫描有助于评估膀胱癌的分期，并显示其他可能存在的梗阻性肿块（图4.25）；另一方面，与超声或CT扫描相比，静脉肾盂造影可用于发现微小的病变。另外，PET-CT或骨核素显像有助于发现癌症晚期的转移瘤。

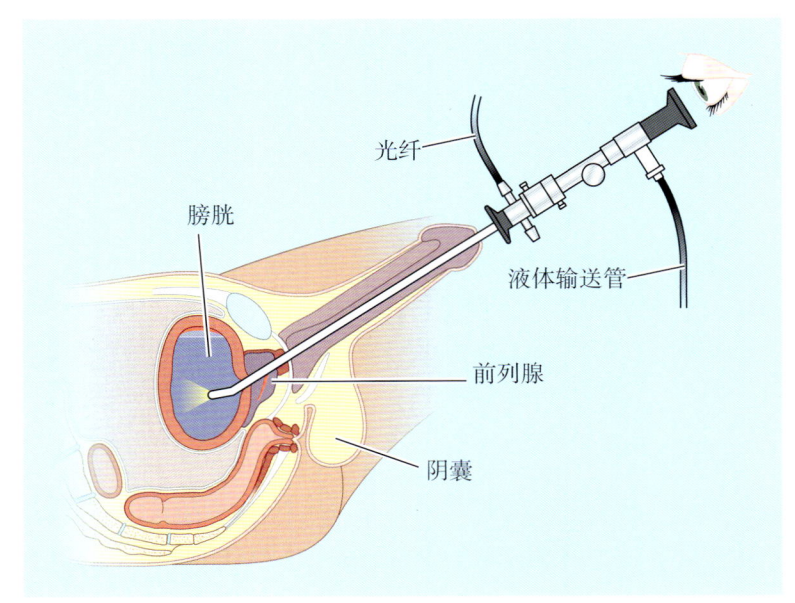

图 4.24　用膀胱镜观察膀胱

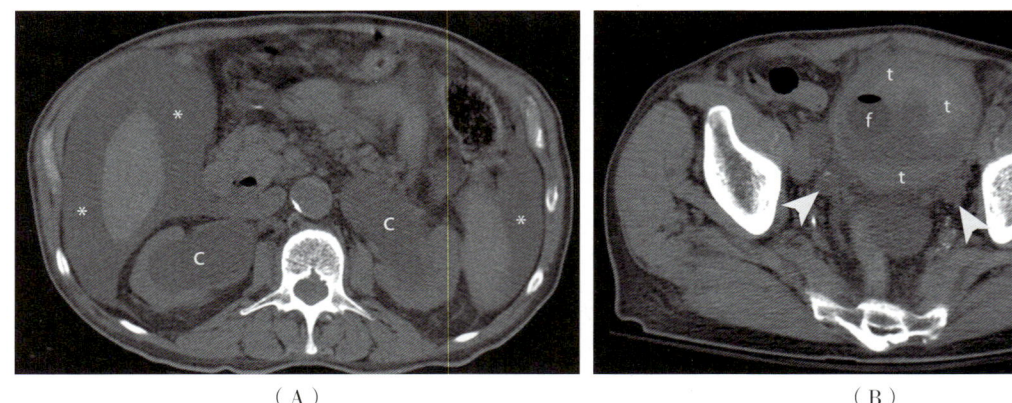

图4.25 膀胱肿瘤导致尿路梗阻

图4.25（A）平扫CT显示双侧集合系统（C）扩张积水，同时伴有腹腔积液（星号）。图4.25（B）显示双侧输尿管远段（箭头）被肿块（t）阻塞（移行细胞癌），膀胱内尚见导尿管留置（f）。

 多囊肾

情况介绍

一名27岁男性，出现右下腹疼痛和发热，体温38.3 ℃（101 ℉），伴有恶心和呕吐。在发病前10个小时，曾有轻度的脐周疼痛。

定义

多囊肾（PKD）属于常染色体显性遗传病，由于 *PKD1* 或 *PKD2* 突变导致肾单元发育异常，最终由于囊肿形成、增大、压迫和破裂而导致肾功能障碍。该病具有表型异质性，具有相同突变基因的患者可有不同的病程。

常见原因

PKD1 突变（位于16号染色体）的发生率约为85%，其相较 *PKD2* 突变（位于4号染色体）的表型更严重。*PKD2* 突变的发生率约为15%，发病较晚，进展较慢。

鉴别诊断

血尿：鉴别诊断包括尿路结石、尿路感染（细菌、寄生虫）、肾小球疾病、前列腺增生（男性）、医源性（器械）、恶性（尿路上皮肿瘤）、血管性（肾梗死）、肾小球肾炎和假阳性（月经出血被误认为血尿）。

临床表现

症状包括腰痛、多尿、夜尿、饱腹感（占位效应）和右上腹疼痛（多囊肝，是PKD最常见的肾

外表现）。

查体发现

生命体征：有时可出现高血压。

视诊：腰部局部隆起或突出。

触诊：有时可触及双侧腰部肿块。

叩诊：通常正常。

听诊：肠鸣音通常无异常。

应做检查

实验室检查：CBC（可出现贫血）、基础代谢组合检查（BUN和Cr升高）、*PKD1*和*PKD2*突变基因连锁分析检测、尿检（可出现蛋白尿和血尿）。

影像学检查：据报道，对有多囊肾家族史的患者而言，超声诊断肾囊肿的敏感性高于90%。然而，由于患者的年龄和囊肿的大小并无明确特异性，因此，CT（图4.26）和MRI扫描T_2加权成像（T_2WI）对识别无症状的年轻患者更敏感。

◎ 特殊检查方法

当影像学检查结果不明确时，可以使用基因检查。而对于患者肾外疾病（如颅内动脉瘤）的影像学筛查仅限于高危患者或存在相关并发症的有个人/家族史的患者。

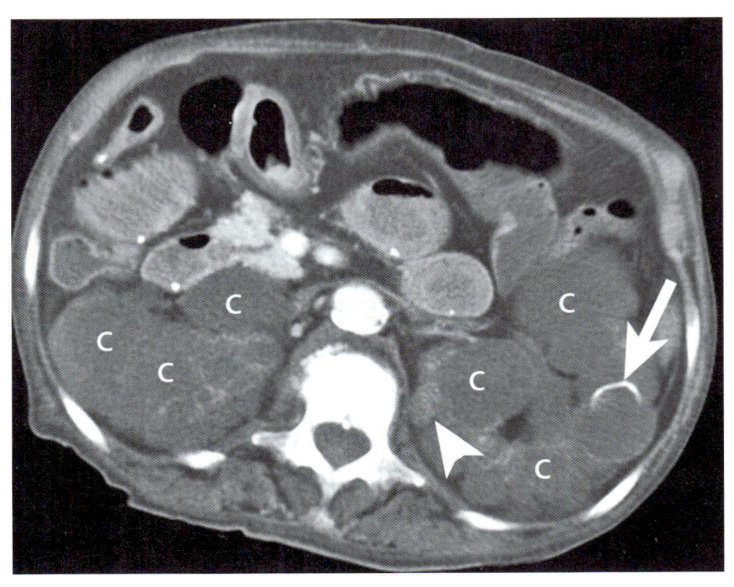

图4.26　CT图像显示多囊肾（C）
囊内密度不等，内含蛋白或积血（箭头），囊壁可见钙化（长箭头）。

肾积水

情况介绍
65岁男性患者，有亚急性右腹痛发作，尿量波动且渐少，伴耻骨上区胀感。

定义
肾积水是由肾盂远端梗阻导致肾盂肾盏的扩张，有时可出现非梗阻性原因导致的肾积水（图4.27）。输尿管积水是与肾积水类似的术语，由输尿管远端梗阻导致的输尿管扩张。

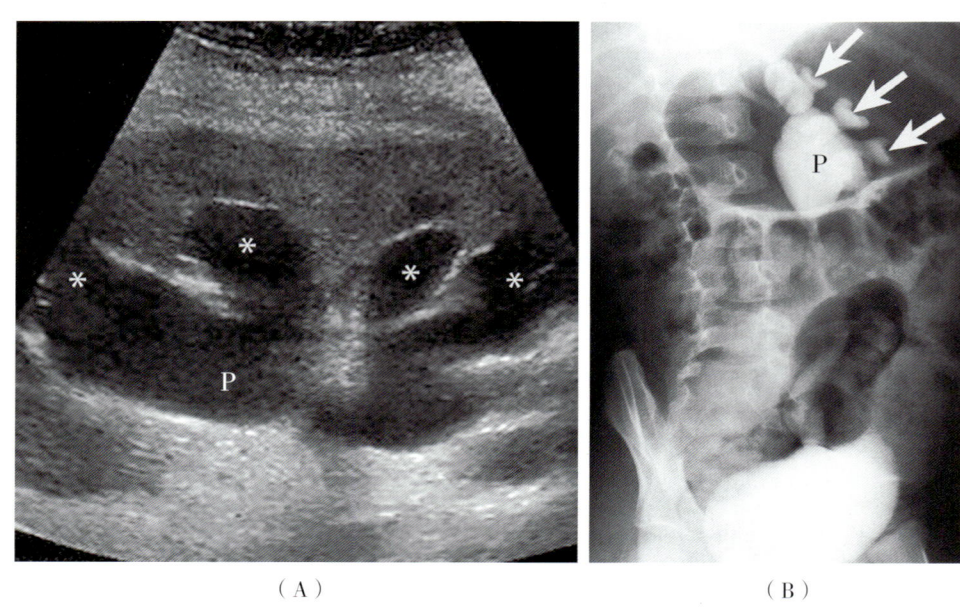

（A） （B）

图4.27 肾积水

图4.27（A）超声矢状位切面显示肾盂（p）和肾盏（星号）扩张。图4.27（B）静脉尿路造影图像显示肾盂扩张（p），肾盏扩张（长箭头）。

常见原因
常见的原因如表4.3所示。

表4.3 肾积水常见原因

原因类型	病原学
内源性梗阻	输尿管、膀胱和尿道的肿瘤、结石、息肉、血凝块、局部狭窄、瓣膜、感染（如结核）
外源性梗阻	肿瘤（如腹膜后淋巴瘤或肉瘤、宫颈癌、前列腺癌）、生殖器官（如输卵管卵巢脓肿、子宫脱垂、卵巢囊肿）、原发性腹膜后或盆腔病变（如腹膜后出血、盆腔脂肪增多、腹膜后纤维化）、血管疾病（如动脉瘤）
非梗阻性原因	妊娠及大量利尿（如显著的肾源性尿崩症）

鉴别诊断

盆腔疼痛：鉴别诊断包括肾结石、胆结石、急性阑尾炎、卵巢囊肿破裂、泌尿系统感染。

临床表现

单纯的肾积水通常不表现出临床症状。然而，当病情进一步发展，可能出现侧腹疼痛不适或耻骨上饱胀感。

查体发现

生命体征：通常无明确异常。

视诊：通常无明确异常。

触诊：可能有耻骨上饱胀感。此外，患者常常会感觉到侧腹压痛，但该症状并无特异性。

叩诊：通常无明确异常。

听诊：肠鸣音正常

应做检查

实验室检查：CBC（白细胞增多，提示感染），基本代谢组合检查（BUN和Cr升高），尿分析，尿沉渣和尿β-HCG定性检查（育龄妇女）。如有必要，还可进行血清β-HCG定量检查。

影像学检查：超声是评价肾积水和输尿管积水的首选影像学手段。腹部CT扫描也可用于该病的评估，特别是当临床希望通过CT扫描找到病因（如尿结石或占位效应）时（图4.27）。静脉肾盂造影虽然可以使用，但该检查受到辐射剂量和对比剂反应风险的限制。

盆腔炎

情况介绍

一名22岁女性，因下腹部疼痛伴发热加重一天而到急诊科就诊。

定义

盆腔炎（PID）是指子宫、输卵管和卵巢的炎症，通常是由性传播感染引起的。如果不及时治疗，盆腔炎会导致盆腔粘连。盆腔炎也是不孕不育和异位妊娠的主要原因。

常见原因

常见原因如表4.4所示。

表4.4　盆腔炎常见原因

病因	特点
沙眼衣原体	常见的STI；许多女性因无症状而未采取诊断或治疗，如果不治疗，多达30%的人会发展成PID
淋病	常经性接触传播；如果没有得到足够的治疗，10%~20%的受感染女性会发展成PID
阴道菌群	通常出现在阴道或消化道的细菌，可蔓延至下生殖道而导致PID
其他	可在分娩、子宫内膜活检或宫内节育器留置、自然流产或治疗性流产后发生

鉴别诊断

下腹痛：鉴别诊断包括急性阑尾炎、卵巢扭转、宫外孕、感染性流产、卵巢囊肿破裂、急性肠炎。

临床表现

症状包括腹痛、性交困难、阴道异常出血、阴道分泌物恶臭、大小便困难。

查体发现

生命体征：患者多无异常，但部分可出现发热、心动过速或感染性低血压。

视诊：外观检查可发现脓性阴道分泌物或阴道出血。宫腔内检查发现宫颈口有脓性分泌物或出血，并有宫颈红疹。无症状的PID患者宫腔内检查也可正常。

触诊：双合诊时，有症状的病人通常可有宫颈活动疼痛及压痛。如果出现输卵管卵巢脓肿，可发现患侧附件区变得坚实。无症状的PID患者双合诊检查可表现为正常。

叩诊：通常无明确异常。

听诊：肠鸣音正常。

临床要点

衣原体感染可引起反应性关节炎。奈瑟菌可引起全身播散性感染，表现为腱鞘炎、皮炎和多关节炎。

应做检查

实验室检查：CBC（白细胞增多提示感染），尿β-HCG定性检查排除妊娠。包括宫颈拭子在内的病原学检查可以显示多形核白细胞和革兰阴性双球菌的存在。通过核酸扩增试验（NAATs）检测沙眼衣原体和淋病衣原体。

> **临床要点**
>
> 对于育龄妇女应行尿 β-HCG 定性检查排除妊娠可能。如有必要，还可行血清 β-HCG 定量检查。

影像学检查：TVUS可显示输卵管卵巢脓肿（图4.28）或输卵管炎。

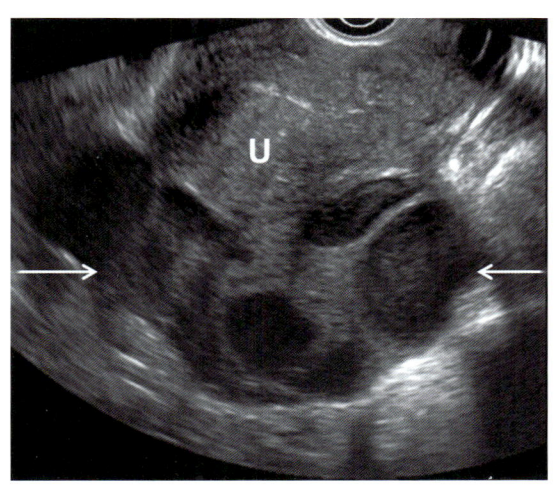

图4.28 输卵管卵巢脓肿

超声可见子宫（U）后方回声不均的肿块（两个长箭头之间），经证实为输卵管-卵巢脓肿。

 **卵巢囊肿**

情况介绍
一名24岁女性患者，在进行定期体检时发现左下腹有饱满感。

定义
卵巢囊肿是卵巢内的液体积聚形成的，良恶性均可。囊肿可根据其组织学和影像学特征进一步分类。恶性卵巢肿瘤将在之后讨论。

常见原因
常见原因如表4.5所示。

表4.5 卵巢囊肿常见原因

囊肿类型	特征
滤泡囊肿	一般由排卵期卵泡未破裂（排卵）导致囊肿形成
黄体囊肿	在排卵期以残余卵泡的形式出现。除非受孕，一般会在排卵期后5~9天消退。黄体囊肿可破裂并引起腹腔出血
膜黄素囊肿	由包围着发育中的卵子的卵膜细胞构成的囊肿
多囊卵巢综合征（PCOS）	多发的卵巢囊肿常形成典型的"串珠"征
子宫内膜囊肿	由子宫内膜异位症引起，因腹腔镜检查常发现囊内积血而被称为巧克力囊肿
皮样囊肿	囊壁由卵巢生殖细胞层构成，囊内成熟组织来源于胚胎外胚层、中胚层和内胚层
浆液性囊腺瘤	单纯性囊肿形成的良性卵巢肿瘤
黏液性囊腺瘤	由黏蛋白构成的厚壁囊肿

鉴别诊断

腹胀或腹痛：鉴别诊断包括妊娠、卵巢肿瘤、输卵管卵巢脓肿、子宫内膜异位症、异位妊娠、子宫肌瘤、阑尾炎和卵巢扭转。

临床表现

症状包括腹痛或腹压增高，排卵导致的疼痛，子宫异常出血，以及经期患侧腹痛。另外，良性卵巢囊肿通常无症状。

查体发现

生命体征：通常无明确异常。

视诊：外部观察和宫腔内检查一般都未见异常。

触诊：双合诊时附件区有压痛或饱满感。在出血性囊肿破裂时，患者可感到腹部压痛。

听诊：肠鸣音正常。

应做检查

实验室检查：CBC（白细胞增多，提示炎症、感染或恶性肿瘤）；血清CA125在上皮性卵巢癌中可能升高，但在其他卵巢良性病变中也可能升高。应进行尿β-HCG定性检查排除怀孕可能。如果有必要，也可进行血清β-HCG定量检查。

影像学检查：TVUS是诊断的金标准。经腹超声可显示巨大的卵巢囊肿（图4.29），但无法充分显示附件。如果囊肿较小，CT上可能不易观察。

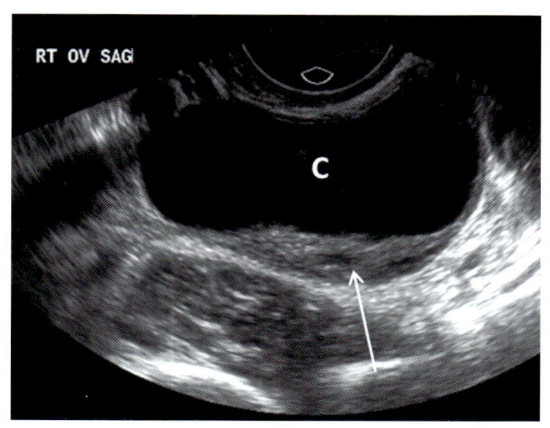

图4.29 起源于卵巢（长箭头所指）表面的单纯卵巢囊肿（C）

多囊卵巢综合征

情况介绍
24岁女性患者，主诉痤疮、月经不调、月经量大。

定义
多囊卵巢综合征（PCOS）是一种内分泌疾病，表现为排卵停止、高雄激素血症和多囊卵巢发育。

常见原因
多囊卵巢综合征的主要原因尚不明确。其典型表现为排卵停止、高雄激素血症和多囊卵巢发育。研究者认为该病由多种因素所致，其中也包含遗传因素。排卵停止导致闭经和/或月经不调，而过多的雄激素导致痤疮和多毛。该综合征还与肥胖、高胰岛素血症和不孕有关。

鉴别诊断
月经过多、不调：鉴别诊断包括卵巢囊肿、代谢综合征、甲状腺功能减退、库欣综合征、成人型先天性肾上腺皮质增生症、肾上腺肿瘤、肢端肥大症、下丘脑-垂体轴功能不全、妊娠。

临床表现
症状包括月经不调、月经过多、痤疮、毛发过度生长和不孕不育。

查体发现
生命体征：正常。

视诊：男性型脱发，体毛增多，肥胖，黑棘皮病，囊性痤疮。

触诊：通常无明确异常。

应做检查

实验室检查：基本代谢组合（高血糖）、血脂（高脂血症）、促甲状腺激素（TSH）、催乳素、17-羟孕酮、硫酸脱氢表雄酮（DHEAS）和总睾酮水平检查有助于排除其他原因导致的雄激素过多。

影像学检查：TVUS 可显示单侧或双侧卵巢呈多囊改变，诊断标准为卵巢体积增大（>10 cm³）以及卵巢内直径为2~9mm的卵泡数≥12个。

子宫肌瘤

情况介绍

35岁女性患者，主诉月经量多伴慢性盆腔疼痛，至今未孕。

定义

子宫肌瘤是一种良性的平滑肌肿瘤（或称平滑肌瘤），来自子宫的肌壁。

临床要点

子宫肌瘤是女性中常见的肿瘤。一项研究表明，51%的绝经前妇女在进行超声检查时可发现肌瘤。非裔美国妇女的发病率较高。

常见原因

导致子宫肌瘤发病的危险因素有：种族（非裔美国人发病率较高）、饮食（酒精和红肉摄入导致风险增加，水果/蔬菜摄入可降低风险），以及机制不明的遗传易感性。

鉴别诊断

盆腔疼痛：鉴别诊断包括子宫平滑肌肉瘤、子宫腺肌瘤、子宫内膜息肉、子宫内膜增生症、子宫内膜癌、卵巢癌和妊娠。

临床表现

症状包括月经过多、腹胀、骨盆疼痛、背痛、尿潴留、排尿困难和不孕。患者也可能无症状。

查体发现

生命体征：正常。

视诊：外观大体正常。在进行内窥镜检查时，可在子宫颈口观察到带蒂的子宫肌瘤。

触诊：双合诊可触诊子宫增大或畸形。

听诊：肠鸣音正常。

应做检查

实验室检查：全血细胞计数（严重出血时贫血）。

影像学检查：TVUS 是诊断子宫肌瘤的首选方法，子宫肌瘤表现为子宫内高回声、边界清楚的肿块（图4.30）。盆腔MRI扫描也可用于盆腔肌瘤的诊断，但由于费用较高，并不常用。MRI可有助于区分肌瘤和肉瘤。超声宫腔造影术或子宫输卵管造影也可用于显示黏膜下肌瘤。

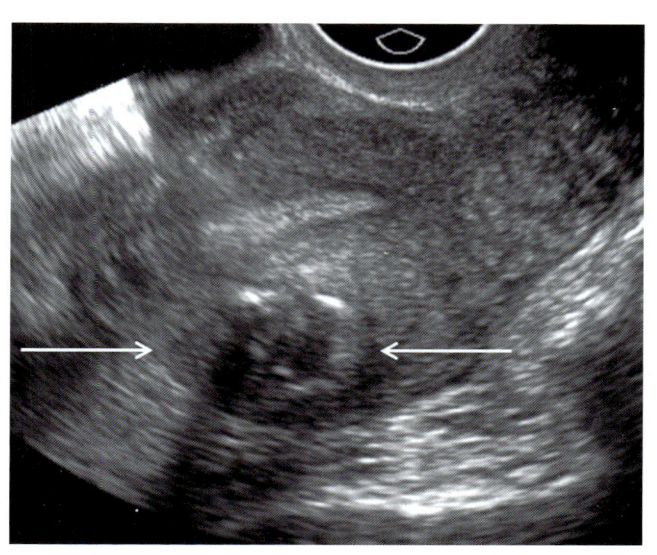

图4.30 子宫肌瘤

超声图像可见子宫肌瘤的结节状回声区，边界清晰，结节内见强回声（钙化），后伴声影（长箭头）。

 ## 子宫内膜癌

情况介绍

65岁女性患者，因阴道出血就诊。

定义

子宫内膜癌是来源于子宫内膜（或内层）的恶性肿瘤。

常见原因

75%的子宫内膜癌属于子宫内膜样腺癌，是一种源自子宫内膜腺体的恶性肿瘤。该肿瘤通常具有雌激素依赖性，可在子宫内膜增生的环境中发展。其余25%的子宫内膜癌属于高级别恶性肿瘤，如浆液性和透明细胞肿瘤，这些恶性肿瘤往往更具侵袭性，而且雌激素依赖性较弱。

> **临床要点**
>
> 体重指数与子宫内膜增生有很强的相关性，后者可进一步发展为子宫内膜癌。

鉴别诊断

子宫肿块：鉴别诊断包括子宫内膜增生、子宫腺肌瘤、子宫内膜异位症、卵巢癌、宫颈癌、子宫肌瘤、平滑肌肉瘤。

> **临床要点**
>
> 绝经后妇女若出现阴道出血，除非证实为其他疾病引起，否则应考虑子宫内膜癌的可能。

临床表现

症状包括腹痛/痉挛和阴道出血。

查体发现

生命体征：通常无明确异常。
视诊：外观检查无明确异常，宫腔内检查可发现阴道穹窿流血。
触诊：双合诊可发现子宫增大。
听诊：肠鸣音正常。

应做检查

实验室检查：CBC（持续失血时贫血）。
影像学检查：TVUS可用于评估子宫内膜增生。绝经后妇女阴道出血且子宫内膜厚度>3 mm提示子宫内膜癌（Sn 0.98，Sp 0.35）。MRI也可用于诊断子宫内膜癌（图4.31）。

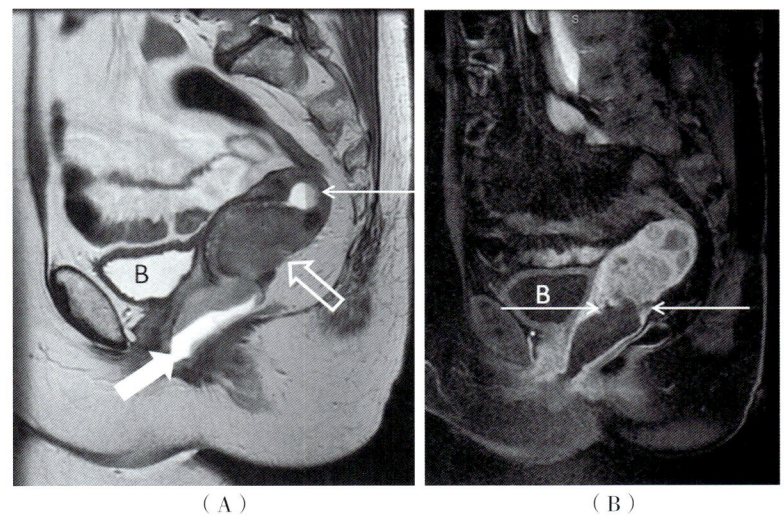

图4.31 子宫内膜癌

图4.31（A）子宫内膜癌MRI扫描显示邻近膀胱（B）处高信号肿块（空心箭头）和其内的液性区（细箭头），阴道内高信号的积液（实心箭头）能进一步衬托出肿块的存在；图4.31（B）MRI显示肿块向子宫颈（两个细箭头之间）延伸。

◎ 特殊检查方法

可在内窥镜检查时行进子宫内膜活检用以评估是否存在子宫内膜增生或癌症。

 卵巢癌

情况介绍

55岁女性患者，主诉进行性加重的腹部膨隆和腹胀。

定义

卵巢癌是一种起源于卵巢的恶性肿瘤。

常见原因

大多数卵巢肿瘤属上皮源性肿瘤。上皮性卵巢癌有八种亚型，包括浆液性、子宫内膜样、透明细胞性、黏液性、移行细胞性、混合上皮性、未分化性、未分类。卵巢生殖细胞和性索间质肿瘤有较低的恶性潜能，这将在他处阐述。卵巢癌的确切病因尚不清楚，但危险因素包括初潮早、绝经晚、不孕、子宫内膜异位症、多囊卵巢综合征、肥胖、卵巢癌家族史以及*BRCA1*和*BRCA2*突变。口服避孕药有预防卵巢癌的作用。

鉴别诊断

腹部膨隆且有腹胀感：鉴别诊断包括肝硬化、卵巢囊肿、子宫肌瘤、子宫内膜癌、子宫腺肌瘤、生殖细胞瘤、Krukenberg瘤。

临床表现

症状包括腹部不适、腹胀、背痛、便秘、阴道出血和排尿困难。

查体发现

生命体征：通常无明确异常。

视诊：可见腹部膨隆。触诊检查腹部时可发现腹水引起的液波振颤征。

触诊：触及腹部包块时应考虑卵巢恶性肿瘤的可能。体外检查通常无明显异常。双合诊可发现附件包块或子宫增大。检查直肠阴道时可在直肠子宫凹陷处发现结节存在。

听诊：肠鸣音正常。

应做检查

实验室检查：CBC（白细胞增多）、血清CA125水平在上皮性卵巢癌中可升高，在妊娠、卵巢囊肿、PID、子宫内膜异位症、肝硬化和肝病中也可升高。如果有明显的乳腺癌或卵巢癌家族史，可以进行BRCA1和BRCA2检测。

影像学检查：TVUS是基层医院可选择的检查手段，用于快速评估卵巢癌（Sn 0.79～0.91，Sp 0.63～0.92）。CT扫描也可以显示卵巢肿物，但由于较小的肿物和癌变不容易被显示，因此其检出率相对较低（Sn 0.87，Sp 0.84）。MRI检查的灵敏性和特异性均较高（Sn 0.92，Sp 0.88），但耗时较长，费用较高（图4.32）。

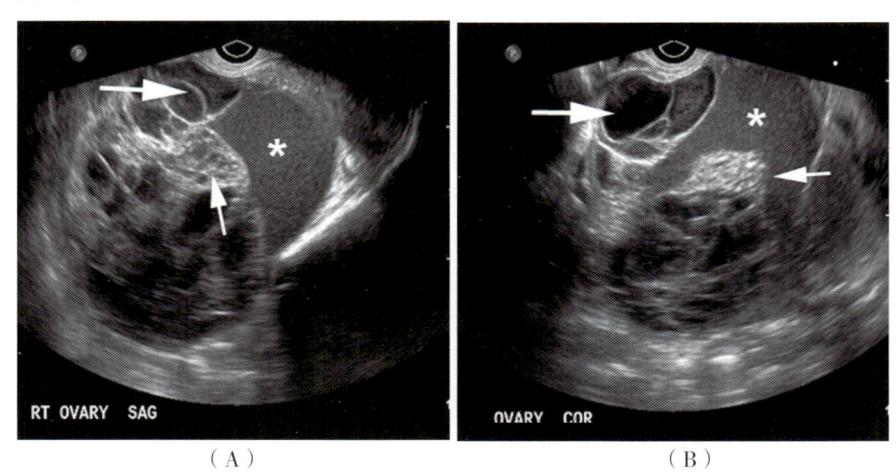

图4.32　右侧卵巢黏液性囊腺瘤

图4.32（A）矢状切面和图4.32（B）冠状切面显示肿块实性部分回声不均（小箭头），其内尚伴有回声增强（星号）和减弱（大箭头）区域。

 宫颈癌

情况介绍
55岁女性患者,几十年来没有接受过任何医疗护理,在性交后出现阴道流血和盆腔不适。

定义
宫颈癌是一种起源于子宫颈细胞的恶性肿瘤。

常见原因
绝大多数宫颈癌是鳞状细胞癌,起源于宫颈的上皮细胞。宫颈腺癌发生于宫颈腺上皮细胞。宫颈癌的危险因素包括感染人乳头瘤病毒(HPV)、感染人类免疫缺陷病毒(HIV)、有过性传播疾病感染史、吸烟、有多个性伴侣以及与有多个性伴侣的男性发生性行为。HPV感染是宫颈癌的最大危险因素。HPV 16型和HPV 18型与宫颈癌发生关系最密切。

鉴别诊断
阴道异常出血:鉴别诊断包括PID、宫颈息肉、子宫肌瘤、宫颈淋巴瘤、子宫内膜癌、卵巢癌和子宫内膜异位症。

临床表现
症状包括性交不适、排尿困难和阴道分泌物改变。

查体发现
生命体征:通常无明确异常。

视诊:外观检查无明显异常。宫腔内检查可发现宫颈溃烂的、菜花状的或出血的肿块。

触诊:在子宫颈可触诊到一个质硬的、菜花状的、易碎的肿块。可了解肿瘤累及的范围,明确肿瘤是否从子宫颈壁延伸到盆腔侧壁和子宫旁组织。

听诊:肠鸣音未见明确异常。

临床要点
宫颈刮片检查是子宫颈癌的筛查方法,可发现不典型增生的细胞或肿瘤细胞。

应做检查

实验室检查：CBC（可能存在白细胞增多）。

影像学检查：盆腔MRI是宫颈癌放射学分期的首选诊断方法，通常有助于确定对周围软组织的浸润深度（图4.33）。虽然CT和MRI扫描对评估影像学分期有帮助，但宫颈癌的治疗要以临床分期为依据。

> **临床要点**
>
> 阴道镜检查是在醋酸制剂辅助下对观察宫颈的视野进行放大，可以突出显示宫颈表面的异常细胞。

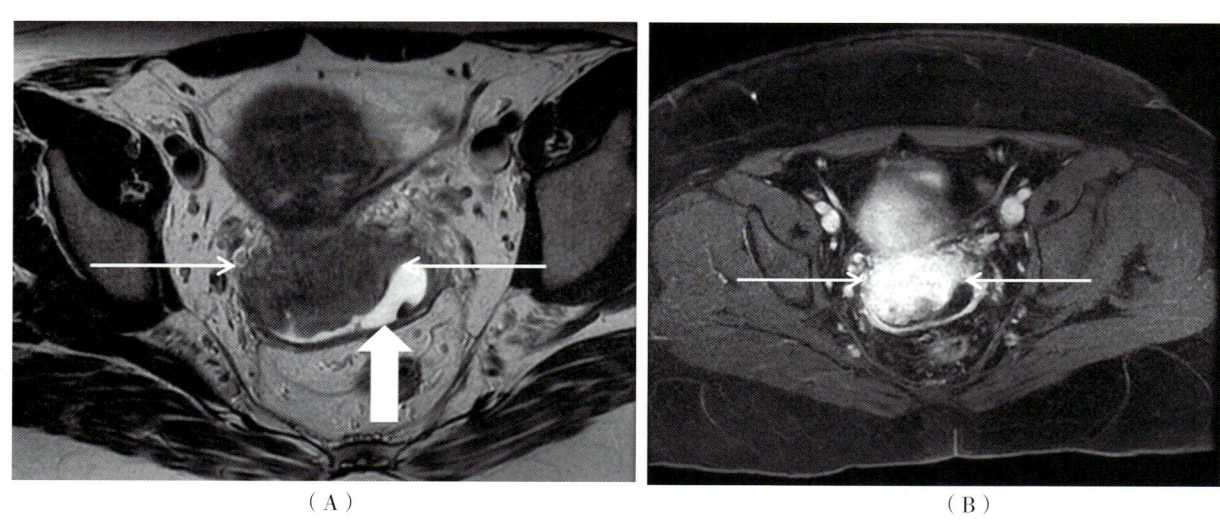

图4.33 宫颈癌

MRI扫描显示低信号肿块（细箭头）侵犯宫颈纤维基质并延伸至阴道（粗箭头指的是医用超声耦合剂）。

第五章

背 部

JANICE WONG　　SHAMIK BHATTACHARYYA
SAGAR DUGANI　　JOSHUA P. KLEIN

背部组成躯干的后面，位于颈部以下及臀部以上区域，包括皮肤、皮下组织、肌肉、肋骨后部、脊柱、脊髓、神经以及血管等复杂的结构。由于背部与头部、颈部和四肢相连，它在保持站立、姿势、步态、维持上肢及躯干的灵活性和平衡性等方面起着重要的作用。肩胛骨也位于背部，被认为是上肢附肢骨的一部分，将在第六章中讨论。

初步评估

当患者的主诉与背部相关时，临床医生通常会进行鉴别诊断，以确定最有可能的病因（第一章）。背痛主要是由背部相关的病变引起，包括先天性、退行性、创伤性、肿瘤性、感染性或炎性病变。然而，背部疼痛也可能源于其他区域的病变，如胸部（第二章）、腹部（第三章）或盆腔（第四章）。此外，支配四肢的神经根来自脊髓，与背部相关的病变也可表现为四肢无力、疼痛或麻木。

正如第一章所述，对患者病情的初步评估一般是从观察其外观、行为、表情、姿势和步态开始，尤其是步态，为背部相关病变的分析提供重要信息。

背部的一般检查

在获得知情同意后对患者进行体格检查，患者应身披一件长袍以便于完全暴露背部（见第一章）。检查时，患者双脚并拢，双手放在身体两侧。系统的体格检查包括IPPA法，即视、触、叩、听。视诊时，临床医生先后站在患者身后及身旁，分别观察其皮肤有无变色、淤伤、疤痕或皮疹，重点观察骨性标志，包括棘突、椎旁肌肉（译者注：不属于骨性标志）、髂嵴和髂后上棘。从侧面观察，背部有四条曲线：颈椎前凸、胸椎后凸、腰椎前凸和骶椎后凸（图5.1）。脊柱前凸是指脊柱的内（前）弯，脊柱后凸是指脊柱的外（后）弯。这些正常的曲度反映了脊柱的轮廓（图5.2）。

另外，临床医生应该对患者背部的曲度和姿势、肩高的对称性、髂嵴和髂后下棘的对称性进行评估，并注意是否存在过度的后凸或脊柱侧弯以及其他异常（图5.3）。

完成视诊后，触诊背部中线。椎骨不容易在体表上显示出来；然而，在颈部屈曲时，可触摸到一最突出的棘突（隆锥），通常是C7椎体［图5.4（A）］。从颈部开始，触诊C2～C7椎体及其小关节［距中线1in（1in=2.54cm）］潜在的压痛或触痛，这一过程一直持续到近骶髂关节的尾部。颈部以下椎小关节位于肌肉深处，因而不易触及。重要的体表标志包括T3棘突在双侧肩胛冈连线水平，L4椎体在双侧髂嵴最高点连线水平［图5.4（B）］。

在视诊、触诊和叩诊之后，可采取特殊的体位或动作来检查关节和背部的功能。根据症状，颈部可与背部同时检查。特殊检查包括测试患者背部屈曲、伸展、旋转和侧弯的活动度（图5.5、图5.6）。

第五章 | 背 部

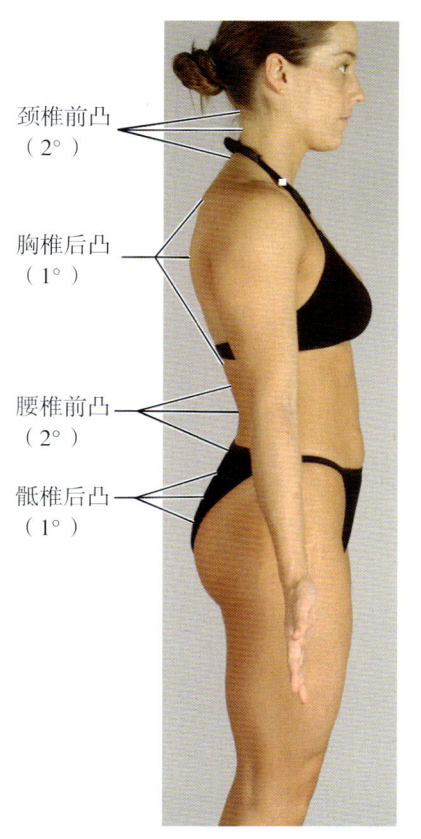

图5.1 脊柱弯曲的表面解剖：正常的脊柱前凸和后凸

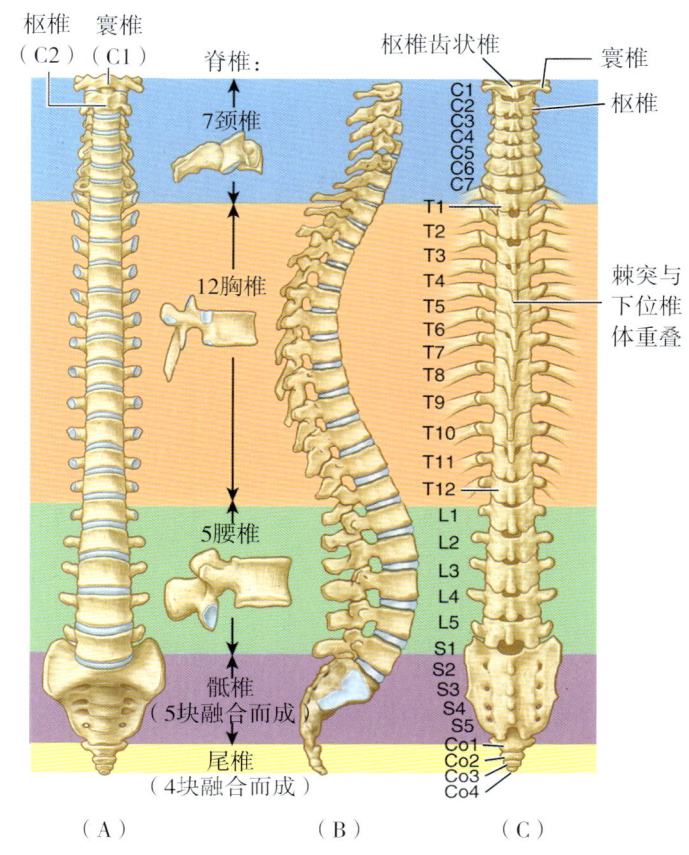

图5.2 脊柱由颈、胸、腰、骶、尾椎五节段组成

图5.2（A）为前视图，图5.2（B）为右侧视图，图5.2（C）为后视图，可观察到肋骨后段与椎体相连。

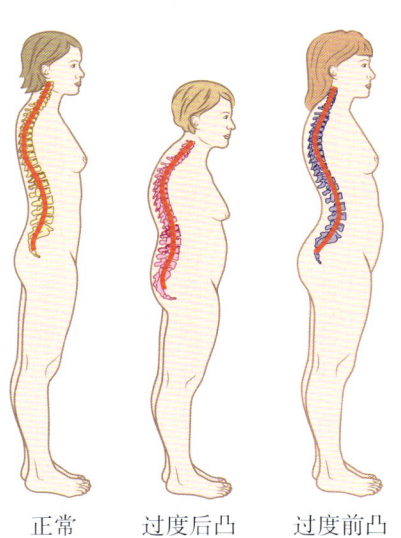

正常　过度后凸　过度前凸

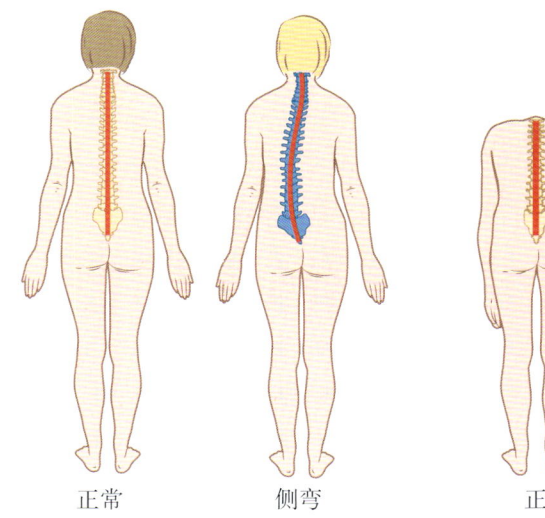

正常　侧弯

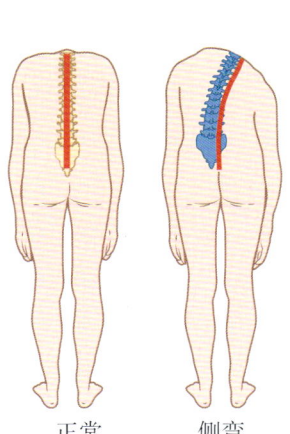

正常　侧弯

图5.3 脊柱的异常弯曲

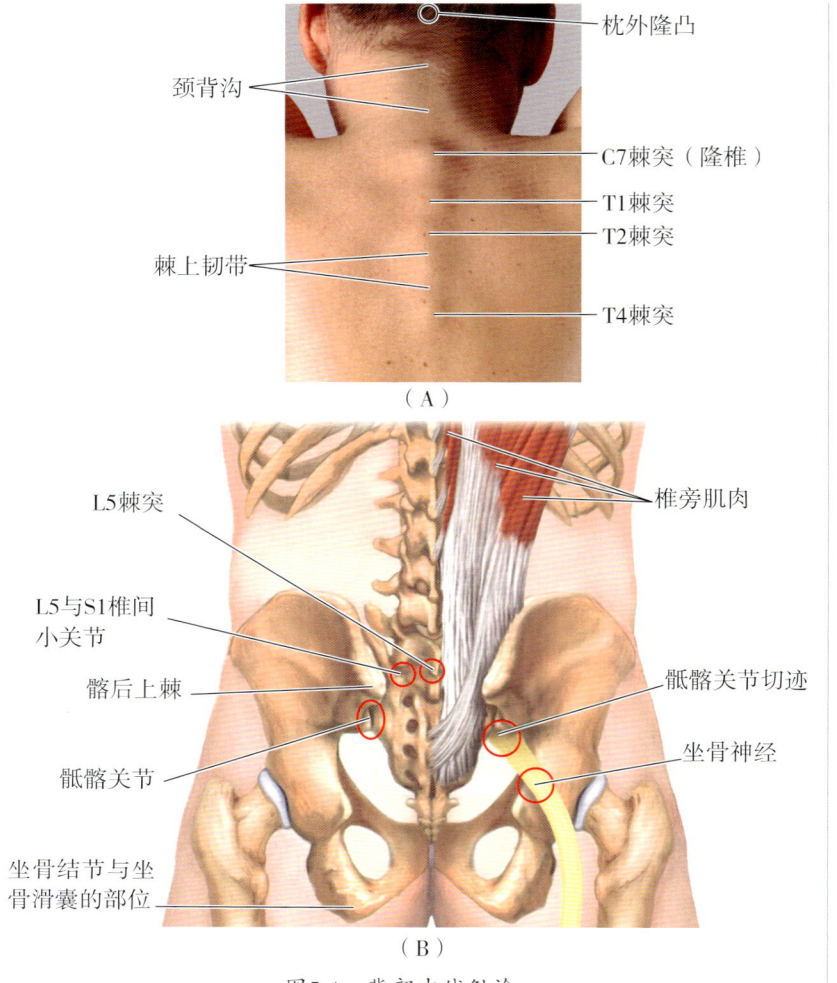
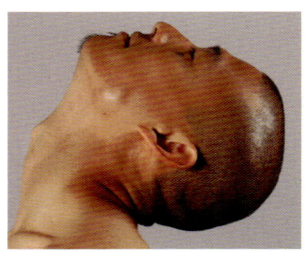
(A) 侧面观

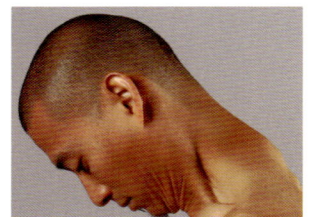
(B) 侧面观

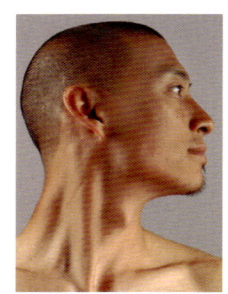
(C) 前面观

图 5.5　特定动作下的颈部体表解剖

图 5.5（A）显示颈部过伸位，图 5.5（B）显示颈部过屈位，图 5.5（C）显示头部左侧位。

图 5.4　背部中线触诊

图 5.4（A）后面观，颈背部屈曲，肩胛骨外展；图 5.4（B）下背部主要体表标志。

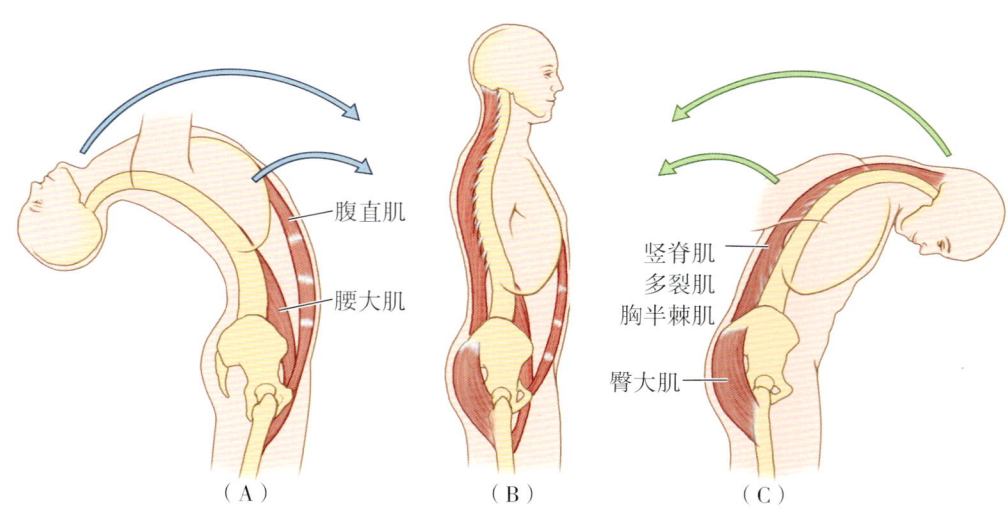

图 5.6　胸腰部椎间关节产生运动的主要肌肉

图 5.6（A）显示过伸位，图 5.6（B）显示中立位，图 5.6（C）显示过屈位。

根据症状还可采取一些其他的检查的方法：

- 颈椎间孔狭窄：颈椎间孔狭窄可压迫颈神经根，导致上肢疼痛、无力、麻木。在颈椎中，采用侧屈椎间孔挤压试验和肩关节外展试验来评估狭窄。在侧屈椎间孔挤压试验中，颈部稍向受累侧屈曲，然后向头部施加垂直向下的压力，如引起颈部疼痛则为阳性。在肩关节外展试验中，患者将手（患侧）放在头部来外展肩关节，若症状缓解则认为是颈椎间孔狭窄阳性表现。
- 腰骶部椎间孔狭窄：腰骶部椎间孔狭窄可压迫神经根，导致下肢无力、疼痛和痉挛。评估L5或S1水平椎间孔狭窄的常用方法是直腿抬高试验（也称拉塞格试验）。在这种检查方法中，患者取仰卧位，患侧下肢自然伸直并髋部屈曲。若出现症状则认为是腰骶部椎间孔狭窄阳性（Lasègue征）。类似该试验的另一种检查方法是交叉直腿抬高试验，即将对侧下肢抬高导致患侧症状出现。
- 下背屈曲受损：下背屈曲受损是通过改良的Schober试验来确定的。在这个试验中，患者直立并标出L5椎体水平，然后在L5椎体水平以下5 cm（A点）及以上10 cm（B点）处做标记，从而标记出15 cm的距离。患者被要求在不弯曲膝的情况下屈曲臀部。在正常情况下，A点和B点之间的距离应该增加至少5 cm，如果不能达到这一距离，则被认为是下背部屈曲受损阳性。体格检查的特异性和敏感性有限，如果怀疑有潜在的病变，或当体检结果与症状不对应时，可以考虑用影像学检查来确定潜在的病因。重要的是，许多偶发的异常（没有相关的病变）可能在影像学检查中被发现。因此，必须在临床病史和体格检查的背景下对影像的结果进行分析。

实验室检查

常见的辅助诊断背部相关疾病的实验室检查包括全血细胞计数（CBC），用于诊断感染、贫血或血液恶性肿瘤；炎症标志物包括血沉（ESR）和C反应蛋白（CRP），在影响肌肉骨骼系统的炎症性疾病中可能升高；肾功能［肌酐、碳酸氢盐和血尿素氮（BUN）］在某些累及腹膜后间隙和肾脏的疾病中可能受损；还可以对脑脊液（CSF）进行细胞学检查（感染或有炎症时白细胞可能增多）、恶性肿瘤和感染（细菌、病毒和真菌）检查。

背部影像

背部的成像方式有最常见的常规的X线检查、计算机断层扫描（CT）、磁共振成像（MRI）以及现在较少见的脊髓CT成像。第一章对这些成像方法进行了介绍和概述。

这里介绍一种X线片的读片方法：

1. 识别椎骨，评估椎体前后纵韧带和棘突椎板线是否异常。
2. 评估关节突或关节突关节的重叠程度。
3. 评估棘突之间、椎板之间、椎间盘和关节间隙之间的距离是否异常。
4. 评估是否存在骨折或骨质密度的异常变化、是否存在积液（提示感染或脓肿）和椎旁区的可疑肿块。

基于这种读片方法，X线检查可作为评估脊柱的首选检查方法（图5.7、图5.8）。

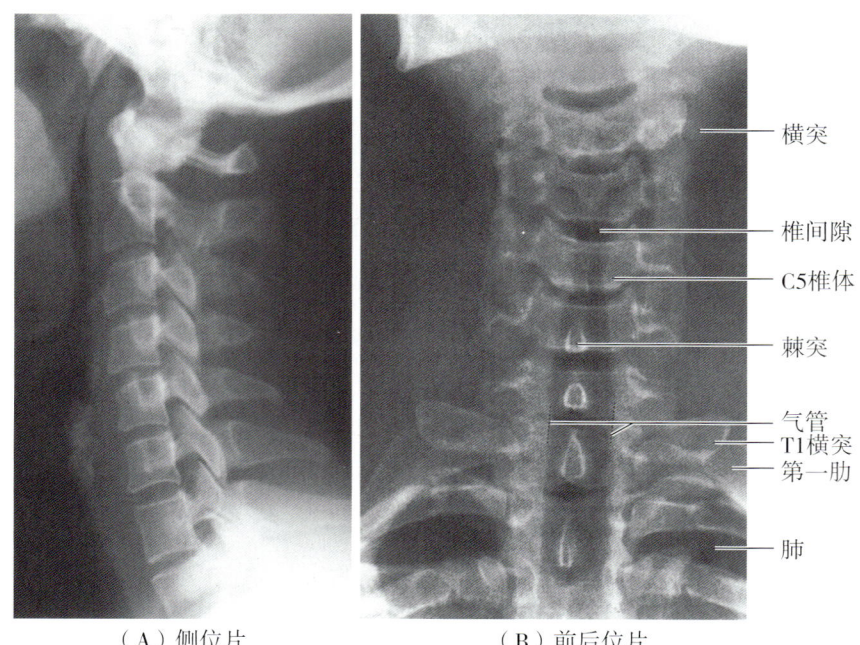

（A）侧位片　　　（B）前后位片

图5.7　颈椎X线片

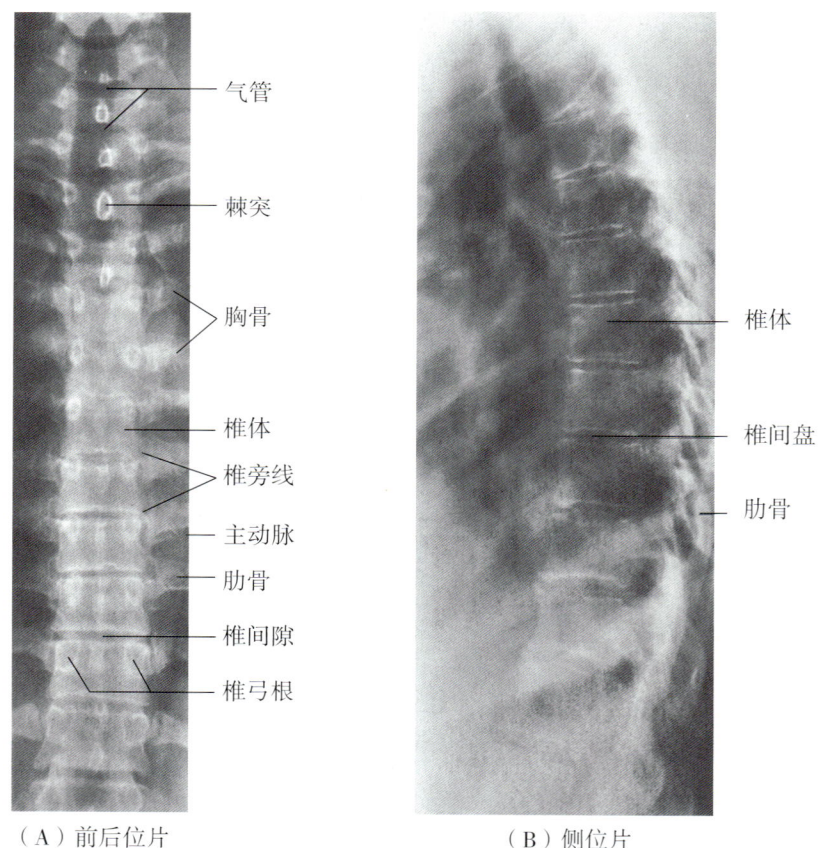

（A）前后位片　　　（B）侧位片

图5.8　胸椎X线片

虽然X线为诊断提供了重要的信息，但它们在识别细微的结构变化方面的敏感性有限。与X线相比，CT扫描对评估骨折有更高的敏感性。"ABCS系统"是评估CT扫描图像的一种方法，即排列异常（A）、骨完整性异常（B）、软骨异常（C）和软组织异常（S）。与MRI扫描相比，CT扫描对软组织变化（如椎间盘突出）诊断的敏感性有限。但在非紧急情况或者MRI扫描禁忌的情况下，CT扫描可以用来观察骨结构和椎间孔。

MRI扫描对软组织改变具有较高的敏感性，是评估脊髓损伤、硬膜外血肿或脓肿以及韧带损伤的首选方法。MRI扫描还可提供包括韧带在内的软组织结构的详细信息（图5.9）。然而，MRI扫描的结果必须与临床症状相关，因为许多无症状的个体可能偶然发现了异常的影像学表现。

CT和MRI检查中，静脉对比增强检查可以用来显示病变，特别是当涉及肿瘤、感染（或脓肿）或脱髓鞘疾病如多发性硬化时。尽管CT蛛网膜下腔造影（CT脊髓造影）为有创性检查（需要穿刺进入蛛网膜下腔），且在检查时有电离辐射的风险，但它在显示脊髓压迫性病变方面与MRI的准确性相似。最后，CT或MR血管造影还可以帮助显示血管损伤，如动脉夹层、动静脉畸形和动静脉瘘。

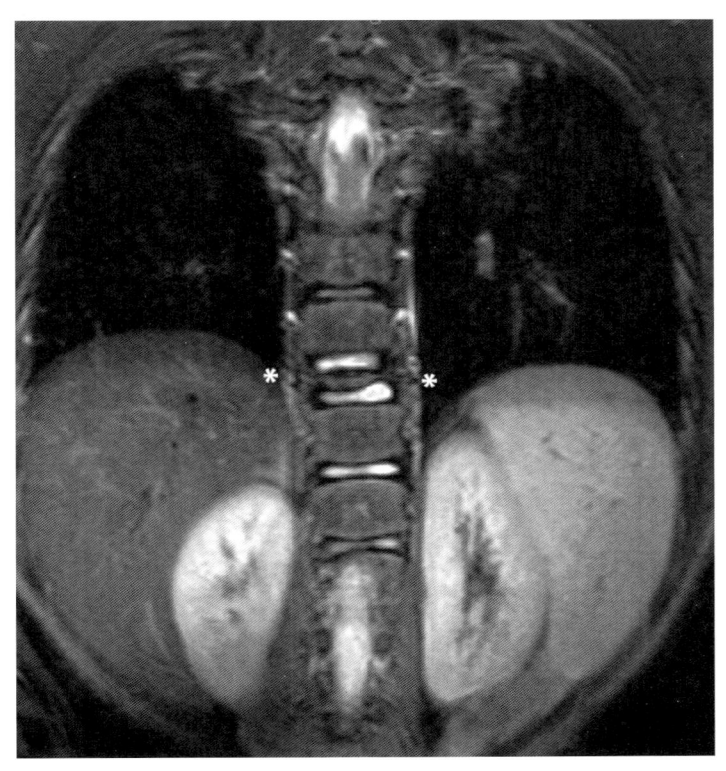

图5.9　胸椎MRI

图像显示继发于朗格汉斯细胞组织细胞增生症的T10椎体压缩性骨折（星号）。这种压缩性骨折并非胸椎创伤后的骨折。

第一节 系统概述

 ## 颈椎、胸椎、腰椎和骶椎

概述

成人脊柱由33个椎体组成，但根据尾椎数量的不同，其数目可从32个到35个不等。24个独立的椎体和9个融合椎体由韧带、纤维软骨关节和关节突关节连接。骶椎和尾椎分别融合形成骶骨和尾骨。典型椎骨的前部由椎体组成（图5.10）。椎体由负重的椎间盘（纤维软骨关节或联合）和位于前后方的纤维纵向韧带连接。椎间盘由一个内胶质团块（髓核）和一个纤维结构（纤维环）组成，如图5.11所示。

椎弓位于椎体后方，由椎板和左右两侧的椎弓根组成。椎弓和椎体后表面形成椎孔。椎弓有7个突起：一个位于正中向后突出的棘突；两个向后外侧突出的横突；两个上关节突，两个下关节突，分别与相邻椎体的关节突形成关节突关节。相邻椎弓的椎板由坚固的、有弹性的黄韧带连接（图5.12）。

一系列的椎孔共同形成椎管，其内包含脊髓、硬膜囊和相关的血管。椎间孔位于椎弓根之间，脊髓发出脊神经经椎间孔向外离开椎管（图5.13）。脊柱的活动是由椎间盘的压缩性和弹性以及关节突关节的运动引起的。

成人脊髓长约45 cm，从脑干的延髓延伸到L1~L2椎间盘水平。脊髓的下端终止于渐细的圆锥，其向下延伸出细长的结缔组织，即终丝，直至尾骨的远端（图5.14）。覆盖脊髓的脑膜与大脑脑膜相连，向下延伸至S2椎体，远远超过脊髓末端。

 ## 脊髓和神经

概述

脊髓的每个节段双侧均可发出前根和后根。前根由运动（传出）纤维组成，从脊髓灰质前角的神经细胞体向外延伸至效应器官（如肌肉和腺体）。后根由感觉（传入）神经元组成，其胞体位于脊髓感觉（后根）神经节，从感觉末梢（如皮肤、肌梭和关节囊）接收周围过程，并将中心过程发送到脊髓灰质后角（图5.15）。特定脊髓水平的前根和后根合并形成一对脊神经。人体共有31对脊神经，其中颈神经8对、胸神经12对、腰神经5对、骶神经5对、尾神经1对。脊髓止于L1~L2椎间盘

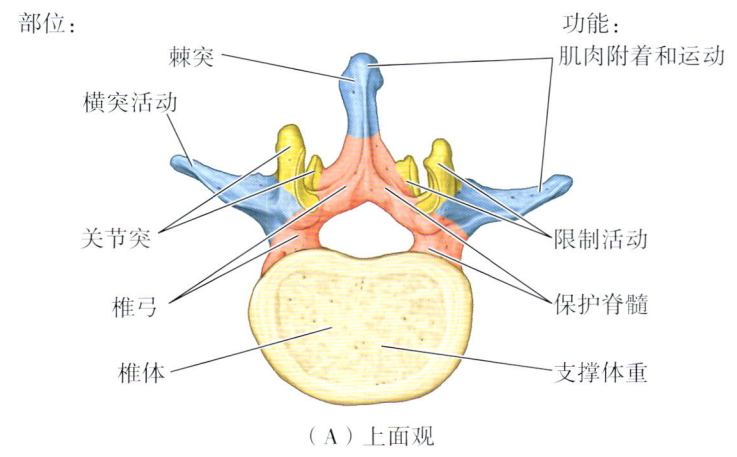

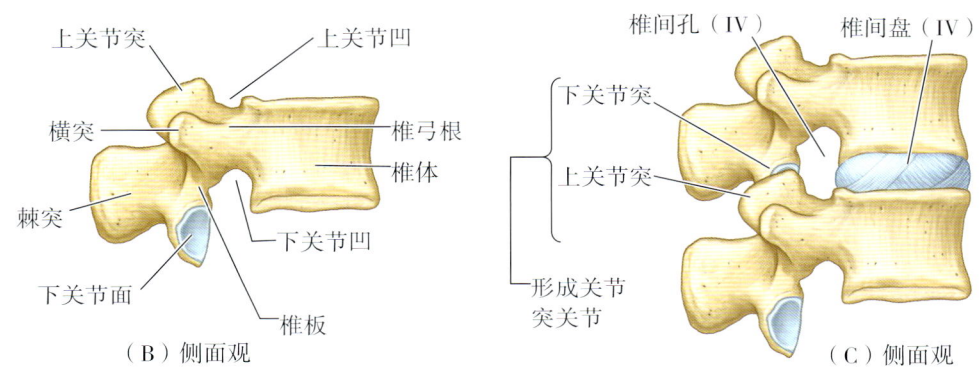

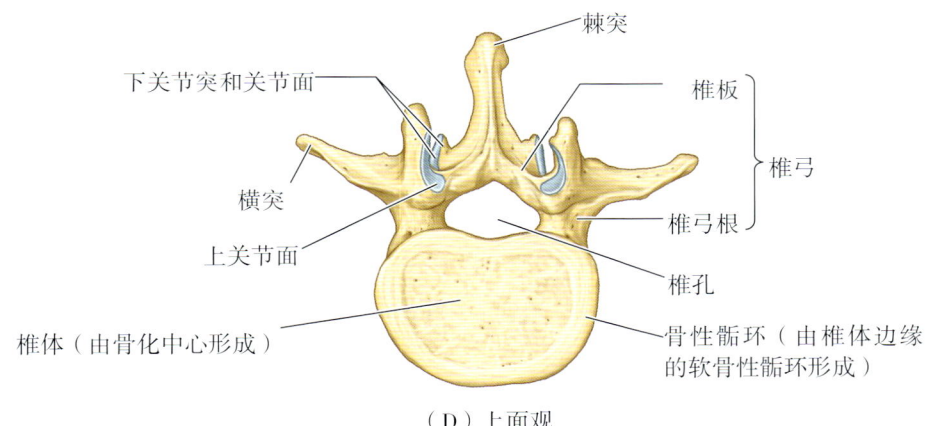

图5.10 典型的正常L2椎体

图5.10（A）显示了椎体、椎弓（红色）、棘突（蓝色和黄色）。椎弓根和椎体形成椎间孔的边界。椎间孔由相邻椎体的上、下关节突和椎间盘构成。

间隙，大部分腰骶神经根下行至蛛网膜下腔，直至到达椎间孔并穿出。从脊髓下端下行的脊髓神经根集合称为马尾神经。

脊髓内部的中央灰质区主要由神经元胞体构成，周围白质主要由神经轴突构成。从横断面上看，灰质呈"蝴蝶"形（或"H"形），四个角对称分布（图5.16）。

图5.11 椎间盘

图5.11（A）为前上面观，经过椎间盘切面，可观察到椎间盘由髓核和纤维环构成。图5.11（B）为椎间盘侧面观。髓核起着减震的作用。

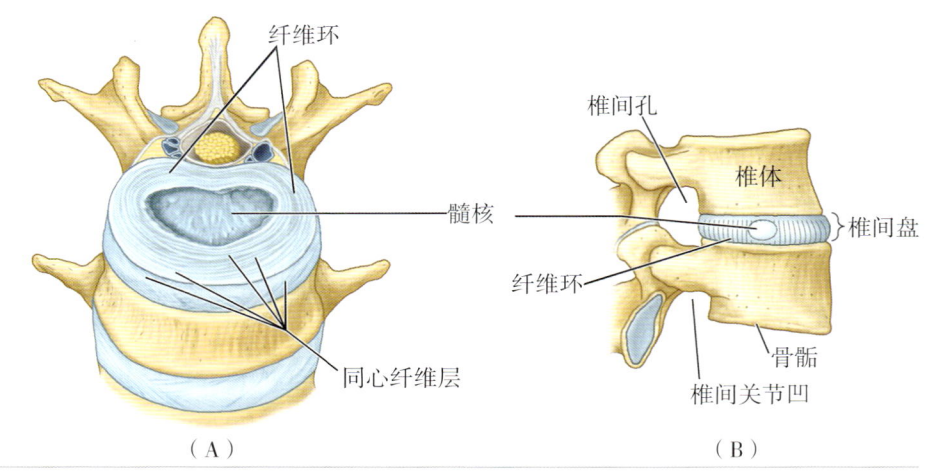

图5.12 腰椎及椎间盘的正中纵切面视图

L1～L2水平椎间盘髓核（NP）疝出纤维环（AF）。黄韧带延伸至椎骨并与关节突关节的纤维囊相连。

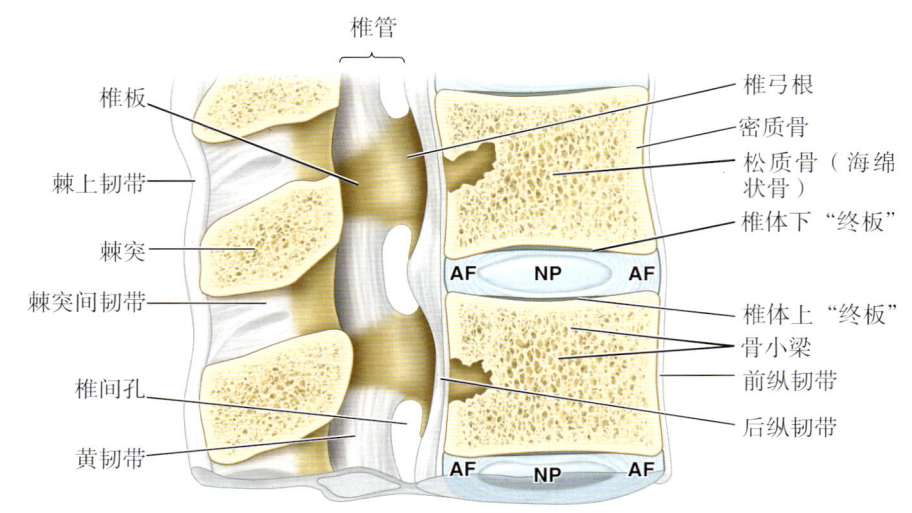

图5.13 关节突关节的神经支配

后支起源于脊神经，分为内侧支和外侧支。

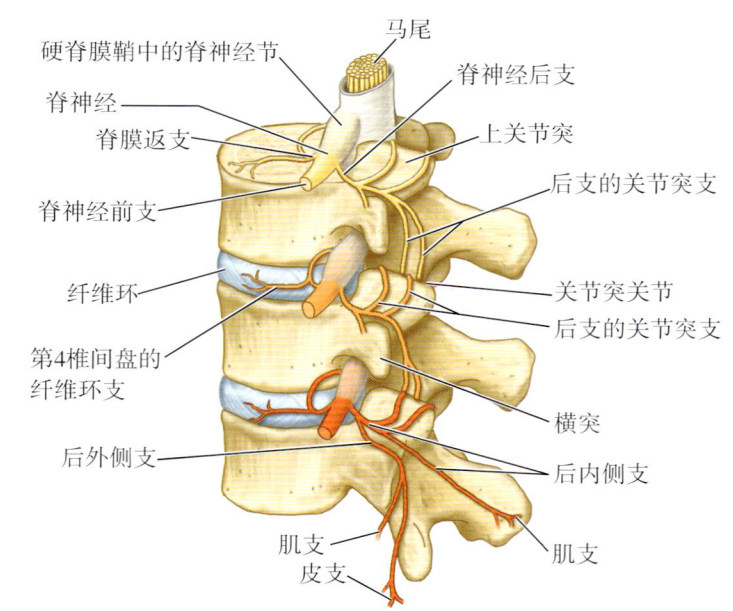

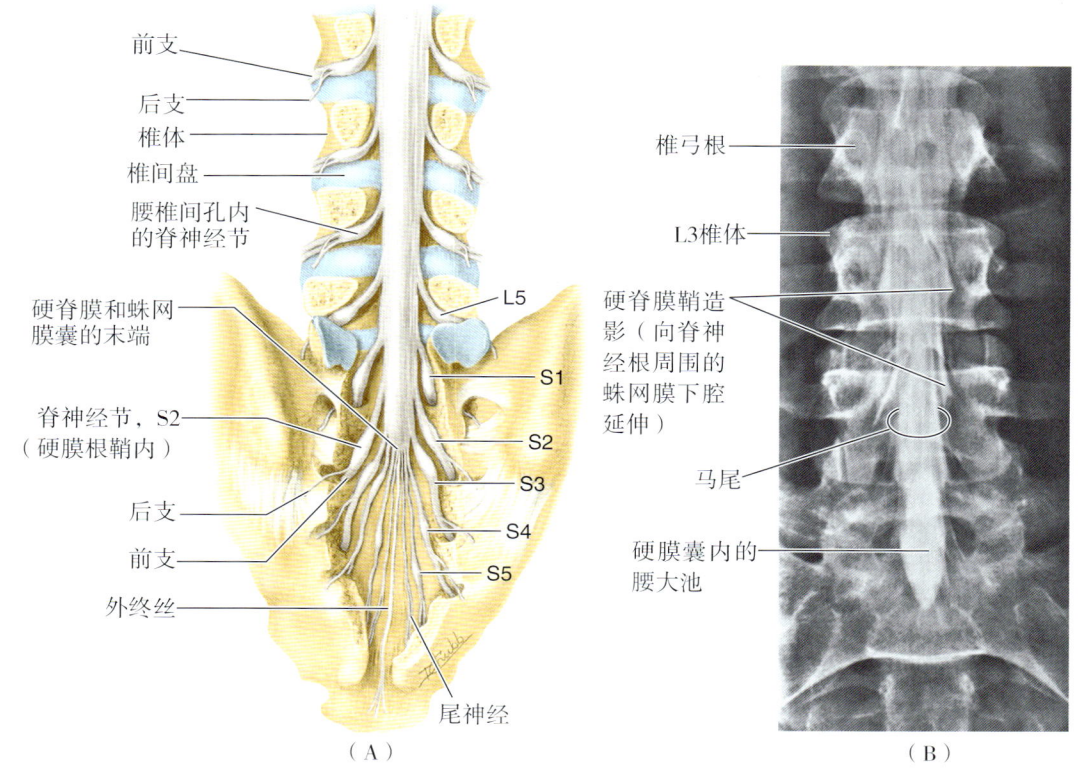

图5.14 硬脊膜囊的下端

图5.14（A）为后面观。椎板切除暴露硬膜囊的下端，硬膜囊包绕形成腰大池，其内包含脑脊液和马尾。在腰椎区域，出椎间孔的神经高于同水平椎间盘。因此，髓核突出往往压迫下位的神经。图5.14（B）为前后位视图。通过向腰大池注射造影剂获得的腰椎X线脊髓造影图。

传入感觉纤维的两条主要上行通路是脊髓丘脑束和脊髓后柱：

1. 脊髓丘脑束（第七章）传导痛觉、温觉和粗触觉。感觉纤维通过后根进入后角。一旦进入脊髓，神经纤维上升到一个或两个脊髓水平，然后与一个二级神经元突触相联系。轴突从该水平的二级神经元交叉到脊髓的对侧，并通过白质束向上到达丘脑。

2. 脊髓后柱或背柱（第七章）传导精细触觉、振动和本体感觉。与脊髓丘脑束不同的是，从后根进入的纤维束在上行之前不会交叉到对侧，而是通过同侧背侧白质束向延髓方向上升，然后与一个二级神经元突触相联系。这些二级神经元交叉（称为内侧丘系交叉）到延髓对侧，继续向上到达丘脑。

来自大脑皮层的运动信息通过椎体皮质脊髓束传送到脊髓（第七章）。皮质脊髓束由侧束和前束组成，它们接收前角的运动神经元传来的信息以调节周围神经的运动功能。皮质脊髓侧束由来自对侧大脑半球的轴突组成，这些纤维通过白质前联合在每一脊髓节段水平上穿过中线，而皮质脊髓前束则由来自同侧大脑半球的未交叉纤维构成。皮质脊髓侧束较大，因而为前角运动神经元的主要传入神经纤维。

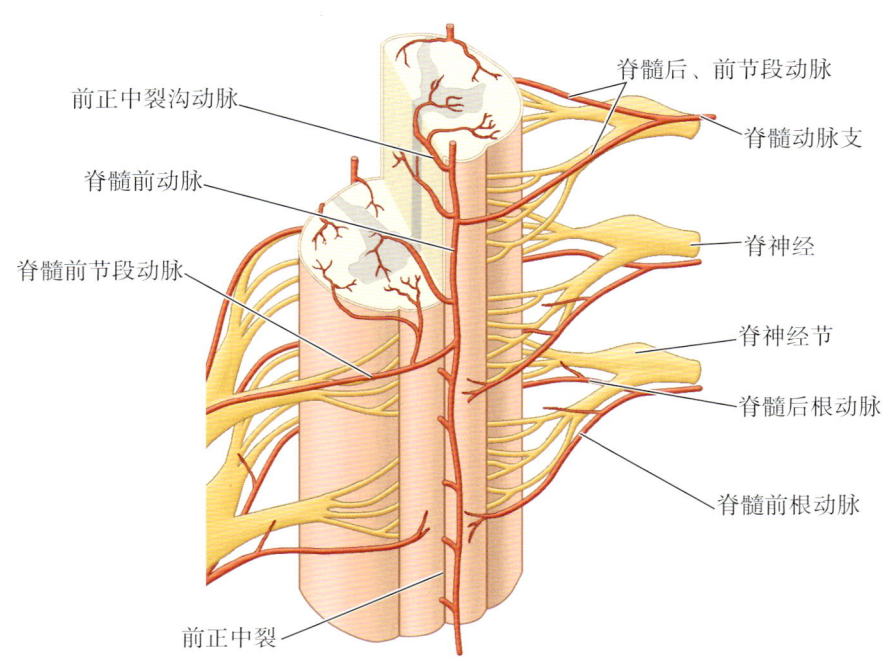

图5.15 脊髓由脊髓节段动脉和根动脉供血

根据脊髓节段水平,脊髓动脉支起源于相应的椎动脉、肋间动脉、腰动脉或骶动脉。

在胸、腰椎脊髓中,中间外侧细胞柱内含有突触前交感神经元胞体。中间外侧细胞柱从T1延伸至L2或L3,形成脊髓横切面上可见的灰质侧角(图5.17)。类似地,在第S2～S4节骶髓的外侧灰质可见一簇细胞,主要由突触前副交感神经细胞组成,为自主神经系统的一部分。

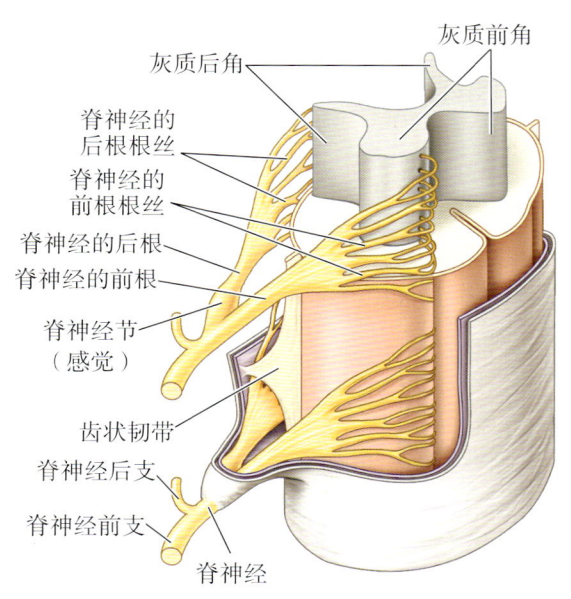

图5.16 脊髓、脊神经前后根和根丝、脊神经节、脊神经和脊膜

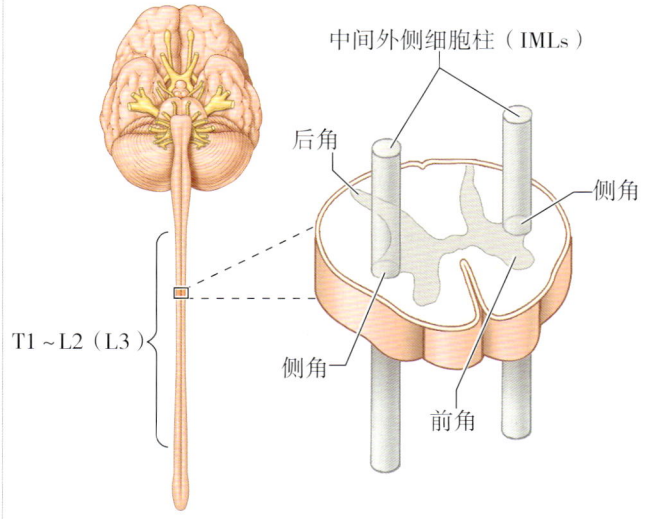

图5.17 脊髓中间外侧细胞柱

每个IML或核团均由交感神经系统的突触前神经元的胞体组成,其构成T1～L2或L3脊髓节段的灰质外侧角。

肌肉

概述

脊柱附近区不适可表现为椎旁肌肉的疼痛。背部有两大肌肉群：背部浅层肌（包括外表层和中层肌）和背部深层肌。

浅层肌的外表层包括斜方肌、背阔肌、肩胛提肌和菱形肌，产生并控制四肢的运动。中层肌包括后锯肌，参与呼吸和本体感觉（图5.18）。

深层肌由三部分构成：

- 由颈夹肌和头夹肌组成的浅层，固定深颈肌肉，可辅助头颈部行伸展运动。

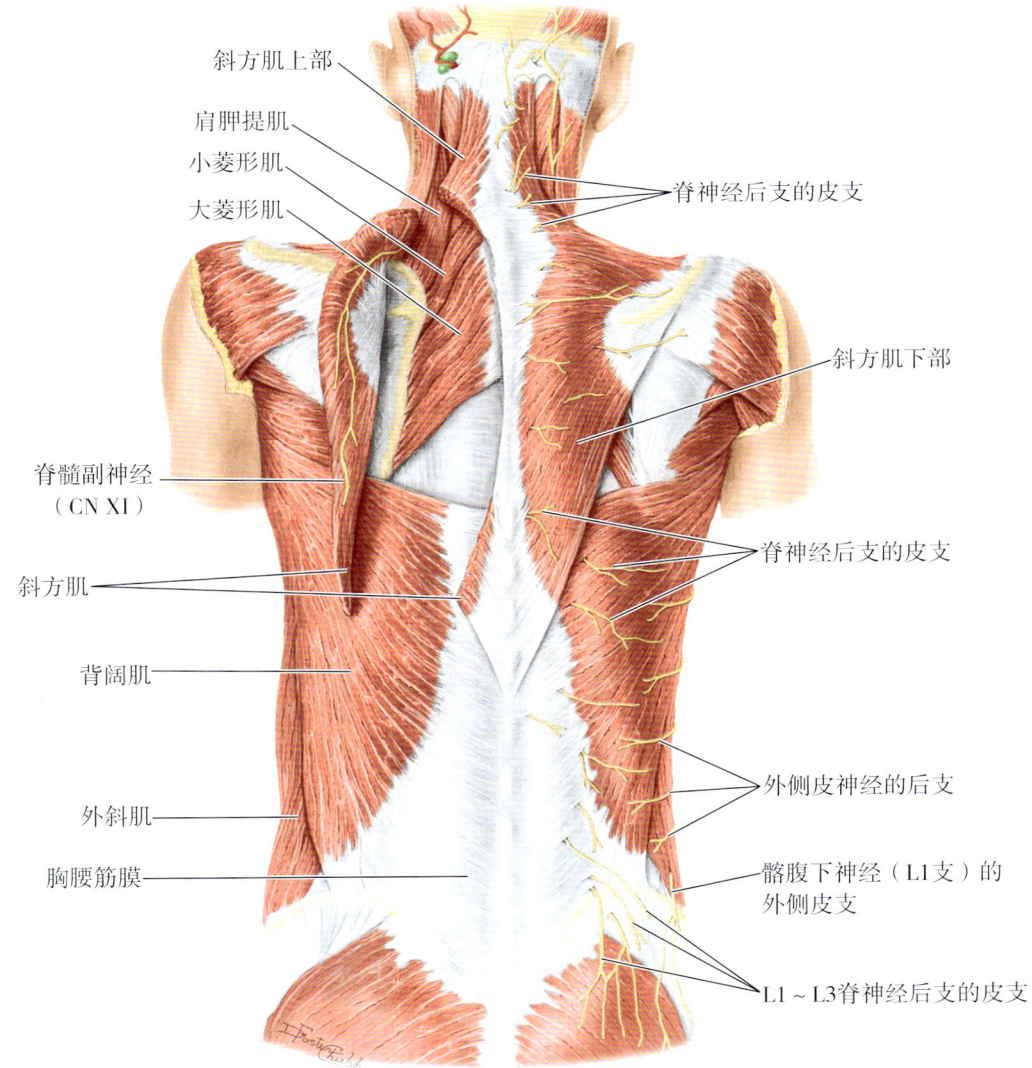

图5.18　背部浅层肌肉

- 中层为竖脊肌（又称骶棘肌），由三根并行的纵行肌柱构成：髂肋肌、最长肌和胸棘肌。它们的主要功能是帮助脊柱及头部的伸展和脊柱的侧向弯曲（图5.19）。
- 深层的横突棘肌主要由三个肌群组成：半棘肌、多裂肌和回旋肌。它们的主要功能：协助伸展脊柱的头、颈、胸、腰椎区域，在局部运动时稳定椎骨，促进脊柱的旋转运动。另外，回旋肌也会参与本体感觉（图5.20）。

视诊椎旁区时，有可能发现肌肉萎缩、肿胀或肌颤。然后，从颈部的下侧面直到尾骨区，触诊并叩诊其椎旁区域，找出可能存在的潜在压痛。

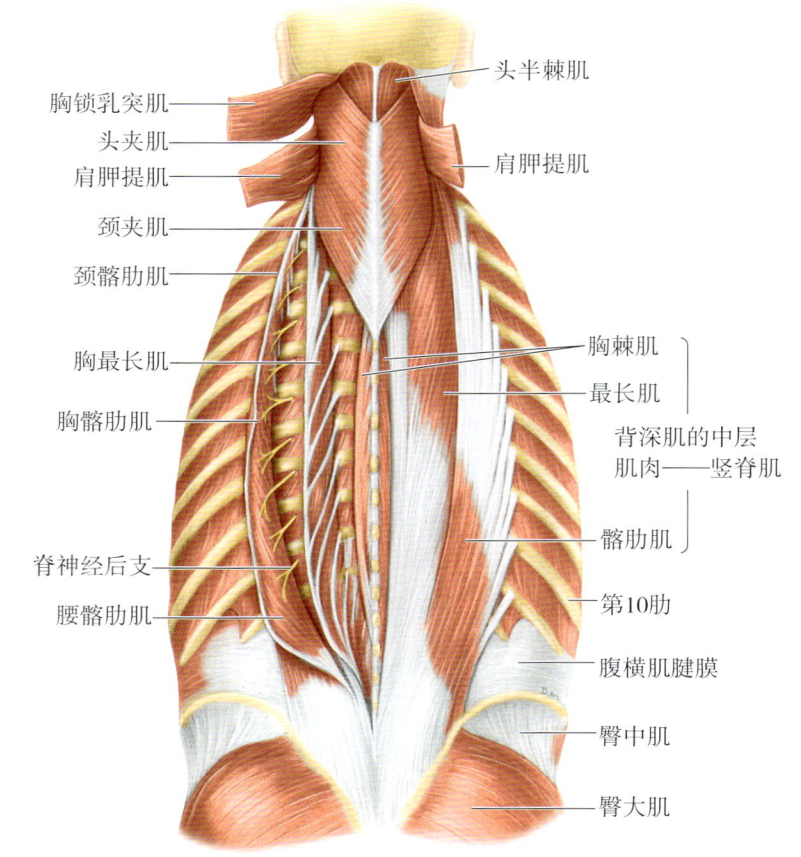

图5.19 背深肌的中层肌肉

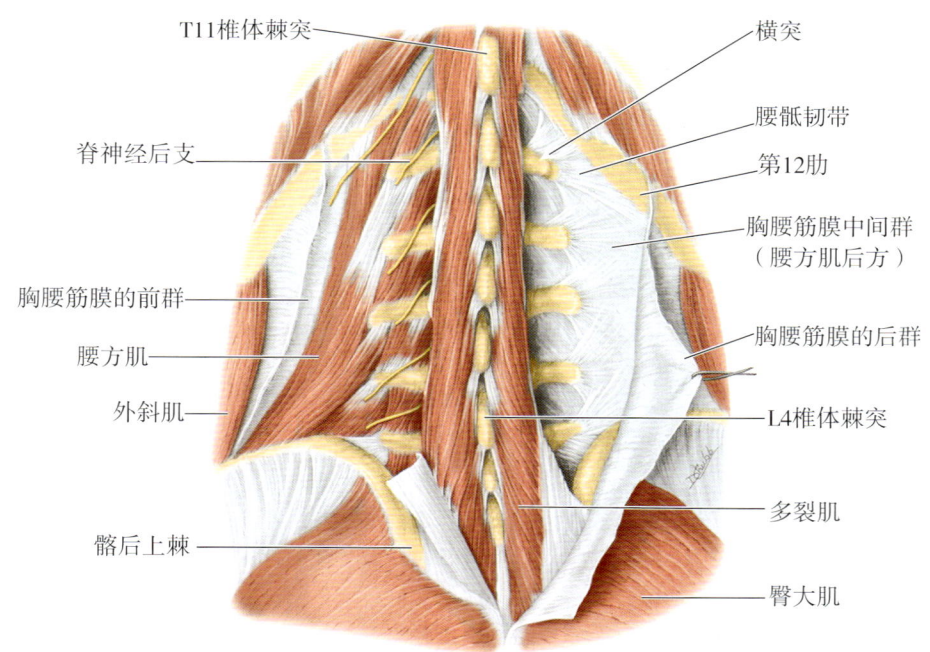

图5.20 背深肌的深层肌肉

脊髓的血液循环系统

概述

脊髓和背部的血液循环系统无法通过听诊进行评估，但可以通过影像学检查进行观察。供给脊髓的动脉包括脊髓前动脉、脊髓后动脉、前根髓动脉、后根髓动脉以及它们的分支。脊髓前动脉由椎动脉的分支联合而成，行走于脊髓前正中裂。脊髓后动脉是由椎动脉或小脑后下动脉发出左右两条脊髓后动脉，沿脊髓后外侧下行。脊髓前、后动脉与相应节段的前、后根髓动脉相吻合（图5.21）。

在多个脊髓层面内，可见根动脉供应相应水平的神经根。然而，它们并不总是与相应层面的脊髓前后动脉连接。此时，同节段的根髓动脉会代替根动脉，同时供应神经根和脊髓。最大的根髓动脉即Adamkiewicz动脉，通常出现在T9和T11之间的左侧，该动脉的破坏可导致脊髓低灌注，从而使脊髓尾端前部发生梗死。

脊髓的静脉引流是围绕六个纵向静脉通道进行的。如前正中静脉流经前正中裂中，并引流中央灰质。这些静脉通道与相应节段的椎间静脉连接，与颅内硬膜窦相连。

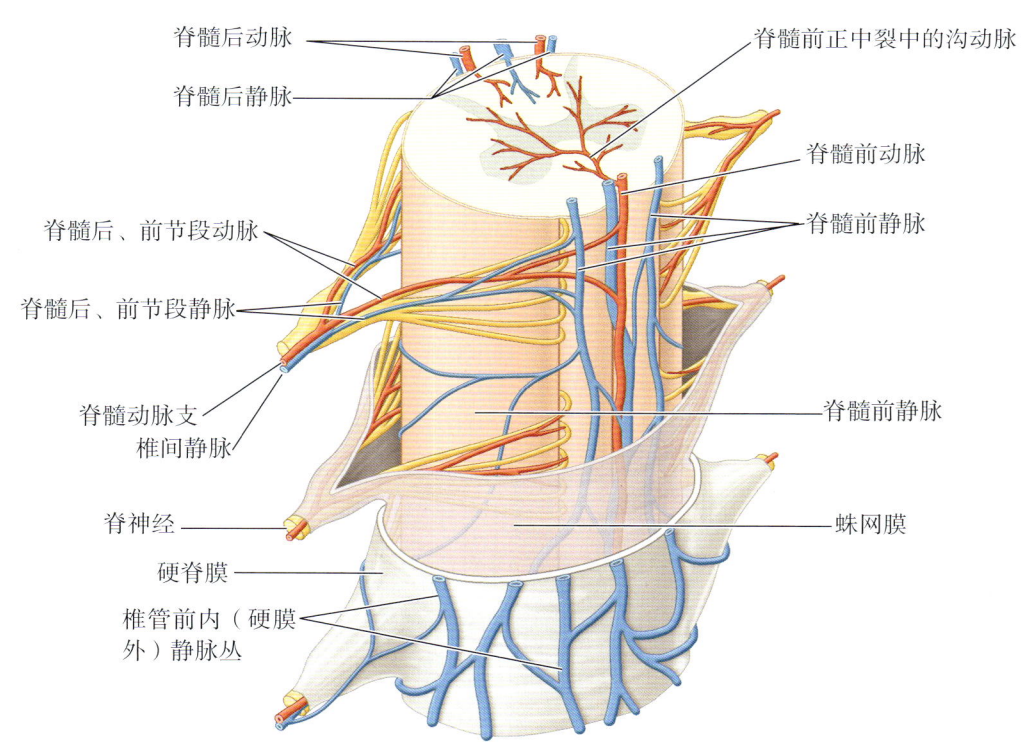

图5.21　脊髓血供的前外侧面观

脊髓动脉支起源于相应脊髓节段的椎动脉、肋间动脉、腰动脉或骶动脉。

第二节 临床病例

神经根病变

情况介绍
一名57岁的男性在搬运沉重的箱子后出现背部疼痛。该患者主诉疼痛从他的右下背部放射到右下肢后部和脚踝。

定义
神经根病变压迫脊神经或神经根,常导致疼痛、感觉异常、麻木或无力。

常见原因
最常见的原因是椎间盘突出、骨赘形成、椎管狭窄、肿瘤、感染或脓肿。

> **临床要点**
>
> 腰骶神经根病变的危险因素包括年龄(45~64岁为发病高峰)、身高较高、有吸烟史、举重和长时间驾驶。

鉴别诊断
背部疼痛:鉴别诊断包括脊椎骨折、肌肉骨骼疼痛、带状疱疹感染(如果疼痛沿着皮节分布)、脓肿或积液。

临床表现
最常见的症状包括上肢或下肢的疼痛、颈部或背部的疼痛、麻木或感觉异常、肌肉萎缩和肌肉无力。

查体发现
生命体征:正常。

视诊：不对称性改变，包括患侧的关节活动度减小，相应的肌肉体积缩小。

神经学检查：患侧感觉受损、运动强度降低、深部肌腱反射减弱、协调性受损、步态异常（第六章）。典型的颈神经根病变和腰骶神经根病变神经学检查发现见表5.1和表5.2。

◎ **特殊检查方法**

在患侧，侧屈椎间孔挤压试验、肩关节外展试验和直腿抬高试验呈阳性。

表5.1 颈神经根病变的表现

神经根	感觉减退	肌力下降	深部腱反射减弱
C5	肩部、近端上肢外侧	肩外展、肩外旋	肱二头肌、肱桡肌
C6	前臂外侧、拇指、食指	肘关节屈曲、前臂旋后、腕关节伸展	肱二头肌、肱桡肌
C7	前臂后侧、中指	肘关节伸展、腕关节屈曲、手指关节伸展	肱三头肌
C8	前臂内侧远端、小拇指	手内在肌	手指屈肌
T1	前臂内侧	手内在肌	手指屈肌

表5.2 腰骶神经根病变的表现

神经根	感觉减退	肌力下降	深部腱反射减弱
L4	小腿内侧	膝关节伸展，髋关节内收，踝关节伸展	膝
L5	小腿外侧和足背	足的伸展、外翻和内翻，足趾关节伸展，髋关节外展	
S1	足底和足侧	踝关节、跖趾关节、趾间关节屈曲，髋关节伸展	跟腱（足踝反射）

应做检查

实验室检查：通常不需要；如果出现危险信号，则需要进行全血细胞计数（白细胞增多可提示感染）、代谢功能检查（高钙血症）和其他血清学检查（感染或炎症引起的ESR升高）。

影像学检查：MRI是显示神经根受压的首选方法（图5.22）。CT是显示骨骼病变如骨赘和骨折的首选方法。

> **临床要点**
>
> 颈部和腰骶部，特别是颈7（C7）和骶1（S1）神经根，是神经根病变最常见的发病部位。典型的颈神经根病变表现为单侧颈部和上肢疼痛，向患侧旋转或弯曲头部会加重疼痛。腰骶神经根病变典型表现为沿皮节分布的下腰部疼痛（图5.23）。神经根病变也可表现为相应肌肉的肌力下降。

> **临床要点**
>
> 椎间盘膨出与椎间盘突出的区别是什么？根据定义，当椎间盘周长＞50%，超出骺板边缘（环状骨突）时，即椎间盘膨出；当＜50%时，称为椎间盘突出。

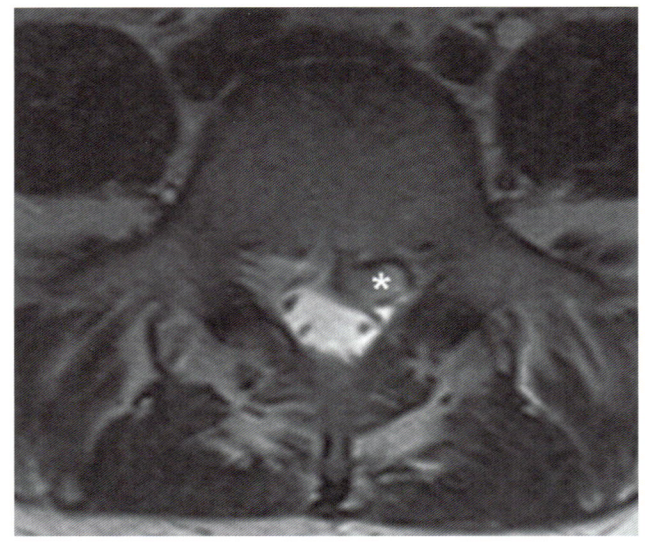

图5.22 椎间盘脱出

轴位T2WI显示腰5椎间盘左后方脱出（星号），相应神经根受压。

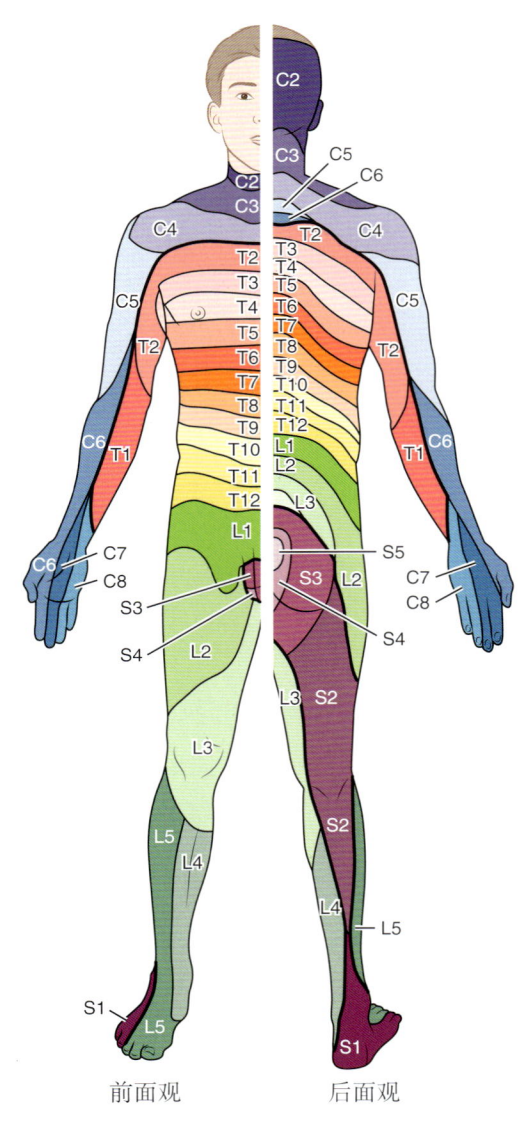

图5.23 神经支配相应皮节分布图

椎体骨折所致创伤性压迫性脊髓病

情况介绍
一名41岁女性在一场车祸后被送往急诊科，发生车祸时她没有系安全带。

定义
创伤性压迫性脊髓病是一个或多个椎体骨折导致的脊髓受压而形成的创伤性损伤。

常见原因
最常见的原因是坠落伤、车祸和运动损伤。

临床表现
症状包括背部疼痛、麻木或感觉异常、虚弱、大小便失禁以及尿潴留。

查体发现
生命体征：根据碰撞的严重程度，患者可出现呼吸频率和血氧饱和度降低、低血压和心动过速（或心动过缓）。

视诊：颈背部可能发现淤伤或撕裂伤。

触诊：脊柱棘突和椎旁肌压痛，四肢肌张力下降。

神经学检查：感觉减退（特别是马尾综合征导致鞍区麻木），运动强度降低，深部肌腱反射减弱，协调性受损，步态异常。

◎ 特殊检查方法
直肠指检：脊髓损伤时肛门括约肌张力降低。

临床要点
马尾综合征是一种神经科急症，是由于马尾损伤导致相应的神经功能丧失，可表现为背痛、鞍区麻木、步态异常和尿潴留。

应做检查

实验室检查：不需要特殊的实验室检查来帮助诊断。有些时候可能需要行全血细胞计数（如出血引起贫血）或凝血功能检查（如升高，可能反映凝血障碍）。

影像学检查：颈椎侧位X线片和脊柱CT扫描有助于发现可能的骨折。MRI检查是评估脊髓、韧带或其他软组织损伤的理想方法。如果疑虑有血管损伤，如动脉夹层，应进行CT或MR血管造影检查（图5.24）。

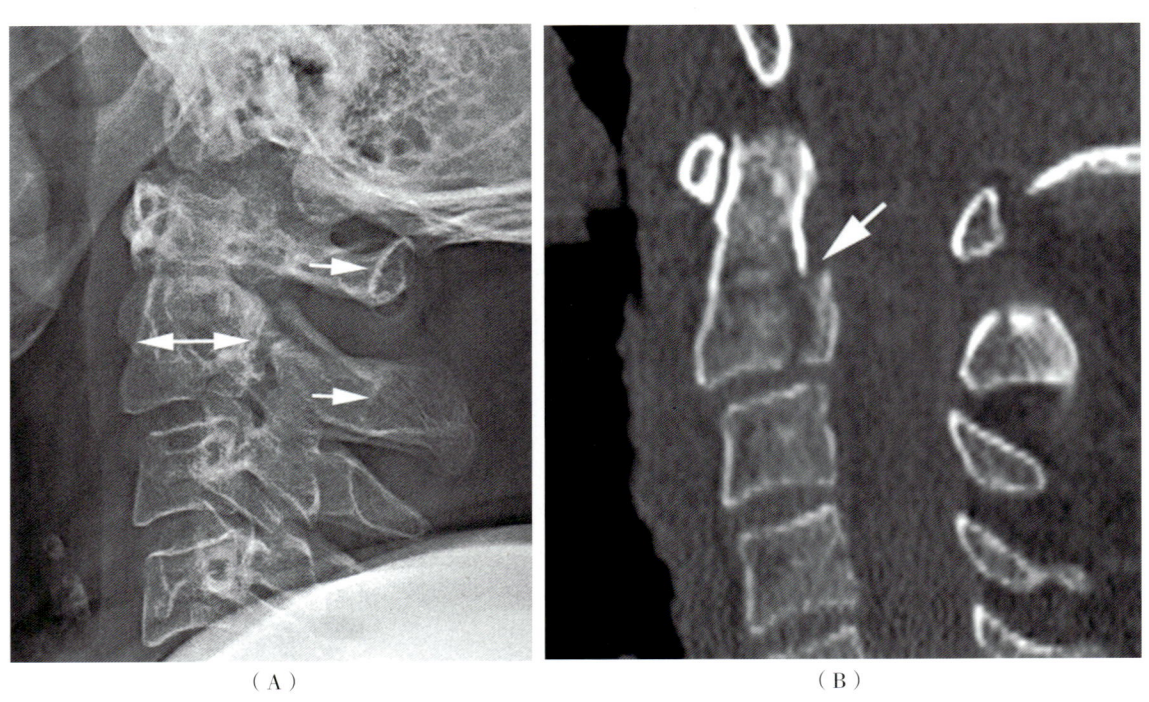

（A） （B）

图5.24　C2椎体骨折侧位X线片和矢状面重组CT图像

图5.24（A）侧位X线片显示C2椎体（双箭头）较C3椎体增宽，棘突椎板线中断（单箭头）。图5.24（B）矢状面重组CT图像显示C2椎体后缘冠状面骨折（单箭头）。

硬脊膜外脓肿

情况介绍

一名34岁男性有静脉注射毒品史，出现背痛和发热。

定义

硬脊膜外脓肿由硬膜外间隙感染所致。硬脊膜外间隙是硬脊膜和椎骨之间的区域，内含有脂肪组织、神经根、淋巴管和血管。

常见原因

最常见的危险因素包括糖尿病、肥胖、终末期肾病、败血症、人类免疫缺陷病毒（HIV）感染、恶性肿瘤、长期使用类固醇药物、静脉注射毒品、饮酒以及脊柱内固定留置。

鉴别诊断

背痛和发热：鉴别诊断包括感染（积液、脓肿、脓毒性栓子和骨髓炎）、炎症（关节炎，特别是脊椎关节病）和恶性肿瘤。

临床表现

症状包括背部疼痛、麻木及感觉异常、虚弱、大小便失禁以及尿潴留。

查体发现

生命体征：发热、心动过速、低血压、呼吸急促。

视诊：患侧的关节活动度减小，相应的肌肉体积缩小。皮肤可发现注射痕迹，这与静脉注射毒品病史一致。

触诊：可出现棘突和椎旁肌肉压痛。

神经学检查：患侧感觉减退、运动强度降低、深部肌腱反射减弱、协调性受损、步态异常。

◎ 特殊检查方法

直肠指检：肛门括约肌张力降低。

应做检查

实验室检查：全血细胞计数（白细胞增多）、其他血清学检查（ESR升高、CRP升高）、尿检（有无毒品）、微生物学检测（血培养、尿培养）。

影像学检查：脊柱MRI增强扫描是首选，应尽快检查（图5.25）。若MR检查有禁忌证或无法进行MR检查，可行脊髓CT造影（CTM）检查，但CTM检查特异性较低。

◎ 特殊检查方法

如果怀疑有感染性心内膜炎，可以行经胸超声心动图（TTE）检查。

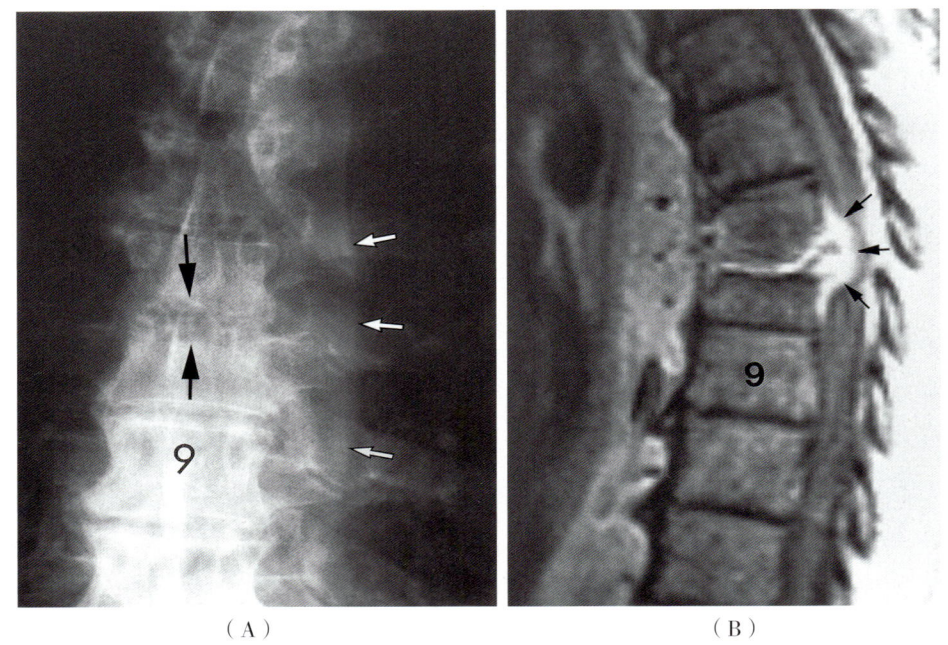

图5.25　T7/T8椎间盘感染

图5.25（A）T7/T8椎间盘感染。正位X线片显示T7/T8椎间隙受侵蚀（黑箭头），椎旁软组织增厚（白箭头）。图5.25（B）MRI显示T7/T8处硬膜外脓肿（黑箭头），压迫硬膜囊。

> ### 临床要点
>
> 背痛的危险信号包括发热、发冷、原因不明的体重减轻、夜间持续疼痛、癌症病史、免疫力低下、静脉注射毒品史、肠道或膀胱功能障碍和鞍区麻木。

脊柱转移瘤

情况介绍

一名患有前列腺癌转移的70岁男性患者，其下背部及右下肢疼痛逐渐加重。

定义

脊柱转移瘤是指原发癌症扩散到脊柱。

常见原因

与骨转移相关的常见恶性肿瘤包括前列腺癌、乳腺癌、多发性骨髓瘤、甲状腺癌、肾癌和肺癌。

鉴别诊断

背痛：鉴别诊断包括椎体骨折、脊柱退行性变（骨量减少、骨质疏松）、神经根病变和感染（脓肿、积液和骨髓炎）。

临床表现

症状包括夜间盗汗、背痛、疲劳、便秘、步态不稳定或平衡失调、大小便失禁以及尿潴留。

查体发现

生命体征：发热。

视诊：患侧的关节活动度减小、肌肉体积缩小。

触诊：可出现棘突和椎旁肌压痛。

神经学检查：患侧可能有感觉减退，运动强度降低，深部肌腱反射减弱，协调性受损，步态异常。

◎ 特殊检查方法

直肠指检：肛门括约肌张力降低。

应做检查

实验室检查：CBC（贫血、白细胞增多、血小板减少）、代谢功能检查（低钠血症、高钙血症）、凝血功能[国际标准化比值（INR）升高]。

影像学检查：脊柱MRI增强扫描是评估转移瘤、疑似骨折、软组织损伤或脊髓/椎管断裂的最佳选择。脊柱MRI上T1WI正常骨髓的信号强度降低反映了转移瘤的骨髓取代（图5.26）。

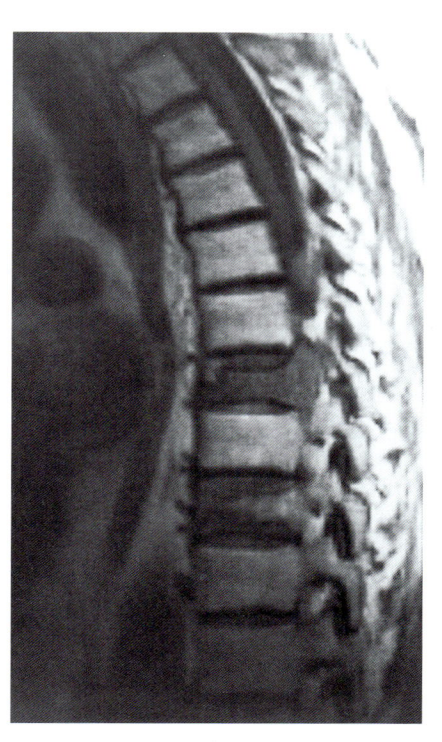

图5.26　椎体转移瘤

矢状位T1WI显示了两个椎体的压缩性改变并信号强度降低。

背部骨质疏松症

情况介绍

一名90岁的女性患者主诉下背部剧烈疼痛。

定义

骨质疏松症是由骨质密度降低引起的。当椎体发生骨质疏松时,更容易发生非病理性骨折。

常见原因

骨质疏松所致骨折最常见的危险因素包括有既往骨折病史、绝经后状态不佳、年龄偏大、低钙饮食、缺乏维生素D、吸烟、饮酒、使用类固醇药物、体重不足或超重、有一级亲属的骨折家族史。

鉴别诊断

背痛:鉴别诊断包括椎体骨折、脊柱退行性变(骨量减少、骨质疏松)、神经根病变、感染(脓肿、积液、骨髓炎)和恶性肿瘤。

临床表现

症状包括背部疼痛、虚弱、麻木、步态不稳或平衡失调。

查体发现

生命体征:正常。
视诊:患侧的关节活动度减小,肌肉体积缩小。
触诊:可出现棘突和椎旁肌压痛。
神经学检查:患侧可能有感觉减退,运动强度降低,深部肌腱反射减弱,协调性受损,步态异常。

◎ 特殊检查方法

请参阅第六章。

应做检查

实验室检查:第六章详细介绍了这些检查。
影像学检查:MRI可显示腰椎骨质疏松伴骨髓脂肪替代(T1WI 高信号)(图5.27)。建议65岁或以上的妇女和有高危因素的年轻妇女进行骨质疏松症筛查。使用在线骨折风险预测工具可以评估骨折风险。骨密度测量使用双能X线骨密度仪扫描。

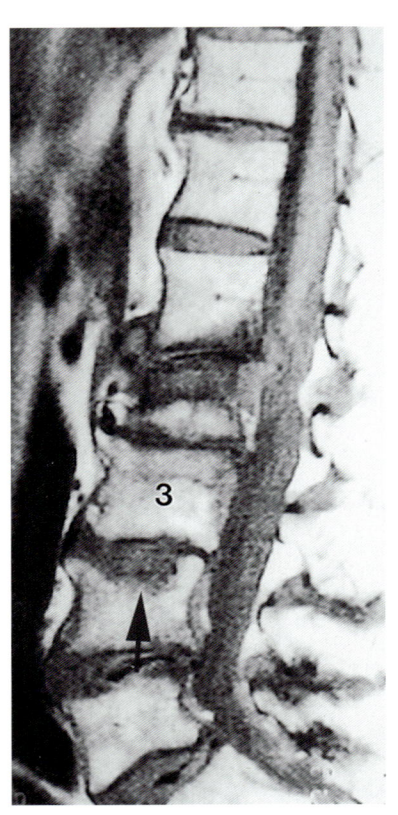

图5.27 T1WI显示L2椎体骨质疏松性塌陷

病变椎体内线状低信号,为典型的非病理塌陷。注意L4椎体中央的Schmorl结节(黑箭头)。

脊髓病和横贯性脊髓炎

情况介绍
一名21岁的女性患者到急诊室,主诉深部背痛、行走困难和双足麻木3天,当天无法小便。

定义
横贯性脊髓炎是脊髓的非特异性炎症,在没有压迫性病变的情况下可引起脊髓病的相关症状。

常见原因
最常见的病因包括多发性硬化、视神经脊髓炎、全身性自身免疫性疾病、维生素缺乏(如维生素E)和副肿瘤性疾病。

鉴别诊断
背痛:鉴别诊断包括椎体骨折、脊柱退行性疾病(骨量减少、骨质疏松)、神经根病变、感染(脓肿、积液、骨髓炎)和恶性肿瘤。

临床表现
症状包括虚弱、麻木、步态不稳或平衡失调、大小便失禁和尿潴留。

查体发现
生命体征:正常。

视诊:患侧的关节活动度减小,肌肉体积缩小。

触诊:可出现棘突和椎旁肌压痛。

神经学检查:患侧可能有感觉减退,运动强度降低,深部肌腱反射减弱,协调性受损,步态异常。脊髓病的阳性体征包括受累皮节的痛温觉减弱;当上肢运动神经元损伤时(屈肌比伸肌弱),下肢也可感觉到无力;巴宾斯基征阳性(当足底被刺激时,踇趾的病理性背伸和其他趾的外展);肛门括约肌张力下降;L'hermitte征(颈部屈曲时脊柱感觉异常)。急性期,深部肌腱反射可能减弱,但随着时间的推移通常会加强。

应做检查
实验室检查:脑脊液检查(白细胞增多;根据病因不同,葡萄糖和蛋白质水平可能升高、降低或不变)。基于鉴别诊断的具体需要而选择不同的检查方法(表5.3)。

影像学检查：脊柱MRI增强扫描是首选的检查方法。受累脊髓在T2WI上通常表现为高信号。增强扫描病灶强化表明炎症处于活动期（图5.28）。

> **临床要点**
>
> 脊髓病引起的无力通常会累及下肢，但根据脊髓病受累的部位，也可累及上肢。该病的感觉障碍通常基于受累的"水平"，患者通常在受累节段以下出现感觉减退。

表5.3 背部各类疾病的检查方法

病因	检查
多发性硬化	脑MRI增强扫描；脑脊液寡克隆区带检查
视神经脊髓炎（NMO）	抗NMO IgG抗体的血清和脑脊液检查（水通道蛋白4）
系统性自身免疫性疾病	血清学检查[抗核抗体、抗ds-DNA抗体、抗Sm抗体（系统性红斑狼疮）]；抗Ro抗体、抗La抗体（干燥综合征）；血清和脑脊液检查中血管紧张素原转化酶水平的检测（结节病）；典型结节病胸部X线片可发现双侧肺门淋巴结肿大
毒品	血清铜水平
维生素缺乏	血清维生素B_{12}水平
感染	血清学检查支原体、水痘抗体；血清水痘聚合酶链式反应；其他的检查将取决于患者的暴露史
副肿瘤性疾病	血清和脑脊液检查副肿瘤套餐，并对适龄患者进行肿瘤普查
感染后和疫苗接种后	无需特殊实验室检查
先天性疾病	15%~30%的病例没有相对应的实验室检查

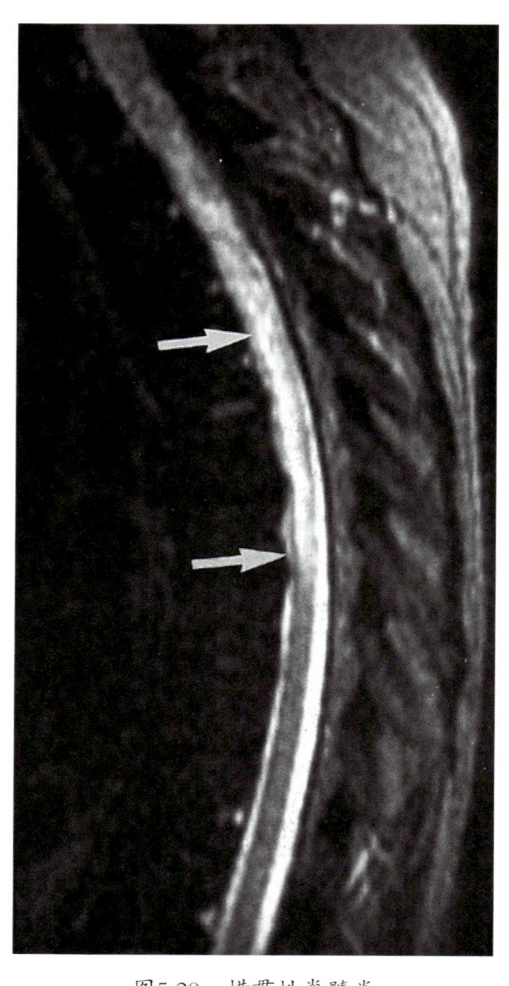

图5.28 横贯性脊髓炎
T2WI显示胸椎上、中段脊髓内较长节段的信号异常伴有轻度的占位效应（白箭头）。

脊柱退行性疾病和强直性脊柱炎

情况介绍
一名35岁男性患者主诉腰背痛5个月，晨间加重，夜间减轻。

定义
强直性脊柱炎是一种自身免疫性的慢性炎性疾病，累及脊柱和骶髂关节，其特点表现为背部疼痛和僵硬。

常见原因
强直性脊柱炎患者人类白细胞抗原（HLA）B27单倍体阳性。

鉴别诊断
背痛：鉴别诊断包括椎体骨折、退行性改变（骨量减少、骨质疏松）、神经根病变、感染（脓肿、积液、骨髓炎）和恶性肿瘤。

临床表现
症状包括慢性背痛（3个月或更长）、僵硬（通常在早上或休息后更严重）、起止点炎（特别是跟腱）和关节炎。

查体发现
生命体征：正常。

视诊：可观察到背部的姿势异常以及关节活动度下降。特别要注意评估的是，是否存在胸椎后凸度增加或腰椎前凸度丧失、胸廓扩张减少、关节疼痛或肿胀、瞳孔不对称或对光无反应以及指甲凹陷等情况。

触诊：棘突和椎旁肌压痛。

神经学检查：可能有感觉减退，运动强度降低，深部肌腱反射减弱，协调性受损，步态异常。

◎ 特殊检查方法
改良的Schober试验：在本书其他章节中有具体介绍。

FABER试验（屈曲、外展、外旋）：用于评估骶髂关节的压痛。患者仰卧，膝关节屈曲，踝关节置于对侧膝上。对弯曲的膝部施加向下的压力，患侧腹股沟区或臀部出现疼痛则为阳性结果。

应做检查

实验室检查：CBC（白细胞增多、贫血）、其他血清学检查（ESR升高、CRP升高，注意HLA-B27抗原）。

影像学检查：骨盆X线检查可以评估骶髂关节硬化（图5.29）。如果患者出现临床症状但在X线片上未发现异常，则需进行腰骶部MRI扫描。

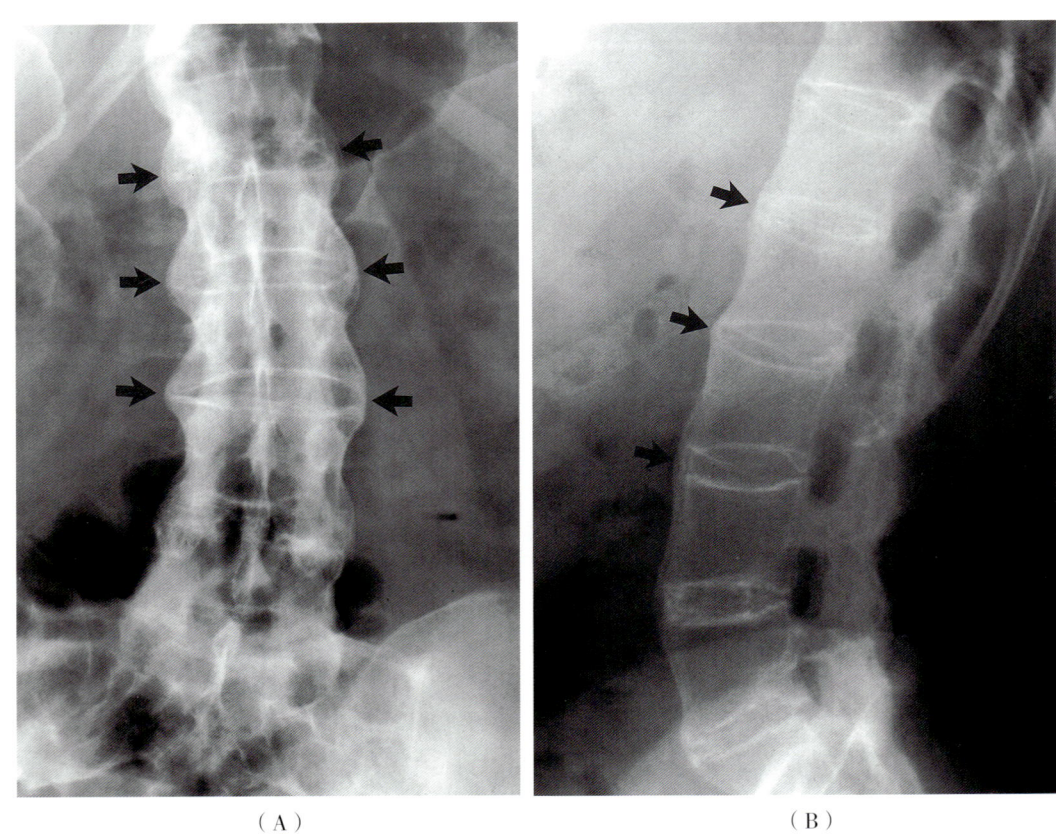

（A） （B）

图5.29 强直性脊柱炎

图5.29（A）腰椎正位X线片显示韧带骨化成桥状连接相邻椎体（黑箭头），形成典型的"竹节样"改变。图5.29（B）腰椎侧位X线片显示前纵韧带骨化（黑箭头）。

颈椎类风湿关节炎

情况介绍

一名71岁患有类风湿关节炎（RA）的男性患者出现眩晕和枕后部疼痛。

定义

类风湿关节炎（第六章）是累及滑膜的慢性炎症，同时也会对软骨、骨骼、韧带和肌腱造成损害。至少50%的RA患者存在颈椎异常。尽管大多数受累颈椎并无症状出现，但这种关节炎的主要危险是寰枢椎半脱位和颅颈交界区韧带变形（也称为颅颈下沉）。在寰枢椎半脱位中，C1和C2椎体脱位；在颅颈韧带变形中，炎性浸润导致支持韧带结构的稳定性丧失。

常见原因
类风湿关节炎累及颈椎的病因尚不完全清楚，可能与影响其他关节的机制相同。

鉴别诊断
背痛：鉴别诊断包括椎体骨折、退行性改变（骨量减少、骨质疏松）、神经根病变、感染（脓肿、积液、骨髓炎）和恶性肿瘤。

临床表现
症状包括颈部或头部疼痛、眩晕、缺乏协调性、步态不稳定或平衡失调、虚弱、麻木、大小便失禁、尿潴留。

查体发现
生命体征：正常。

视诊：可观察到背部的姿势异常以及关节活动度下降。还要评估是否存在皮肤结节、皮疹或其他病变以及关节是否存在畸形。

触诊：可出现关节、棘突和椎旁肌压痛。

神经学检查：可能有感觉减退，运动强度降低，深部肌腱反射减弱，协调性受损，步态异常。

◎ 特殊检查方法
可能存在颈部关节活动度的减小（屈曲、伸展和侧屈）。

应做检查
实验室检查：CBC（白细胞增多、贫血）、其他血清学检查（ESR升高、CRP升高）。如果怀疑是RA，还可以筛查对RA相对特异的抗体，包括血清类风湿因子和抗环瓜氨酸肽（CCP）抗体。

影像学检查：侧位X线片显示椎体顺列异常，CT检查可证实。例如，在寰枢椎半脱位时，侧位X线片可以显示C1~C2椎体半脱位，寰齿前间隙增宽，C1和C2的棘突椎板线错位（图5.30）。在颅颈交界区韧带损伤时，矢状位CT可显示枢椎齿状突超出枕骨大孔水平。矢状位MRI扫描可进一步显示齿状突对脑干的压迫。MRI扫描可以更好地显示齿状突对脑干或颈髓的压迫（图5.31）。

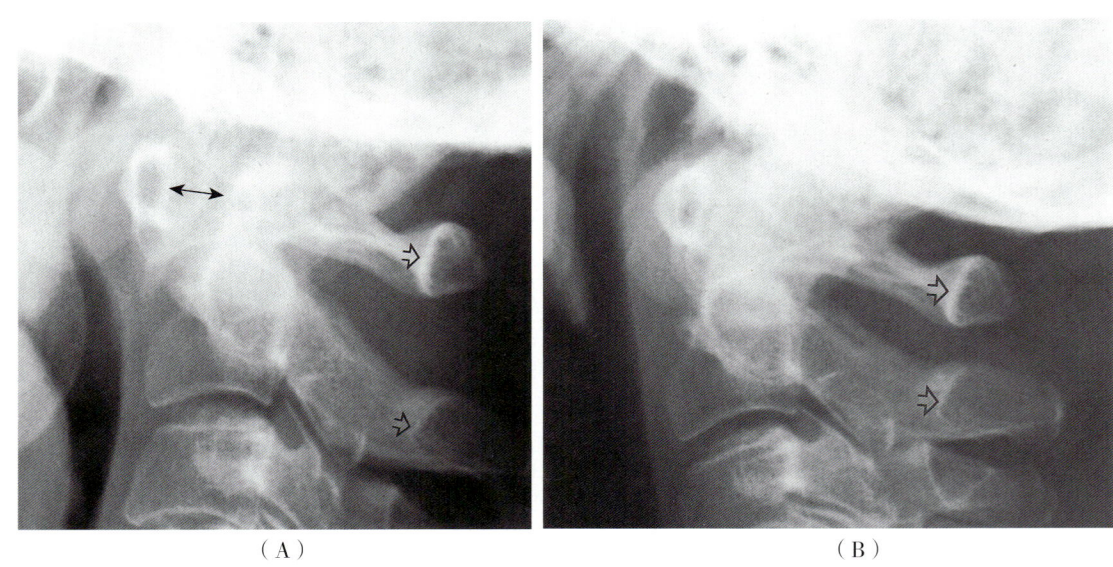

图5.30 类风湿关节炎所致寰枢椎半脱位

图5.30（A）侧屈位X线片显示C1～C2椎体半脱位，寰齿前间隙增宽（双箭头），C1和C2棘突椎板线不连续（空心箭头）。图5.30（B）侧伸位X线片寰枢椎半脱位程度明显减轻。棘突椎板线（空心箭头）仍不连续。

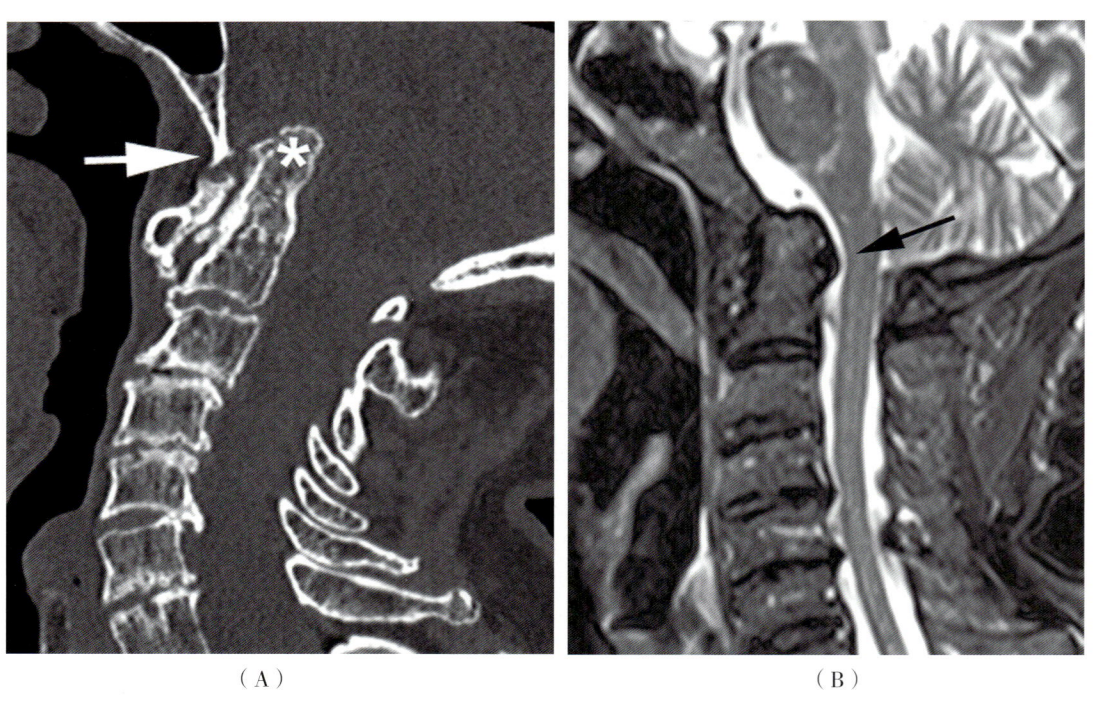

图5.31 类风湿关节炎所致颅颈下沉

图5.31（A）两例不同患者矢状位重组CT图像显示齿状突（星号）超出枕骨大孔上缘。正常情况下齿状突应低于颅底点（白色箭头）12 mm。图5.31（B）矢状位MRI显示向上突出的齿状突压迫延髓（黑色箭头）。

第六章

上肢和下肢

SEBASTIAN HEAVEN TRI NYUGEN
SARAH M. TROSTER JEFFREY E. ALFONSI
NICKOLAUS BIASUTTI MARILYN HENG

上下肢均由骨骼（非中轴骨骼）、肌肉、肌腱、韧带、神经和血管构成，它们共同作用产生运动。上肢可执行伸展、抓取以及各类精细运动。下肢是躯干的延伸，在站立和行走时起到支持身体的作用（图6.1）。

初步评估

上肢或下肢的疾病可表现出多种症状，包括疼痛或无法活动（表6.1）。认识不同的症状可以帮助临床医生定位疾病的解剖区域和组织类型。如果目前表现出来的症状为疼痛，那么了解疼痛的具体情况是非常重要的，包括部位、发作（急性或慢性）、缓解因素（休息或活动）、加重因素（运动）、疼痛类型（剧痛、钝痛或酸痛）、放射痛、严重程度和进展情况。

常规肢体检查

当进行上肢检查时，病人通常坐直，在腋下系上一块布，包裹住胸部。对于下肢检查，患者通常仰卧，两腿暴露，确保腹股沟被遮盖。系统的检查包括视诊、触诊和一些特殊检查。一般不进行叩诊和听诊。特殊检查用来评估关节运动及其活动的完整性，神经功能（包括感觉、力量、反射和协调）和血流量。因为四肢的关节是紧密相连的，疼痛可以遍及整个肢体，所以在检查关节的重点区域时，对该关节的近远端都应进行检查。最后，在描述检查结果时，应使用国际公认的解剖学术语（第一章）。

对四肢视诊和触诊的观察结果分别列于表6.2和表6.3。

每个关节的关节活动度（ROM；用角度表示）分为主动关节活动度（患者自主运动关节）和被动关节活动度（医生运动患者关节）。上下肢的大部分关节是滑膜关节。在滑膜关节中，关节软骨覆盖着关节组成骨骼相对应的骨性关节面（图6.2）。滑膜关节被关节囊包绕，关节囊内衬滑膜，其覆盖所有的非关节面，滑膜内充满滑膜液，可为关节提供营养。主动和被动关节活动度的缺失以及疼痛和肿胀是关节的病理表现。丧失主动ROM而非被动ROM提示关节外问题（例如与肌肉、肌腱、韧带、关节囊和/或神经系统相关的问题）。与ROM检查密切相关的是血管和神经系统检查（神经血管检查）。

临床要点

通过6P检查可以发现血管异常：

苍白：皮肤苍白　　　　　　　　麻木：肌力下降（第七章）

寒冷：四肢温度降低（触诊）　　疼痛：触诊和活动时加重

感觉异常：感觉减退（第七章）　脉搏：脉搏减弱

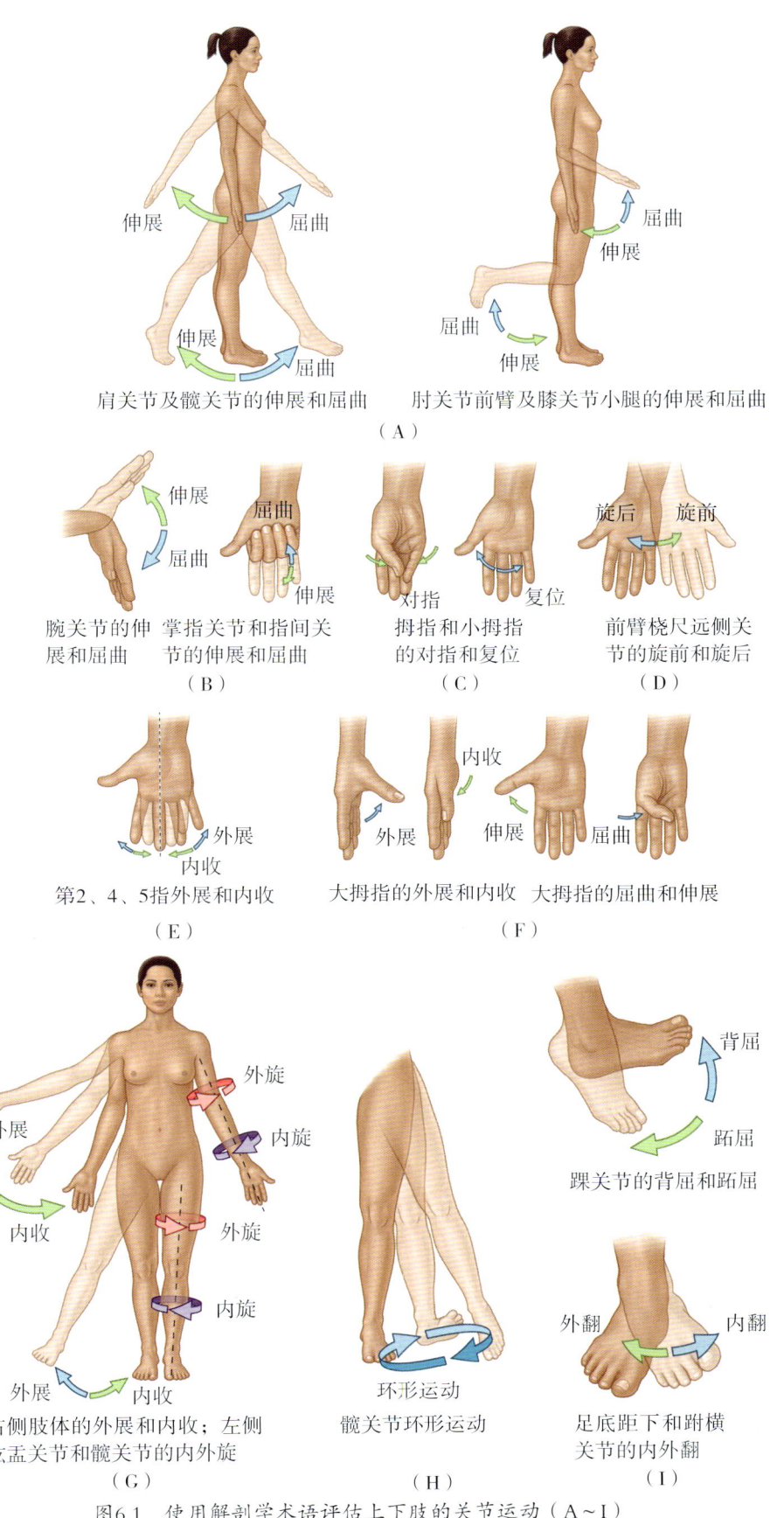

图6.1 使用解剖学术语评估上下肢的关节运动（A~I）

表6.1 按组织类型划分的症状

症状分类	症状
关节症状	主动或被动运动导致关节疼痛、肿胀、红斑、僵硬（僵硬应更具体描述为晨僵或活动后僵硬加重），关节绞锁或关节弹响，关节不稳或关节变形
软组织（肌肉、滑囊、肌腱）症状	压痛，肌肉萎缩或伴随活动的疼痛，肿胀，无力
神经症状	感觉异常、麻木、麻痹、灼烧感或神经性疼痛、无力或肌肉萎缩
血管症状	运动引起的小腿或下肢痛；缺血性症状表现为6P组合，包括疼痛、苍白、寒冷（肢体温度降低）、感觉异常、麻木和无脉；溃疡；皮肤的变化
相关症状	全身：发烧、体重不明原因下降或夜间盗汗。 皮肤：皮疹、皮肤结节、脱发或指甲凹陷。 胃肠：腹泻（特别是出血）、腹部绞痛或口腔溃疡。 眼：眼痛、红眼或干眼。 泌尿生殖系统：排尿困难或近期的性传播感染

表6.2 四肢的视诊

视诊内容	观察
肢体排列和对称	肢体的静息姿势：弯曲、伸展、中立； 关节远端向外侧成角度，而近端向内侧成角度（外翻）； 关节远端向内侧成角度，而近端向外侧成角度（内翻）； 肢体对称或非对称； 关节大小； 软组织肿块或肿胀； 肢体旋转错位； 关节畸形或脱臼； 脊柱弯曲（第五章）
皮肤和指甲的变化	皮肤颜色：苍白、斑驳、发绀、淤斑、红斑； 皮疹：丘疹、紫癜、淤斑和斑块； 指甲改变：凹陷、指甲溶解、杵状指； 溃疡：静脉功能不全性溃疡、静脉血液滞留、动脉功能不全性溃疡； 开放性伤口的大小和位置
肌肉改变	肌肉萎缩或不对称、肌颤、协调性差
步态和活动性	是否使用辅助步行器具； 步伐的速度和节奏； 特殊步态：减痛步态、小脑共济失调步态、跳跃步态、跨阈步态、臀中肌无力步态（特伦佰氏步态）、帕金森步态

在上肢，可在肱动脉和桡动脉触诊脉搏（图6.3）。在下肢，可在股动脉、腘动脉、胫后动脉和足背动脉触诊。另外值得注意的一点是，2%~3%的健康人没有足背动脉。

动脉血流灌注可以通过脉搏强度和毛细血管再充盈能力来评估。脉搏强度按5分制评分：0=脉搏消失，1=几乎摸不到，2=容易摸到，3=脉搏有力，4=动脉瘤样脉搏或洪脉。而对于毛细血管再充盈能力的评估，则通过对甲床施加压力（加压后毛细血管血流受阻，甲床变苍白），计数停止施压后甲床由苍白变潮红的时间来评估。正常的毛细血管再充盈时间为2~3 s。踝肱指数（ABI）是一种更客观的用以评估下肢血流的无创筛查方案。该方案需要测量双侧手臂和腿部的血压。ABI的计算方法是用两腿中的最高收缩压除以两只手臂中的最高收缩压。如果左臂收缩压为140 mmHg，右臂收缩压为145 mmHg，则会使用145 mmHg与两腿的最高收缩压来计算。正常比率在0.9到1.4之间。ABI值＜0.9提示下肢血管血流不通畅，如外周动脉疾病（PAD）或膝关节脱位引起的血管损伤。ABI值＞1.4表示钙化或动脉硬化。

表6.3　四肢的触诊

触诊内容	发现
关节	发热、积液、捻发音、关节压痛
皮肤	结节、肿块、发热、硬化
软组织（肌肉、肌腱、滑囊）	肌肉的体积、力量、张力，存在肿胀、触痛、压痛
骨	骨性体表标志、局部压痛、骨质中断和步态畸形

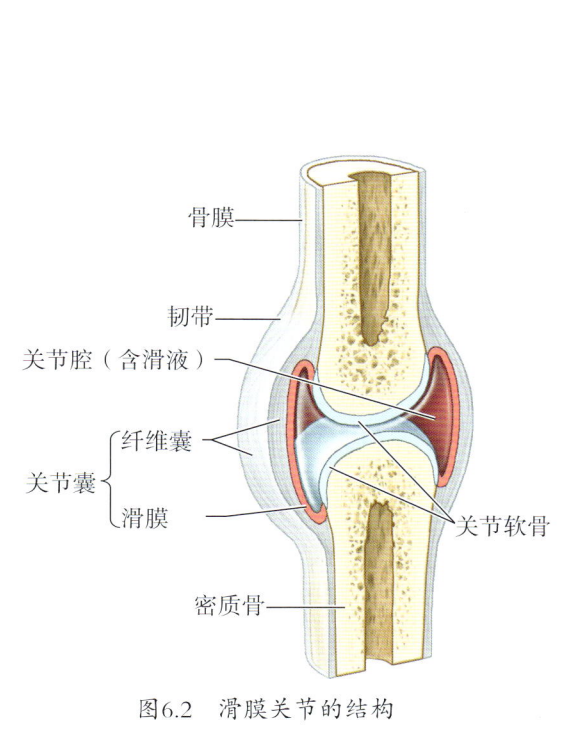

图6.2　滑膜关节的结构

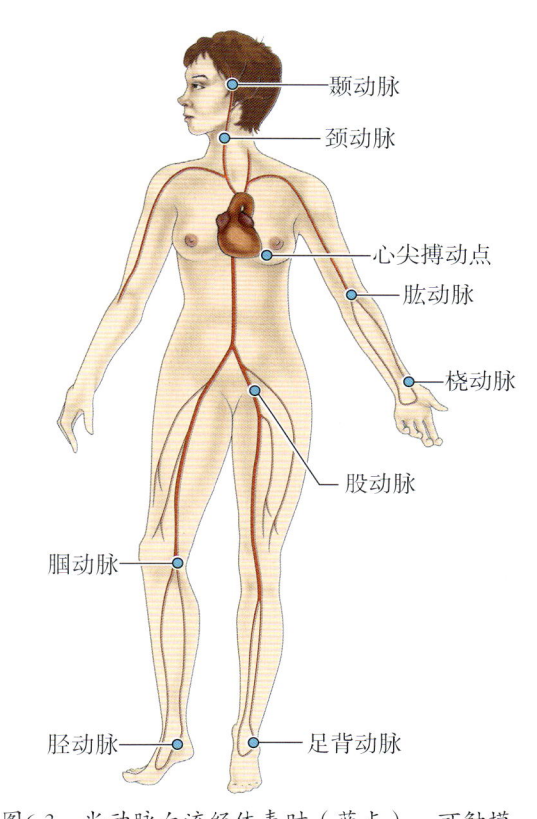

图6.3　当动脉血流经体表时（蓝点），可触摸到脉搏

神经学检查包括运动和感觉功能的检查，这些将在第七章中讨论。支配上肢的神经来自臂神经丛。臂丛由颈髓前支组成（C5～T1）。5支颈髓前支形成3个干，然后分成6股、3束、5个末端分支（图6.4）。

上肢的主要感觉（皮节）和运动（肌节）神经根分别如图6.5和图6.6所示。

下肢神经起源于腰丛，如图6.7所示。

下肢的主要感觉（皮节）神经根和运动（肌节）神经根功能分别见图6.8和图6.9。

临床要点

了解皮节和肌节有助于将病变定位到相应的神经根或周围神经（表6.4）。

观察患者步态有助于评估患者下肢的神经和肌肉骨骼系统。步态异常可能是由疼痛、关节病变、肌肉无力或神经紊乱所导致。观察步态时要注意四肢的运动是否流畅和对称、步伐大小和两脚间宽有无异常。常见的异常步态包括：

减痛步态：患侧下肢承重时间缩短。

偏瘫步态：患侧下肢无力、痉挛、伸展、肘部屈曲。在行走过程中，患者患侧下肢在地面上划圈行走。这种步态是在中风患者身上观察到的。根据定义，偏瘫步态患者只有身体的一侧（无论右侧或左侧）受累。

帕金森步态：该步态见于帕金森患者，表现为步态缓慢、细小、蹒跚而行，弯腰驼背，双上肢僵硬而缺乏摆动。

小脑共济失调步态：由于小脑损伤或感觉丧失而导致的不协调的、宽范围的步态。

跳跃步态：当患者直立时，患肢使用脚趾支撑站立。这种步态显示出患者双腿长度的差异。

跨阈步态：由于患者足下垂，足底弯曲导致无法与小腿呈90°，使得行走时髋及膝屈曲度代偿性增大，形成跨阈步态。这类疾病被称为痉挛性马蹄足。

臀中肌无力步态（特伦佰氏步态）：行走中患腿站立时，骨盆向非承重一侧（健侧）向下倾斜，躯干则向相反方向倾斜（朝向患侧）来代偿以维持身体平衡。这种步态是由腿外展肌无力引起的（图6.10）。

实验室检查

常见的实验室检查可以辅助诊断四肢的疾病，包括完整的血细胞计数（CBC）用以评估感染；骨质异常中碱性磷酸酶（ALP）升高提示疾病可能破坏骨髓，同时伴有一个或多个血细胞系减低；高钙血症多由骨质异常所致，尤其是转移性疾病引起；类风湿因子和抗核抗体可有助于关节炎的诊断；肌肉异常可发现肌酸激酶（CK）、天门冬氨酸氨基转移酶（AST）和丙氨酸氨基转移酶（ALT）水平升高；血糖异常、血清酒精含量高、血清维生素B_{12}和叶酸含量低可能导致神经损伤；血沉（ESR）和C反应蛋白（CRP）是炎症标志物，在骨髓炎、炎性关节炎和肌炎以及感染等情况下均可升高。

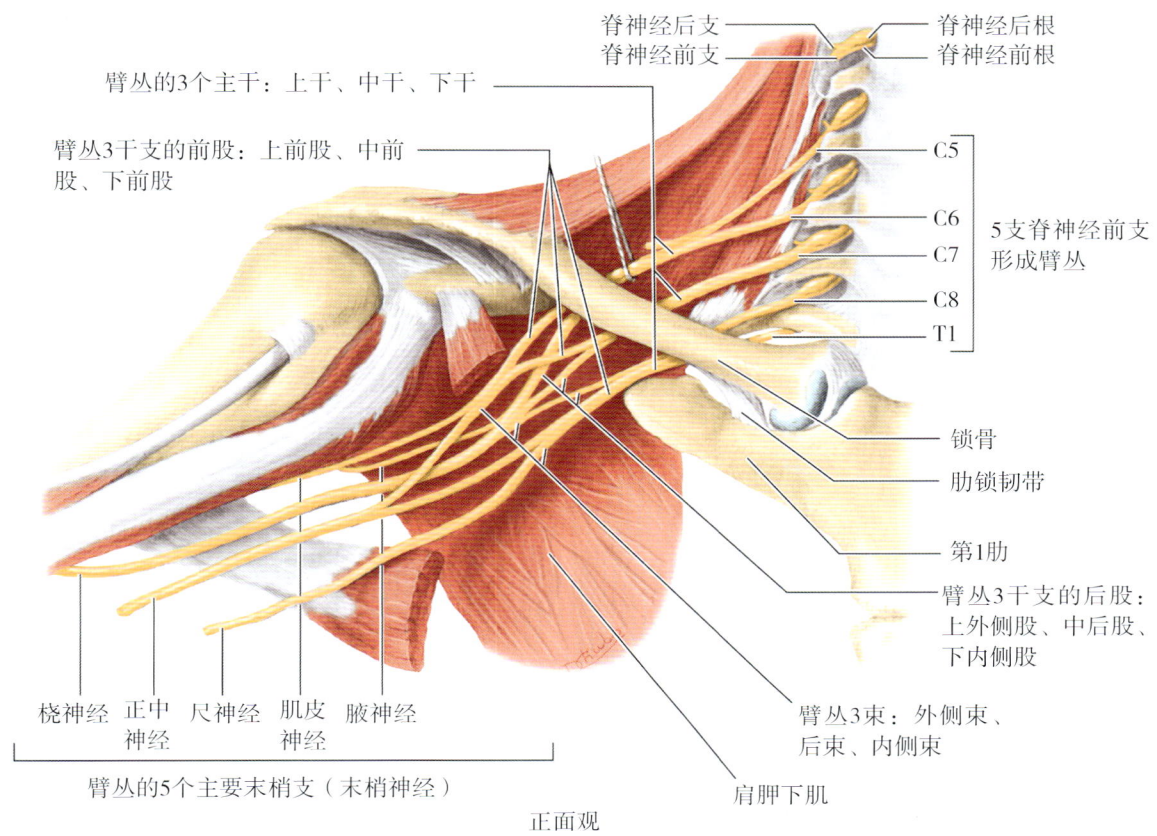

图6.4 臂丛和相关的解剖结构

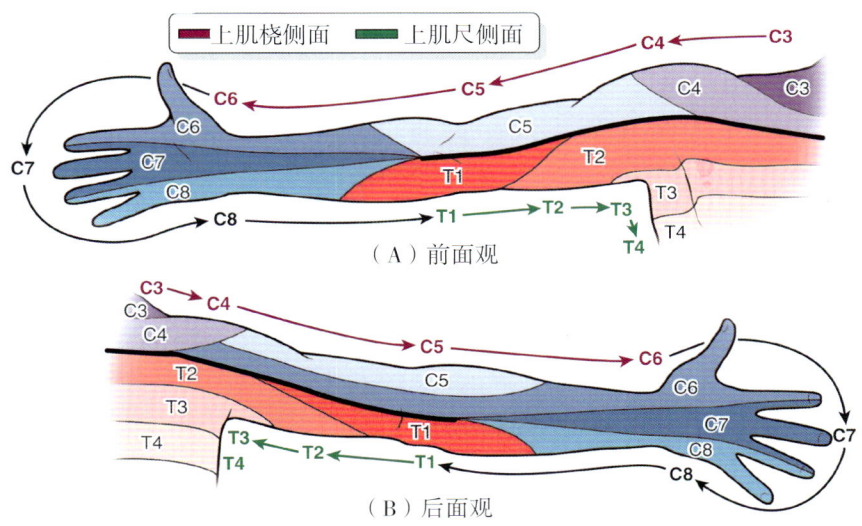

图6.5 上肢皮节

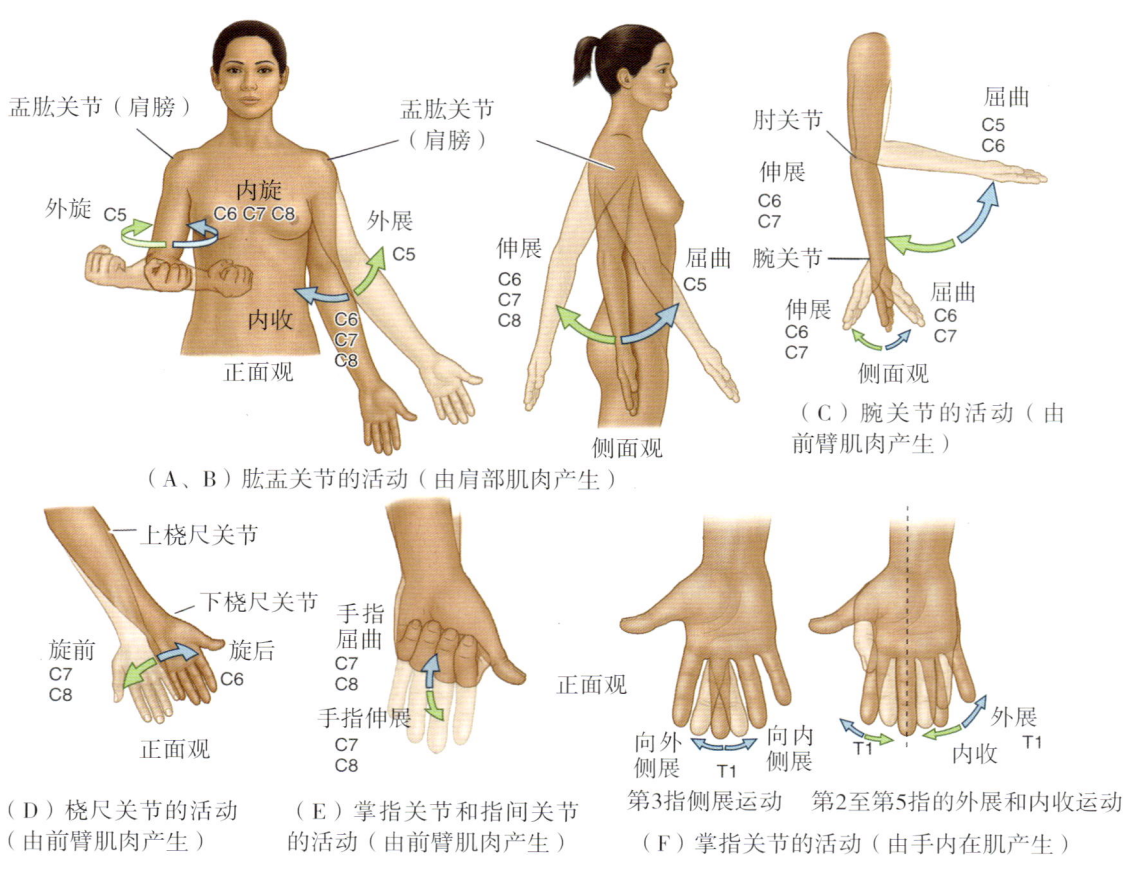

图6.6 上肢肌节（A～F）

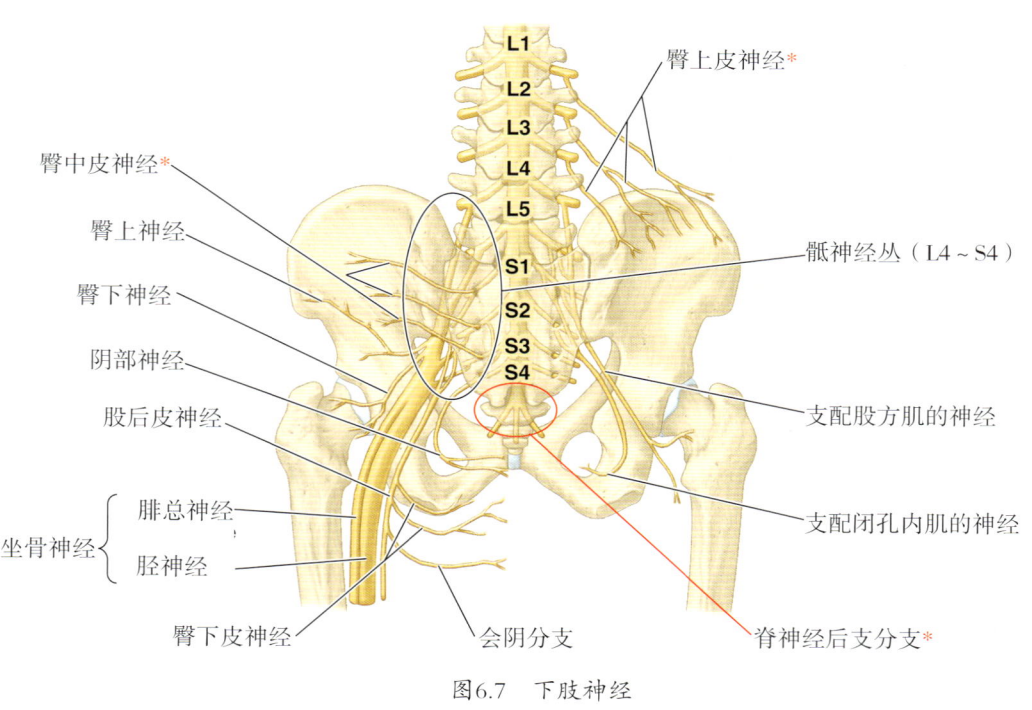

图6.7 下肢神经

骶神经丛已被圈注出来。

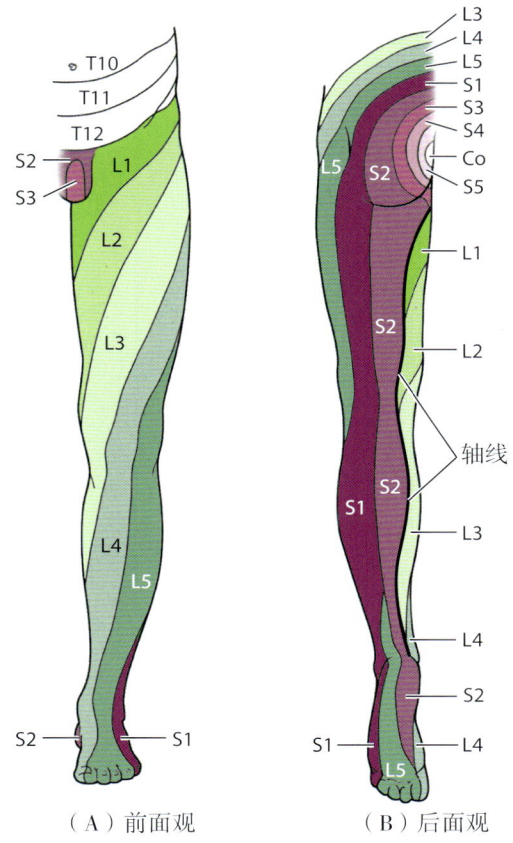

（A）前面观　　（B）后面观

图6.8　下肢皮节

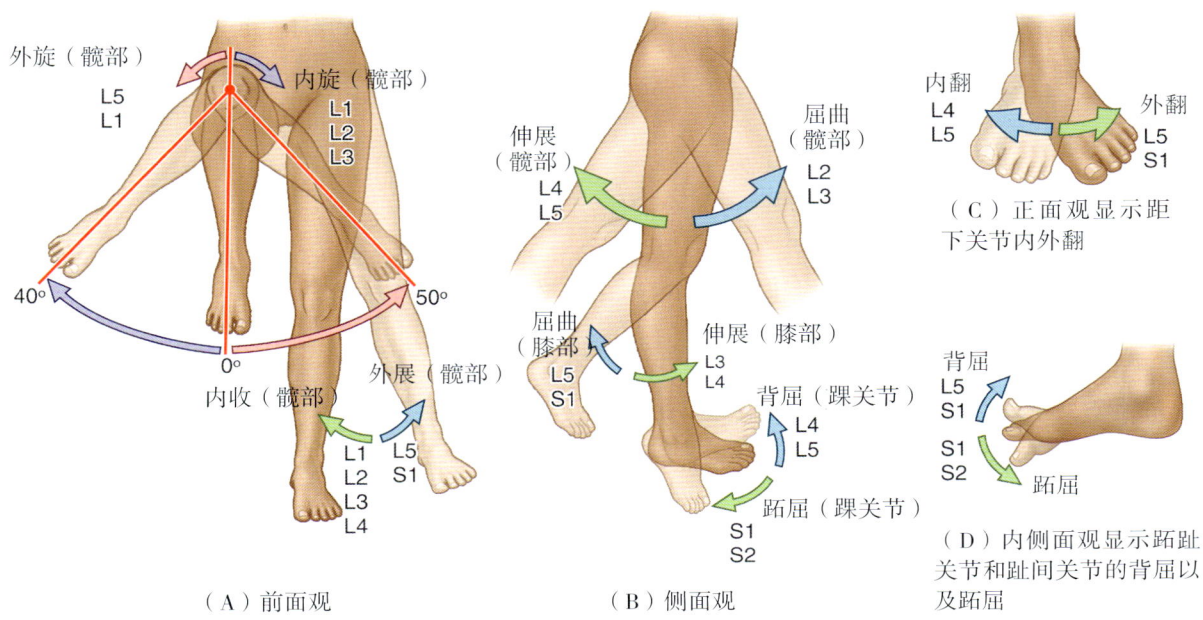

（A）前面观　　（B）侧面观

（C）正面观显示距下关节内外翻

（D）内侧面观显示跖趾关节和趾间关节的背屈以及跖屈

图6.9　下肢肌节

表6.4 肌群以及相关的神经根和周围神经

肌肉	动作	神经根	神经
上肢			
三角肌	肩外展和伸展	C5、C6	腋神经
肱二头肌	屈肘	C5、C6	肌皮神经
肱三头肌	伸肘	C6、C7、C8	桡神经
桡侧腕屈肌	屈腕	C6、C7	正中神经
腕伸肌	伸腕	C6、C7	桡神经
指屈肌	屈指	C7、C8、T1	正中神经、尺神经
指伸肌	伸指	C7、C8	前臂骨间后神经
第一骨间背侧肌	食指外展	C8、T1	尺神经
下肢			
髂腰肌	屈髋	L1、L2、L3	股神经
臀大肌	伸髋	L5、S1、S2	臀下神经
腘绳肌	屈膝	L5、S1、S2	坐骨神经
股四头肌	伸膝	L2、L3、L4	股神经
胫前肌	踝背屈	L4、L5	腓深神经
腓肠肌和比目鱼肌	踝跖屈	S1、S2	胫神经
姆长伸肌	姆趾伸展	L5、S1	腓深神经

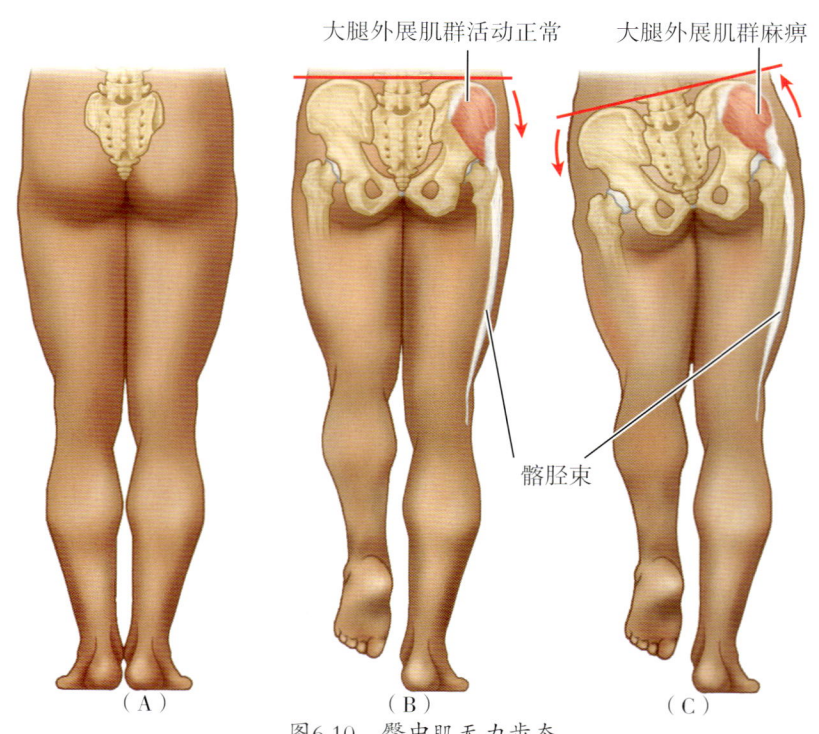

图6.10 臀中肌无力步态

右侧髋关节外展肌无力,无法固定骨盆,骨盆向左下倾斜。

四肢成像

常见的四肢成像方式包括常规X线、超声、磁共振成像（MRI）和计算机断层扫描（CT）。X线通常用于骨折、脱臼、感染的诊断，很少用于诊断骨科恶性肿瘤。X线片多角度成像（如前后位、侧位或斜位）可更好地观察关节和骨骼。一种四肢X线片的读片方法是：

1. 明确X线检查方法、部位和解剖平面。
2. 使用ABCDS分析法观察骨骼和关节：

    A=解剖外观和排列；

    B=骨矿化和结构；

    C=软骨（关节间隙）；

    D=受累关节的对位；

    S=软组织异常。
3. 观察关节对位情况和关节间隙是否异常。注意任何错位、关节侵蚀或关节间隙变窄。
4. 观察骨质。注意致密的骨皮质是否连续。此外，骨量减少或骨质疏松症可出现骨皮质变薄。
5. 检查软组织是否肿胀。

垂直射入的X线所得的图像（如前后位和侧位）有助于诊断骨折并明确：

1. 骨折断端的位置（如骨骺、干骺端或骨干，进一步分为远端、中部和近端三部分）。它们有助于鉴别骨折是累及关节（关节内）还是不累及关节（关节外）。
2. 骨折形态（如横形、斜形、螺旋、压缩）如图6.11所示。
3. 如果骨折发生移位，则骨的正常解剖位置发生改变。而在无移位骨折中，骨的正常解剖位置得以保留。
4. 软组织改变可用以确认开放性骨折（骨碎片穿透皮肤或软组织内积气）或伴积液。

临床要点

开放性骨折需要进行紧急冲洗和清创，立即使用适量的抗生素并考虑破伤风疫苗的接种。

CT扫描可以识别X线片上难以观察到的骨折，并有助于制订手术计划。MRI扫描在观察软组织异常方面具有优势，如在观察膝韧带或半月板的损伤、肌肉炎症、脊髓损伤等方面。超声则用于评估血管、肌肉或肌腱撕裂以及关节积液。

特殊检查

对四肢的特殊检查包括穿刺活检(骨骼、肌肉和神经)、肌电图和神经传导检测(EMG/NCS)、关节穿刺术。

诊断性关节穿刺用于评估单关节炎症、疑似的化脓性关节炎或疑似的晶体性关节病。治疗性的关节穿刺术可用于引流积液或注射药物。进行关节穿刺术时,将穿刺针插入关节,并将滑液吸出;对液体进行感染分析(革兰氏染色和细菌培养),细胞计数,并用显微镜观察晶体,以帮助确定关节积液的原因。

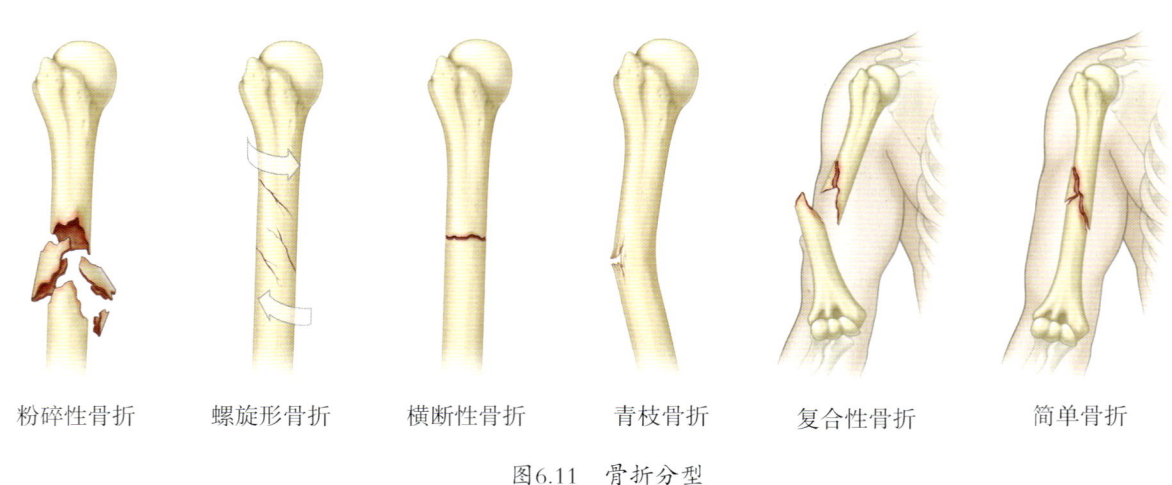

粉碎性骨折　　螺旋形骨折　　横断性骨折　　青枝骨折　　复合性骨折　　简单骨折

图6.11　骨折分型

第一节 系统概述

肩部

概述

肩部由三块骨头组成：锁骨、肩胛骨和肱骨（图6.12）。锁骨连接上肢（上肢带骨）和躯干（中轴骨骼）。肩部由三个主要关节构成。胸锁关节是连接锁骨和胸骨的鞍状滑膜关节。肩锁关节是连接肩胛骨肩峰与锁骨肩峰端的平面滑膜关节。盂肱关节是连接肱骨头和肩胛盂的球窝型滑膜关节（图6.13）。

辅助肩关节运动的肌肉可分为三组：前轴骨骼肌、后轴骨骼肌和肩胛骨肱骨肌（表6.5）。

体格检查

视诊双肩是否有肿胀、红斑、疤痕或畸形。触诊从胸锁关节开始，沿锁骨向外侧延伸直至肩锁关节和肱骨大结节的顶端。也可触诊肩胛冈。注意是否存在触痛和/或畸形的部位。

双肩进行一系列活动可帮助评估关节活动度（图6.1，表6.6）。外旋或内旋疼痛提示旋转肌损伤或粘连性关节囊炎。内收时疼痛可能提示肩锁关节病变。

肩部由四块肌肉组成肩袖以稳定关节（图6.14）。肩袖撕裂和肩峰撞击综合征是常见的肩部损伤。肩袖的体格检查动作见表6.7。

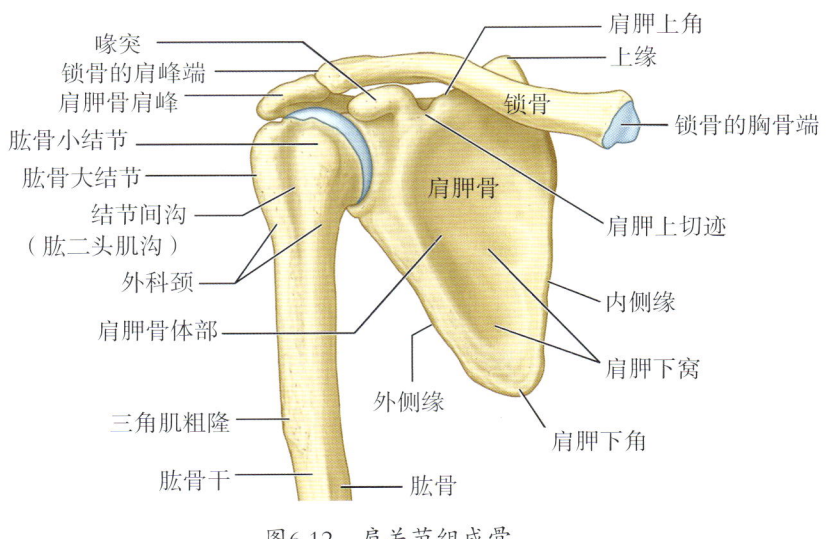

图6.12 肩关节组成骨

Neer试验和Hawkins试验可用于排查肩峰撞击综合征。肩袖肌群的肌腱被反复撞击可引起炎症，因此通过这两种查体方法发现患者出现疼痛则提示阳性。

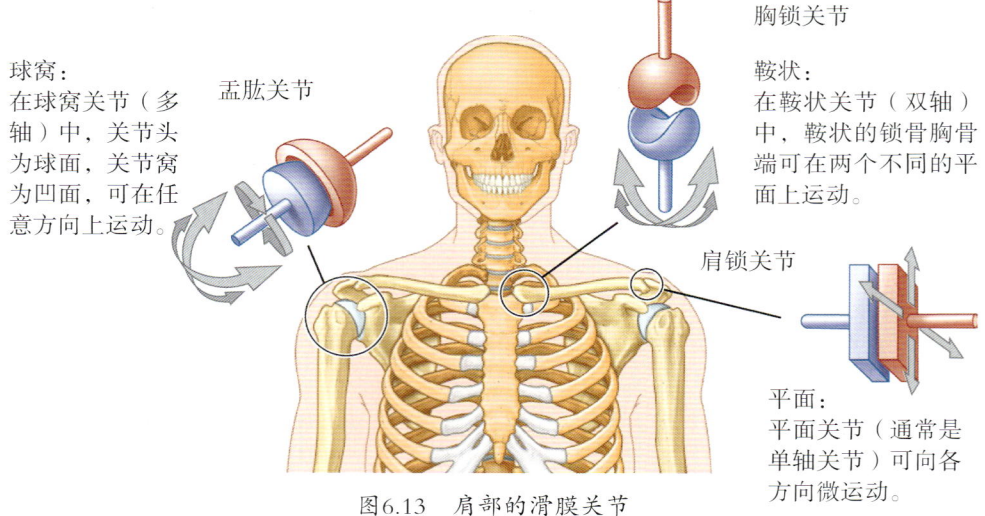

图6.13 肩部的滑膜关节

表6.5 肩部肌群的解剖学位置和相应支配的神经

前轴骨骼肌	后轴骨骼肌	肩胛骨肱骨肌
胸大肌和胸小肌（胸内侧和胸外侧神经） 前锯肌（胸长神经） 锁骨下肌（锁骨下神经）	浅：斜方肌（副神经） 　　背阔肌（胸背神经） 深：肩胛提肌（背肩胛神经） 　　大小菱形肌（背肩胛神经）	肩袖：冈上肌（肩胛上神经） 冈下肌（肩胛上神经） 小圆肌（腋神经） 肩胛下肌（锁骨下神经） 三角肌（腋神经） 大圆肌（肩胛下神经）

表6.6 肩关节活动范围的正常值

活动	正常值
屈曲	0°～180°
伸展	0°～60°
外展	0°～180°
水平内收	0°～45°
内旋	0°～70°
外旋	0°～90°

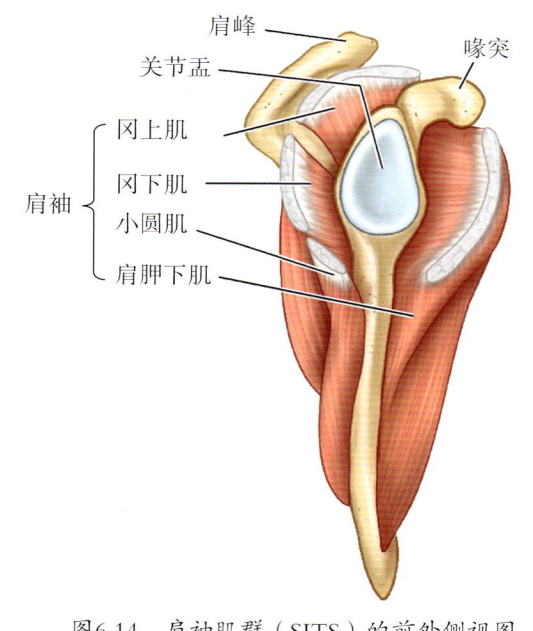

图6.14 肩袖肌群（SITS）的前外侧视图
（垂直于肩胛骨平面）

表6.7　肩袖检查

检查区域	检查名	方法
冈上肌	Jobe试验（空罐试验）	患者双肩屈曲至90°，外展至45°（肩胛平面），同时保持肘部伸直。接下来，患者肩内旋使拇指向下。指导患者抵抗检查者施加于双臂向下的压力。如果患者无法抵抗向下的压力，则为冈上肌损伤阳性
冈下肌和小圆肌	外旋试验	患者屈肘呈90°，双肩外旋使双手远离体侧，此时临床医生对患者双侧手背施加阻力。患者无力抵抗则提示冈下肌病变
肩胛下肌	Gerber试验（抬离试验）	患者将一只手的手背置于腰椎中间。然后嘱咐患者将手从背部抬离。如果无法做到，提示肩胛下肌病变阳性
肩峰撞击综合征	Neer试验	患者肩部内旋，肘部伸直。临床医生固定肩胛骨，然后使患肩前屈过顶。若肩部前方或侧面诱发疼痛提示阳性结果
肩峰撞击综合征	Hawkins试验	患者肩部内收位前屈90°，同时肘部屈曲至90°。接下来，临床医生内旋患者的肩膀。肩部上部或侧面出现疼痛则提示阳性征象

影像学

肱骨的关节面通常与关节盂平行，如图6.15（A）。正常的肩部X线片如图6.15（B）所示。图6.15（C）为正常的肩部MRI图像。

图6.15　肱骨的关节面

图6.15（A）肩关节冠状面。图6.15（B）右肩正常前后位X线片。A—肩峰；AC—肩锁关节；C—锁骨；CC—喙锁韧带；CP—喙突；GrT—肱骨大结节；H—肱骨；R—肋骨；Sa—肩胛骨外侧缘；SG—关节盂；Sm—肩胛骨内侧缘。图6.15（C）右肩部正常冠状T1WI图像。D—三角肌；H—肱骨；Is—冈下肌。

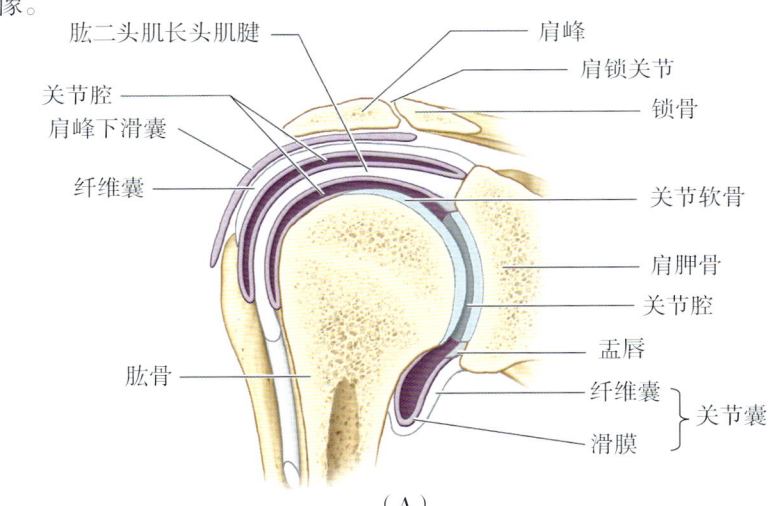

（A）

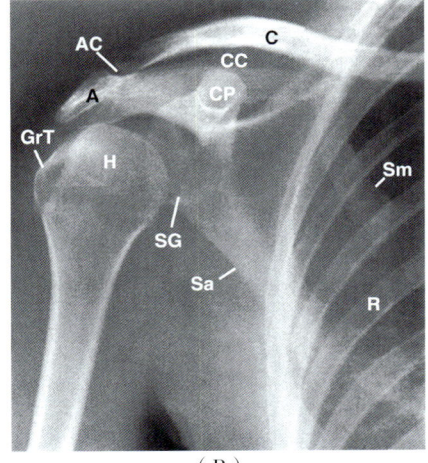

（B）

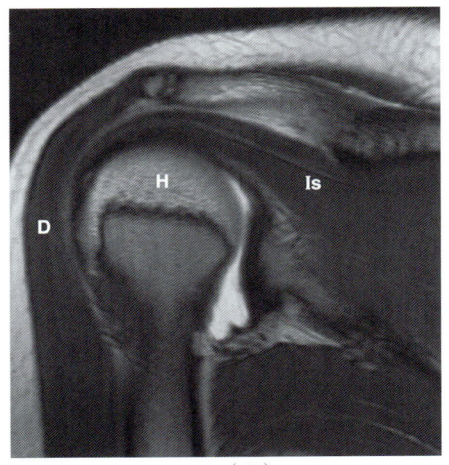

（C）

肘关节和桡尺关节

概述

肘关节是位于上臂和前臂之间的铰链式滑膜关节，由肱骨远端（肱骨小头、滑车窝和鹰嘴窝）、尺骨近端（冠状突和鹰嘴）和桡骨头组成（图6.16）。前臂由桡尺骨组成，桡尺骨由骨间膜连接。这些骨头形成车轴型滑膜关节（近侧和远侧桡尺关节），使前臂能够旋后和旋前。

肱二头肌和肱肌可屈肘。肱二头肌有长短头，由肌皮神经支配。肱肌位于肱二头肌深处，由肌皮神经和桡神经共同支配。肱三头肌由桡神经支配，可伸肘。肱二头肌辅助前臂外旋，而旋前方肌和旋前圆肌辅助前臂内旋（图6.17）。

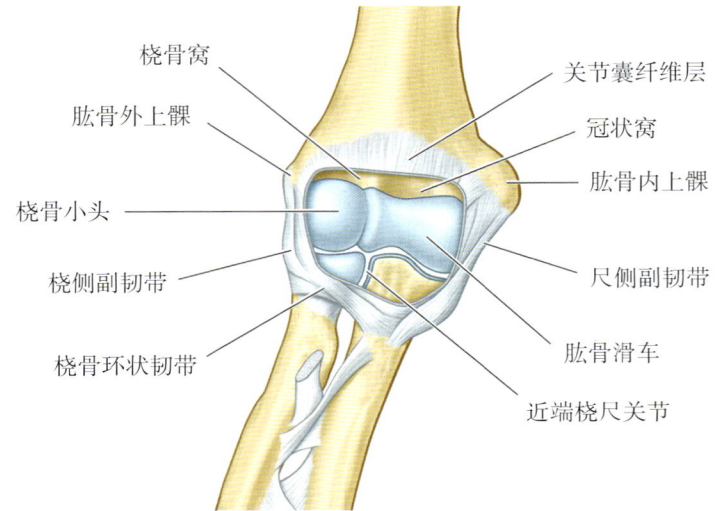

图6.16　肘关节和近端桡尺关节

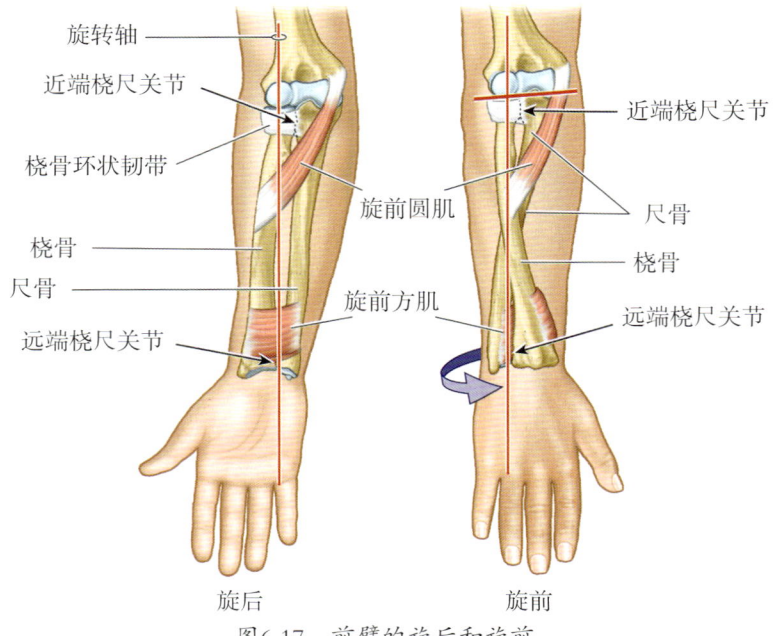

图6.17　前臂的旋后和旋前

体格检查

视诊时，注意肘部有无畸形、疤痕、红斑和肿胀（表6.2）。触诊时，注意肱骨远端、桡尺骨近端是否有压痛或畸形（表6.3）。高尔夫球运动员或投球手的肘关节内上髁肌腱附着点会有压痛，而网球运动员肘关节外上髁的肌腱附着点会有压痛。

肘关节活动度测试包括肘关节屈曲、伸展、旋后（旋转使掌面朝上）、旋前（旋转使掌面朝下）。

影像学

在正常的肘部前后位X线片中，可观察到肱骨与尺桡骨的长轴一致［图6.18（A）］。桡骨头与肱骨小头的中心相对应。桡尺骨在近端桡尺关节处非常接近，甚至可能重叠。在正常的前臂X线检查中，桡尺骨在同一平面上，如果前臂旋前，则可能观察到桡尺骨的图像重叠［图6.18（B）］。尺骨远端稍短于桡骨。桡腕关节中各腕骨与桡骨的关节间隙的距离始终相等。

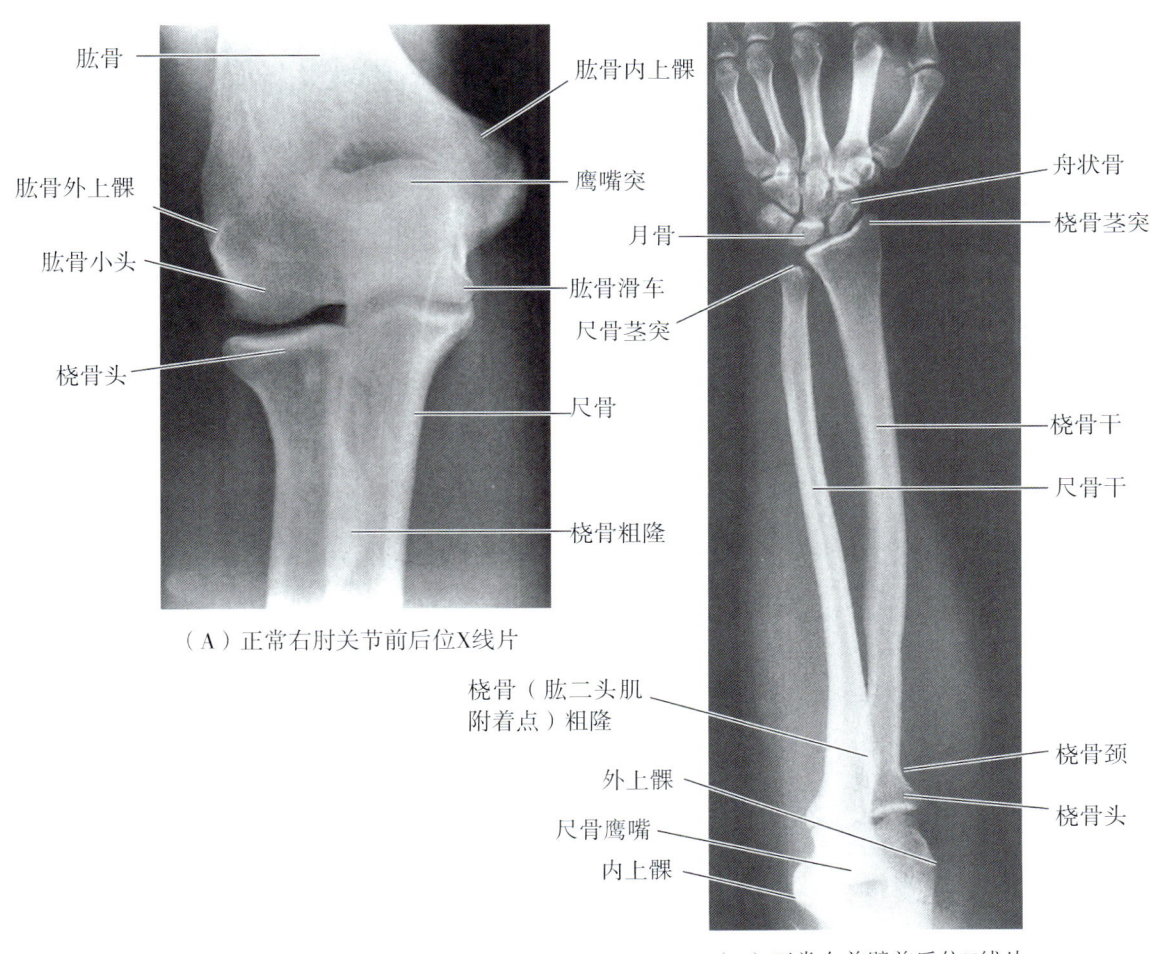

图6.18　正常右肘关节前后位X线片和正常右前臂前后位X线片

腕部和手

概述

手的骨骼由8块腕骨、5块掌骨和14块指骨组成。腕骨排列成两排。桡骨和近端成排的腕骨形成桡腕关节，可完成屈腕、伸腕、桡侧或尺侧偏移和旋转动作（图6.19）。

前臂负责手部和腕部运动的肌肉可分为前内侧肌群（屈肌-旋前肌）和后外侧肌群。负责屈曲-旋前的8块肌肉位于前臂的前内侧，帮助腕部、手指和拇指的弯曲。除了尺桡腕屈肌和第4、第5指指深屈肌受尺神经支配外，其余所有的屈肌-旋前肌均由正中神经支配。后外侧肌群包含12块肌肉，有助于腕部和掌指关节的伸展。后外侧肌肉均受桡神经支配，其也可使前臂旋后并外展拇指。手内在肌则被分为5个部分（表6.8）。

体格检查

视诊时，注意手腕、手和指甲是否畸形（表6.2）。接下来，触诊手部和腕部的骨头是否有压痛或畸形（表6.3）。鼻烟窝（由拇长展肌和拇长伸肌肌腱组成）的压痛可能提示舟状骨骨折。要确定掌指关节、近远端指间关节是否存在积液，可先让受检关节屈曲以拉开关节，检查者再用拇指和食指来触诊关节是否有积液。

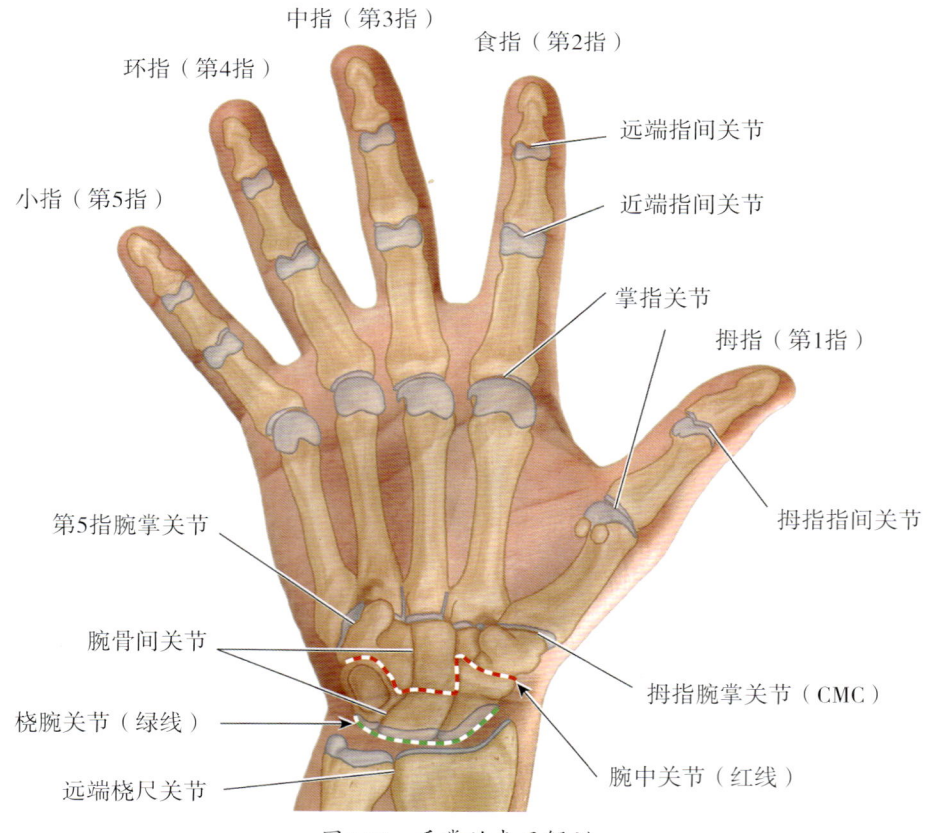

图6.19 手掌的表面解剖

表6.8 手内在肌肉的功能和支配神经

部位	功能	神经
大鱼际肌	拇指的外展、弯曲和对指	正中神经
内收肌	拇指内收	尺神经
小鱼际肌	小拇指的内收、屈曲和对指	尺神经
掌中间肌	包含蚓状肌，可弯曲掌指关节，伸展指间关节	第1、第2蚓状肌：正中神经； 第3、第4蚓状肌：尺神经
骨间肌	根据各骨间肌的活动状态，可帮助手指内收和外展	尺神经

腕关节（屈曲-伸展、尺-桡侧偏）、掌指关节（MCP，屈曲-伸展、内收-外展）、近端指间关节（PIP，屈曲-伸展）和远端指间关节（DIP，屈曲-伸展）的活动度检查均相似。指示患者握拳，然后伸直手指，分别评估MCP、PIP和DIP的屈伸。测试骨间肌时，要求患者展开手指（外展）并将手指并拢（内收），在这些测试中均需注意可能的任何异常（图6.20）。测力计可以用来测量总握力。

影像学

在正常的手部X线扫描中，8块腕骨都清晰可见，并显示出各腕骨的正常解剖位置和关节间隙（图6.21）。各指腕掌关节与指间关节处在同一轴线上。

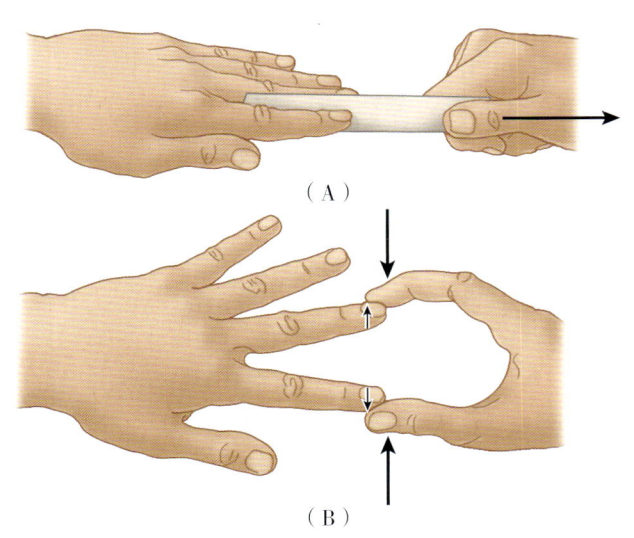

图6.20 骨间肌试验

图6.20（A）检查受尺神经支配的掌侧骨间肌。图6.20（B）检查受尺神经支配的背侧骨间肌。

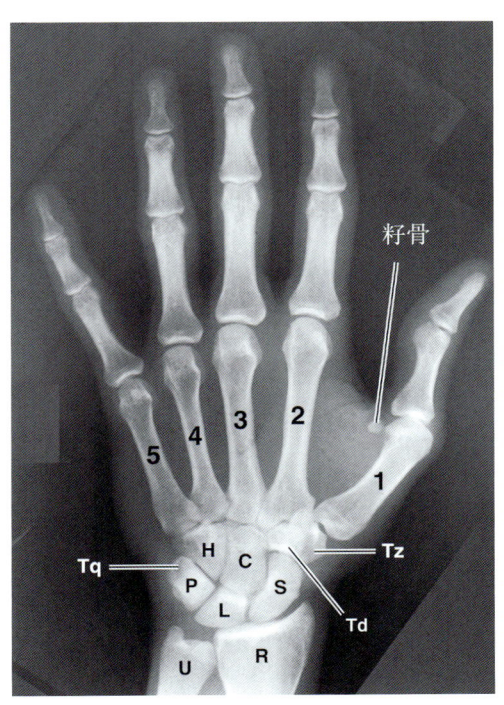

图6.21 正常的右手X线片

第1~5掌骨。C—头状骨；H—钩状骨；L—月骨；P—豆状骨；R—桡骨；S—舟状骨；Td—小多角骨；Tq—三角骨；Tz—大多角骨；U—尺骨。

髋关节和股骨

概述

髋关节是由股骨头和骨盆髋臼组成的球窝型滑膜关节（图6.22）。髋关节可进行屈伸、外展内收、内旋外旋和环形动作（图6.1）。髋部和股骨区域的肌肉被分成四组。而负责支配各肌群的神经是大腿前（股神经）、大腿内侧（闭孔神经）、大腿后（坐骨神经）和臀肌（臀上神经和臀下神经）。

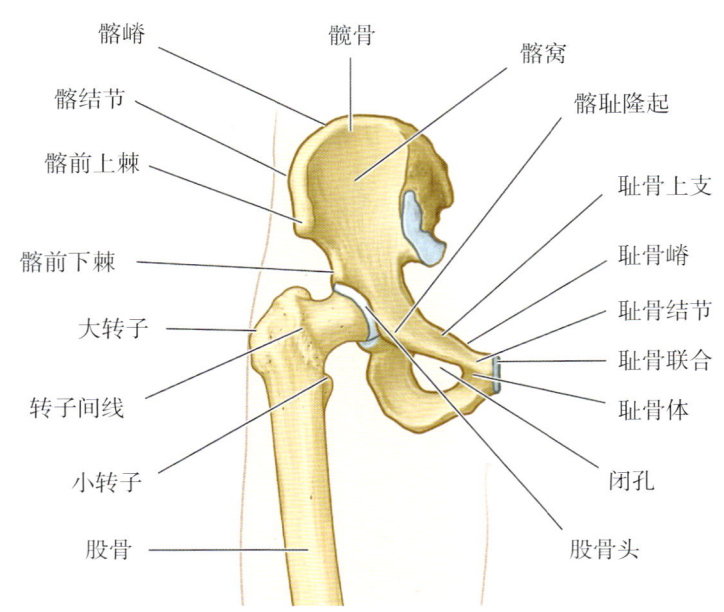

图6.22 骨盆-髋骨、髋关节和股骨近端

体格检查

髋关节和股骨检查先从步态检查开始。接下来，视诊臀部是否有肿胀、红斑或畸形（表6.2）。触诊髂前上棘（ASIS）、髂后上棘（PSIS）、股骨大转子、坐骨结节是否存在压痛（表6.3）。触诊大转子时的疼痛提示转子滑囊炎，坐骨结节上的疼痛提示坐骨结节滑囊炎（图6.23）。

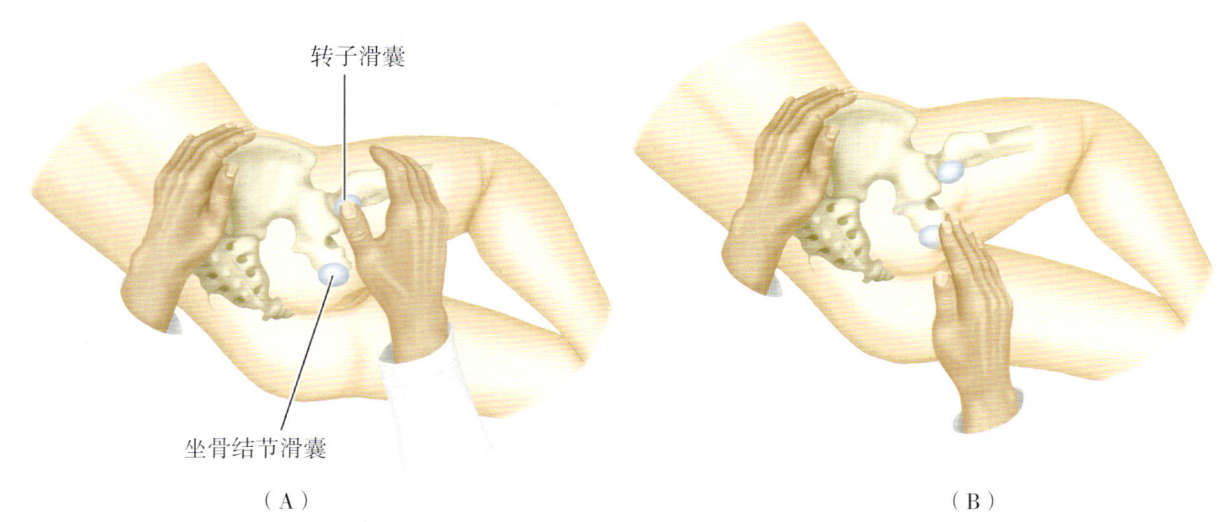

图6.23 检查股骨转子和坐骨结节滑囊（A～B）

> **临床要点**
>
> 髋关节病变通常表现为腹股沟疼痛，可随髋关节旋转而加重。

髋关节的运动情况见表6.9。

> **临床要点**
>
> 双腿长度测量。正确的腿长是测量从ASIS到内踝的距离。体表位置大约是从肚脐到内踝。造成双腿长度不对称的原因包括髋部骨折（腿短且外翻）、脊柱侧弯和先天性畸形。

影像学

正常的髋关节X线可发现两髋对称，同侧股骨头与髋臼间可见关节间隙的存在（图6.24）。

表6.9 髋部活动范围测试

动作	主要相关的肌肉	详细说明
屈髋	髂腰肌	屈膝屈髋使膝部至胸部，大腿贴近腹部
伸髋	臀大肌	俯卧屈膝并将其抬起或平躺将小腿向侧下移位到桌子一侧
外展	臀中肌、臀小肌	平躺，将小腿从中线移开
内收	短内收肌、内收长肌、大收肌、耻骨肌、股薄肌	平躺屈膝，将小腿移向中线
外旋	内外闭孔肌、股方肌、上孖肌和下孖肌	平躺屈膝，使双侧小腿和脚越过中线到对侧
内旋	髂腰肌	平躺屈膝，将小腿和脚从中线向外移动

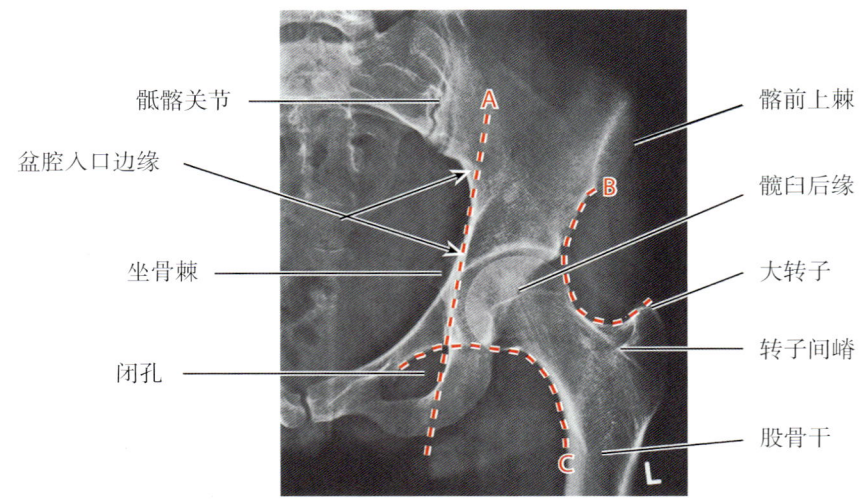

图6.24 正常左髋关节前后位X线片

几种不同的曲线用于检测髋关节畸形。Kohler线（红色A）通常与骨盆入口和闭孔相切。髋臼窝应该位于这条线的外侧。在正常的前后位X线中，髂颈线（红色B）和Shenton线（红色C）应表现为平滑、连续的线，且两侧互相对称。

膝关节

概述

膝关节是由股骨远端、胫骨近端和髌骨组成的铰链式滑膜关节［图6.25（A）］。膝关节的内侧副韧带（MCL）、外侧副韧带（LCL）、前交叉韧带（ACL）、后交叉韧带（PCL）起到固定关节的作用。内侧半月板和外侧半月板是缓冲关节的月牙状纤维软骨板［图6.25（B）］。股四头肌负责膝关节的伸展，腘绳肌负责膝关节的屈曲。

体格检查

膝关节检查先从步态评估开始。接着视诊膝关节髌下凹陷是否存在，若缺失则提示积液（图6.26）。

膝关节积液试验见表6.10。检查膝部是否有畸形或红斑。

触诊股骨远端、髌骨、胫骨近端和关节线的压痛点；触诊腘窝，寻找可能存在的肿块，如腘窝囊肿（Baker囊肿）。

膝关节的ROM测试包括屈膝和伸膝。正常屈膝角度为120°~150°，伸膝角度为0°~5°。评估ROM后，对韧带和半月板进行测试，具体如之后的临床病例所述。

影像学

在正常的膝关节X线检查中，股骨和胫骨位于同一轴线上（图6.27），可见膝关节间隙。

第六章 上肢和下肢 | 241

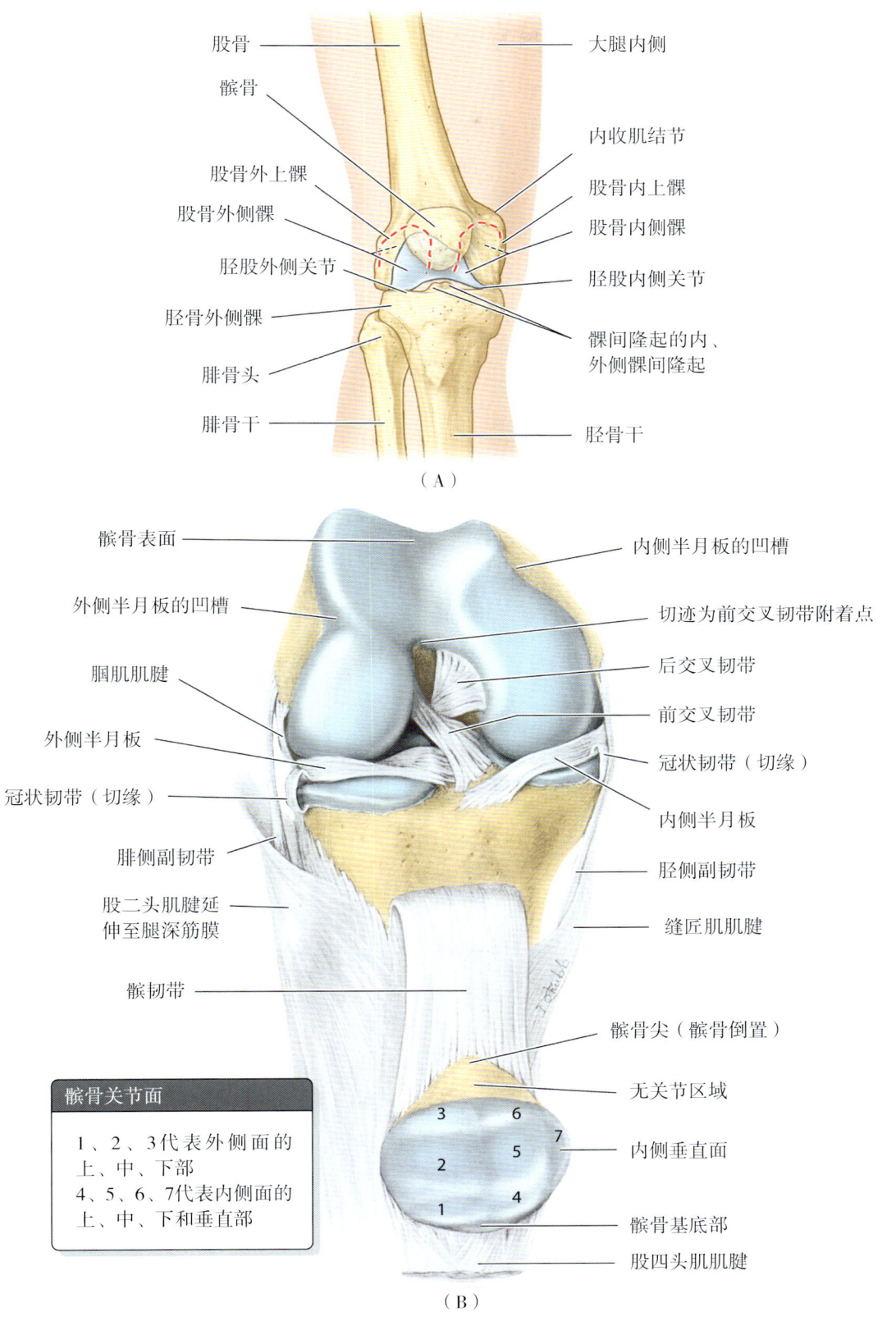

图6.25 膝关节

图6.25（A）诸骨正位图。图6.25（B）屈膝膝关节正位图显示膝关节各韧带。

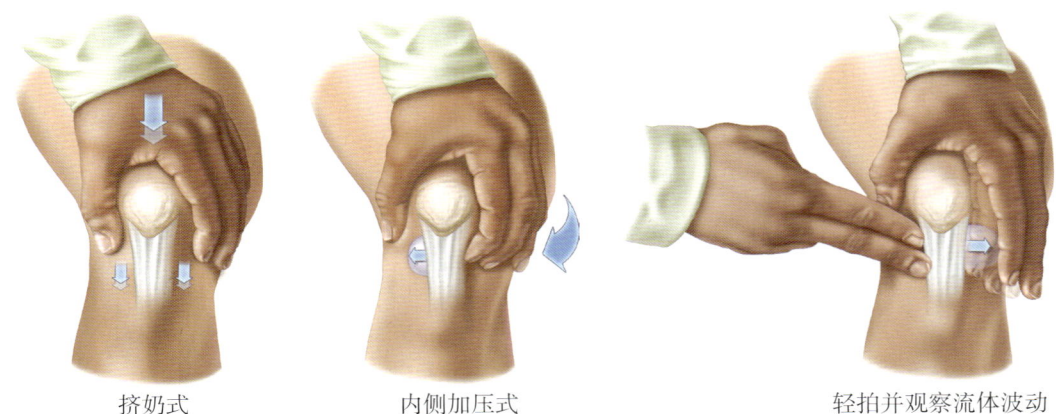

挤奶式　　　　　内侧加压式　　　　　轻拍并观察流体波动

图6.26　膝关节积液检查

表6.10　仰卧位检体膝关节积液

检查名称	方法
积液诱发流体波试验	一只手对膝关节内侧施压，另一只手扫过髌骨及膝关节外侧面。如果出现流体波动，则积液为阳性
积液诱发膨出试验	临床医生将一手置于膝关节近端加压，将滑液从髌上囊向下推压，然后对内侧髌下间隙施压，此时可感觉到外侧髌下间隙隆起。换一边重复上述操作
浮髌试验	临床医生一只手置于膝部近端施压，将滑液从髌上囊向下推，然后继续向下推压髌骨。如果髌骨移位，则膝关节积液阳性。如果没有移位，则髌骨与股骨对位良好

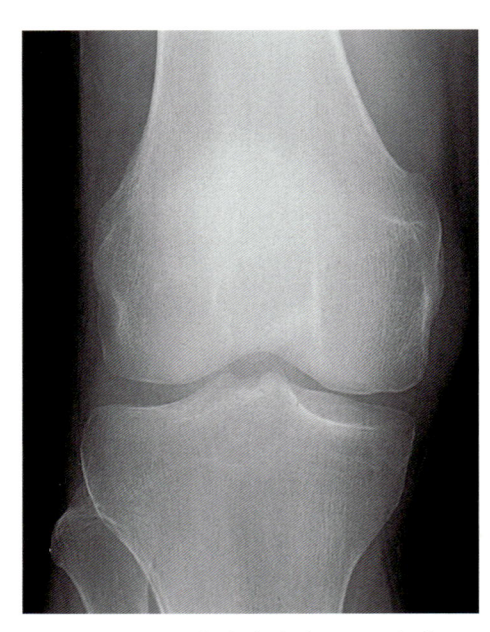

图6.27　正常膝关节前后位X线片

踝部和足

概述

踝关节是由胫骨下关节面（包括内踝）、远端腓骨（外踝）和距骨构成的铰链式滑膜关节。踝关节通过韧带连接固定，内侧为三角韧带，外侧为距腓前韧带（ATFL）、跟腓后韧带（CFL）和距腓后韧带（PTFL）［图6.28（A）］。

足由7块跗骨、5块跖骨和14块趾骨组成[图6.28（B）]。跗骨间关节，即距下和跗横（距跟舟和跟骰）关节，有助于足部的内翻和外翻。移动足和足趾的肌肉既可以是固有肌，也可以是非固有肌。非固有肌群包括腿的前面、侧面、后浅和后深肌群（表6.11）。固有肌有20块，由胫神经的内外侧足底神经支配。

体格检查

首先视诊观察足踝和足部是否存在肿块、畸形、红斑或积液（表6.2）。接着触诊内外侧踝、跗骨和跖骨（尤其是第5趾的基底部）是否存在触痛或畸形。

踝关节、跗骨间关节和跖趾关节（MTP）的关节活动度通过踝关节背屈和跖屈、足外翻和内翻、屈趾和伸趾进行评估。

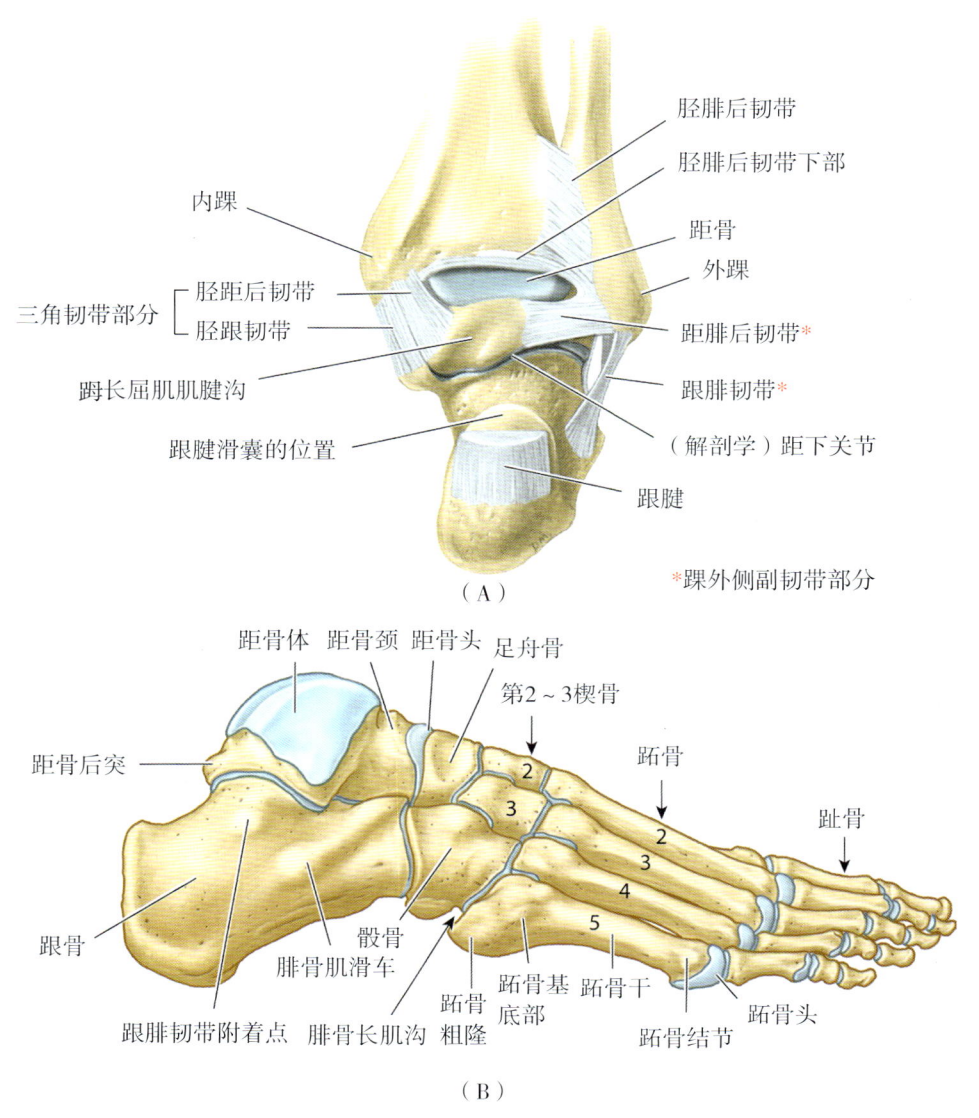

图6.28　足踝的骨骼和韧带

图6.28（A）后面观。图6.28（B）侧面观。

表6.11 非固有肌群和相应神经支配

前肌群	侧肌群	后浅肌群	后深肌群
肌肉和动作			
胫骨前肌（踝关节背屈） 趾长伸肌（趾伸） 姆长伸肌（姆趾伸展） 腓骨肌（辅助踝关节背屈、足外翻）	腓骨长肌 腓骨肌短 （防止足内翻，限制足外翻）	腓肠肌 比目鱼（踝跖曲）	胫后肌（足内翻） 趾长屈肌（趾屈） 姆长屈肌（姆趾屈曲）
神经			
腓深神经	腓浅神经	胫神经	胫神经

影像学

在正常踝关节X线片中，距骨与内外踝的关节间隙对称［图6.29（A）］。

在正常的足部X线检查中，各跗骨之间的关节和关节间隙的方向一致［图6.29（B）］。从侧面看，足弓存在。各MTP和趾间关节的方向一致。

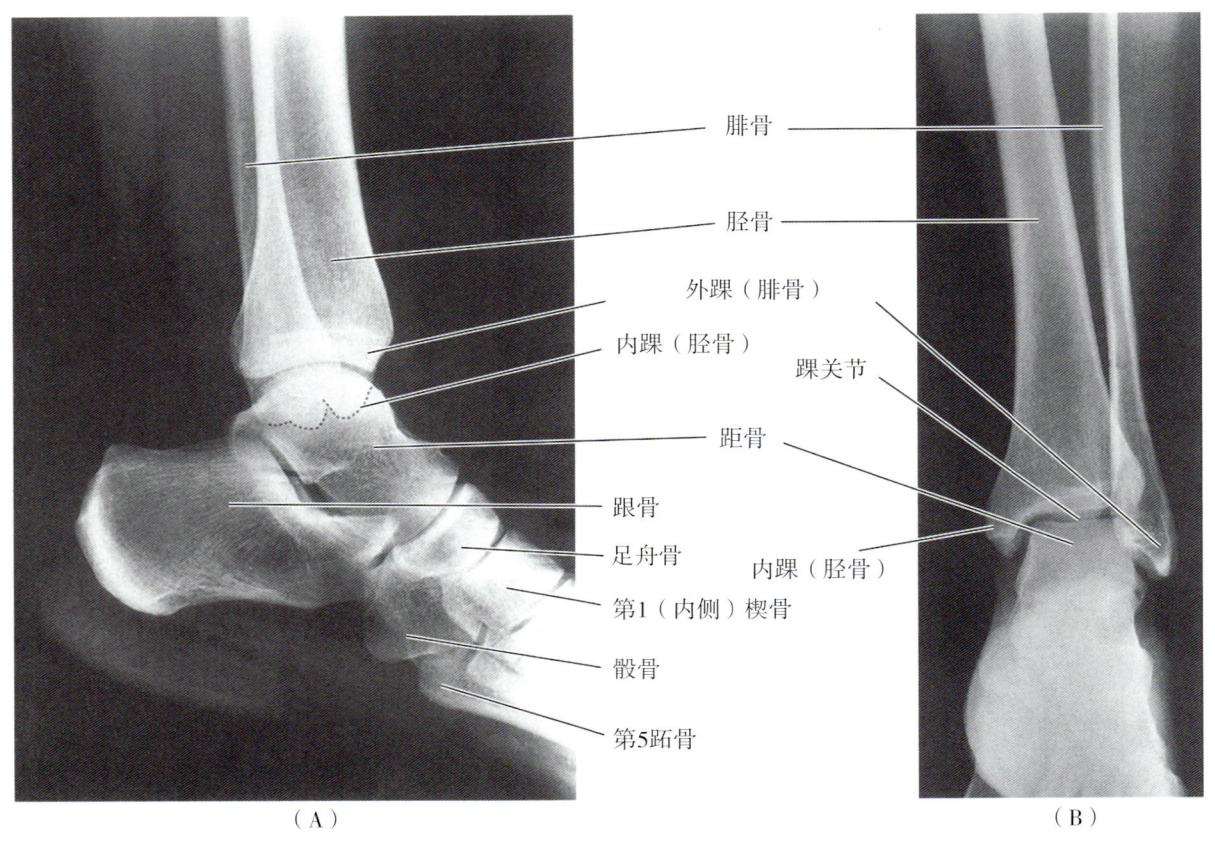

图6.29 踝关节X线片

图6.29（A）正常左踝关节侧位X线片。图6.29（B）正常左侧踝关节正位X线片。

第二节 临床病例

晶体性关节炎

情况介绍
一名56岁男性患者主诉右足踇趾疼痛、红肿2天。既往有高血压病史，几年前曾有过右脚趾肿胀的症状。

定义
晶体性关节炎是由关节内尿酸盐或二羟焦磷酸钙盐（CPPD）结晶沉积刺激引起的。

常见原因
痛风是由尿酸盐结晶沉积于关节造成的，痛风的危险因素包括有既往痛风病史和心血管疾病，多发于男性。假性痛风是由CPPD结晶沉积于关节造成的。

鉴别诊断
单关节炎：鉴别诊断包括感染性关节炎、晶体性关节炎、血清阳性或血清阴性关节炎、外伤、关节积血和骨性关节炎（OA）。

临床表现
痛风和假性痛风的症状包括关节疼痛和关节活动度减小。与假性痛风相比，痛风通常起病更为隐匿，而假性痛风起病通常更急。痛风很可能累及第1跖趾关节。

查体发现
生命体征：可出现心动过速和发热。

视诊：检查受累关节是否有红斑和肿胀，还要检查耳廓、足和手指是否有痛风石。痛风石即为沉积在软组织和关节处的尿酸盐结晶（图6.30）。

触诊：受累关节会感觉发热和压痛，并有积液。

ROM：在继发于痛风和假性痛风的急性关节炎中活动度降低。

应做检查

实验室检查：全血细胞分析；代谢组合检查，如肌酐（Cr，升高）、血清尿酸、高钙血症、低镁血症、磷酸盐、甲状旁腺激素（PTH，减低）、促甲状腺激素（TSH，升高）、碱性磷酸酶（ALP）（表6.12）；需要注意的是血清尿酸升高不能诊断痛风，在痛风发作期间可能是正常的；其他血清学检查（ESR和CRP升高）。

影像学检查：痛风早期在X线片上无明确异常，部分可表现为软组织肿胀，晚期可发现关节面类圆形或虫蚀样改变以及"穿凿样"骨质缺损［图6.31（A）］。在CPPD结晶沉积中，X线片可以发现膝关节半月板纤维软骨、腕关节三角纤维软骨和耻骨联合处的钙质沉积［图6.31（B）］。

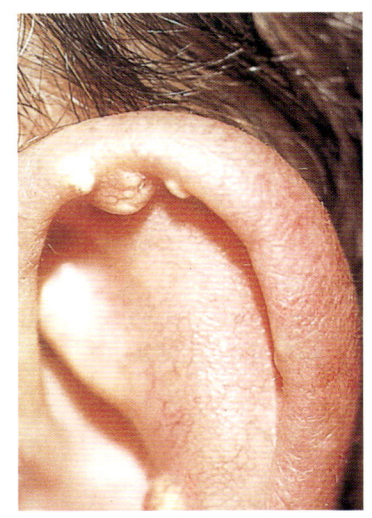

图6.30 耳部软组织中尿酸盐结晶沉积形成痛风石

表6.12 关节液分析中结晶的差异

尿酸盐晶体	CPPD 晶体
针形	菱形
负双折射	正双折射

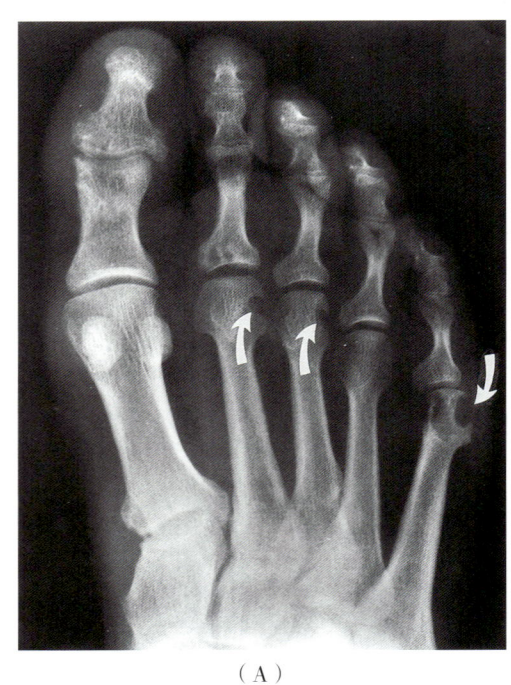
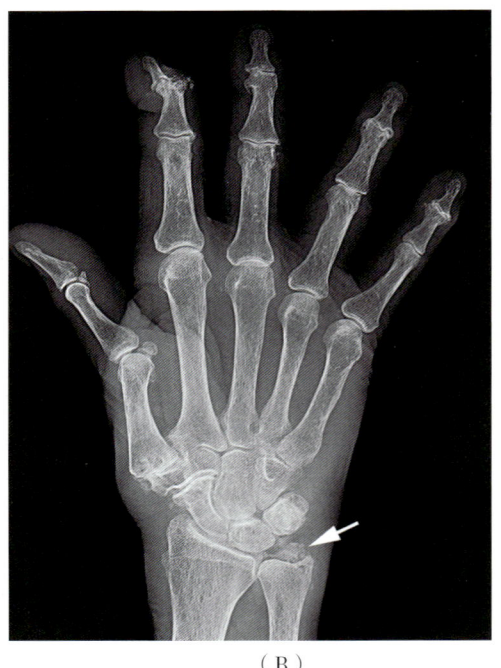

（A） （B）

图6.31 痛风X线片

图6.31（A）显示的是足部痛风性关节炎。X线片显示跖骨远端关节旁的"穿凿样"骨质缺损（曲箭头）。图6.31（B）显示的是手和腕关节假性痛风［焦磷酸钙沉积病（CPPD）］性关节炎。X线片可见关节间隙变窄和三角纤维软骨钙化（长箭头）。

◎ 特殊检查方法

关节液：通过关节穿刺抽取关节液，检测其白细胞计数（WBCs）＞2 000个/mm³并且中性粒细胞百分比＞50%则提示炎症存在［图6.32（B）］。此外，在显微镜下观察关节液可发现细胞内的双折射结晶［图6.32（A）］。

有时无法仅凭患者的临床表现及外周血实验室检查区分痛风性关节炎和细菌性关节炎，此时则需要通过关节液穿刺和细胞培养来排除感染性疾病的可能。由于痛风与感染可能同时存在，因此革兰氏染色阴性不能排除痛风，同样的，痛风的存在也无法排除感染。

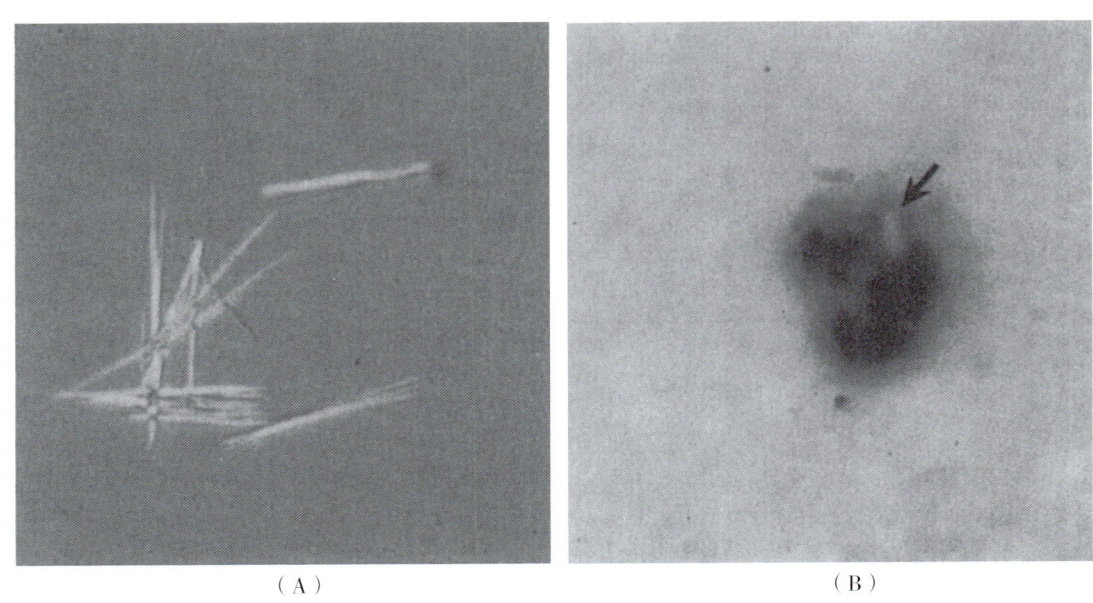

图6.32　关节液检查

图6.32（A）显示关节液中针状的尿酸盐结晶。图6.32（B）显示关节液中被白细胞吞噬的CPPD结晶（黑色箭头）。

 肌病

情况介绍

一名67岁女性患者，主诉乏力、虚弱，尤其是在爬楼梯或坐姿起立时感觉无力，该患者同时伴有低热和手背皮疹的症状。

定义

肌病累及肌肉纤维，尽管神经分布完整且各神经–肌肉接头功能正常，但仍表现出虚弱无力的症状。

常见原因

肌病常见的病因见表6.13。

表6.13　肌病的类型及其病因

肌病的类型	病因
炎性	免疫系统相关性肌病，包括多发性肌炎、皮肌炎、类风湿关节炎（RA）、系统性红斑狼疮（SLE）和包涵体肌炎
代谢性/先天性	代谢异常导致的肌病，多由于脂质和糖原分解的遗传基因缺陷，如线粒体肌病；其他先天性因素所致的肌病包括杜氏肌营养不良
内分泌性	Addison病，库欣病，甲状腺功能减退/亢进，甲状旁腺功能亢进
吸收障碍	电解质或营养物质吸收不足，如骨软化相关性肌病、低/高血钾肌病以及可伴有腹泻的疾病
药物/毒素	毒素或药物引起的肌病，如酒精（急性或慢性饮用）、类固醇、秋水仙碱、他汀类药物、细胞色素P450（CYP3A4）抑制剂与辛伐他汀、可卡因和海洛因联合使用
感染	常见的感染性肌病来源包括旋毛虫病、柯萨奇病毒A/B、囊虫病、莱姆病、流感、金黄色葡萄球菌和人类免疫缺陷病毒（HIV）

肌无力发作的时间有助于鉴别肌病的病因。急性发作更可能与毒素有关。横纹肌溶解症是一种由骨骼肌迅速分解引起的综合征，通常会持续数天。多发性肌炎、激素诱导或内分泌引起的肌无力可能在数周后出现。识别肌无力的类型同样有助于疾病的诊断，包括近端肌无力、远端肌无力或两者兼有。同时，临床医生应确定患者肌无力是否为双侧对称性改变。

鉴别诊断

肌无力：基于解剖结构，鉴别诊断可包括中枢神经系统（CNS）病变（如中风或硬膜下血肿）、脱髓鞘疾病［如多发性硬化症（MS）或格林-巴利综合征］、脊髓病变、脊髓腹角病变［如肌萎缩侧索硬化症（ALS）］、神经根病变、周围神经病变、神经肌肉接头病变（如重症肌无力或肉毒杆菌中毒）、肌病和慢性疾病（如糖尿病、心脏病、抑郁症）。

临床表现

肌病的症状包括对称的近端肌肉无力，它通常表现为爬楼梯或坐姿起立困难。远端肌无力较少见，可表现为写字困难或握力弱。其他全身症状包括精神萎靡不振、疲乏和尿色深等。

查体发现

生命体征：可有发热。

视诊：检查无力的肌群是否存在双侧肌肉大小不对称或炎症/肿胀的迹象。检查皮肤有无皮疹，如Gottron丘疹（手指背部）、Heliotrope皮疹（眉毛上）或披肩征（背部、肩膀和上胸部的皮疹）。

触诊：触诊肌肉大小是否对称、是否存在疼痛或压痛。

神经学检查：评估受累肌肌力。肌力是根据医学研究委员会（medical research council, MRC）的评分标准（第七章）来评定的。检查深部腱反射排除引起肌肉无力的神经病学原因。肌肉浅感觉通常无异常。

应做检查

实验室检查：全血细胞分析（CBC）；代谢组合检查，如肌酸激酶（CK）、乳酸脱氢酶（LDH）、血清肌红蛋白和氨基转移酶（可能由于肌肉溶解而升高）、Cr和BUN（如果肾脏损伤则升高）、电解质和TSH；尿常规提示尿潜血阳性（肌红蛋白尿），毒理学检测（酒精、可卡因）；其他血清学检查［当病史及体格检查提示炎性病变可能时，可行相关检查，如ESR、CRP、ANA、抗干燥综合征相关抗原A（抗-Ro/SSA）、La/SSB、抗-Sm、抗-核糖核酸蛋白（RNP）、抗-Jo-1（特异性肌炎）］。

影像学检查：MRI可以很好地显示肌肉组织，对诊断炎性肌病有很大的作用。MRI还可以帮助确定肌肉活检的合适位置。

◎ 特殊检查方法

电生理（EMG）试验：评估周围神经系统和神经肌肉接头的功能。肌电图还可以帮助确定肌肉活检的最佳部位。

肌肉活检：评估肌肉结构的微观变化，测量肌肉中脂质或糖原的含量。

基因检查：如果条件允许，可用于检查遗传性肌病和肌萎缩。

骨性关节炎（OA）

情况介绍

一名76岁的肥胖女性患者，主诉右髋关节进行性疼痛1年并向腹股沟区放射，负重和体力活动时疼痛加剧，休息时减轻。

定义

原发性骨关节炎是一种进行性的退行性关节病，引起关节软骨损害和慢性反应性骨质改变，从而导致骨质破坏并在边缘形成骨赘。继发性骨关节炎是由关节损伤或病变导致的关节软骨损害和慢性反应性骨质改变。

常见原因

OA可由外伤、先天性或进行性关节病变、缺血坏死（AVN）、内分泌紊乱（如肢端肥大症、甲状旁腺功能亢进、甲状腺功能减退）、代谢紊乱（如痛风、假性痛风、肝豆状核变性、血色沉着病）、神经性病变（如糖尿病、梅毒引起的夏科氏关节病）或Paget病引起。骨关节炎的危险因素包括年龄、肥胖、性别（女性）和遗传易感性。

鉴别诊断

关节疼痛：鉴别诊断包括外伤（如骨折、脱臼）、感染（如感染性关节炎、骨髓炎、蜂窝组织炎）、炎性病程（如痛风、假性痛风、类风湿关节炎、滑囊炎）、肌肉骨骼损伤（如肌肉劳损、肌腱病变、韧带/半月板损伤）、神经或牵涉性疼痛（如感觉异常性股痛、背痛）。

临床表现

OA的症状包括关节疼痛和僵硬，夜间及活动时加重，常累及远端指间关节（DIP）、近端指间关节（PIP）、第一腕掌关节（CMC）、膝关节和髋关节。患者可感到无力，膝关节活动受限以及不稳定。

查体发现

生命体征：一般正常。

视诊：观察患者步态［如减痛步态或臀中肌无力步态（特伦佰氏步态）］，观察关节是否肿胀、对位是否良好，以及是否存在关节屈曲挛缩、骨质畸形和肌肉萎缩。观察远端指间关节（Heberden结节）、近端指间关节（Bouchard结节）及第一腕掌关节（方形手）（图6.33）。

触诊：触诊病变区，注意关节线处有无压痛、有无关节积液或滑囊炎，关节活动时是否存在捻发音。

ROM：注意运动时关节活动度是否减小，是否存在疼痛。

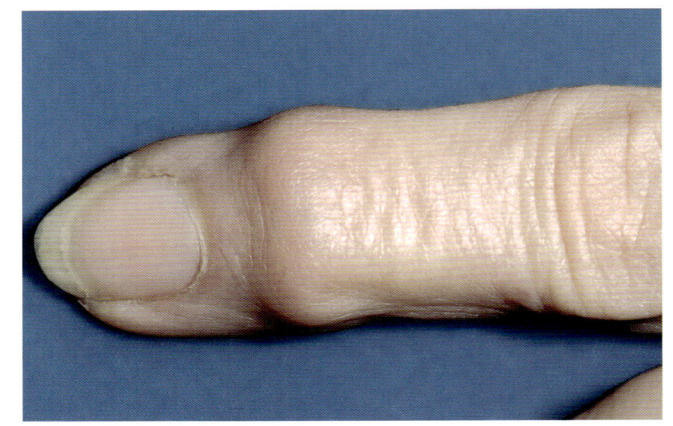

图6.33 远端指间关节处的Heberden结节提示OA

◎ 特殊检查方法

特伦佰氏步态：见章节概述部分。

髌骨研磨试验：患者仰卧，检查者自上向下推压髌骨，在维持髌骨压力时，患者应收缩股四头肌以对抗髌骨下移，如果操作时患者出现疼痛则提示髌骨关节病变。

应做检查

实验室检查：全血细胞分析（白细胞增多）和其他血清学检查（炎症相关实验室检查排除其他病因，包括RF和ANA，该指标在原发性OA中应该处于正常范围）。

影像学检查：X线片可以帮助诊断骨性关节炎（图6.34）。对于下肢关节，立位X线检查更有助于诊断。OA常见的放射学特征包括：

- 不对称关节间隙狭窄；
- 骨赘形成；
- 软骨下骨质硬化；
- 软骨下囊变。

膝关节立位X线检查可用于观察膝关节排列情况，并根据Q角的大小评估膝外翻或内翻的程度。CT扫描可用于排除髋关节或膝关节疼痛的继发性原因，如隐匿性骨折或疲劳性骨折。MRI可用于直接观察关节软骨，并排除半月板、肌腱或韧带等软组织病变。

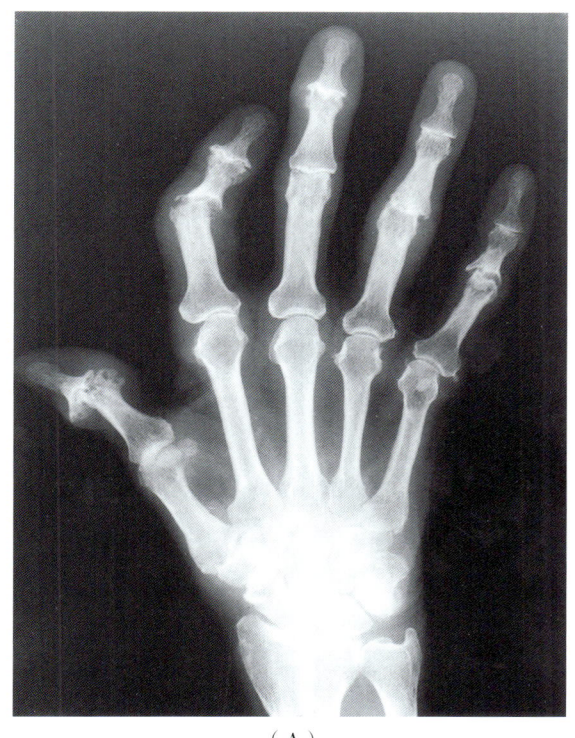

(A)

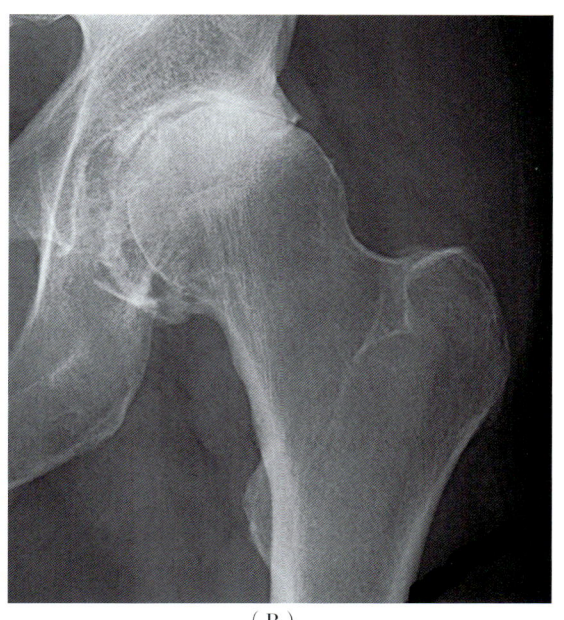

(B)

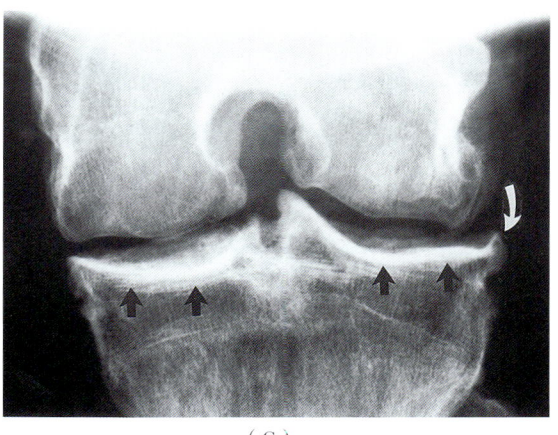

(C)

图6.34 骨性关节炎

图6.34（A）显示的是侵蚀性骨关节炎，X线平片可见第1～3指远端指间关节面下关节软骨受侵蚀形成"海鸥翼征"。图6.34（B）髋关节X线片显示关节间隙明显狭窄和骨赘形成。图6.34（C）膝关节X线片显示关节软骨下骨质硬化（黑箭头）和骨赘形成（曲箭头）。

◎ **特殊检查方法**

关节液分析：关节液为透明、黏稠的液体，WBCs < 2 000个/mm³。

骨髓炎（OM）

情况介绍

一名55岁男性糖尿病患者，主诉左足第5趾发热疼痛，两周前该足趾曾被割伤。

定义

骨髓炎（OM）是一种以炎症和骨质破坏为特征的骨感染。

常见原因

OM常见发病机制见表6.14。

表6.14　OM常见发病机制

机制	描述
血源性	感染源来源于血液（如静脉吸毒）；椎体受累最常见
创伤性	直接损伤骨质，如手术、外伤、穿透性损伤后、动脉供血不足；病原体包括细菌、分枝杆菌和真菌
慢性感染	骨折不愈合、糖尿病性溃疡和伤口迁延不愈（如药物治疗或营养不良）

成人OM最常见的病原体是金黄色葡萄球菌［包括耐甲氧西林金黄色葡萄球菌（MRSA）］、肠杆菌和链球菌。大肠杆菌和真菌感染则并不常见。

OM的危险因素包括免疫功能低下、长期留置的静脉通路（如透析通路）、镰状细胞病、糖尿病和反复创伤引起的周围神经病变（夏科氏足）。由于存在相关的神经病变，糖尿病患者可能不会出现OM的典型症状。考虑到糖尿病患者足部感染的严重后果，临床医生和患者应密切检查足部、脚趾和开放性伤口。

临床要点

对于关节置换的患者，血源性感染可发生于关节假体。因此对于有骨科置入物的患者，当存在新发疼痛或金属置入物松动时需考虑感染因素所致。

鉴别诊断

单关节炎：鉴别诊断包括感染性关节炎、晶体性关节炎、血清阳性或血清阴性关节炎、创伤、关节积血和OA。

单侧肢体红斑及肿胀：鉴别诊断包括蜂窝织炎/丹毒、缺血、深静脉血栓形成（DVT）/静脉炎、淋巴回流障碍。

临床表现

OM的症状包括感染区周围的疼痛、新发或恶化的溃疡、溃疡分泌物流出、溃疡愈合缓慢（＞2周）。

查体发现

生命体征：患者可无异常或出现发热、心动过速或低血压。

一般检查：首先进行初步评估，寻找损伤开口处，包括注射部位、创伤、压疮或开放性伤口，还要检查是否有留置通路，检查其是否有红斑或分泌物。评估菌血症的来源，包括可能的感染性心内膜炎（第二章）。

视诊：检查感染部位有无开放性伤口、分泌物、红斑和肿胀。基于溃疡特征可判断是否可能存在OM，包括溃疡大小＞2 cm×2cm [似然比（LR）+7.2]，在溃疡处是否能探查或观察骨（LR+6.4）。周围苍白或蓝色组织的存在可提示血管受损。

触诊：触诊受累部位，注意有无肿胀、硬化、疼痛或发热。临床医生或伤口护理专科医师应探查开放性伤口，以确定伤口的深度和可能存在的骨损伤。

ROM：评估受累区域上下关节的活动度。

◎ 特殊检查方法

神经学检查：评估患肢的力量和感觉，并与对侧进行比较。

血管检查：触诊周围脉搏，检查毛细血管充盈情况，并评估血管损伤的迹象，如面色苍白、皮肤光滑和脱发。

应做检查

实验室检查：全血细胞分析（在急性病例中白细胞升高）；微生物学检查（血液培养检查菌血症），骨活检是确定病原体最准确的方法；由于正常皮肤菌群的高污染率，皮肤拭子培养物的效用通常很小；其他血清学检查（ESR）在急性和慢性OM中可能升高，并且有助于监测治疗效果，ESR＞70 mm/h与LR+11相关。在OM中CRP可升高，而在治疗成功的方案中，CRP下降的速度可比ESR更快。

影像学检查：应使射线垂直射入受累部位行X线检查，以排除感染、骨质硬化、水肿或与OM相关的积气［图6.35（A）］。CT扫描可以进一步评估骨质破坏的严重程度，并有助于观察X线片上无法显示的复杂部位病变。MRI可准确地发现OM［图6.35（B）］。此外，MRI有助于显示软组织脓肿，如椎体OM所致的硬膜外脓肿。

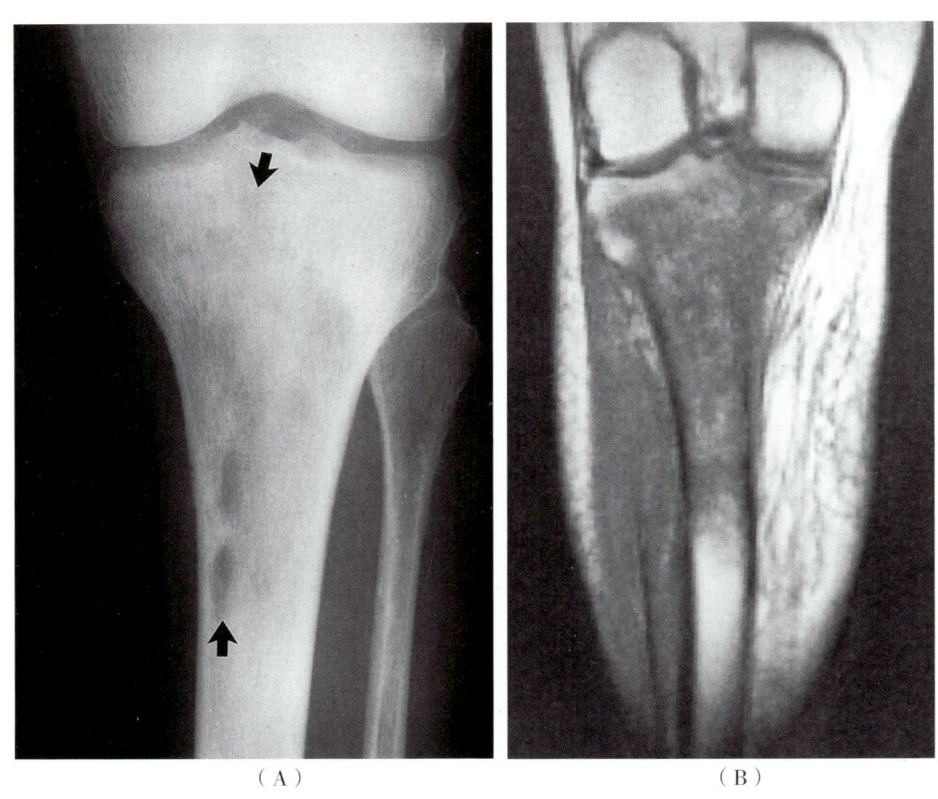

图6.35　胫骨近端骨髓炎

图6.35（A）胫骨近端骨髓炎的X线表现（箭头）。图6.35（B）MRI冠状面T1加权图像显示胫骨近端骨髓炎，感染累及关节面。

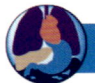 骨质疏松症

情况介绍

一名80岁的女性因摔倒导致髋部骨折而入院，临床医生怀疑她可能患有骨质疏松症。

定义

骨质疏松症是以骨量减少和骨微结构异常为特点的骨骼疾病，可导致骨折的风险增加（图6.36）。

常见原因

骨质疏松症的危险因素包括年龄（>65岁）、影像学上曾发现骨量减少、长期使用糖皮质激素（在过去一年中至少使用3个月，剂量至少为每天7.5 mg）、低体重（<60 kg）、有骨质疏松性骨折的家族史、吸烟和过量饮酒。与骨质疏松症相关的医学合并症包括更年期提前、肠道吸收不良、慢性疾病、甲状旁腺功能亢进和饮食失调。

鉴别诊断

脆性骨折：鉴别诊断包括血液系统恶性肿瘤（如白血病、淋巴瘤和多发性骨髓瘤）、转移性疾病（如肾脏、前列腺、乳腺、甲状腺和肺肿瘤）和肾性骨营养不良。

临床表现

骨质疏松症通常无症状，患者可能会由于椎体压缩性骨折或其他脆性骨折导致身高下降而被发现。

查体发现

生命体征：一般正常。

视诊：驼背。

触诊：沿脊柱触诊有触痛或畸形。

◎ 特殊检查方法

连续身高测量：门诊测量身高减少了2 cm（0.8 in）或相较之前记录的身高减少了4 cm（1.6 in）常提示椎体骨折可能。

测量肋下缘至髂嵴距离：测量肋骨最低点至髂嵴间的距离，距离<3 cm（1.2 in）提示椎体骨折。

步态和平衡：评估步态并进行闭目直立试验（第七章）来评估跌倒和骨折的风险。

应做检查

实验室检查：全血细胞分析（贫血）；代谢组合检查，如高或低钙血症、低镁血症、硫酸盐、白蛋白、甲状旁腺素、肝酶和肝功能、Cr（代谢性骨病可能与慢性肾脏疾病，如肾骨营养不良有关）、ALP（在骨折或骨质破坏中升高）、尿蛋白和血清蛋白电泳（排除多发性骨髓瘤）、TSH、低25-OH维生素D（维生素D水平应该在补充后3~4个月重新评估）。可考虑检测促黄体生成素（LH）、促卵泡刺激素（FSH）和睾酮水平以及尿液分析（24 h尿液留取测量钙和Cr的排泄）。

影像学检查：进行胸腰椎X线检查以观察是否存在椎体压缩性骨折（图6.37）。采用双能X线骨密度仪（DEXA）对骨量进行定量，骨量多少与脆性骨折风险相关。T值是将患者检查所得到的骨密度数据与同性别、健康的年轻人的骨峰值数据库做比较，得出高出（+）或低于（-）年轻人的标准差（SD）数。正常T值≥-1.0，骨量减少T值<-1.0并且>-2.5，骨质疏松T值≤-2.5。Z值将骨密度与年龄匹配的对照组进行比较。

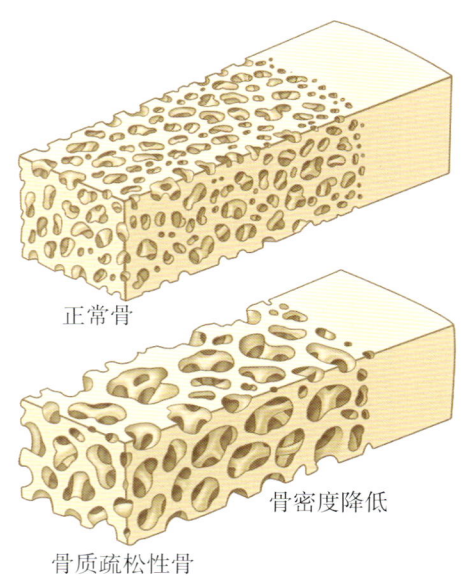

图6.36　正常骨和骨质疏松性骨

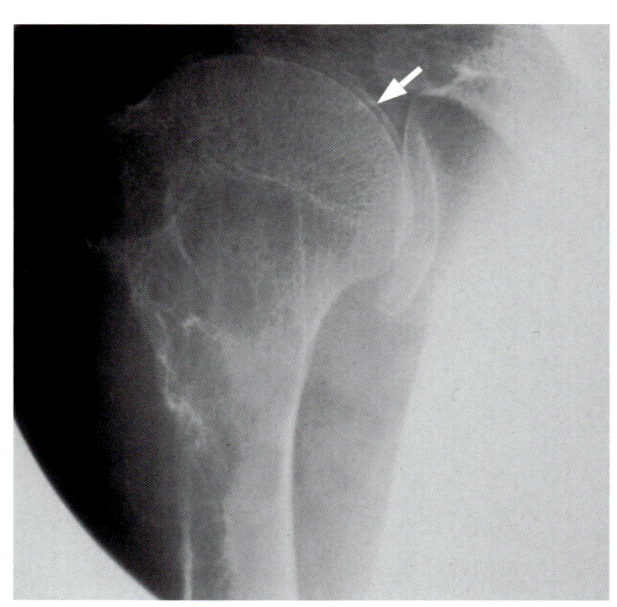

图6.37　前后位X线片显示肱骨近端骨质疏松［同时存在软骨钙质沉着（箭头）］

◎ 诊断评分

世界卫生组织（WHO）骨折风险评估（FRAX）评分计算年龄在40至90岁之间的未治疗患者发生髋部骨折或其他主要骨骼的骨质疏松性骨折（脊柱、肱骨近端或前臂）的10年发生率，该算法通过计算骨折的临床危险因素和股骨颈骨密度（BMD）来判断骨质疏松性骨折的风险大小。该算法可通过在网上查询获得。

类风湿关节炎（RA）

情况介绍

一名36岁女性患者，主诉双手疼痛、肿胀、僵硬。患者扣扣子、开罐子和打字困难，且经常感到疲劳。临床医生怀疑她患有关节炎，如类风湿关节炎。

定义

RA是一种血清反应阳性的炎性关节病，其他血清反应阳性的炎性关节病包括SLE和系统性硬化病。RA是一种慢性炎症疾病，主要发生于关节的滑膜，从而导致邻近的软骨和骨骼被侵蚀，并对周围的韧带和肌腱造成损伤。RA还可导致多种关节外症状。

常见原因

RA的病因尚不完全清楚，但可能与遗传、自身免疫、环境或感染因素有关。RA发病高峰在30~50岁，以女性为主。

鉴别诊断

多发性关节炎：鉴别诊断包括感染［如巨细胞病毒（CMV）、微小病毒B19、EB病毒（EBV）等，莱姆病，肺结核（TB），继发于菌血症的感染性关节炎］、痛风性关节炎、血清反应阳性或阴性的关节炎、血管炎和骨性关节炎。

临床表现

RA的症状包括疼痛和肿胀，多累及小关节，常出现持续1 h以上的晨僵，全身症状有疲劳、厌食以及关节畸形。

查体发现

生命体征：可出现心动过速、呼吸急促和发热。

一般检查：对RA的关节及关节外表现进行全面检查。血清反应阳性的关节炎的关节外表现包括：

- 皮肤：伸肌表面发现类风湿结节出现，干燥综合征所致的口眼干燥，四肢末端可发现雷诺现象。
- 眼睛：眼睛发红与巩膜炎/巩膜外层炎以及角膜溃疡（角膜溶解）有关。
- 神经病学：颈椎不稳定，周围神经病变，多发性单神经炎。
- 心脏：心包摩擦音（积液）以及瓣膜风湿结节引起杂音。
- 呼吸：与肺纤维化和胸膜摩擦音有关的湿啰音。
- 胃肠道：脾肿大可见于Felty综合征，该综合征表现为RA、中性粒细胞减少和脾肿大三联症。

视诊：检查关节是否有红斑、肿胀和畸形（图6.38），包括以下内容：

- 近端指间关节和远端指间关节可出现"天鹅颈"样畸形和/或"纽扣样"畸形。
- 拇指可有Z形畸形。
- 掌指关节可向尺侧移位和半脱位。
- 腕关节可向桡侧倾斜和掌侧半脱位。
- 足部可有后足外翻畸形。

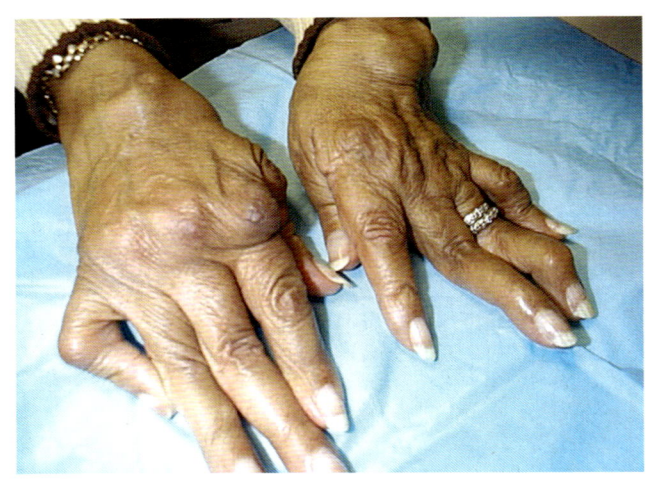

图6.38 继发性RA的关节畸形

天鹅颈畸形（左第3和第4指）、纽扣畸形（第5指）和拇指的Z畸形。

- 跖趾关节可有半脱位。

触诊：检查关节有无压痛和积液，屈肌腱有无增厚和结节形成；按压腕关节尺骨茎突，RA可导致尺骨茎突松弛（"钢琴键"松弛）。

ROM：活动性类风湿关节炎可使关节活动度减小。

应做检查

实验室检查：CBC（慢性贫血、中性粒细胞减少）、代谢组合检查（Cr、电解质、肝酶检查是类风湿治疗前的必要检查）和其他血清学检查〔RF在30%～50%的RA患者中早期呈阳性，但在已确诊的患者中有70%～85%呈阳性；抗环瓜氨酸肽（CCP）；Sp 0.95；ESR和CRP升高〕。

影像学检查：对受累关节进行X线检查以观察关节间隙的对称性狭窄、侵蚀性改变、关节周围骨质减少、关节周围软组织肿胀、关节积液和关节畸形（图6.39）。

特殊检查方法

关节液分析：关节液清亮、呈黄白色，检测其白细胞计数＞2 000个/mm^3。

临床要点

治疗RA和血清反应阳性关节炎的基础包括使用抗风湿药（DMARDs）改善病情并且适当使用抗肿瘤坏死因子（TNF）进行治疗。

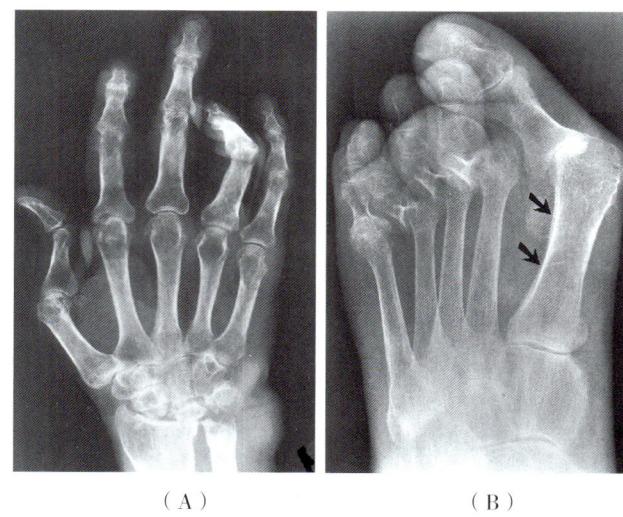

（A）　　　　　　　　（B）

图6.39　关节的侵蚀性改变和半脱位

图6.39（A）手和腕关节X线片显示掌指关节、近端指间关节和腕关节的侵蚀性改变。图6.39（B）足部X线片显示跖趾关节的侵蚀性改变和半脱位。

化脓性关节炎

情况介绍

一名55岁男性糖尿病患者出现发热和疑似尿路感染的症状。不久之后，该患者膝部出现疼痛、红肿的症状并迅速加重，导致无法负重。急诊医生怀疑是化脓性关节炎。

定义

化脓性关节炎是一种继发于关节细菌感染的炎症性关节病。

常见原因

细菌可以由血液循环播散至关节，也可以由蜂窝织炎或骨髓炎导致关节受累，或由穿透性创伤直接累及关节引起。化脓性关节炎的危险因素包括老年人、关节基础病（如类风湿关节炎或人工关节）、糖尿病并发症或免疫抑制剂如皮质类固醇的使用，以及性传播传染病。化脓性关节炎最常见的致病微生物见表6.15。

表6.15　化脓性关节炎常见的致病微生物

微生物类型	种类
革兰氏阳性球菌（80%）	金黄色葡萄球菌（60%）、表皮葡萄球菌（尤其在假体关节中）、链球菌（20%）和肠球菌
革兰氏阴性菌（15%）	可见于免疫缺陷患者，包括嗜血杆菌、大肠杆菌、铜绿假单胞菌和黏质沙雷氏菌
厌氧菌	较少见，但可见于免疫功能低下的患者，包括产气荚膜梭菌和脆弱拟杆菌
其他	淋球菌感染

鉴别诊断

多发性关节炎：鉴别诊断包括感染（病毒，例如CMV、微小病毒B19、EBV等；莱姆病；结核病；继发于菌血症的化脓性关节炎）、痛风性关节炎、血清反应阳性或血清阴性的关节炎、血管炎和骨性关节炎。

临床表现

化脓性关节炎的症状包括关节疼痛和肿胀、寒战、疲劳、厌食和皮肤化脓性损伤。

查体发现

生命体征：可有发热、低血压、心动过速和呼吸急促，这些提示急性感染或败血症。
视诊：可出现关节红斑、积液及周围蜂窝织炎。
触诊：关节发热、疼痛并有积液。
ROM：关节活动度减小。

应做检查

实验室检查：CBC（以中性粒细胞为主的白细胞增多）、微生物学检查（50%的化脓性关节炎确诊病例血培养呈阳性；关节液培养；尿液培养，包括淋病和衣原体培养）以及其他血清学检查（ESR和CRP升高）。

影像学检查：X线表现取决于感染的持续时间（图6.40）。早期的X线通常表现为正常，部分可见软组织肿胀，这些X线片可以帮助排除邻近的骨髓炎。晚期X线表现包括快速进展的关节破坏。如果发现病变累及或跨过关节间隙，很可能是由炎症或感染引起的。肿瘤通常不跨越关节间隙。

◎ 特殊检查方法

关节液分析：外观浑浊或脓性，伴WBCs > 20 000个/mm³，主要为中性粒细胞［>75%多形核中性粒细胞（PMNs）］。白细胞计数越高，潜在感染的可能性越大。可伴随晶体出现。革兰氏染色和细菌培养可为阳性。

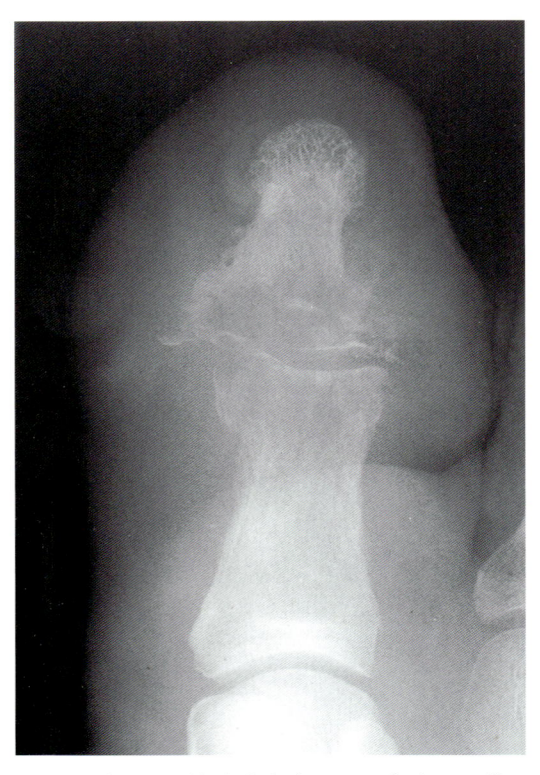

图6.40 糖尿病患者踇趾X线片显示骨髓炎和感染累及趾间关节间隙

临床要点

应尽早使用广谱抗生素行经验性治疗，以避免疾病迅速进展破坏关节及重症败血症的形成。理想情况下，应在开始治疗前就获得血液、尿液和关节液培养的结果。

锁骨骨折

情况介绍

一名28岁男性骑车经过一个坑道时，撞到自行车把手。随后该患者因右锁骨疼痛、右臂活动困难至急诊科就诊。

定义

锁骨骨折是指锁骨上出现一处或多处骨折。根据骨折位置对其进行分类，在这种分类中，锁骨被分成三等份，骨折被描述为内侧段、中段、外侧段，进一步可描述断端移位的方向及程度。

临床要点

在高能创伤中，锁骨骨折可能是一种更为重要的损伤（图6.41）。当整个肩带与中轴骨分离时，就会出现肩胸分离。在明显移位的锁骨骨折中，对比伤侧与健侧，发现肩胛骨远端与脊椎之间的距离不对称时，应考虑肩胸分离。肩胸分离可伴有严重的神经血管损伤。

常见原因

锁骨骨折通常由急性创伤引起，最常见的是直接撞击肩部或锁骨，在接触性运动（橄榄球、足球、拳击等）或高速运动中可见。

鉴别诊断

锁骨痛：鉴别诊断包括肩锁关节损伤、肩袖病变、肋骨骨折（尤其是前三根肋骨）、胸锁关节病变（尤其是化脓性或晶体性的）、肩关节脱位。

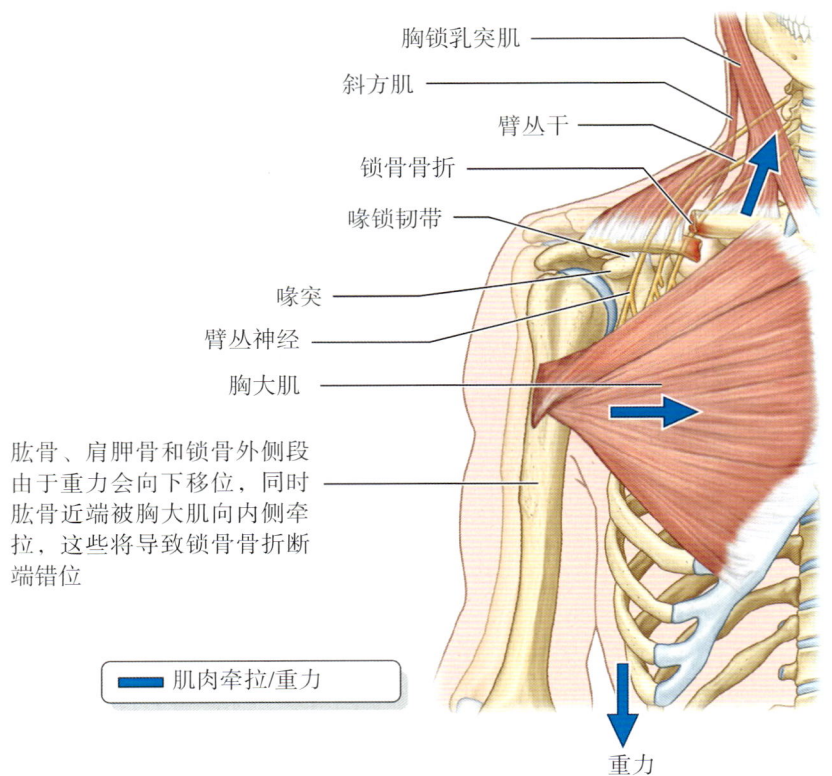

图6.41 锁骨骨折

临床表现

锁骨骨折的症状包括肩部活动时疼痛加重。

查体发现

生命体征：一般正常。

视诊：检查伤侧是否不对称或畸形。观察是否因骨质畸形（隆起）导致皮肤拉伸和皮肤变白，且隆起处皮肤不因毛细血管充盈而恢复红润。还要检查是否有骨骼穿出皮肤，即开放性骨折，该类骨折需立即进行骨科评估治疗。

触诊：沿整个锁骨及周围组织触诊以了解有无触痛。

ROM：疼痛会限制肩带的主动和被动运动，但肘关节及其远端的活动应该是正常的。

◎ 特殊检查方法

神经血管检查：应进行远端神经检查，以评估腋神经、桡神经、正中神经和尺神经的运动功能和感觉。应触诊远端脉搏，包括桡侧和尺侧脉搏，并评估毛细血管充盈情况。

应做检查

影像学检查：锁骨X线AP位和上下斜位片（中心线向头侧倾斜并于水平面成30°夹角）有助于骨折的诊断（图6.42）。应注意锁骨的位置和骨折累及关节（胸锁关节和肩锁关节）的情况，进一步，要注意断端位移的方向和大小、嵌插的程度，以及粉碎性的表现。胸片有助于排除肩胸分离或相关的气胸。胸锁关节和锁骨内侧段在普通X线平片上难以显示，CT扫描可用于筛查锁骨内侧段骨折或脱位的患者。在怀疑相关血管损伤的罕见情况下，可用CT血管造影进一步评估。

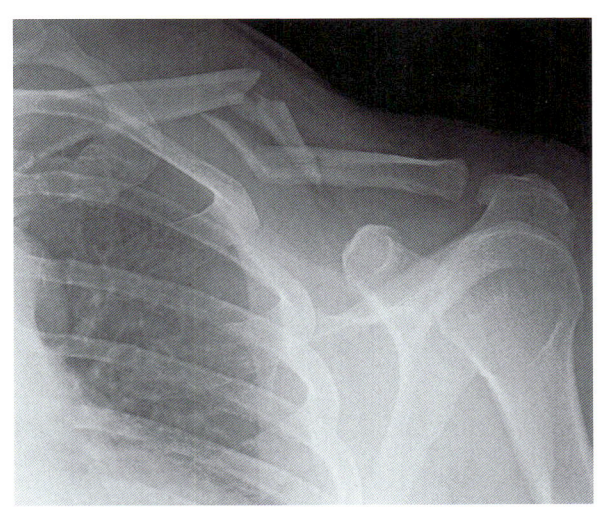

图6.42　X线片显示左锁骨骨折（印第安纳大学医学院解剖与细胞生物学系Joel Vilensky提供）

肩袖撕裂

情况介绍

一名56岁的男性患者主诉肩部疼痛持续1个月，运动时加重，尤其当手臂高举过头顶时。

定义

肩袖撕裂是指肩袖肌腱的连续性中断（图6.14）。

常见原因

肩袖撕裂的病因分为急性和慢性。急性撕裂是由于突发、剧烈的张力超过肌腱的弹性能力，导致肌腱断裂或从其肌腱附着点脱出；慢性撕裂有多种因素，包括肩部重复的运动和骨质改变（如肩峰骨刺形成）（图6.43）。

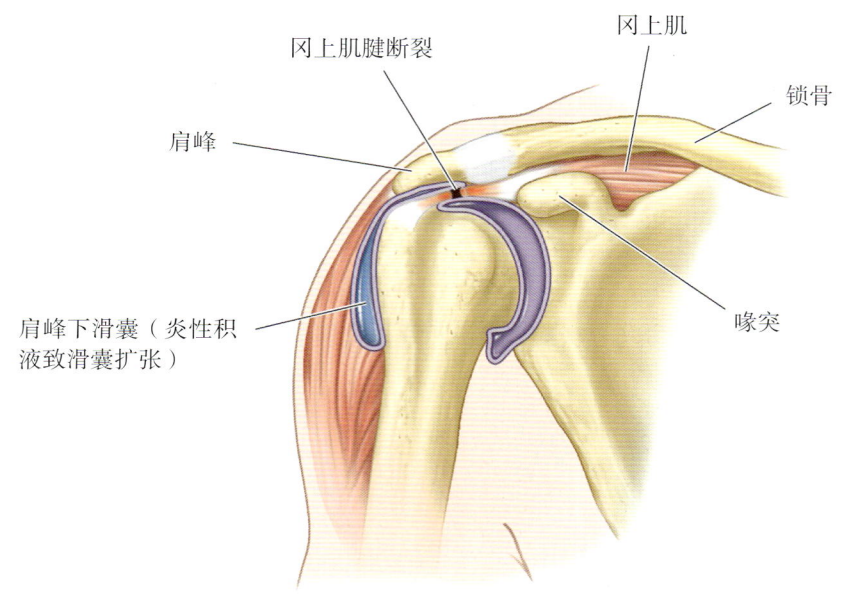

图6.43 冈上肌腱断裂和继发于肩袖损伤的肩峰下关节滑囊炎

鉴别诊断

肩痛：鉴别诊断包括外伤（锁骨骨折或肩关节脱位）、颈椎病变（劳损、椎间盘损伤、神经根病变）、肩袖病变、牵涉痛（膈肌刺激）、肱二头肌肌腱炎、感染性关节炎（尤其是血清阴性疾病）、痛风性关节炎（羟基磷灰石晶体）以及OA。

临床表现

肩袖损伤的症状包括手臂外侧的疼痛（特别是三角肌区域），通常在将手高举过头顶或侧卧时加重。急性和慢性肩袖病变可有不同的表现（表6.16）。

表6.16 肩袖撕裂的不同病因

急性肩袖撕裂	慢性肩袖撕裂
发生于肩胛带的急性创伤，如上肢伸展时摔倒瞬间出现的剧烈疼痛，肩关节无力进行各种运动可能伴有其他骨损伤，如锁骨骨折或肩关节脱位	随着时间的推移，由于肌腱的逐渐磨损而发生；常可见于上肢的重复性劳作性损伤，运动损伤（如投掷）中也可出现；疼痛在开始时是局限的，但随着时间的推移会逐渐加重

查体发现

生命体征：一般正常。

视诊：由于患肢使用减少，使其相较对侧肌肉萎缩。

触诊：触诊肱骨大结节（肩袖肌腱附着处）受累区域有无压痛。另外触诊肩锁关节有压痛则常常提示有肩锁关节炎。

ROM：关节活动度减小，继发于疼痛。

◎ **特殊检查方法**

肌力：患者通常表现为运动无力、疼痛伴活动阻力或不能进行特定的运动。

Neer肩峰撞击试验：见章节概述（Sn 0.50~0.92，Sp 0.27~0.69）。

冈上肌Jobe或空罐试验：见章节概述（Sn 0.32~0.99，Sp 0.40~0.91）。

冈下肌外旋试验：当肩关节外展0°时无法继续外旋（Sn 0.19~0.84，Sp 0.53~0.90）。

肩胛下肌抬离试验或腹部加压试验：见章节概述（抬高Sn 0~0.79，Sp 0.59~1.00；腹部加压Sn 0.40，Sp 0.98）。

小圆肌Hornblower试验：患者取站立位，托起其患肢，在肩胛平面外展90°，肘部屈曲90°，要求患者上臂外旋抵抗阻力，如果出现无力或疼痛则提示阳性（Sn 1.00，Sp 0.93）。

> **临床要点**
>
> 没有哪种单独的体格检查是诊断肩袖病变的最佳方法，应该合理利用各种检查方法，并结合详细病史来进行综合判断。

应做检查

影像学检查：超声可用于观察肌腱并评估其撕裂特征，如大小、是完全撕裂还是部分撕裂、撕裂位置和肌腱是否存在回缩。X线检查不能显示肩袖撕裂，但可显示相关的退行性改变，如肩峰处的骨刺或钙化性肌腱炎。诊断肌腱撕裂的金标准是磁共振关节造影，在行该检查前需向肩关节腔注射对比剂，然后进行扫描以获得更详细的肩部解剖成像，可以显示超声常常无法观察到的细微的肌腱撕裂（图6.44）。

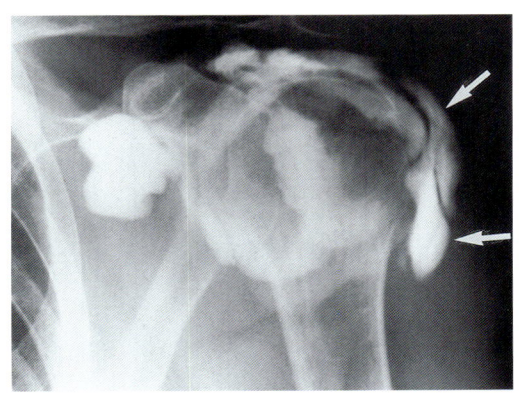

图6.44 肩袖完全撕裂

肩关节造影显示，注入盂肱关节的对比剂外渗至肩峰下/三角肌下滑囊（箭头）。

桡骨远端骨折

情况介绍
一位78岁的女性患者于冰上滑倒，当时其向前倾倒，双手撑地，随后出现左腕疼痛且无法活动。

定义
桡骨远端骨折包括桡骨远端骨骺和/或干骺端。

常见原因
多起因于摔倒时手掌撑地（图6.45）。该骨折在老年患者和骨质疏松患者中更为常见。

鉴别诊断
腕关节畸形：鉴别诊断包括继发于类风湿关节炎等导致关节对位不良的创伤或炎症。桡骨远端骨折具体分类见表6.17。

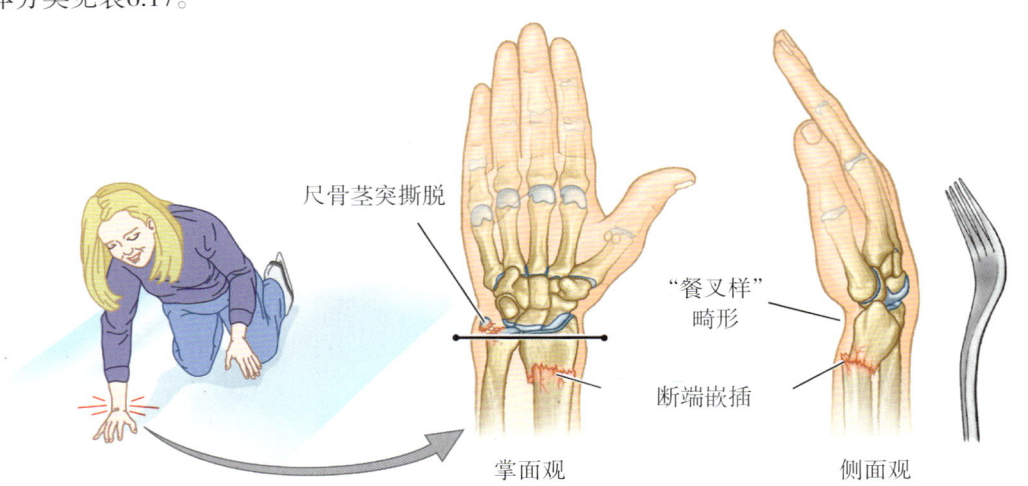

图6.45 桡骨远端骨折

表6.17 桡骨远端骨折的分类

骨折类型	特征
Colles骨折	骨折远端向背侧移位，形成特征性的"餐叉样"畸形
Smith骨折	也称为反Colles骨折，骨折远端向掌侧移位
Barton骨折	桡骨远端关节面骨折伴桡腕关节脱位，根据骨折方向，可分为掌侧剪切骨折或背侧剪切骨折
Chauffeur骨折	指桡骨茎突受舟骨撞击的剪切骨折，常发生于汽车司机发动老式汽车时被摇把打伤

临床表现

桡骨远端骨折的症状包括腕部疼痛和压痛、手腕活动困难。

查体发现

生命体征：一般正常。

视诊：观察双侧前臂、手腕和手是否存在不对称、淤斑和畸形。畸形取决于骨折类型，最常见的桡骨远端骨折类型是Colles骨折，表现为"餐叉样"畸形，同时可伴有自腕部至手指的软组织肿胀。

触诊：触诊前臂、手腕和手，注意骨折部位可有压痛。舟状骨骨折可有虎口或腕关节桡侧压痛。

ROM：腕部的屈伸能力可由于疼痛而受限或丧失，但肘部和手指的活动能力仍被保留。如果肘关节或手指关节活动度减小，考虑损伤累及其他关节。

应做检查

影像学检查：骨折类型和形态可以通过腕部和前臂的X线片来确定（图6.46），一般情况下，可有4个体位（正位、侧位和双侧斜位片）来观察骨折。当怀疑关节内骨折并需要制订手术计划时，可行腕关节CT扫描进一步评估骨折。

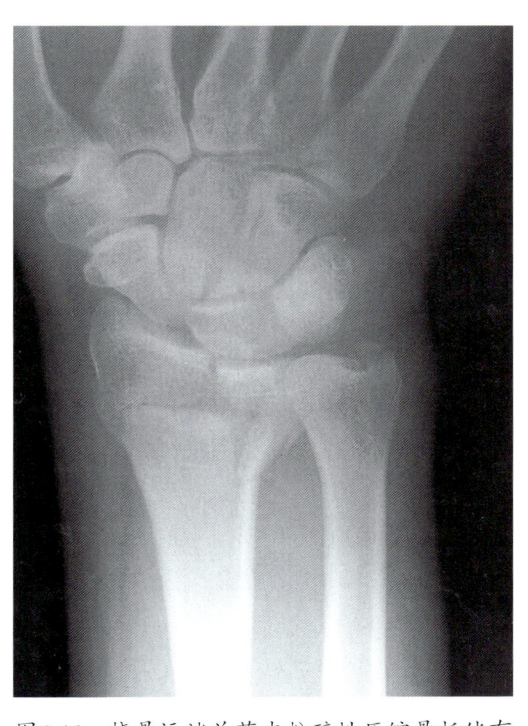

图6.46 桡骨远端关节内粉碎性压缩骨折伴有尺茎突骨折

腕舟骨骨折

情况介绍

一名19岁的女性患者来急诊科就诊，该患者在一场足球对抗赛中摔倒时手撑地后，右手拇指根部持续疼痛。

定义

腕舟骨骨折是指发生于腕舟骨的骨折（图6.47），是腕骨骨折中最常见的类型。

确定腕舟骨骨折发生的位置很重要，腕舟骨的血液供应是逆行的，血液从远端流向近端，而不是像大多数骨那样从近端流向远端，这对缺血性坏死（AVN）的风险提示有重要意义。

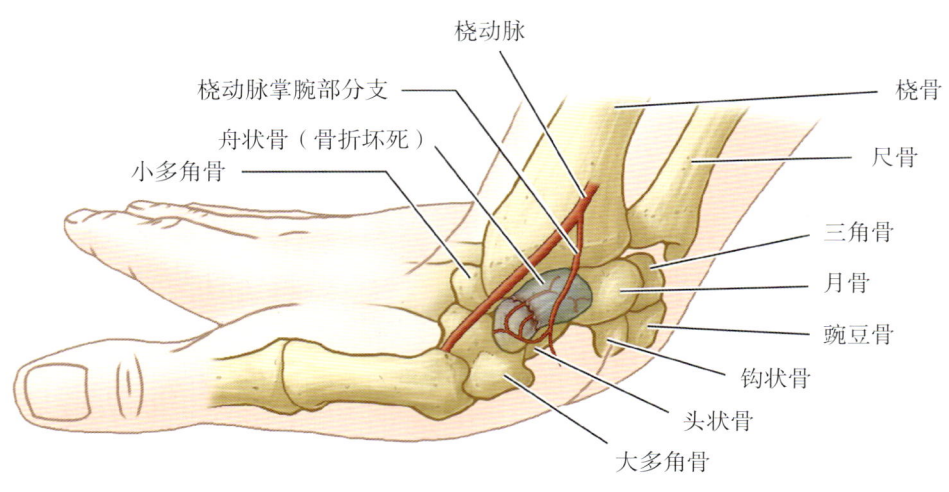

图6.47 腕舟骨骨折

常见原因

当患者摔倒时手掌撑地,即腕关节处于背伸位时容易导致腕舟骨骨折。一般来说,从事高强度运动的年轻人更容易发生腕舟骨骨折。

鉴别诊断

拇指疼痛:鉴别诊断包括外伤(桡骨远端骨折、脱位或腕舟骨骨折)、De Quervain腱鞘炎(桡骨茎突狭窄性腱鞘炎)、腱鞘炎和骨关节炎。

临床表现

腕舟骨骨折的症状包括抓握时疼痛加重,痛点取决于骨折的部位:腕舟骨远端骨折时腕关节以远端的手掌疼痛,腕舟骨腰部或中部骨折时鼻烟窝疼痛,腕舟骨近端骨折时邻近Lister结节处疼痛。

查体发现

生命体征:一般正常。

视诊:检查手和手腕,了解拇指根部是否肿胀。一般来说,腕舟骨骨折不伴有明显的不对称性改变。

触诊:触诊手部、手腕和鼻烟窝,检查有无触痛和畸形。

ROM:拇指仍可正常活动,虽然活动时会产生疼痛。

◎ 特殊检查方法

握力检查:握力可降低。

应做检查

影像学检查：腕舟骨骨折的首选检查方法是腕舟骨的X线片（图6.48）。然而，该骨折在损伤初期平片可能无法显示，此时，可先行拇指石膏固定7～10天，在此期间反复进行X线检查以评估骨折。对于有持续性疼痛和重复X线检查阴性的患者，MRI仍是诊断腕舟骨骨折的金标准，MRI还可观察骨折周围组织的细微变化，如骨髓水肿或骨痂形成。如果无法使用MRI，可以进行CT扫描来评估骨折。

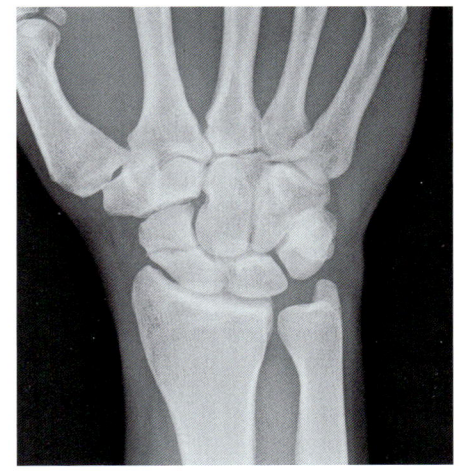

图6.48　腕舟骨骨折的X线片（印第安纳大学医学院解剖与细胞生物学系Joel Vilensky提供）

股骨头颈部骨折

情况介绍

一名26岁男性患者，因机动车事故（MVA）导致右髋明显疼痛入院。

定义

股骨头骨折较少见，常合并髋关节脱位，事实上，5%～15%的髋关节后脱位与股骨头骨折有关，股骨头骨折是由股骨头受到髋臼后缘的压迫造成的。股骨颈骨折更为常见。

股骨头和股骨颈属于关节囊内结构，缺乏骨膜覆盖，这使得该处损伤后愈合缓慢，骨折时的血供也容易受影响（图6.49）。

常见原因

常见于运动员，由于长期的压力和重复运动导致骨折，其他常见的原因见表6.18。

表6.18　股骨头骨折和股骨颈骨折的常见病因

骨折的类型	病因
股骨头骨折	撞击伤、撕脱伤、剪切伤，包括MVA（例如，当一名失控乘客的膝盖撞到仪表板上时）、高处坠落或在接触性运动中持续受伤
股骨颈骨折	骨密度低的老年患者受到低能量创伤（如跌倒）或年轻患者受到高能量创伤

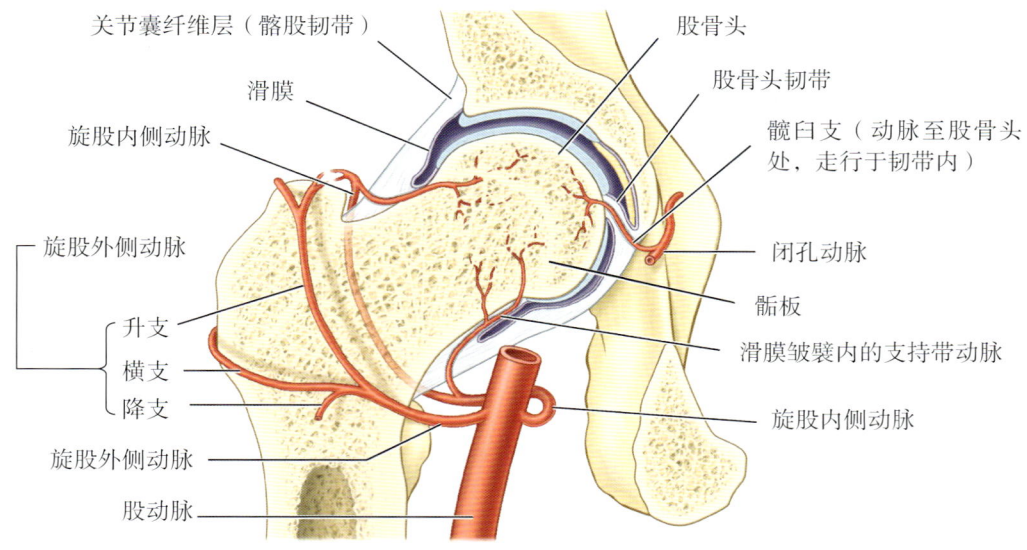

图6.49 髋部血供冠状位前面观

临床要点

真正的髋关节疼痛通常局限于腹股沟区。

临床表现

髋部骨折的症状包括腹股沟区或大腿近端疼痛和行走困难。

查体发现

生命体征：一般正常。

视诊：检查有无外伤征象，包括淤斑、肿胀、伤口或擦伤。同时，注意静息时患肢位置（表6.19）。

触诊：触诊骨盆和股骨有无压痛，特别是大转子。

ROM：当骨折断端发生移位时，即便患肢轻微的内外旋转也会导致疼痛和肌肉痉挛。当断端无移位或发生外翻嵌插型骨折时，患侧的髋关节活动度可能更大，但它通常会伴有腹股沟疼痛。

表6.19 髋部骨折畸形

股骨头骨折	股骨颈骨折
如果伴有髋臼骨折，患肢可能会缩短	移位性股骨颈骨折常导致外旋和腿缩短
合并髋关节后脱位患肢表现为髋部屈曲、内收并内旋	没有出现嵌顿或应力性骨折的畸形
合并髋关节前脱位患肢表现为髋部伸展、外展并外旋	

◎ 特殊检查方法

神经血管检查：评估坐骨神经功能，触诊周围脉搏，评估骨折远端毛细血管充盈和循环情况。

临床要点

股骨头和股骨颈骨折时，应检查膝关节是否有相关的创伤。

应做检查

实验室检查：髋部骨折是常见的脆性骨折，具体请参阅骨质疏松症部分。手术治疗有助于患者恢复，因此需行全血细胞分析、代谢组合（电解质、Cr）检查和凝血功能检查作为术前准备。

影像学检查：对于股骨头骨折，行骨盆前后位、髋关节前后位及侧位（取仰卧位，健侧髋关节和膝关节屈曲90°）X线检查。对于股骨颈骨折，应行骨盆前后位、髋关节前后位及侧位X线检查（图6.50）。如果怀疑隐蔽性髋部骨折，可以进行CT或MRI扫描。如果髋关节脱位，复位后还应进行CT扫描，以显示关节内游离的骨折片，并判断股骨头骨折的位置和类型，并观察有无髋臼或骨盆骨折。

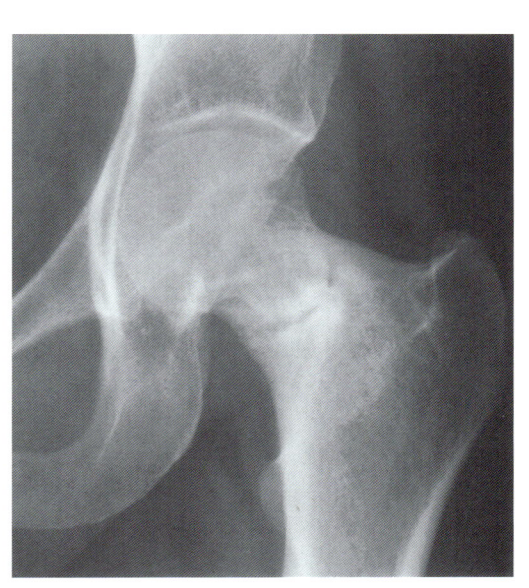

图6.50　左髋关节X线片

图像显示股骨颈应力性骨折，注意股骨颈骨折线周围的骨质硬化。

股骨转子间和转子下骨折（髋关节囊外骨折）

情况介绍

一名76岁女性患者，站立时摔倒，右侧着地。现右髋关节疼痛，无法行走。

定义

囊外骨折是指在关节囊外股骨近段的骨折。囊外骨折有两种类型：第一种类型是股骨转子间骨折，发生在股骨颈和小转子之间；第二种类型是转子下骨折，发生在自小转子至其远端5 cm内的区域，转子下骨折可伴有转子间骨折（图6.51）。

常见原因

关节囊外髋部骨折通常是患有累及髋关节的骨质疏松症或癌症（原发性或转移性）的老年患者经受低能量创伤（跌倒）引起的，在较年轻的患者中，骨折常由高能量创伤引起。

鉴别诊断

单侧髋关节疼痛：鉴别诊断包括创伤、滑囊炎、关节炎（炎性关节炎、感染性关节炎和骨关节炎）、髋关节股骨头缺血坏死、髋臼上唇撕裂、梨状肌综合征或腘绳肌综合征以及神经性原因，如坐骨神经痛，其表现为疼痛起源于背部并向下放射至腿部。

临床表现

尤其是在损伤急性期，关节囊外髋部骨折的症状表现为髋关节、大腿或腹股沟疼痛，且伴有行走困难。

查体发现

生命体征：一般正常。

视诊：检查髋部是否有外伤和畸形的迹象，如患侧髋部的缩短、外旋。

触诊：触诊骨盆、髋关节和股骨有无压痛，特别是在大转子和转子滑囊处。

ROM：由于骨折所致的疼痛，髋关节的活动受限。

◎ 特殊检查方法

神经血管检查：评估患肢远端的感觉和运动功能，触摸外周血管搏动并评估小腿远端的毛细血管的充盈情况。

应做检查

实验室检查：髋部骨折是常见的脆性骨折，具体请参阅骨质疏松症部分。手术治疗有助于患者恢复，术前需行全血细胞分析、代谢组合检查（电解质、Cr）和凝血功能检查作为术前准备。

影像学检查：对于股骨转子间骨折，应进行骨盆前后位、髋关节前后位及侧位（水平侧位）X线检查（图6.52），如果X线片表现阴性但临床高度怀疑骨折，则应行CT或MRI检查。对于股骨转子下骨折，需行患侧髋关节正侧位以及骨盆正位检查，另外还需对患侧股骨进行X线检查，如果X线检查结果为阴性且临床高度怀疑骨折，还可以进行CT或MRI检查。

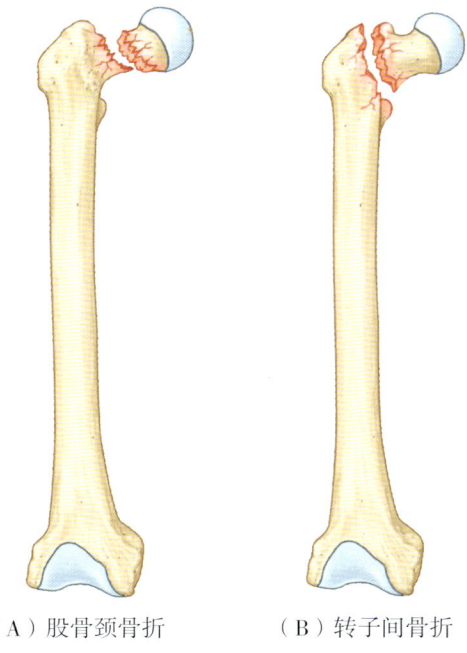

（A）股骨颈骨折　　（B）转子间骨折

图6.51　股骨颈骨折和转子间骨折示意图

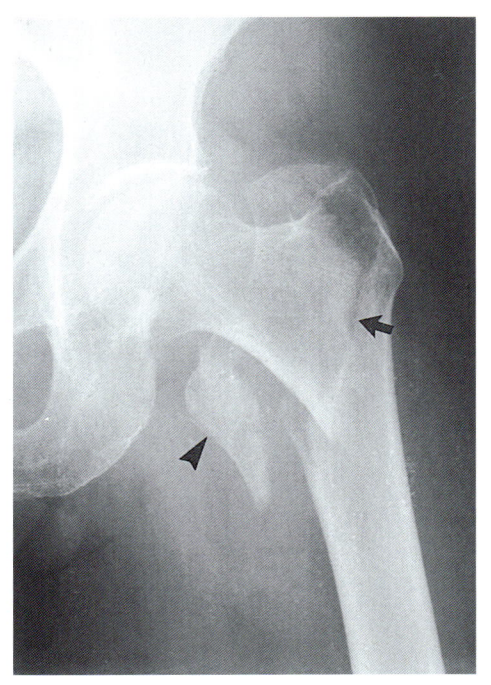

图6.52　左股骨转子间粉碎性骨折X线片（箭头）

临床要点

在髋部骨折后的第一年有20%~30%的死亡风险，适宜的手术时间已被证明可以降低死亡风险。

 半月板损伤

情况介绍

一名29岁的男性在几周前从楼梯上滑下后出现持续的右膝疼痛，患者主诉下楼梯时感觉膝关节僵硬。

定义

半月板损伤是指膝关节半月板的破坏，导致疼痛和/或机械性症状。半月板损伤是典型的解剖学描述，内侧半月板撕裂比外侧半月板撕裂更常见（除了急性前交叉韧带损伤多导致外侧撕裂，图6.53）。老年患者退行性撕裂多见于内侧半月板后角，而急性/亚急性撕裂可见于半月板的任何部位。

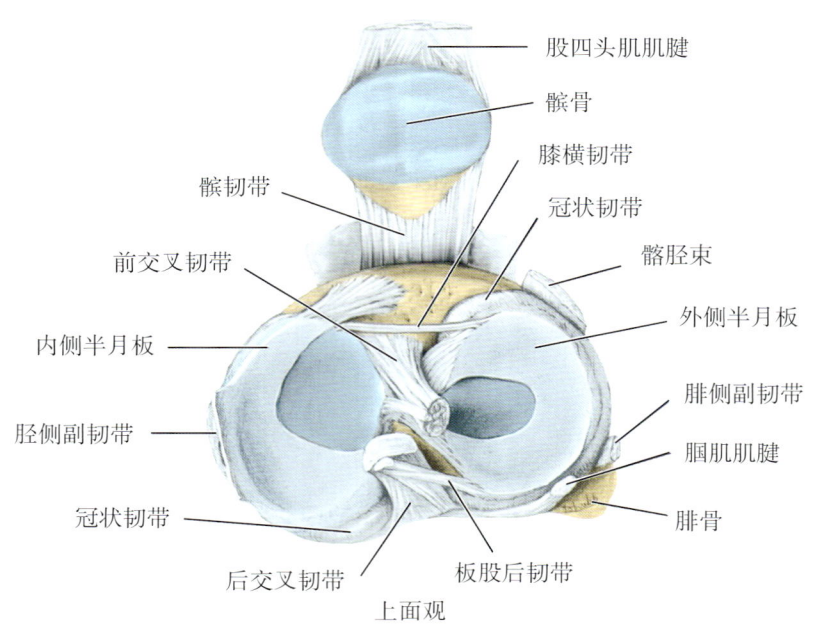

图6.53 膝关节的韧带和半月板

常见原因

半月板病变通常表现为撕裂，可根据影像学特征加以描述。急性的创伤性撕裂会引起机械性症状，退行性撕裂常与骨性关节炎有关，通常不会导致机械性绞锁或卡压症状。

鉴别诊断

膝关节疼痛：鉴别诊断包括化脓性关节炎、晶体性关节炎、感染性关节炎（血清阳性和血清阴性）、骨性关节炎、外伤（脱臼或关节旁骨折）、关节积血、髌前滑囊炎（尤其是长时间跪地后）、Baker囊肿破裂。

临床表现

半月板损伤的症状包括持续的局限于内侧或外侧的膝关节疼痛。一般来说，负重或诸如爬楼梯、旋转和蹲坐等活动会加重疼痛。患者可能会有膝关节的绞锁或卡压症状，导致膝关节无法完全伸展，常发生在上下楼梯或在倾斜不平整的地面上行走时。也可表现为间断性肿胀。

查体发现

生命体征：一般正常。

视诊：检查有无肿胀和畸形。

触诊：在膝关节周围触诊以确定是否有压痛，特别是在撕裂处。

ROM：当膝关节处于负重或屈伸状态时，疼痛可能较少出现。

◎ **特殊检查方法**

半月板旋转挤压试验（McMurray试验）：患者取仰卧位，临床医生使患者的膝关节屈曲，外旋其足，然后在对膝关节施加外翻力的同时嘱患者伸展膝关节。这用来检查内侧半月板，阳性的试验结果是产生疼痛和机械性绞锁症状。外侧半月板的检查与此类似，只是足向内侧旋转，并在伸展膝关节时施加内翻力。

应做检查

影像学检查：X线片对半月板撕裂没有诊断作用，但可以观察到软骨钙质沉着或半月板上的钙沉积。MRI是诊断半月板撕裂的金标准，尽管它有很高的假阳性率，MR还提供周围软组织的信息，包括关节软骨、交叉韧带以及侧副韧带是否存在异常（图6.54）。

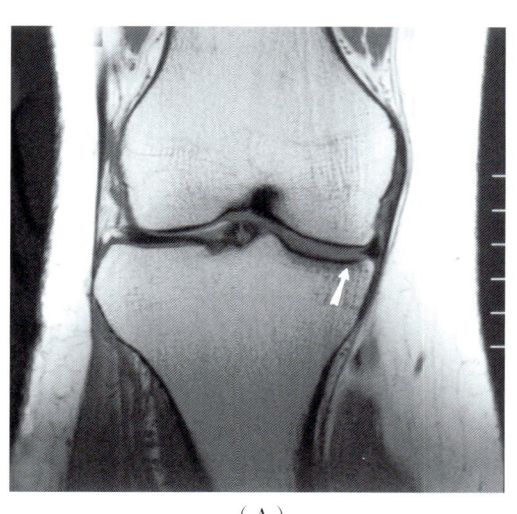
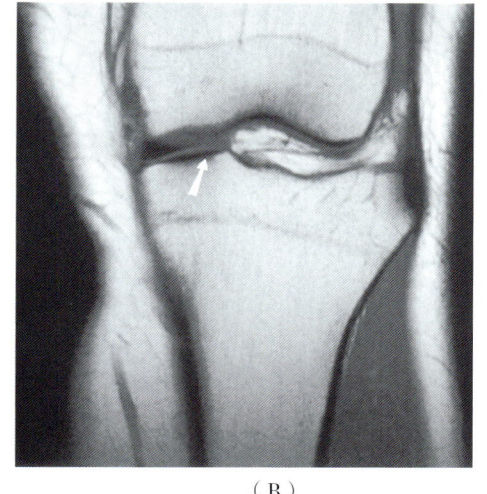

（A）　　　　　　　　　　　　　（B）

图6.54　膝关节MR图像显示内侧半月板撕裂（箭头）

前交叉韧带（ACL）撕裂

情况介绍

一名26岁的足球运动员突然感觉到膝关节"砰"的一声响后被送往急诊室，他的膝关节突发疼痛和肿胀并且无法完成比赛。

定义

前交叉韧带撕裂包括前交叉韧带上的任何位置的中断，包括其在股骨和胫骨的附着点。

常见原因

前交叉韧带损伤通常与体育活动有关，但也可发生于任意可导致胫骨向前平移应力超过前交叉韧带的弹性势能的活动。由于生物力学和胶原蛋白产生的差异，女性发生前交叉韧带损伤的可能性是男性的4.5倍。前交叉韧带撕裂也可伴随半月板损伤（外侧半月板最常见）。

鉴别诊断

膝关节疼痛：鉴别诊断包括化脓性关节炎、痛风性关节炎、炎性关节炎（血清阳性和血清阴性）、骨性关节炎、外伤（脱臼或关节旁骨折）、关节积血、髌前滑囊炎（尤其是长时间跪地后）、Baker囊肿破裂和鹅足滑囊炎。

临床表现

前交叉韧带撕裂的症状包括受伤后立即疼痛、行走困难和活动能力下降。患者可在受伤时听到或感觉到"砰"的一声，这提示前交叉韧带撕裂。

查体发现

生命体征：一般正常。

视诊：检查膝部有无肿胀。

触诊：触诊患侧膝关节以确定是否有压痛和积液的迹象（见章节概述）。

ROM：患者可能无法伸膝，在伸展过程中，胫骨可出现过度向前平移。患肢可表现为股四头肌庇护步态，借以在行走时尽量减少股四头肌的伸展。

◎ 特殊检查方法

轴移试验：患者取仰卧位，屈髋30°，膝关节伸直，临床医生在对胫骨施加内旋压力的同时对膝关节施加外翻压力，此时胫骨会出现向前的半脱位，检查者缓慢屈曲患者膝关节，在屈膝30°~40°时，胫骨会出现突然复位，即为轴移试验阳性。

前交叉韧带（ACL）前抽屉试验：患者取仰卧位，膝关节屈曲90°并固定，临床医生向前牵拉胫骨近端，当胫骨过度前移时提示阳性（图6.55）。

前交叉韧带Lachman试验：患者仰卧，膝关节屈曲至30°，临床医生用一只手固定股骨远端，用另一只手向前牵拉胫骨近端，胫骨向前移位增加为阳性。胫骨的移位程度分为：

- Ⅰ级：移动<5 mm。
- Ⅱ级：5~10 mm的移动。
- Ⅲ级：>10 mm的移动。

后交叉韧带（PCL）后抽屉试验：患者取仰卧位，膝关节屈曲90°并固定，临床医生将胫骨近端向后推，当胫骨过度后移提示阳性（图6.55）。

内侧副韧带（MCL）试验：患者取仰卧位，膝关节屈曲至30°，临床医生对膝关节施加外翻应力，膝关节的过度移动表明MCL损伤试验阳性。

外侧副韧带（LCL）试验：患者取仰卧位，膝关节屈曲30°，临床医生对膝关节施加内翻压力，膝关节的过度移动提示LCL损伤试验阳性。

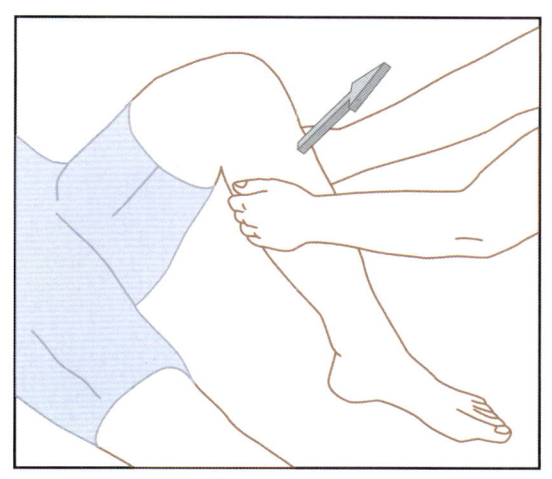
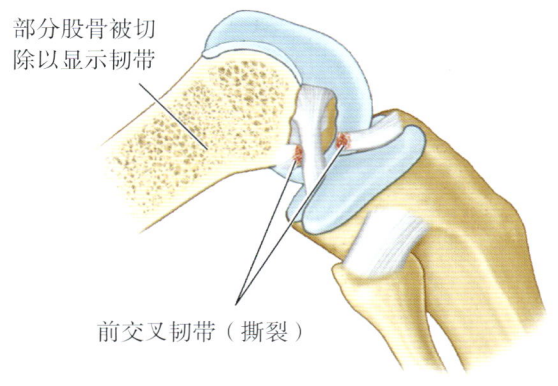

部分股骨被切除以显示韧带

前交叉韧带（撕裂）

前交叉韧带防止股骨相对于胫骨向后滑动和膝关节过度伸展，限制足着地和腿屈曲时股骨的内旋

（A）前抽屉试验检查前交叉韧带撕裂

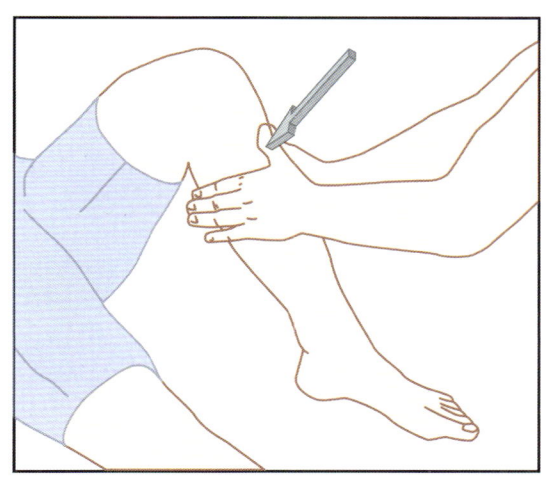
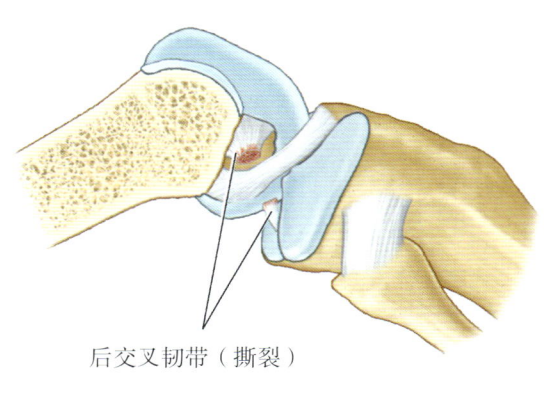

后交叉韧带（撕裂）

后交叉韧带防止股骨向胫骨相对于胫骨向后滑动，尤其是屈膝时

（B）后抽屉试验检查后交叉韧带撕裂

图6.55　前抽屉试验检查前交叉韧带撕裂和后抽屉试验检查后交叉韧带撕裂

临床要点

膝关节的损伤常伴有多个结构共同受损，因此在检查前交叉韧带损伤时，应该评估患肢所有韧带和半月板。

应做检查

影像学检查：尽管前交叉韧带撕裂常伴有Segond骨折（胫骨平台外侧撕脱性骨折），但前交叉韧带撕裂在X线片上通常无明确异常。MRI是诊断前交叉韧带撕裂以及相关半月板撕裂和软骨损伤的金标准（图6.56），矢状位是观察前交叉韧带撕裂的最佳方位，同时可观察到股骨髁和胫骨平台的骨髓水肿。

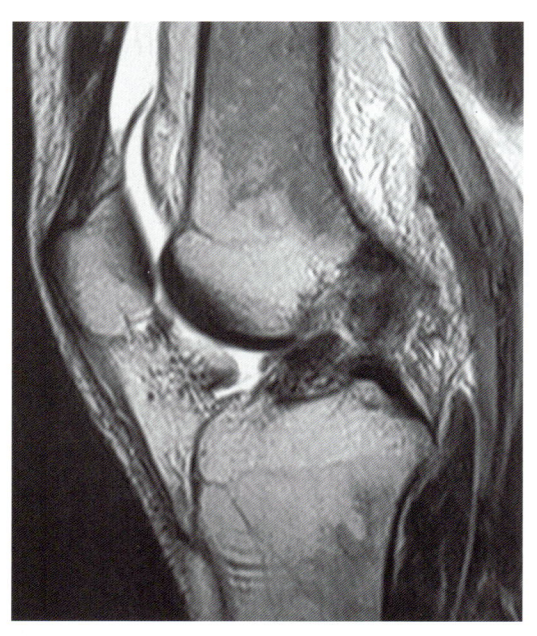

图6.56　膝关节矢状位MRI显示ACL撕裂（印第安纳大学医学院解剖与细胞生物学系Joel Vilensky提供）

深静脉血栓形成（DVT）

情况介绍

一位72岁的肥胖男性患者左腿红肿热痛且行动不便，该患者于4周前做了髋关节置换手术。

定义

深静脉血栓是深静脉系统中的血凝块。其形成可分为有诱因和无诱因两种情况，有诱因深静脉血栓形成是指在已存在危险因素的情况下血栓形成，无诱因（特发性）深静脉血栓形成是指在没有可识别危险因素的情况下血栓形成。

常见原因

深静脉血栓是由多种情况引起的。血凝块可由不活动（如长途飞行或术后）、静脉损伤（如既往血凝块或手术）和高凝状态引起，这三个因素被称为Virchow三联征。高凝状态的诱因包括遗传因素（凝血因子Ⅴ、凝血酶原基因突变、抗凝血酶缺乏症、蛋白质C和S缺乏）、肿瘤活动期、怀孕或产后（最多6周）、激素替代疗法（包括口服避孕药和睾丸激素疗法）、肥胖、肾病综合征、炎症状态（如炎性肠病）、骨髓增生异常综合征（例如，真性红细胞增多症和原发性血小板增多症）以及抗磷脂抗体综合征。

鉴别诊断

腿部红肿热痛：鉴别诊断包括感染（蜂窝织炎）、骨骼肌肉损伤（肌肉损伤、拉伤或撕裂、肌腱炎、骨折）、静脉功能不全、既往DVT病史伴血栓后综合征、腘窝/Baker囊肿破裂、手术后疼痛以及淋巴水肿。

临床表现

DVT的症状包括腿痛、肿胀伴小腿压痛，如果并发肺栓塞（PE），患者也可出现气短。

查体发现

生命体征：肺栓塞患者可出现心动过速、呼吸急促、血氧饱和度降低和低血压。
视诊：可发现患肢红肿以及迂曲扩张的浅静脉。
触诊：触诊患肢可有压痛、肿胀及静脉曲张，触诊肢体末端体表温度是否升高。

◎ 特殊检查方法

小腿腿围：测量胫骨粗隆以下10 cm处双小腿腿围，小腿腿围的差异＞3 cm被认为是阳性改变。

应做检查

实验室检查：全血细胞分析（贫血、血小板减少）；代谢组合［人血白蛋白、肝酶、Cr、脑利钠肽（BNP）］检查；尿液分析包括尿蛋白和肌酐分析，以排除继发性肿胀的原因；其他血清学检查（D-二聚体敏感性高但特异性低，当含量低时可排除DVT）。

影像学检查：探头加压下超声观察近端静脉能否被完全压闭，以排除或诊断DVT（图6.57）。超声检查可直观显示血栓情况并评估深静脉瓣的功能。静脉造影术因其敏感性和特异性高而成为影像学检查的金标准，但该检查可能会引起患者对比剂不良反应，因此在临床上并不常用。

◎ 诊断评分

Wells评分≥2提示DVT很可能发生，而评分＜2提示DVT不大可能发生（表6.20）。

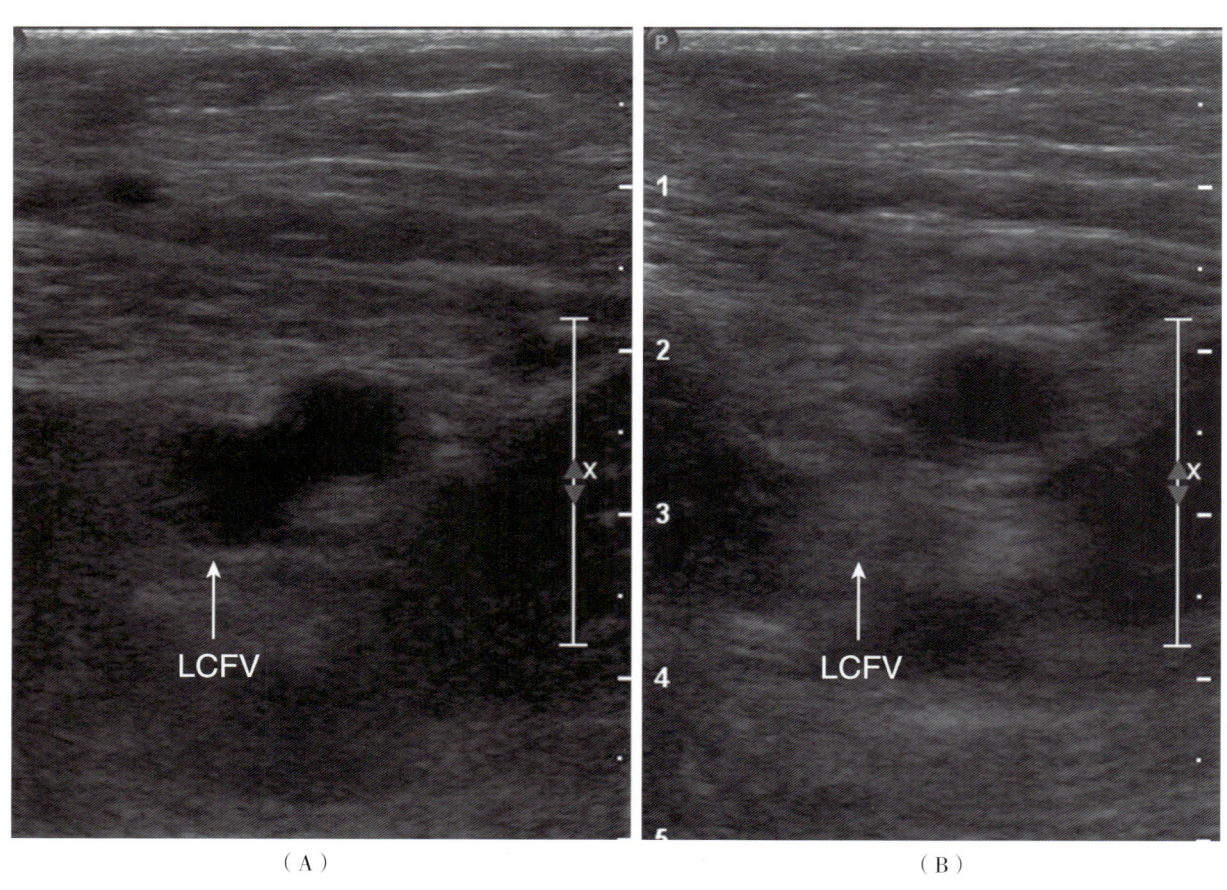

图6.57　左侧股总静脉（LCFV）超声图像

图6.57（A）显示的是不加压。图6.57（B）显示的是适当加压，血管不压闭或不完全压闭可提示血栓。

表6.20　深部静脉血栓的风险因素评分（Wells评分）

病史及临床表现	评分
活动性癌症	1
下肢瘫痪或近期下肢石膏固定	1
卧床3天以上或4周内做过大手术	1
沿下肢深静脉系统走行的压痛	1
全下肢肿胀	1
小腿不对称肿胀，患侧小腿腿围较健侧增大>3 cm	1
凹陷性水肿	1
侧支浅静脉形成	1
可做出非DVT的其他诊断	−2

外周动脉疾病（PAD）

情况介绍
一位有糖尿病和吸烟史的50岁男性患者，走路时出现小腿疼痛，休息时则减轻。

定义
外周动脉疾病（PAD）指的是大脑和心脏外动脉狭窄而导致灌注减少。Fontaine分期法根据动脉闭塞程度对PAD进行分级：

- Ⅰ期：无症状，动脉不完全闭塞。
- Ⅱ期：轻度跛行。
- ⅡA期：跛行，步行距离大于200 m。
- ⅡB期：跛行，步行距离小于200 m。
- Ⅲ期：静息痛，主要是脚疼痛。
- Ⅳ期：肢体坏死和/或坏疽。

Ⅱ期和Ⅲ期被称为间歇性跛行，典型表现为腿痛、不适和/或行走和活动时疲劳，这些症状通常休息后可缓解。

常见原因
PAD最常见的原因是年龄、高血压、血脂异常、吸烟、糖尿病和遗传因素引起的动脉粥样硬化，其他导致PAD的原因包括动脉瘤性疾病（获得性或遗传性）、血栓栓塞性疾病、炎症性疾病（如血管炎）、创伤、动脉外膜囊肿、压迫综合征（如腘动脉压迫综合征）和先天性血管畸形。

鉴别诊断
小腿疼痛：鉴别诊断包括静脉原因（如DVT和静脉功能不全）、感染（如化脓性关节炎或蜂窝织炎）、关节炎（如OA和炎性关节炎）、慢性骨筋膜室综合征、有症状的Baker囊肿以及创伤（跟腱断裂或胫骨近端骨折）。

临床表现
PAD的症状包括腿痛，尤其是在活动（跛行）时，休息时可缓解。严重缺血时表现为持续且剧烈的疼痛。

查体发现

生命体征：可出现高血压，下肢缺血严重的患者可出现低血压、心动过速、呼吸急促以及发热。

视诊：检查皮肤改变，检查皮肤是否有苍白、红斑、伤口以及坏死或坏疽的迹象，不愈合的伤口通常发生在肢体末端体表可触及的骨性突起处，如脚踝、脚跟和脚趾；还要注意是否存在远侧肢体体毛消失、营养不良和指甲变厚。

触诊：触诊皮温（明显降低）以及远端脉搏（可能减慢或难以触诊）；注意手指是否有毛细血管延迟充盈。

听诊：腹部和下肢动脉杂音提示血液湍流。

◎ 特殊检查方法

患肢抬高及下垂试验：患者取仰卧位，临床医生将患者的患肢抬至高于心脏，持续15～30 s，在此过程中，如果患肢出现明显的皮肤苍白则提示动脉供血不足；然后嘱患者取坐位，双腿下垂于检查台的床沿以下，如果患肢皮肤潮红（下垂变红），应怀疑动脉供血不足。

> **临床要点**
>
> 骨筋膜室内含丰富的肌肉、神经、血管，其外周被一层厚厚的无弹性的结缔组织（筋膜）包绕。肢体创伤（如骨折、烧伤和挤压伤）、血管损伤和过紧的石膏会显著增加筋膜室的压力，此时，筋膜室压力可超过动脉压，从而导致灌注不足，即为骨筋膜室综合征。该病为外科急诊，患者会出现局部缺血的症状，包括疼痛、感觉异常、麻痹、脉搏消失、皮肤冰冷（温度极低）苍白。骨筋膜室综合征需综合临床症状诊断，而筋膜室压力测量可用于证实诊断正确与否。

应做检查

实验室检查：全血细胞分析（白细胞增多），代谢组合检查（肌酐、电解质、空腹血脂和糖化血红蛋白，并进行风险评估）以及微生物学分析（尤其是当有坏疽或坏死迹象时行血培养）。

影像学检查：X线片可用来观察骨质原因导致的下肢疼痛，并可显示动脉钙化。超声动脉多普勒检查可发现与PAD相关的动脉血流波形异常。用钆对比剂行磁共振血管造影和用碘对比剂行CT血管造影可以确定PAD的位置和严重程度，以供血管介入治疗参考。

◎ 特殊检查方法

踝肱指数（ABI）：ABI是评估PAD最经济有效的方法（见章节概述）。

运动前及运动后ABI测量：当静息时ABI处于正常范围内时，该试验可用于进一步评估下肢PAD。

踝部扭伤

情况介绍

一名19岁的女性患者，因诉右踝关节疼痛并肿胀到急诊科就诊。该患者于当日下午打球起跳接球时落到另一名球员足上，导致踝部旋转且足向内扭转，患者立即感到踝部疼痛、肿胀并且行走时有明显不适。

定义

踝部扭伤是指踝关节韧带的拉伤或撕裂（图6.58）。低位外踝关节扭伤是踝关节外侧韧带（距腓前韧带、跟腓后韧带和距腓后韧带）中的一或多条韧带损伤。低位内踝关节扭伤是指踝关节内侧（三角）韧带的一个或多个部分（包括内侧韧带中的胫舟韧带、胫跟韧带、胫距后韧带）的损伤。高位踝关节扭伤（下胫腓联合扭伤）是指踝关节下胫腓联合韧带的一个或多个部位的损伤。

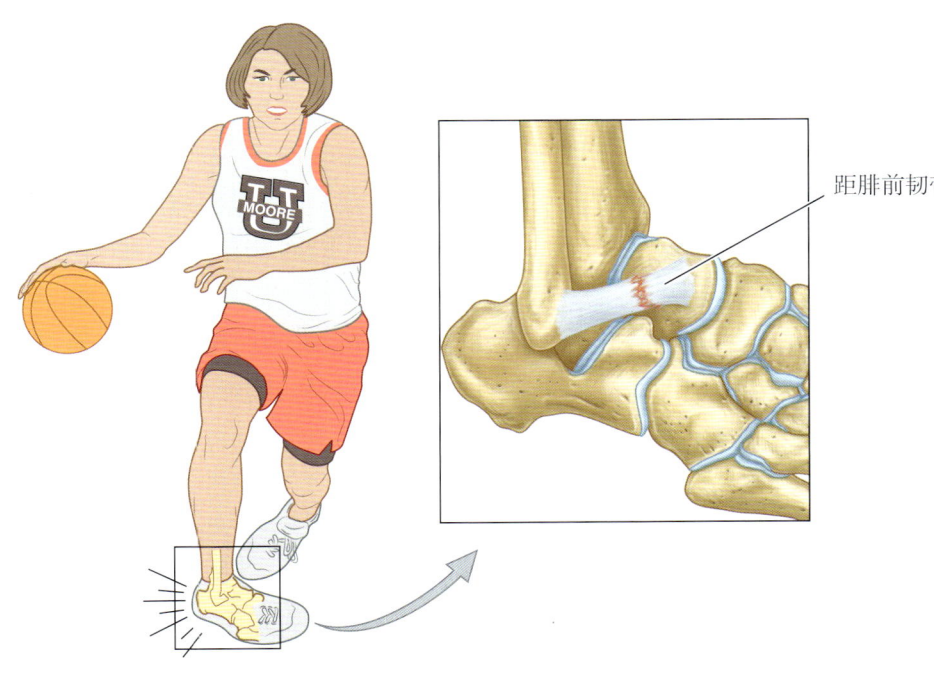

图6.58　距腓前韧带撕裂

踝关节扭伤的分级如下：
- Ⅰ级：轻度扭伤，韧带撕裂微小；踝关节保持稳定。
- Ⅱ级：中度扭伤伴部分韧带撕裂；踝关节可能正常对齐，但不稳定。
- Ⅲ级：严重扭伤，韧带完全撕裂；踝关节高度不稳定。

常见原因

外侧踝关节扭伤是踝关节扭伤中最常见的类型，通常发生于踝关节过度的内翻和跖屈，超出了正常的踝关节活动度。内侧踝关节扭伤通常是因为脚踝外翻超出了正常的关节活动度。高位踝关节扭伤是由于运动中足过度外旋和背屈并且胫骨内旋。这些损伤通常出现在高能运动中，包括冰球和足球。

鉴别诊断

踝关节疼痛和肿胀：鉴别诊断包括创伤（如骨折）、感染（如化脓性关节炎、骨髓炎或蜂窝组织炎）、结晶性关节炎（如痛风）、退行性改变（如骨关节炎和撞击综合征）、血液学原因（如血友病性关节病）、外周动脉疾病和神经病变（如踝管综合征）。

临床表现

外踝关节扭伤的症状包括踝关节前外侧疼痛、踝关节肿胀和在不平整的地面上行走不稳。内踝关节扭伤的症状除了下坡或下楼梯时不稳定性更严重外，其他与外踝关节扭伤相似。高位踝关节扭伤可出现前踝疼痛，特别是当脚趾离开地面或做旋转运动时，同时伴有踝关节肿胀且难以承重。

查体发现

生命体征：一般正常。

视诊：检查踝部可发现肿胀、淤斑和畸形的迹象。外翻可出现在内踝关节扭伤中，而内翻可出现在外踝关节扭伤中。

触诊：踝关节面或骨性标志（包括胫骨远端、腓骨和足部）上的压痛提示潜在骨折。外踝关节扭伤可出现前踝、外踝及外踝关节面压痛。内踝关节扭伤可出现前踝及内踝压痛，高位踝关节扭伤可出现前踝关节面及后踝压痛。

ROM：疼痛和肿胀导致踝关节活动减少。

◎ 特殊检查方法

距腓前韧带前抽屉试验：患者取仰卧位，检查者用一只手固定小腿远端，另一只手托住足跟向前拉伸，出现踝关节半脱位表明韧带损伤试验呈阳性。

跟腓韧带和内侧副韧带距骨倾斜试验：患者取仰卧位，检查者用一只手固定小腿，然后交替内翻和外翻踝关节，与健侧对比评估是否存在过度活动，不稳定则提示韧带损伤（图6.59）。

下胫腓联合扭伤外旋/外翻应力试验：患者取仰卧位，检查者用一只手固定小腿，另一只手使足部外旋。若出现踝关节疼痛则提示下胫腓联合扭伤。

下胫腓联合扭伤挤压试验：患者取仰卧位，检查者挤压患者小腿中段，踝关节疼痛则提示下胫腓联合扭伤。

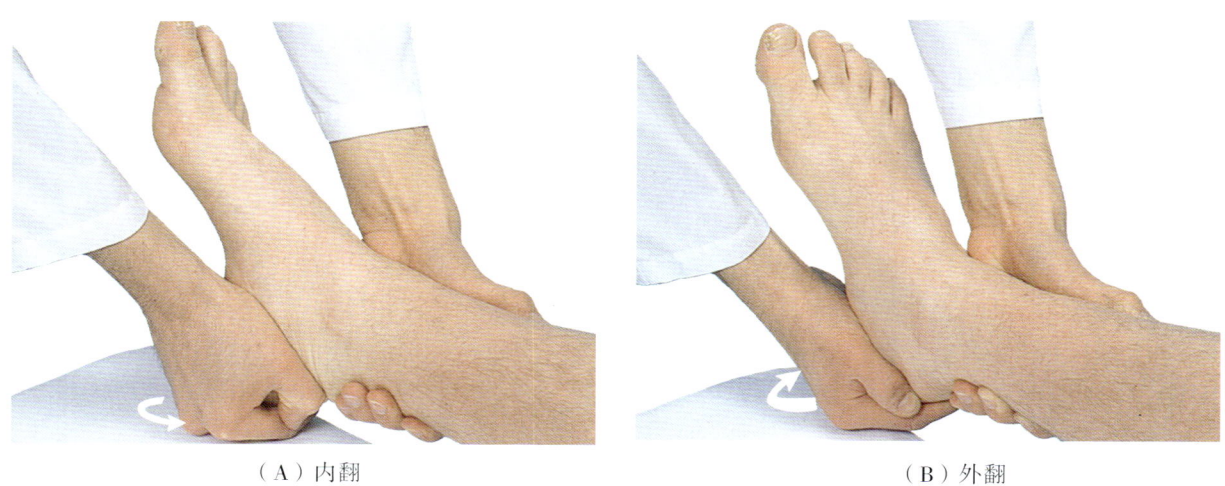

（A）内翻　　　　　　　　　　　　（B）外翻

图6.59　距骨倾斜试验使患肢踝关节内翻和外翻

应做检查

影像学检查：X线片可用于排除骨折，包括踝关节立位AP位、正侧位。CT扫描可用于评估应力性骨折或X线显示或分辨不清的骨病变。MRI可用于确定复杂或非典型病例及排除其他涉及软组织的病变。

◎ 诊断评分

Ottawa踝关节准则是决定是否进行踝关节X线片检查的临床指南，它是通过量化踝关节或足部骨折的可能性来确定的，年龄在18岁或以上的患者，如果踝部疼痛以及有下列任何一项症状，应进行踝关节X线的一系列检查（前后位、侧位和正位）：

- 外踝后缘或外踝尖处压痛（检查腓骨远端6 cm处）。
- 内踝后缘或内踝尖处压痛（检查胫骨远端6 cm处）。
- 受伤后即刻就诊发现患肢无法负重行走。

年龄在18岁或以上的患者，如果足中部有疼痛及下列中的任何一项症状，应进行足部X线片系列检查（前后位、侧位和斜位）：

- 第5跖骨基底部压痛。

- 足舟骨压痛。
- 受伤后即刻就诊发现患肢无法负重。

对于醉酒或不合作的患者，或有其他严重的损伤和明显畸形或肿胀的患者，应根据实际情况判断。

第七章

头颈部

KRISTEN M. KRYSKO GAVIN J. LE NOBEL
JEFFREY E. ALFONSI AARON IZENBERG
MOLLY ZIRKLE

头颈部由颅骨、脑、颅神经（中枢神经）、颈髓、感觉器官（眼、耳、口、鼻）、鼻窦及其主要血管构成，管理人体的认知、运动、感觉以及与周围环境的相互作用。

初步评估

头颈部病变可表现出一系列不同的症状。表7.1总结了头颈部病变最常见的神经和耳鼻喉的症状。

头颈部的一般检查

患者可着衣检查，需要时再露出背部与四肢，多数情况下，患者只需坐直并暴露出颈部及以上的部位。系统的头颈部体格检查应遵循以下顺序：视诊、触诊、叩诊、听诊及其他特殊检查。当然，大部分情况下不需要行叩诊和听诊。对于神经学检查，应使用格拉斯哥昏迷量表（GCS）来评估患者意识水平（LOC），如表7.2所示。神经学检查还包括对精神状态、颅神经、运动系统、感觉系统、协调性、步态和站姿的评估。

实验室检查

实验室检查有助于发现神经和耳鼻喉相关症状的系统性病因。全血细胞分析用于检查可能存在的感染或血小板减少引起的出血。癫痫、精神错乱或神经病变常可伴有电解质、钙、镁、肌酐（Cr）、肝酶/肝功能、空腹血糖、糖化血红蛋白（Hb）A1c的异常，以及尿液和血清毒理学的阳性发现。维生素B_{12}也可用于检查认知障碍、脊髓病变或神经系统病变。当怀疑甲状腺病变时，应检查促甲状腺激素（TSH）和游离甲状腺素（T_4）的水平。其他神经学的检查包括检查系统性风湿病和其他传染病（梅毒、艾滋病、莱姆病）。其他与耳鼻喉科相关的检测包括EB病毒检测、口咽拭子检测链球菌感染、皮肤穿刺或血清免疫球蛋白（IgEs）测定过敏原。

头颈部影像

脑和脊髓的主要成像方法是计算机断层扫描（CT）和磁共振成像扫描（MRI）。CT扫描快速，容易获得并能

> **临床要点**
>
> 头部CT平扫阅片时，可根据ABBBCS的顺序读片：
> **A**ir-filled spaces：含气结构（鼻窦、乳突气房）；
> **B**ones：骨；
> **B**lood：血（硬膜外腔、硬膜下腔、蛛网膜下腔及脑内出血）；
> **B**rain：脑（卒中、水肿、肿块、中线移位）；
> **C**erebral spinal fluid：脑脊液（CSF）；
> **S**paces：腔隙（脑沟、脑室、脑池）。

提供有关骨结构和鼻窦的信息，能够识别急性出血、颅骨骨折以及肿瘤。然而，CT扫描在脑实质显示方面并不那么有效，特别是对于后颅窝的脑实质。

表7.1 常见症状

结构	症状
耳	听力减退、耳鸣、眩晕、胀感、疼痛、分泌物
眼	复视、视野缺失（单侧、双侧或象限）、视力变化、眼痛、眼红、干涩或分泌物
鼻	流涕、鼻塞、嗅觉丧失（无嗅觉）、鼻后滴注（伴咳嗽）、疼痛、鼻衄
喉和颈	疼痛、癔球症、吞咽困难、吞咽痛、牙痛、口腔溃疡、声音嘶哑、隆起或肿块、腺体肿胀
鼻窦	疼痛并压痛、头痛、流鼻涕或鼻塞、嗅觉缺失、味觉损伤（味觉障碍）
大脑皮层	警觉水平降低、认知错乱（如记忆、执行功能、语言或视觉空间）、体象障碍、失读、失写和性格改变
脑干	警觉水平降低、呼吸动力减弱、复视、构音障碍（口齿不清）、哽噎（吞咽困难）、跌倒
感观	麻木、感觉异常、灼痛、本体感觉或平衡丧失、手套（袜子）型感觉障碍
运动（运动神经、神经肌接头、肌病）	无力（单侧、双侧、近端或远端）、易疲劳、肌颤和肌痛
小脑	共济失调（宽基步态）、平衡性差、协调性差、失调型构音障碍（说话急促、口齿不清或大声）
肠和膀胱	尿潴留、尿急或大小便失禁或便秘、鞍区感觉缺失

表7.2 格拉斯哥昏迷量表

评分	睁眼反应	言语反应ᵃ	运动反应ᵇ
1	任何刺激均无睁眼反应	任何刺激均无语言反应	任何刺激均无运动反应
2	刺痛刺激有睁眼反应	言语模糊不清，难以理解	疼痛刺激时肢体过伸（去大脑皮质）
3	声音刺激有睁眼反应	言语不流畅，但可分辨字意	疼痛刺激时肢体过屈（去大脑皮质）
4	自发性睁眼反应	对话混淆不清，无法准确回答有关人物、时间、地点等定向问题	对疼痛刺激有肢体退缩反应
5		对人物、时间、地点等定向问题清楚	能确定疼痛部位
6			可依指令动作

注：a表示插管的患者在语言部分的得分为"1T"；b表示触碰胸骨或按压眶上骨可引起中枢性疼痛。

表7.3 常用磁共振成像序列及其应用

序列	序列特征	应用
T1加权成像序列	灰质暗、白质亮、脑脊液暗	显示解剖，病变通常是暗的
T2加权成像序列	灰质亮、白质暗、脑脊液亮	显示病变，病变通常是亮的
FLAIR	灰质亮、白质暗、脑脊液暗	显示病变，病变通常是亮的，更容易与暗的脑脊液鉴别
DWI/ADC	细胞毒性脑水肿DWI亮、ADC暗（弥散受限），血管源性脑水肿DWI和ADC均亮（T2穿透效应）	显示细胞毒性脑水肿（有助于诊断急性中风）

注：FLAIR为流体衰减反转恢复序列，DWI为扩散加权成像，ADC为表观扩散系数。

磁共振扫描比CT扫描费用高且不易进行，但它对于脑实质、脊髓和内耳有较好的成像效果，并可以使用多个脉冲序列来突出特定的病变或解剖区域（表7.3）。CT和MRI都可以通过对比剂来进行血管成像以显示血管并显示血脑屏障的破坏，如果有异常强化，提示可能有肿块或炎症性病变。超声可以显示颈部大血管、甲状腺和淋巴结。

> **临床要点**
>
> 神经元的胞体位于中枢神经系统（CNS）的灰质中，有髓鞘的轴突位于白质中。脑灰质位于大脑皮层的浅部，而脊髓的灰质位于其深部。

特殊检查方法

包括脑电图（EEG）、神经传导功能检查/肌电图（NCS/EMG）和诱发电位检查（EPs）在内的电生理检查有助于评估大脑活动和神经功能，还可通过听力学研究来评估听力。腰椎穿刺获得的脑脊液有助于评估炎症、感染和肿瘤的情况。脑、淋巴结、甲状腺结节、神经和肌肉的活检有助于证实某些诊断。

第一节 系统概述

颅骨、头皮和脑膜

概述

如图7.1所示,脑实质位于头盖骨(颅骨)内,颅骨表面是头皮,包括皮肤和皮下组织。颅骨的深处是脑膜,它是脑的膜状覆盖物,可保护大脑并供血,脑膜包括硬脑膜(坚韧而厚的外纤维层)、蛛网膜(薄的中间层)和软脑膜(脆弱的内血管层),如图7.2所示。

体格检查

观察头皮和面部有无不对称及外伤的迹象并触诊其有无压痛、畸形和软组织肿胀。

影像学成像

可用X线片(图7.3)、CT或MRI扫描来显示颅骨。脑膜最好的成像方式是MRI。

大脑

概述

脑分为大脑、间脑、脑干和小脑(图7.4)。

大脑包括两个半球,每个半球由四个脑叶组成:额叶、顶叶、颞叶和枕叶[图7.4(A)]。额叶参与计划、推理、解决问题和运动(中央前回初级运动区),以及运动性语言(Broca区)。顶叶在感觉(中央后回初级躯体感觉区)、定向、识别和视觉空间感方面起到了重要作用,顶叶还参与进行复杂的运动。颞叶在感知听觉刺激、理解语言(Wernicke区)和记忆(海马)方面很重要。枕叶在视觉处理中很重要,其内包含初级视觉皮层。

体格检查

大脑的检查包括对认知、语言、视觉、运动和感觉通路的评估,对于皮层功能的详细评估从接待患者时就已经开始了。简易智力状态检查量表(MMSE)和蒙特利尔认知评估量表(MoCA)是目前被广泛使用的认知功能的筛查工具,若发现有任何认知障碍,则可进行正式的认知测试。

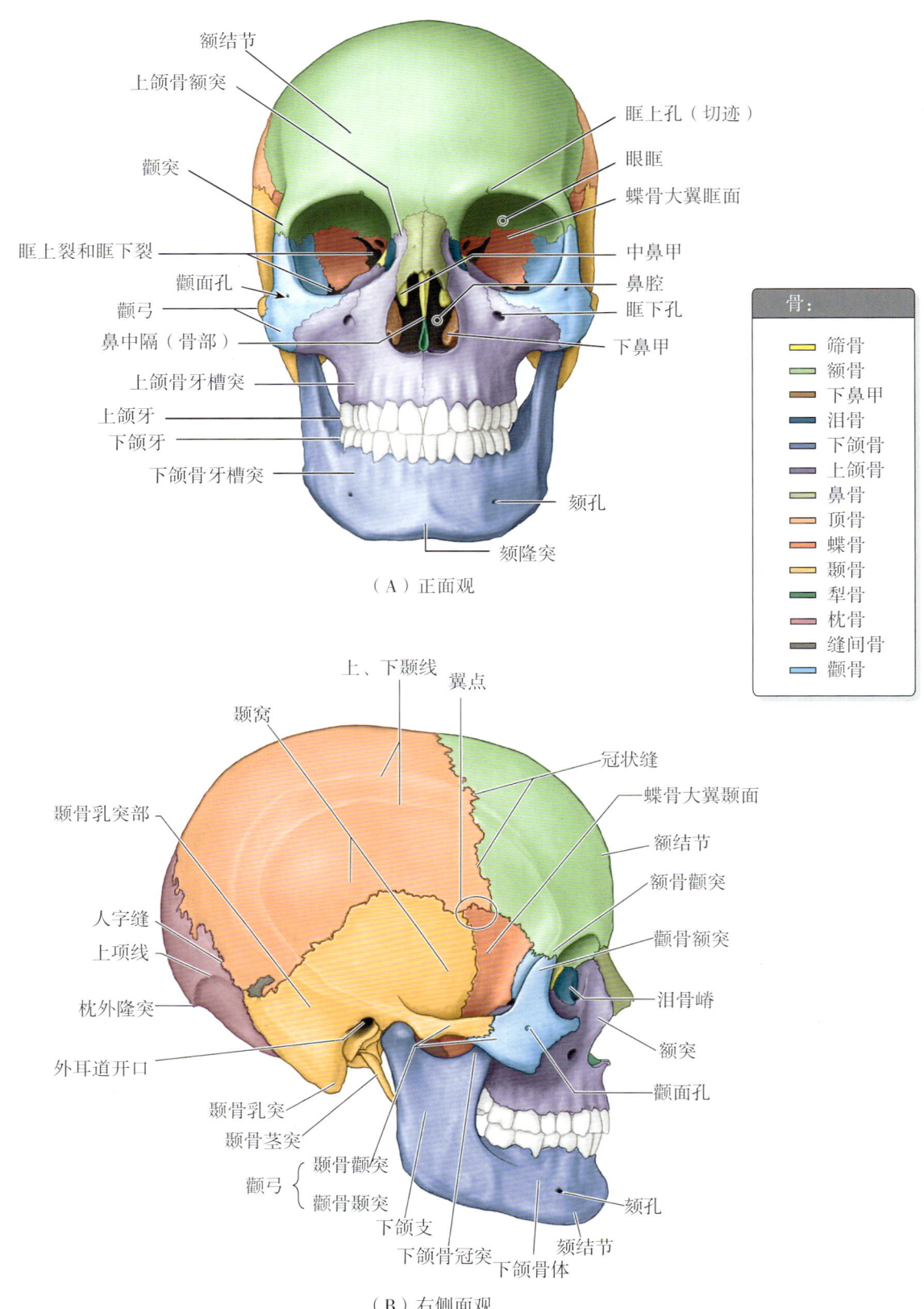

图7.1 成人颅骨（用不同颜色标注）

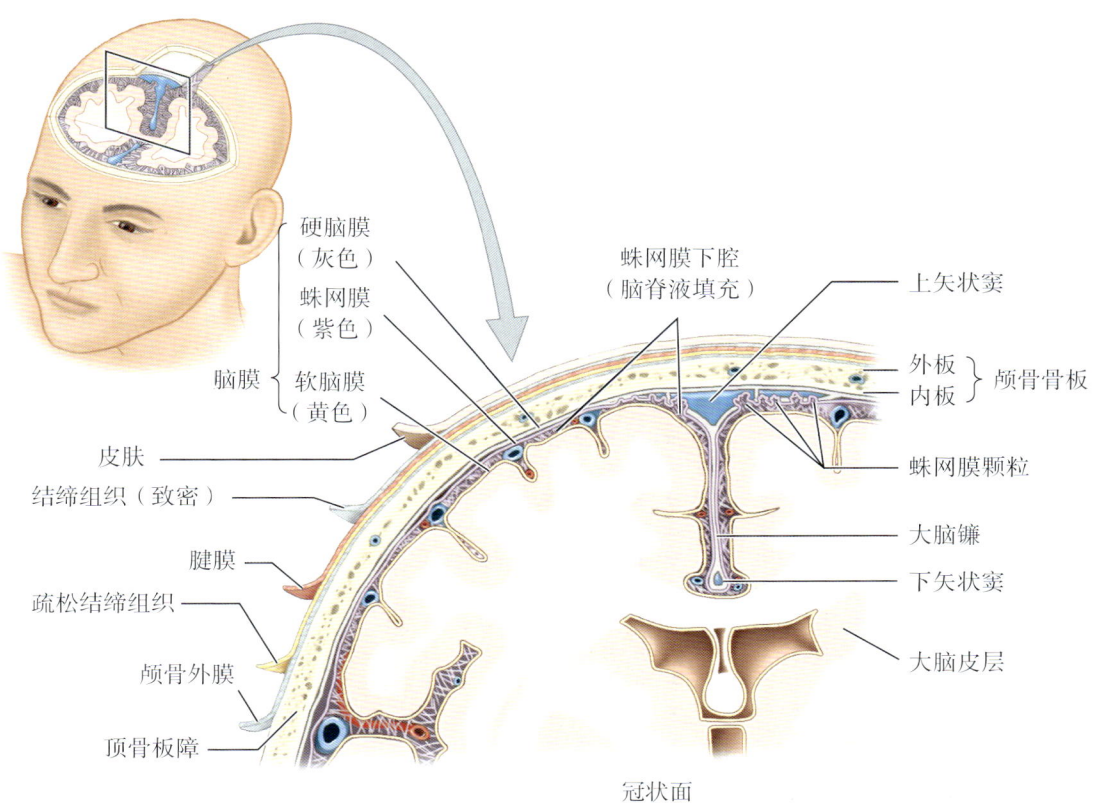

图7.2 头皮、颅骨和脑膜

腱膜是指帽状腱膜，即枕额肌的扁平中间肌腱。头皮与帽状腱膜紧密相连，因其下方存在疏松结缔组织而在颅骨外膜和颅骨上自由滑动。脑膜和蛛网膜下腔如图所示。

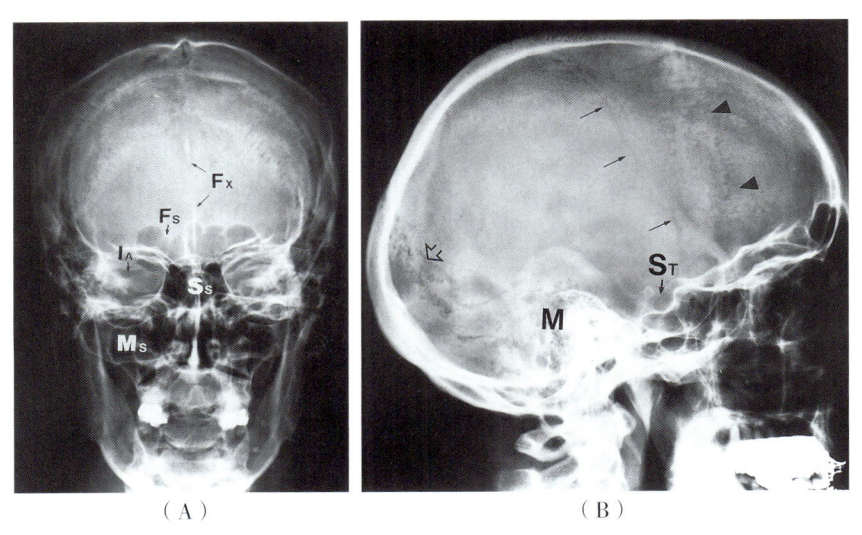

图7.3 颅骨X线片

图7.3（A）颅骨后前位X线片。Fx—大脑镰，Fs—额窦，I_A—内耳道，S_S—蝶窦，M_S—上颌窦。图7.3（B）颅骨侧位X线片。冠状缝（三角形）、枕缝（空心箭头）、脑膜中血管沟（箭头），S_T—蝶鞍，M—乳突气房。

临床要点

构音障碍是一种发音障碍，通常局限于脑干或中枢神经系统。失语症是一种语言功能（表达或理解）障碍，通常局限于大脑的优势半球。

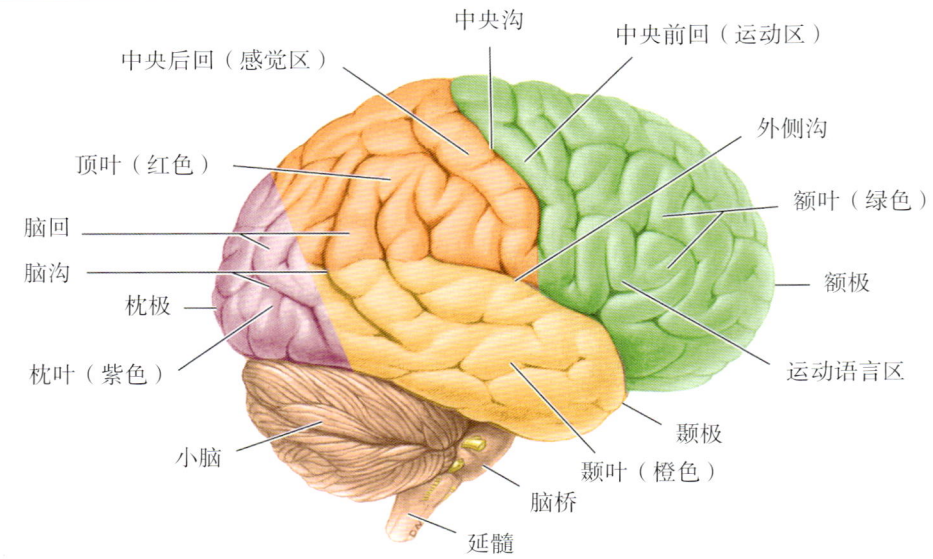

（A）右脑和脑叶的右侧面观图

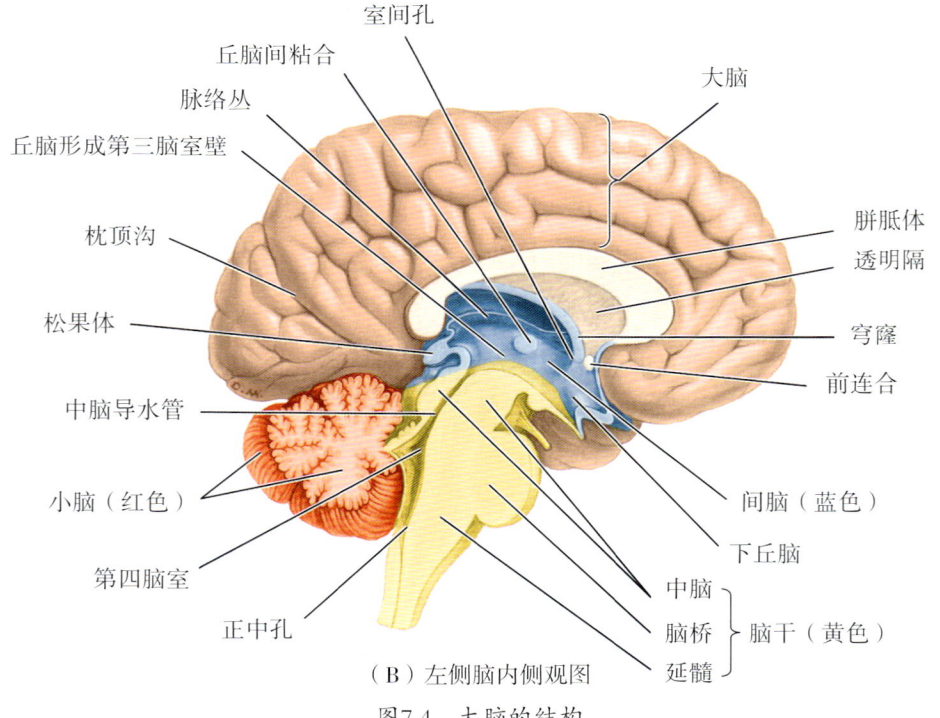

（B）左侧脑内侧观图

图7.4 大脑的结构

图7.4（A）显示大脑表面可见由皮层形成的特征性的脑回（皱褶）和脑沟（凹槽）。图7.4（B）显示大脑中切面可见大脑的内侧面和脑深部的部位（间脑和脑干）。顶枕沟位于大脑内侧面，区分顶叶和枕叶。脑叶和部分脑干用彩色标出。

大脑皮层还与语言和表达有关。语言功能的检查由六个部分（表7.4）组成。失语症是根据缺陷的类型来分类的，每种失语症在优势大脑半球（通常是左侧）都有特定的神经定位。

影像学成像

MRI和CT扫描可用于脑实质的成像（图7.5）。

表7.4　语言功能测试

分类	描述	评估方法
流利程度	语量和语速	观察自然口语有无犹豫、支吾、寡言少语，这些提示言语不畅；患者通常会意识到问题，并为此感到沮丧
理解能力	认知、解释和理解语言和指令的能力	要求患者执行三个步骤的命令，例如："用左手拿这张纸，将其对折，然后放在地板上。"语言的理解能力可通过类似以下的句子来评估："狮子被老虎杀死了。哪只动物死了？"
命名	识别物体或图示名称的能力	请患者说出房间内或其身上的常见物品（如手表或钢笔）和不太常见的物品（如手表的表盘或表扣）
重复	准确地复述句子或单词的能力	要求患者重复一系列越来越复杂的单词或句子："天气晴朗"，然后是"狗在房间里时，猫躲在沙发下面"，最后是"没有如果、和或但是"
阅读	正确阅读单词和句子的能力	要求患者阅读并听从诸如"闭上眼睛"之类的命令
书写	正确书写单词或句子的能力	让患者写一个句子，然后检查其语法、拼写错误、语句长度和标点符号

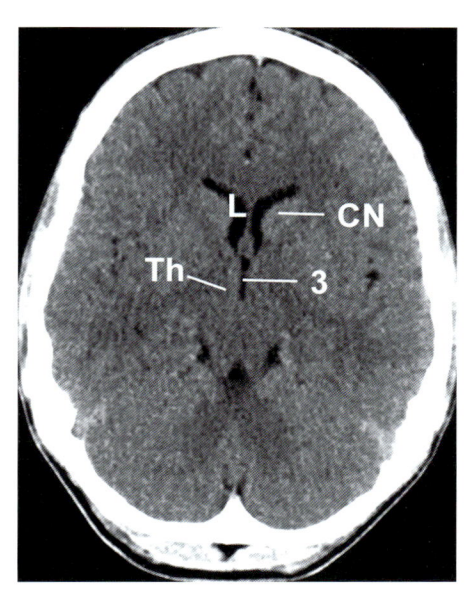

图7.5　脑CT轴位扫描
3—第三脑室，CN—尾状核，L—侧脑室，Th—丘脑。

脑干与脑神经

概述

脑干位于大脑的底部，它包括中脑、脑桥和延髓［图7.4（B）］。调节心血管活动和呼吸的基本中枢位于延髓［图7.4（A）］。脑干下面是脊髓，它沿着脊柱向下延伸。

12对脑神经包括感觉神经束、运动神经束和/或自主神经纤维束，这些神经纤维束将神经冲动传递到脑干或从脑干传出。脑神经通过颅孔和裂隙离开大脑，最终与相应的神经元胞体或树突形成突触。

体格检查

脑神经检查方法如下。

嗅神经（CN Ⅰ）：

- 堵住一侧鼻孔，将气味强烈的物质（如丁香或咖啡）放在另一个鼻孔下，测试其嗅觉有无问题。

视神经（CN Ⅱ）：

- 使用视力表确定最佳矫正视力。
- 让患者遮住一只眼睛，并在受检测眼睛的每个象限视野内伸手指嘱患者计数。图7.7展示了各类视野缺损的可能。
- 评估瞳孔对光反射。方法是用光照射每只眼睛，观察瞳孔的直接对光反射（光照侧的眼睛）和间接对光反射（另一只眼睛）。交替性光照检查法指的是用1 Hz频率的光线在两眼间晃动，这可用于检测相对性传入性瞳孔障碍（RAPD）。
- 用眼底镜检查视网膜。

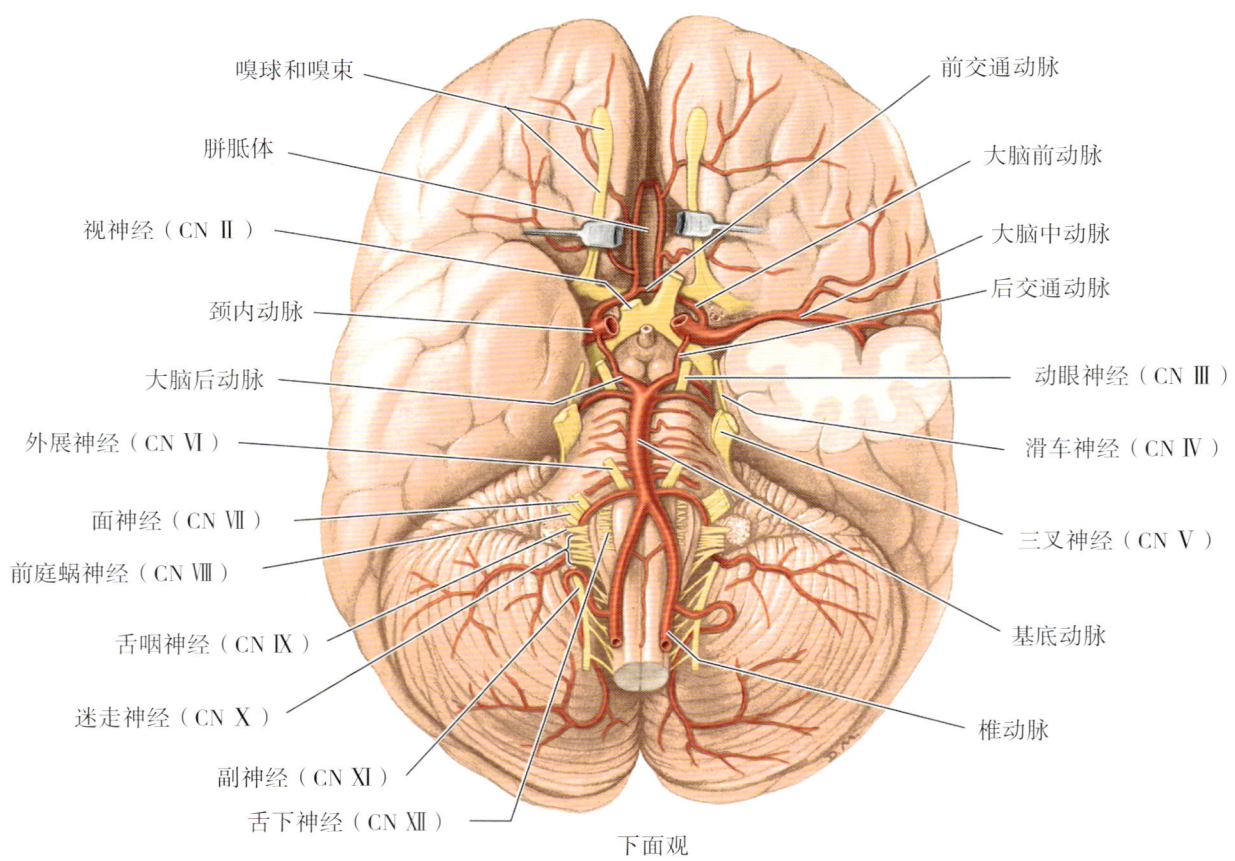

图7.6 颅底的脑神经和大脑动脉环

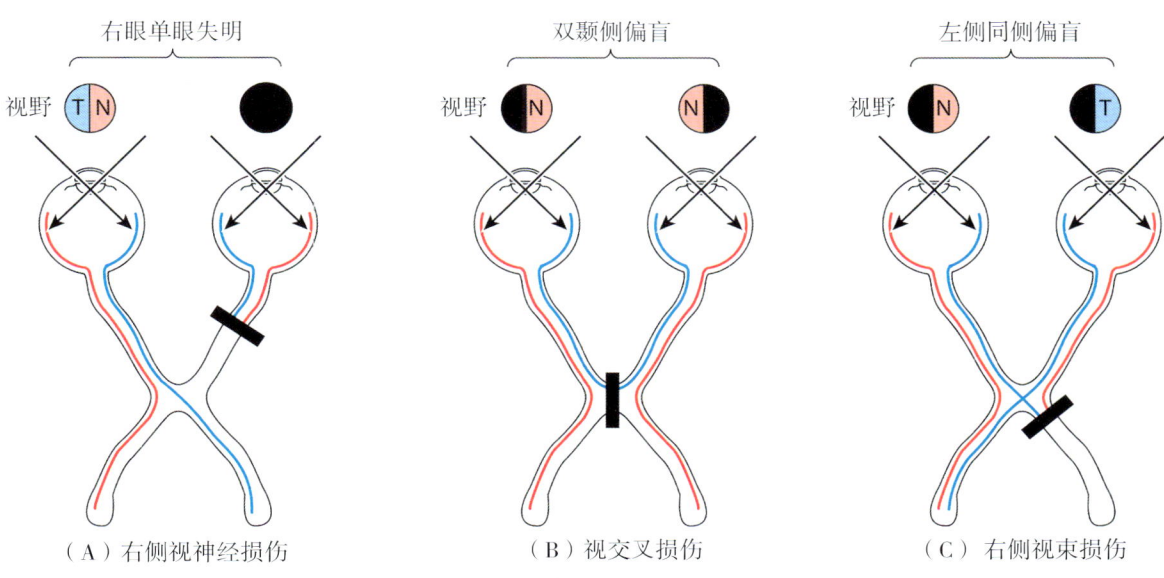

图7.7 眼睛到视束的视野通路

图7.7（A）右侧视神经病变引起视野缺损，导致右侧单眼失明；图7.7（B）视交叉病变引起视野缺损，导致双颞侧偏盲；图7.7（C）右侧视束病变导致左侧同侧偏盲。

动眼神经（CN Ⅲ）、滑车神经（CN Ⅳ）和外展神经（CN Ⅵ）：

- 检查眼睛的位置、瞳孔大小，以及是否存在上睑下垂。
- 观察9类凝视眼位（图7.8）眼球的移位情况，并观察有无眼球震颤。
- 让患者在两个目标之间快速扫视。
- 评估瞳孔对光反射（如视神经检查中）。

三叉神经（CN Ⅴ）：

- 评估$V_1/V_2/V_3$各支的轻触觉、针刺觉和冷觉。
- 观察颞肌有无萎缩。
- 当患者咬合时，触诊其颞肌和咬肌；让患者张嘴抵抗阻力以检查翼外肌；向旁边推下颌以抵抗阻力来检查患者的翼内肌和翼外肌。
- 评估角膜反射时，要求患者抬头并望向远方，然后用棉花轻触其角膜，观察是否有直接和间接的眨眼反应。
- 临床医生将食指放在患者的下巴上，让患者的嘴张开，然后用反射锤敲击手指来评估下颌反射。

面神经（CN Ⅶ）：

- 观察面部有无不对称，如鼻唇沟变浅或嘴角下垂（图7.9）。
- 要求患者紧闭眼睛（眼轮匝肌）、扬起眉毛（额肌）、露出牙齿、紧闭嘴巴（口轮匝肌）和

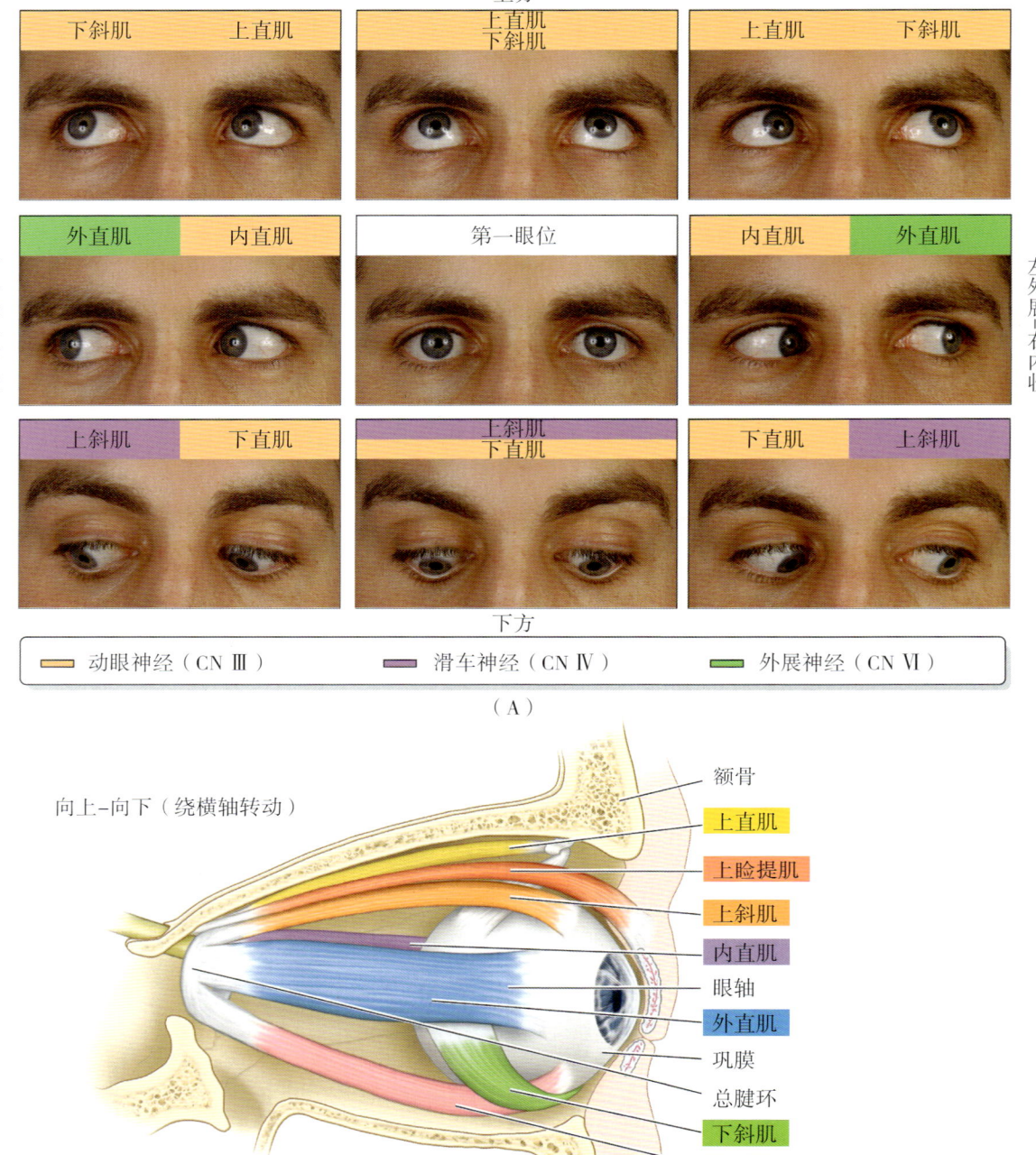

图 7.8 眼球移动和眼外肌

图 7.8（A）眼球移动。图 7.8（B）眼外肌。

鼓起脸颊（口轮匝肌和颊肌）来检查肌力。

- 评估角膜反射（如三叉神经检查中）。
- 味觉很少被检查，但如果需要应该分别检查双侧味觉。

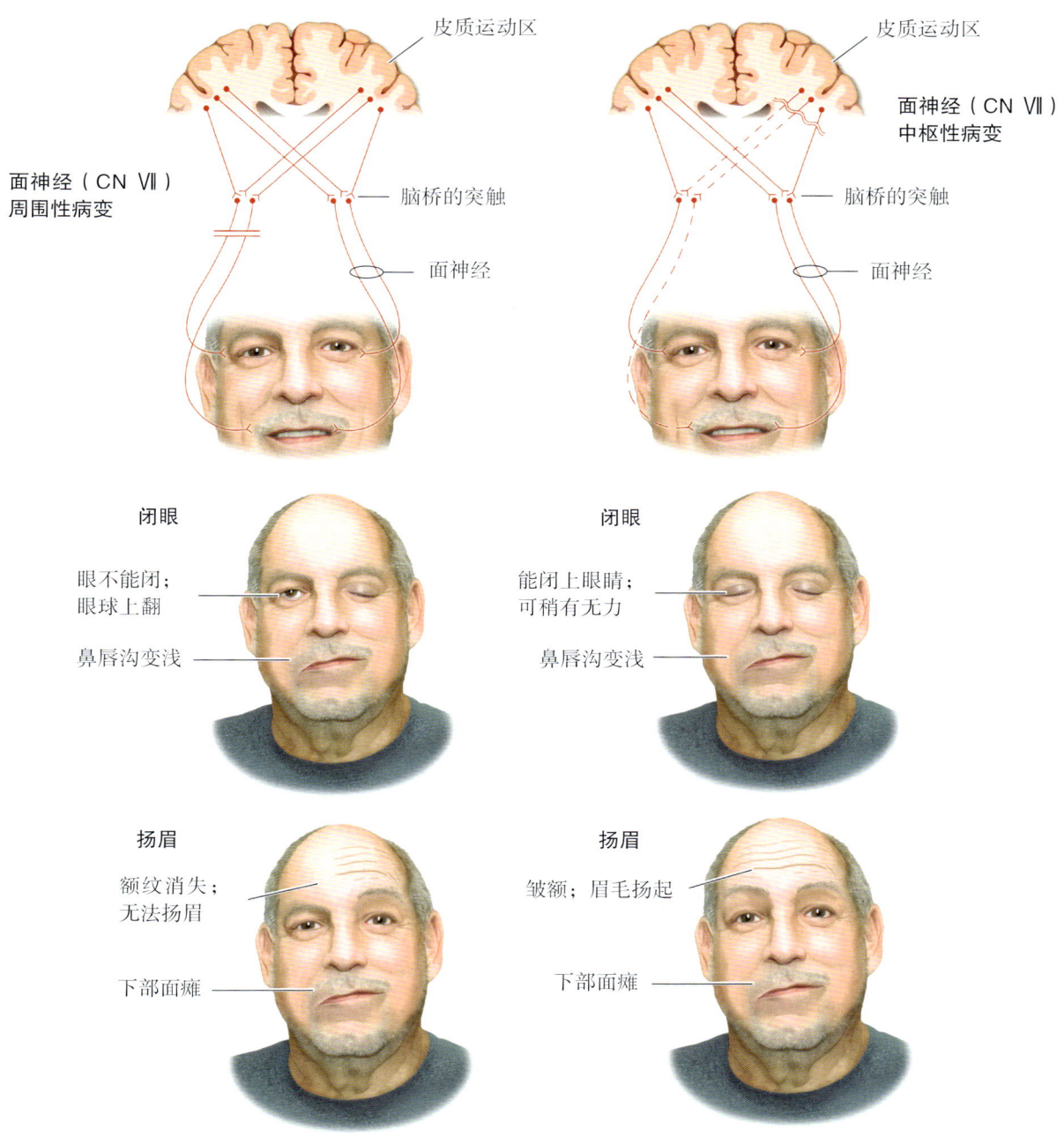

图7.9 下运动神经元（LMN）与上运动神经元（UMN）的损伤和面肌无力

在面神经（CN Ⅶ）的周围性病变中，同侧面部表情肌完全无力。在中枢性病变中，前额受双侧神经支配因而额肌的功能得以保留，而下面部受单侧神经支配导致下部面瘫。

前庭蜗神经（CN Ⅷ）
- 检查前庭系统异常引起的眼球震颤（类似动眼神经检查）。
- 一边对着患者的一只耳朵低语，一边用手指在其另一只耳朵摩擦，并要求患者重复刚刚说过的话，以此来评估听力。

- 进行Rinne和Weber试验（后文会有详细介绍）。

舌咽神经（CN Ⅸ）和迷走神经（CN Ⅹ）
- 观察双侧软腭抬举是否一致。
- 通过让患者说出"ka""ga""pa""la"和"puthkuh"这些读音来评估发音。
- 观察患者吞咽口水的情况。
- 用压舌器轻触两侧软腭来评估呕吐反射。

副神经（CN Ⅺ）
- 观察斜方肌和胸锁乳突肌（SCM）有无萎缩。
- 要求患者耸肩并抵抗阻力来检查斜方肌的肌力；要求患者转头并抵抗阻力来检查胸锁乳突肌的肌力（图7.10）。

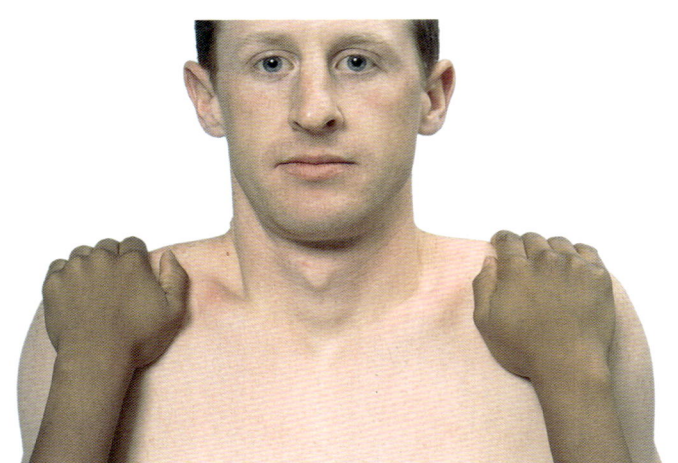 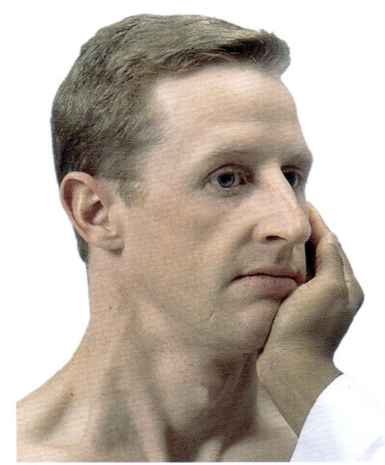

（A）斜方肌的检查　　　　　　　　　　　（B）右侧胸锁乳突肌的检查

图7.10　副神经活动功能检查

舌下神经（CN Ⅻ）
- 观察舌头有无萎缩和抽搐。
- 测试肌力的方法是让患者伸出舌头，观察舌头有没有偏向一侧；也可以让患者把舌头移到两边的脸颊里，临床医生同时在脸颊外施加压力，以此来测试肌力。
  脑神经功能的常见异常表现在表7.5中进行了总结。

影像学成像

颅神经和脑干成像的最佳方法是MRI（图7.11）。

表7.5 脑神经检查的异常表现

脑神经	功能障碍的表现
CN Ⅰ	单侧或双侧嗅觉丧失
CN Ⅱ	视力下降，视野缺损（图7.7），瞳孔对光反射减弱，RAPD（光照射健侧眼时瞳孔收缩，但当光照射患侧眼时，双眼瞳孔异常放大），视盘异常（颜色、边缘、血管改变）
CN Ⅲ	瞳孔不等大（瞳孔扩大）、上睑下垂，共轭凝视麻痹/斜视（"向下和向外"），眼内收和上视受损
CN Ⅳ	上斜视，合并眼内收/下转困难
CN Ⅴ	感觉减退，颞肌萎缩或无力，下颌向患侧偏斜，角膜反射缺失/不对称，下颌反射亢进。
CN Ⅶ	内斜视，眼球外展困难
CN Ⅶ	单侧面部无力/下垂，根据面部无力的方式可判断病变是上运动神经元（UMN）还是下运动神经元（LMN）；UMN病变由于额部受双侧大脑皮质的神经支配而保留相应功能，而LMN病变则导致患侧面肌无力（图7.9），角膜反射消失
CN Ⅷ	眼球震颤/眩晕、听力下降、Rinne和Weber试验异常
CN Ⅸ/CN Ⅹ	上腭/悬雍垂可偏向患侧；构音障碍（发音困难）和/或哽噎（吞咽困难），咽反射消失
CN Ⅺ	斜方肌和胸锁乳突肌萎缩和无力（头向左转时无力提示右侧胸锁乳突肌无力）
CN Ⅻ	舌头偏向患侧并且舌头无法抵抗健侧面颊施加的压力、舌头萎缩，LMN病变可出现痉挛

运动系统

概述

基底节位于大脑深处，由皮质下灰质核团［纹状体（尾状核和壳核）、苍白球、黑质、伏隔核和丘脑下核］组成，这些核团通过复杂的网络连接启动机体运动。运动通路始于初级运动皮质（中央前回），该皮质按照躯体位置排列，面部代表最外侧，腿部代表最内侧（图7.12），初级运动皮质的信息通过皮质脊髓束和白质区到达脑干和脊髓。UMN与LMN在脊髓形成突触，然后离开脊髓，形成周围神经，周围神经与肌肉在神经肌肉接头处形成突触。

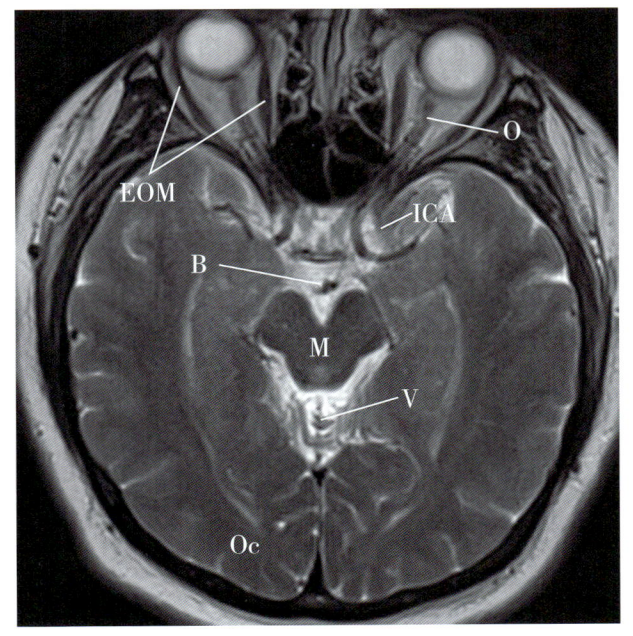

图7.11 脑MRI横轴位T2WI
B—基底动脉，EOM—眼外肌，ICA—颈内动脉，M—中脑，O—视神经，Oc—枕叶，V—小脑蚓。

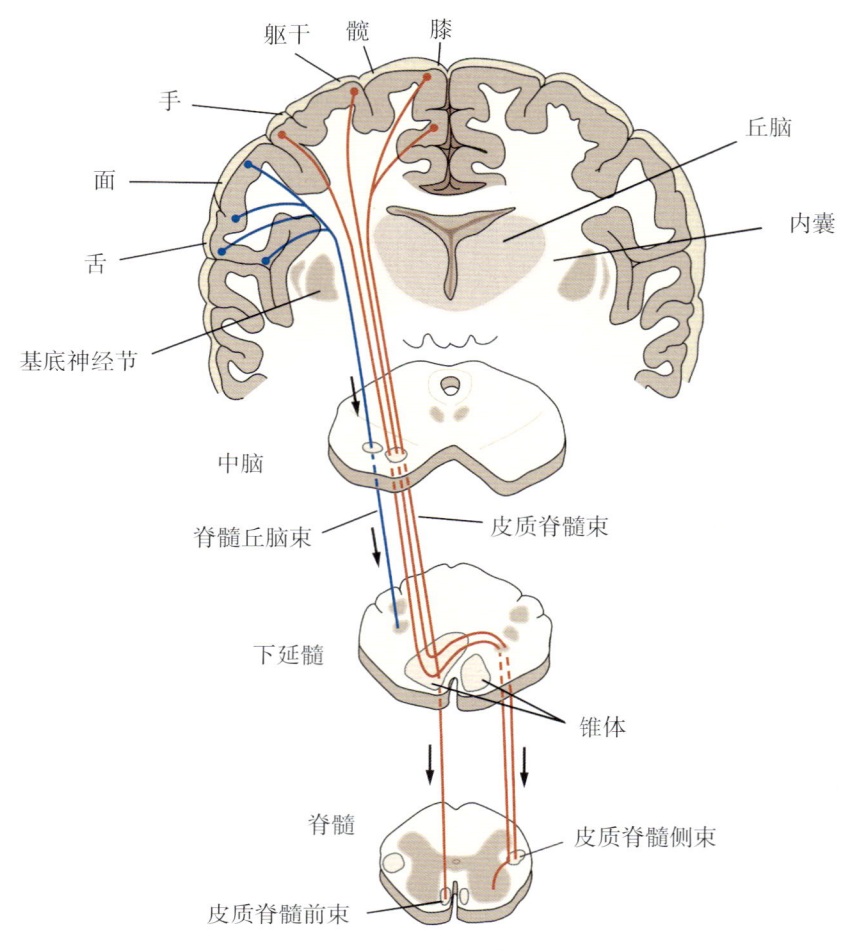

图7.12 皮质脊髓束

UMN从初级运动皮层穿过白质束到达锥体，越过中线，然后在脊髓前角与LMN形成突触。

体格检查

运动功能检查包括观察和评估肌张力、肌力和反射。视诊时，注意观察肌肉的体积（如萎缩或增大）、不自主运动（如痉挛和震颤）以及是否存在异常姿势或步态。

肌张力增高可能是肌肉强直或痉挛所致，评估肌张力时患者应取仰卧位。强直性肌张力增高指一组拮抗肌群的张力均增加，做被动运动时，伸肌与屈肌的肌张力同等增强，与活动速度无关，如同弯曲铅管，故称铅管样强直。评估上肢强直性肌张力时，让患者的肘部缓慢弯曲和伸展，手腕缓慢旋转；评估下肢强直性肌张力时，让患者的下肢在检查台上转动，然后缓慢弯曲和伸展膝关节。痉挛性肌张力增高指在被动运动开始时阻力较大，终末时突感减弱，是一种与速度和方向相关的肌张力增高。评估上肢痉挛性肌张力时，让患者的肘关节迅速伸展，然后前臂迅速旋后；评估下肢痉挛性肌张力时，让患者的膝关节迅速弯曲，如果出现肌张力增高，则整个脚将从检查台上抬起。

上下肢的肌力评估分为近端和远端两类（第六章）。正常肌群会保持适度的肌张力，检查者可通过使用类同肌群施加外力来测试其肌力。例如，当测试患者手指的肌力时，临床医生用他或她自己的手指来测试患者的肌力。比较患者左右两侧肌群的肌力同样重要。通过旋前肌漂移征可证实是否存在轻度的上运动神经元无力，即患者闭眼，手臂完全伸展至与肩同高，手掌向上并保持这个姿势至少10秒钟，如果患者存在UMN无力，则无力的手臂就会向下移位并内旋。每块肌肉的肌力都根据医学研究委员会的分级表（表7.6）进行评分。

深反射需要机体的肌肉和神经功能完整，评估深反射时患者取仰卧或坐位（表7.7），用叩诊锤敲击肌腱以引出反射，每个反射按0～4+分级：反射消失（0）；仅有强化动作（1+）；正常反射（2+）；反射亢进，无阵挛（3+）；反射亢进并伴有阵挛（4+）。

表7.6 医学研究委员会分级表

等级	表现
5	能抗重力，抗充分阻力运动（正常）
4	能抗重力，抗一定阻力运动（可使用4−和4+）
3	可抗重力行关节全范围运动，但不能抗阻力
2	减重状态下能行关节全范围运动
1	轻微肌颤或收缩，无关节运动
0	无肌肉收缩

表7.7 深反射检查方法

反射	神经根	检查方法
肱二头肌	C5、C6	将拇指放在肱二头肌肌腱上，然后用叩诊锤叩击拇指
肱桡肌	C5、C6	将手指放在肱桡肌肌腱上，用叩诊锤叩击手指
肱三头肌	C6、C7	临床医生用手臂托住患者前臂，叩击肘近端肱三头肌肌腱
膝关节	L2、L3、L4	坐位检查时确保患者腿自由下垂；卧位检查时使患者膝关节屈曲，然后叩击髌腱
踝关节	S1、S2	背屈患者的足，用叩诊锤叩击跟腱

踝阵挛属于病理反射。检查时嘱患者仰卧，髋关节与膝关节稍屈，一手持患者小腿，另一手持住患者足的远端，用力使踝关节背屈，则踝关节呈节律性伸屈运动，超过3次为异常。最后，足底反应（Babinski）是用尖锐的物体（如压舌板）划患者足底外侧，由后向前至小趾根部并转向内侧，正常情况下，脚趾会屈曲［图7.13（A）］，阳性反应为姆趾背伸，余趾呈扇形展开［图7.13（B）］。

总体而言，运动功能检查的结果有助于确定疾病是由UMN还是由LMN的异常所致（表7.8）。

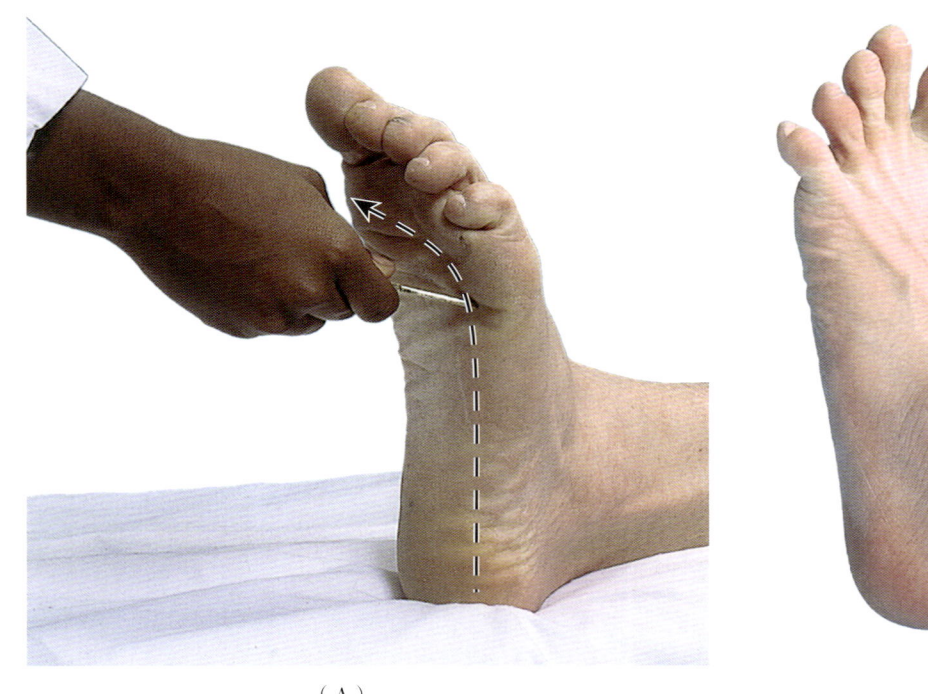

（A） （B）

图7.13 检查足底反射

7.13（A）显示正常情况下，当足底外侧被划时，脚趾向下弯曲，这被称为"屈趾"或"向下"。图7.13（B）显示异常反应包括"伸趾"或"上翘"脚趾。

表7.8 上、下运动神经元病变的神经学检查临床表现

特征	UMN 病变	LMN 病变
肌肉形态	通常正常	萎缩
不自主运动	有痉挛	可有阵挛、震颤
肌张力	随着痉挛增高	减低（松弛）或正常
肌无力特点	旋前肌漂移征。 锥体束： 上肢伸肌弱于屈肌； 下肢屈肌弱于伸肌； 对侧脑病变	取决于受累部位： 神经根——相关肌节无力； 神经——受累神经支配的肌肉无力； 神经肌接头——病理性疲劳； 肌肉——双上肢和下肢近端肌肉萎缩
反射	反射亢进 ± 阵挛	反射减退或反射消失
足底反射	伸趾（上翘）	屈趾（向下）

影像学成像

脑和脊柱的MRI和CT扫描最适合对运动通路进行成像（图7.5、图7.11、图7.15和第五章）。

感觉系统

概述

感觉系统包括初级感觉区和皮层感觉区。初级感觉区在解剖学上分为两条主要的感觉通路：振动觉和本体感觉在脊髓后柱-内侧丘系通路中传递（红线），痛觉和温觉在脊髓丘脑束中传递（蓝线），如图7.14所示。皮质感觉区位于对侧顶叶，包括两点辨别觉、皮肤书写觉、实体辨别觉和图形觉。

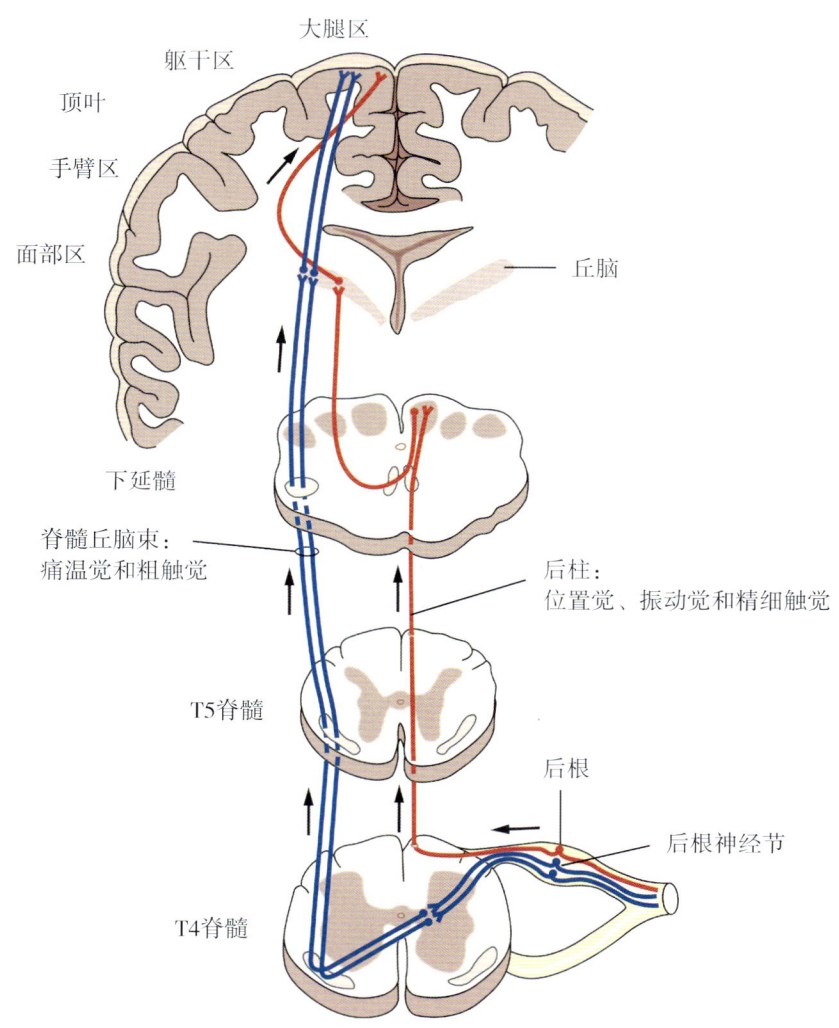

图7.14 脊髓内侧丘系（DCML，红色）和脊髓丘脑束（STT，蓝色）

DCML初级神经元沿同侧脊髓后柱向上传导，然后在延髓内的次级神经元（薄束核和楔束核）形成突触，次级神经元穿过中线到达丘脑，止于背侧丘脑的三级神经元（腹后外侧核），最后三级神经元发出纤维到达大脑的皮质感觉区。STT初级神经元在灰质后角与次级神经元形成突触，次级神经元发出纤维经白质前联合，上升1~2个节段到对侧的外侧索（侧束）和前索（前束）内上行到达丘脑，与三级神经元（丘脑腹后外侧核）形成突触，三级神经元再发出纤维到达感觉皮层。

> **临床要点**
>
> 间脑位于大脑深部，包括丘脑和下丘脑。丘脑将感觉信息传给大脑皮层，下丘脑参与体内平衡的调节，包括体温、心率和血压的调节，下丘脑也可分泌激素调节垂体功能。

体格检查

感觉功能检查首先评估上下肢体远端的主要感觉，如果发现异常，则对异常区域进行更详细的检查，以确定其具体的位置。对于肢体的每一种感觉，都应该进行双侧对比观察（表7.9）。

确定感觉障碍的类型，有助于定位病因的具体位置所在（表7.10）。

表7.11总结了对皮质感觉的检查方法，但只有在初级感觉未受损的情况下才能进行。皮质感觉功能的障碍常提示对侧顶叶损伤。

影像学成像

脑和脊柱MRI和CT扫描是感觉通路成像的最佳方法（图7.5、图7.11、图7.15和第五章）。

表7.9 初级感觉测试

感觉	方法
轻触觉	让患者闭眼，用棉签轻触其皮肤，询问患者有无感觉，有则说"是"
痛压觉	用断了的压舌板或安全别针的尖端和钝面分别刺激患者皮肤，要求患者区分这两种感觉
温觉	将冷物体（如金属音叉）接触患者皮肤确定其是否能感觉到
振动觉	敲击音叉（128 Hz）表面，将其置于患者食指或大脚趾的远节指/趾骨上，要求患者指出音叉停止振动的时间，并继续把音叉放在更近端的骨突上进行重复测试。为了确定患者的振动觉有无异常，临床医生可把音叉置于他或她自己的远节指/趾骨上，如果临床医生能感觉到振动，而患者感觉振动减弱或停止，则患者振动觉减弱
本体感觉	将患者食指或大脚趾的远端指/趾间关节固定，指/趾尖向上或向下移动，然后要求患者分辨移动的方向，如果没有检测到移动，则在更近端的关节进行重复测试（类似于振动觉测试）

表7.10 感觉障碍和可能损伤的部位

感觉障碍的类型	定位
单侧脸/手臂/腿	对侧脑
交叉感觉表现（一侧面部，对侧手臂和腿）	脑干
感觉水平（某一水平以下的所有皮肤感觉丧失）	脊髓
皮节	神经根
特定神经支配区域	神经

表7.11 检查皮质感觉功能

感觉	方法
两点辨别觉	使用掰开的回形针或卡钳，对患者食指施加一个或两个刺激点，询问患者能否察觉到是一个还是两个刺激点，正常情况下，患者可以察觉到相距4~5 mm的点
皮肤书写觉	在患者的手掌上写一个数字（患者闭着眼睛），要求患者辨认这个数字
实体辨别觉	将物体（例如硬币或钥匙）置于患者手中，要求患者闭上眼睛识别物体
定位觉	定位觉可以通过触摸、声音或视觉刺激来测试。在评估定位觉时，让患者闭眼，然后临床医生触摸患者的单手或两手，要求患者识别哪只手被触摸了（例如，右手、左手或者双手），在定位觉消失的情况下，患者能够区分左手和右手，但当其双手同时受到刺激时则无法辨别。这项测试也可以通过在患者的一侧或双侧耳旁晃动或摩擦手指来进行

 ## 协调性

概述

小脑参与运动和运动技能学习的协调，运动或感觉功能受损也会影响协调能力。小脑损伤常导致患侧的身体协调能力受损。一般来说，与非惯用手相比，惯用手的协调性稍好一些。

体格检查

协调性通常通过以下三种动作来检查：指鼻试验、轮替动作和跟-膝-胫试验。在指鼻试验中，要求患者用食指触碰自己的鼻子，然后伸直手臂去触碰医生的食指。患者应该快速、准确地重复这些动作，而临床医生则要注意观察患者动作的流畅性和准确性。小脑病变可导致辨距不良和意向性震颤。

轮替动作的试验方法是让患者的手臂快速地旋前和旋后，并用手背和手掌交替轻拍大腿，应注意交替动作的速度、节奏、准确性和流畅性，小脑病变可导致动作缓慢、缺乏节奏并且常出现犹豫和停顿。跟-膝-胫试验中，要求患者将一只脚的脚跟置于另一只脚的膝盖上，然后脚跟沿胫骨上下滑动数次，小脑病变的患者可能会出现过膝或未到达膝，并出现痉挛或动作不稳定。

临床要点

协调试验异常（共济失调）可继发于小脑功能障碍（小脑性共济失调）或本体感觉丧失（感觉性共济失调）。在意向性震颤中，当手指越接近目标时，震颤会变得更加明显和不规则。辨距不良是指对运动的距离、速度及力量估计能力的丧失，导致动作过度或未能达到目标。动作交替不能是指不能流畅地进行快速的交替动作。

保持稳定的姿势和正常的步态需要完整的感觉（如视觉、本体感觉、前庭觉）和运动功能。小脑负责感觉和运动功能的整合，如果小脑系统受损，即使眼睛是睁开的，平衡也会受损。如果本体感觉受损，那么当眼睛睁开时能保持平衡，但当眼睛闭上时就不能保持平衡。

姿势的检查中首先要检查自然姿势。Romberg试验中，患者双脚并拢站立并且闭上眼睛，在小脑性共济失调中，患者即使睁眼也不能双脚并拢站立。而Romberg试验阳性患者表现为睁眼时能保持稳定，但闭眼时则失去平衡，即感觉性共济失调。姿势稳定性是通过强迫回拉试验来评估的，试验时临床医生在患者试图保持稳定的时候将其向后拉，当姿势稳定性受损时（如帕金森病），患者可能会倒退（向后走几步）或向后跌倒，需要临床医生的搀扶。姿势检查完成后，再进行步态和串联步态的检查（第六章）。

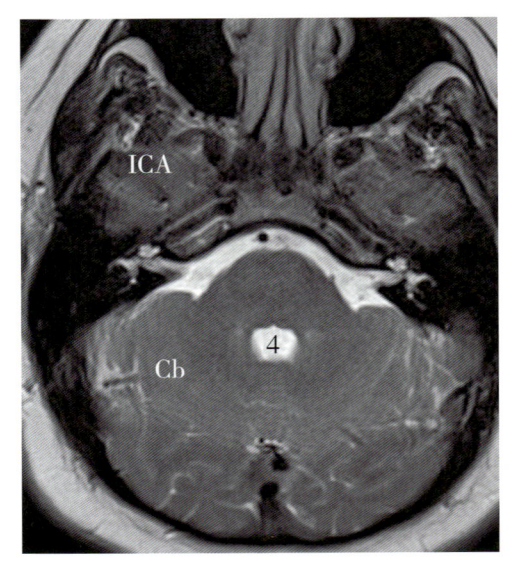

图7.15　小脑MRI横轴面T2WI

4—第四脑室，Cb—小脑，ICA—颈内动脉。

影像学成像

小脑最佳的成像方法是MRI扫描（图7.15）。

脑的动脉和静脉

概述

供应脑的动脉由一对颈内动脉和一对椎动脉提供，这四条动脉由一条前交通动脉和两条后交通动脉连接，形成Willis环（图7.16）。颈动脉供应大脑前循环，椎动脉供应大脑后循环（表7.12）。

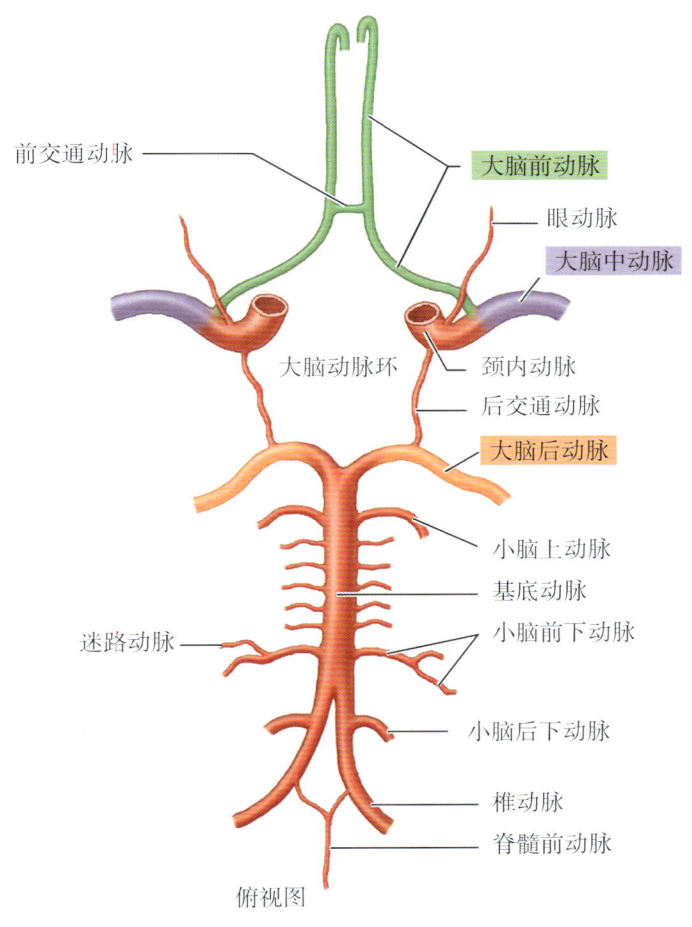

图7.16　Willis环示意图

表 7.12　脑的主要供血动脉

动脉	起点	供血分布
前循环		
大脑中动脉	颈内动脉	大脑半球外侧和颞叶
大脑前动脉	颈内动脉	大脑半球内侧和额叶
前交通动脉	连接大脑前动脉	
后循环		
基底动脉	由椎动脉汇合形成	脑干
大脑后动脉	基底动脉	大脑半球下部和枕叶
后交通动脉	连接颈内动脉和大脑后动脉	
小脑后下动脉	椎动脉	小脑后下部 延髓外侧
小脑前下动脉	基底动脉	小脑前下部
小脑上动脉	基底动脉	小脑上部

一系列皮质静脉和静脉窦将血液从大脑引流到颈静脉（图7.17）。

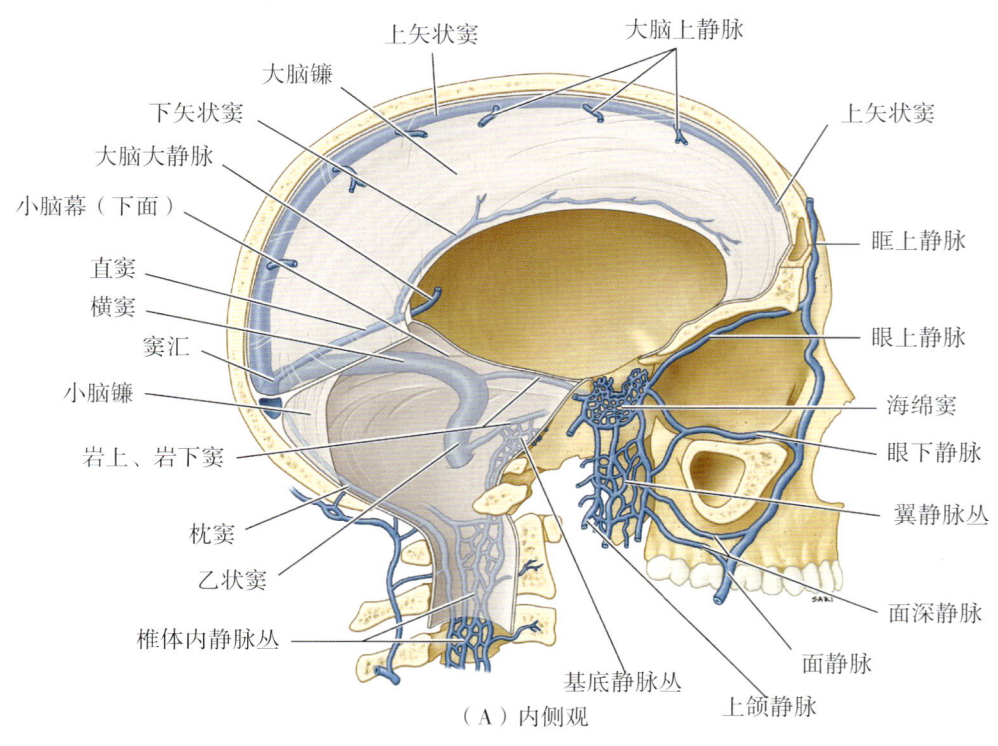

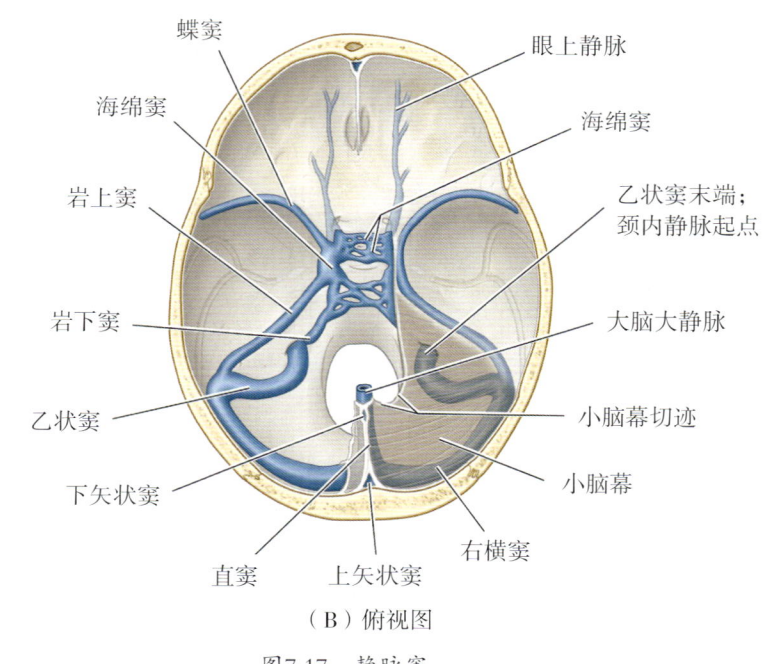

图7.17 静脉窦

图7.17（A）左半颅腔和右侧面示意图。图7.17（B）颅底静脉窦。

体格检查

完整的神经学检查是头颈部动静脉检查的一部分。触诊颈动脉可确定其搏动强度和方式，但是这种操作应该谨慎进行，因为压力会阻塞血管或使斑块脱落。接下来，听诊颈动脉是否有杂音。另外，应进行眼底镜检查了解有无视乳头水肿、静脉搏动消失和出血，这些症状在静脉血栓引起的颅内高压中可出现（图7.18）。

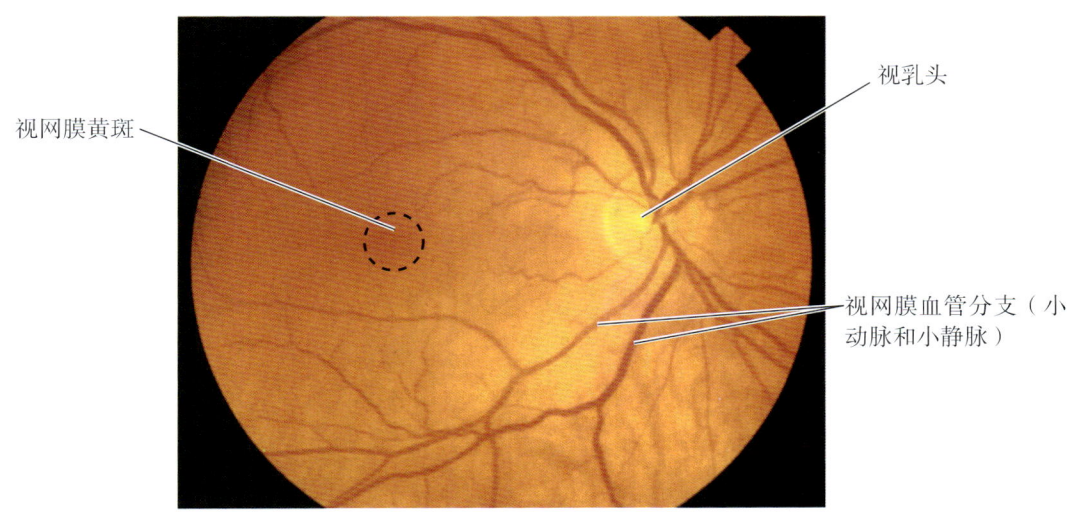

图7.18　右侧眼底

视盘中心发出视网膜小静脉（较宽）和视网膜小动脉（较窄），视盘外侧的暗区域是黄斑，视网膜血管的分支向此区域延伸，但未达到其中心，即中央凹——为视力最敏锐的区域。

影像学成像

可用CT或MRI血管造影（对于动脉）或静脉造影（对于静脉）成像来评估头颈部动脉和静脉。可用超声来评估颅外血管，如颈动脉。

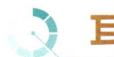 耳

概述

耳是重要的感觉器官，可通过前庭蜗神经来感知声音并保持机体平衡，它分为三部分：外耳、中耳和内耳（图7.19）。外耳由耳廓和外耳道组成；中耳是一个包含听小骨的含气空腔；内耳包括膜迷路，它分为耳蜗迷路和前庭迷路。

体格检查

耳的检查首先从外耳开始，注意外耳的位置、大小、对称，以及有无疤痕、肿块、病变或分泌物的迹象。然后触诊耳廓和乳突有无疼痛、肿胀或结节。

Weber试验和Rinne试验是听力损伤的床边筛查试验。感觉神经性耳聋与前庭蜗神经、内耳或脑干内耳蜗神经核的病变有关。传导性耳聋与外耳、鼓膜或中耳的病变有关，这些病变致声波不能传导到内耳。

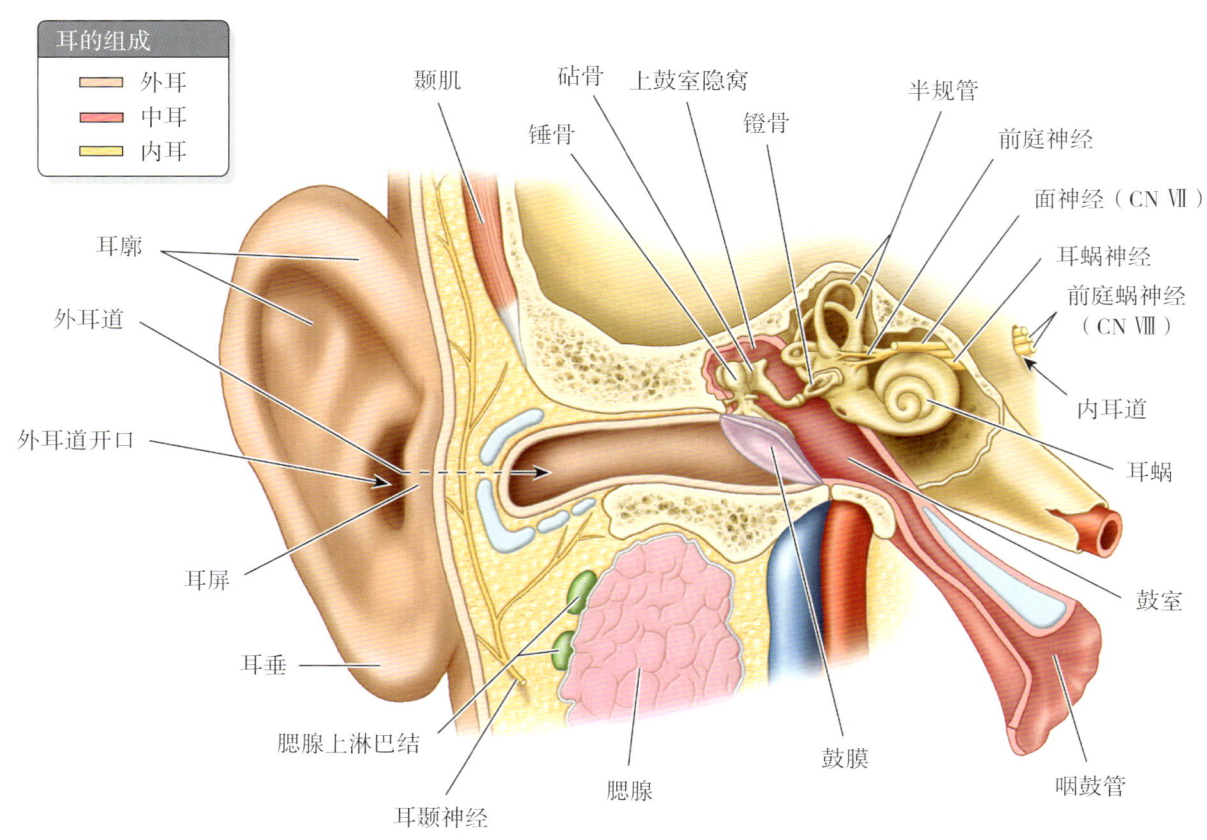

图7.19 耳的冠状面

行Weber试验时，敲击一个512 Hz的音叉，将其放在患者的头顶上（图7.20），如果患者感觉双侧听音相等，则双侧听力无异常。如果音响偏向患侧，属传导性耳聋；若偏向健侧，属神经性耳聋。行Rinne试验时，敲击一个512 Hz的音叉，然后将其紧密贴放在患者的乳突上，患者可听到振动的音响（骨导），当患者表示音响消失时，迅速将音叉置于该侧外耳道口（气导），然后询问患者哪种方式听到的声音更大（图7.21）。正常情况下，当音叉放在患者耳朵前面时声音应该更大，因为空气传导的声音通常比骨传导的声音大。Weber试验和Rinne试验的结果与不同类型的听觉丧失有关（表7.13）。

耳镜是外耳道和鼓膜的基本检查。检查时，像握铅笔或锤子一样手持耳镜，一手向后上方轻拉耳廓，然后小心地插入耳镜，以避免损伤外耳道和鼓膜。首先观察外耳道有无红斑、肿胀、压痛、异物、分泌物和其他异常（图7.22）。接下来，注意观察鼓膜的颜色、完整性、透明度和位置，正常的鼓膜应该是灰色、完整、半透明、卵圆形的。最后，应检查鼓膜紧张部、松弛部、锤骨柄和光锥反射是否异常（图7.23）。

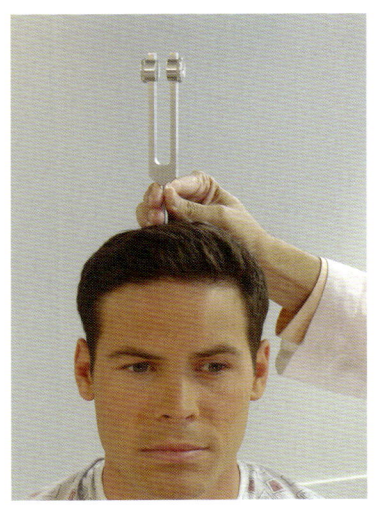

图7.20 Weber试验

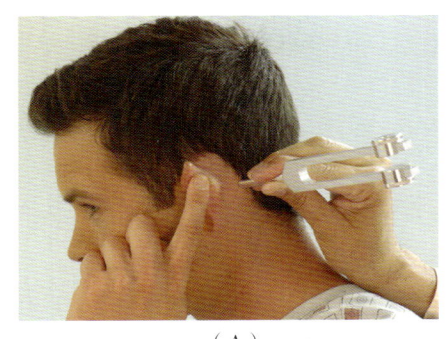
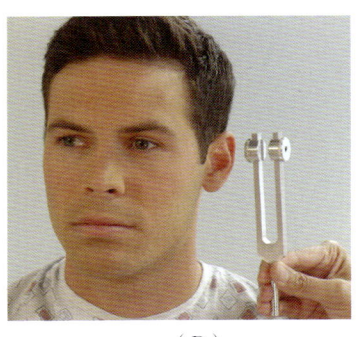

图7.21 Rinne试验

图7.21（A）骨传导试验，图7.21（B）空气传导试验。

表7.13 音叉试验的解释

听力损失的类型	Weber 试验	Rinne 试验
正常或双侧SNHL	中央	AC＞BC双侧
右侧CHL；左耳正常	右侧	左侧AC＞BC；右侧AC＜BC
右侧SNHL；左耳正常	左侧	左侧AC＞BC；右侧AC＞BC
右侧重度SNHL；左耳正常	左侧	左侧AC＞BC；右侧BC＞AC

注：SNHL—感觉神经性耳聋，CHL—传导性耳聋，AC—空气传导，BC—骨传导。"左"和"右"指的是哪只耳朵听到的振动更大。"中央"是指双耳听到的振动相等。

影像学成像

用CT或MRI扫描可进行耳的成像（图7.24）。

 鼻和鼻窦

概述

鼻由两个鼻孔组成，两个鼻孔被鼻中隔分开。鼻的侧壁包括下鼻甲、中鼻甲和上鼻甲，它们与鼻窦共同调节气流并湿润空气［图7.25（A）］。四个鼻窦分别是筛窦、蝶窦、额窦和上颌窦［图7.25（B）］。鼻与嗅神经一起在嗅觉中起作用。

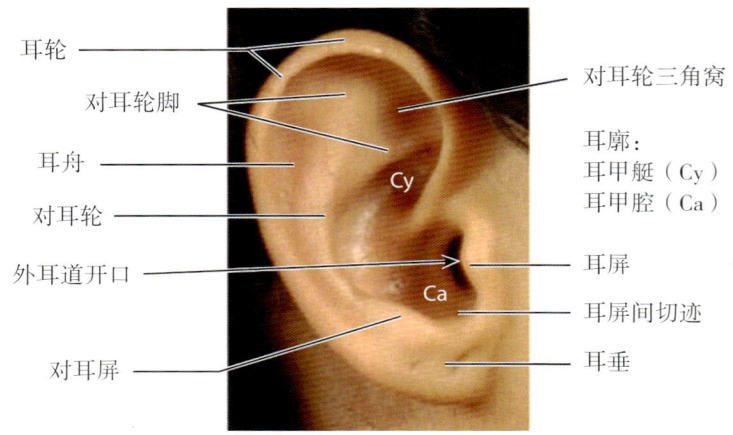

图7.22 耳廓的表面解剖

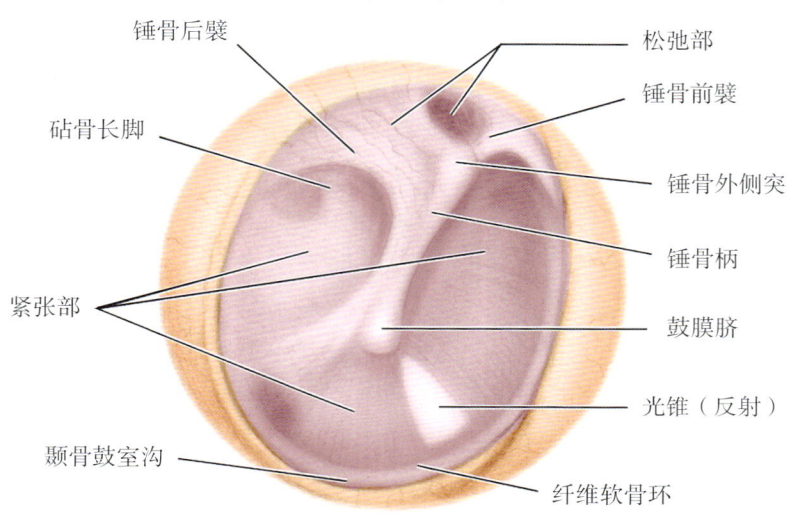

图7.23 鼓膜的解剖

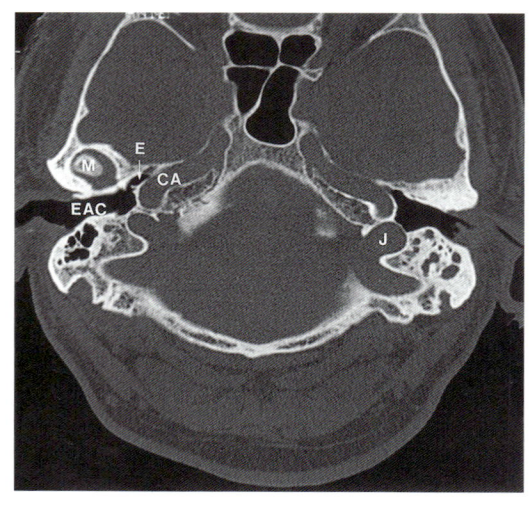

图7.24 颅底CT扫描显示外耳道

CA—颈内动脉，E—咽鼓管开口，EAC—外耳道，J—颈静脉孔，M—下颌骨髁突。

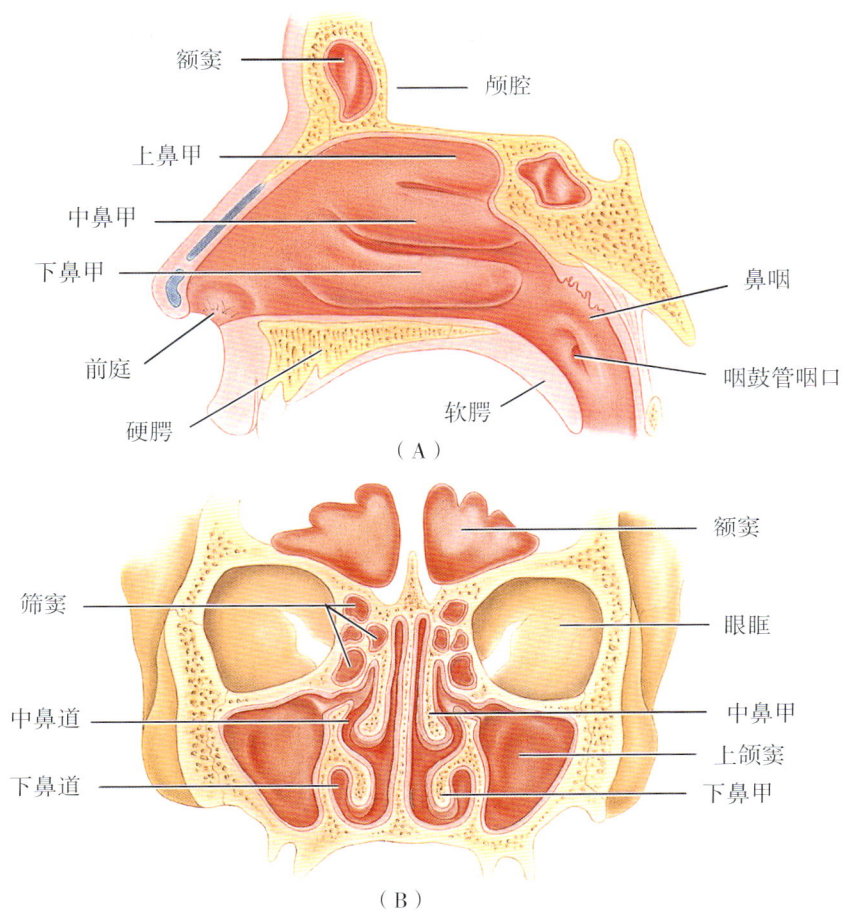

图7.25 鼻咽和鼻窦

图7.25（A）显示鼻腔后侧壁和上颚的正中矢状面解剖；图7.25（B）显示鼻窦和鼻腔的冠状面解剖。

体格检查

首先观察鼻的大小和对称性，同时注意鼻部有无疤痕、肿胀、外伤迹象或鼻中隔偏曲。接下来，阻塞一侧鼻孔、评估另一侧鼻孔的通畅程度。触诊外鼻、额窦和上颌窦有无压痛，若有压痛，可提示鼻窦感染。使用耳镜或鼻窥镜检查鼻内部，检查鼻中隔、鼻前庭、鼻黏膜、中鼻甲和下鼻甲有无炎症、渗出物、出血、分泌物、创伤、肿块和息肉的迹象。

影像学成像

可用X线（图7.26）或CT扫描进行鼻和鼻窦的成像。

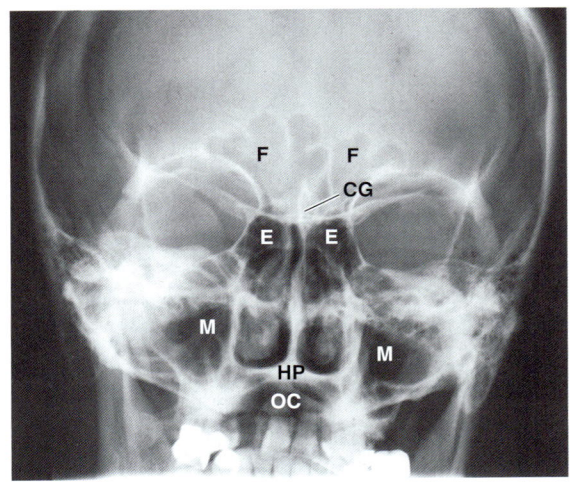

图7.26 头颅X线片显示鼻腔和鼻窦

CG—鸡冠，E—筛骨气房，F—额窦，HP—硬腭，M—上颌窦，OC—口腔。

口腔与口咽

概述

口腔和口咽是消化道的一部分。口腔的结构包括嘴唇、颊唇黏膜、牙龈、牙齿、舌头、口底、硬腭和软腭、唾液腺。口咽与鼻咽、喉咽相连,从悬雍垂延伸至舌骨水平。口咽包括腭舌弓、腭咽弓、腭扁桃体、舌根和会厌、软腭下表面和悬雍垂(图7.27)。

体格检查

检查口腔和口咽首先从视诊开始,用一块纱布帮助固定舌头避免回缩。观察嘴唇、颊黏膜、牙龈、牙齿、舌头、口腔底和软硬腭有无红斑、水肿、斑块、丘疹、瘀点和悬雍垂偏离;注意牙列是否整齐。接下来,观察扁桃体及其周围区域有无渗出液和肿胀。最后,观察口咽后壁有无损伤、分泌物、肿胀和溃疡。用双合诊触诊舌头和口底有无压痛、肿胀或肿块。在某些情况下,临床医生可以用压舌板敲击牙齿来检查是否存在牙脓肿。

影像学成像

可用CT或MRI扫描来进行口腔和口咽的成像(图7.28)。

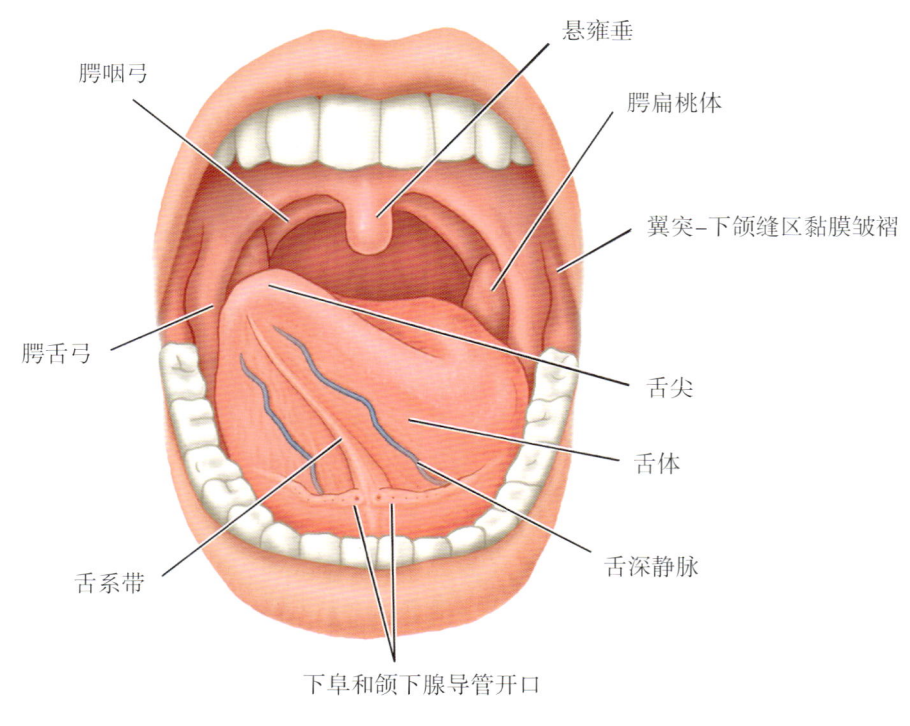

图7.27 口腔解剖

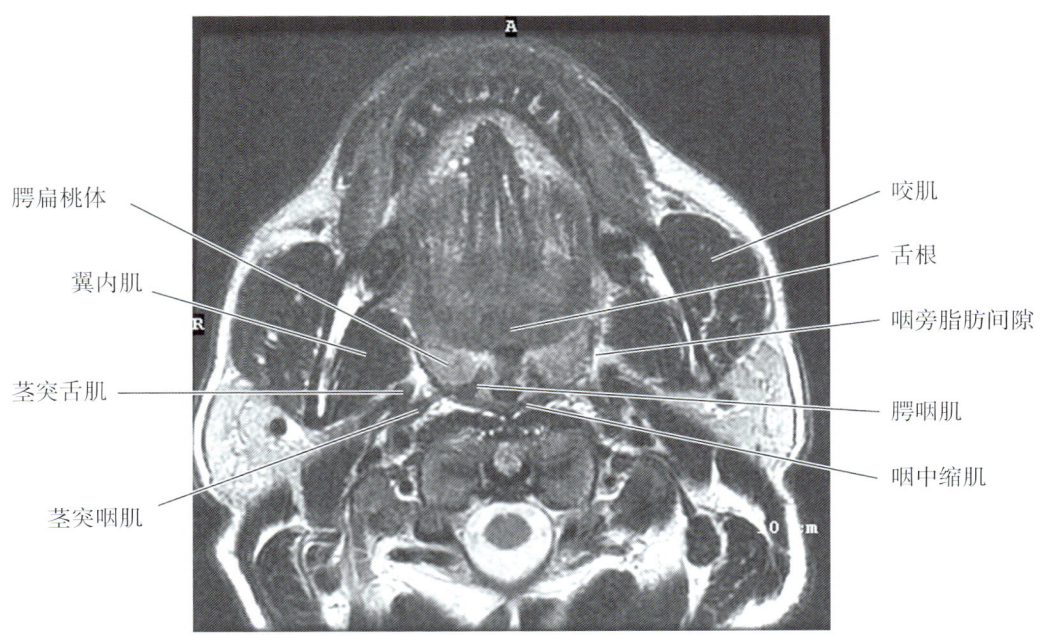

图7.28　口咽MRI横轴位T2WI

 喉

概述

喉从会厌游离缘垂直延伸至环状软骨的下缘（图7.29），被分为三个腔：声门上区、声门区（喉中间腔，分为左右喉室）和声门下区。声带位于喉声门区。

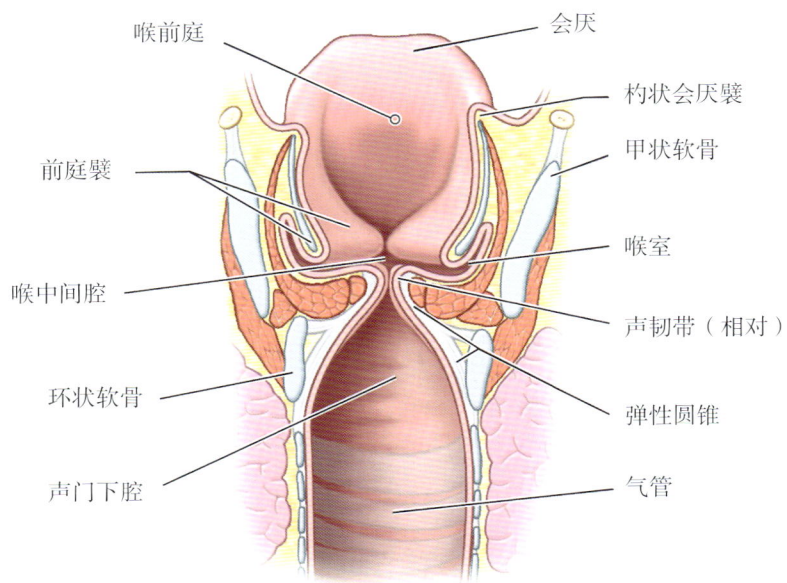

图 7.29　喉冠状面后面观

体格检查

用喉镜检查喉部时,要求患者张口伸舌,将喉镜置于口咽后部,嘱患者深呼吸,发"eeeeee"音,使舌根前移,会厌上举,观察声带有无不对称运动,并注意会厌、会厌谷、梨状窝、杓状软骨、杓状会厌襞、假声带、真声带和声门下区有无结节、损伤或溃疡(图7.30)。

影像学成像

喉的最佳成像方法是CT或MRI扫描。

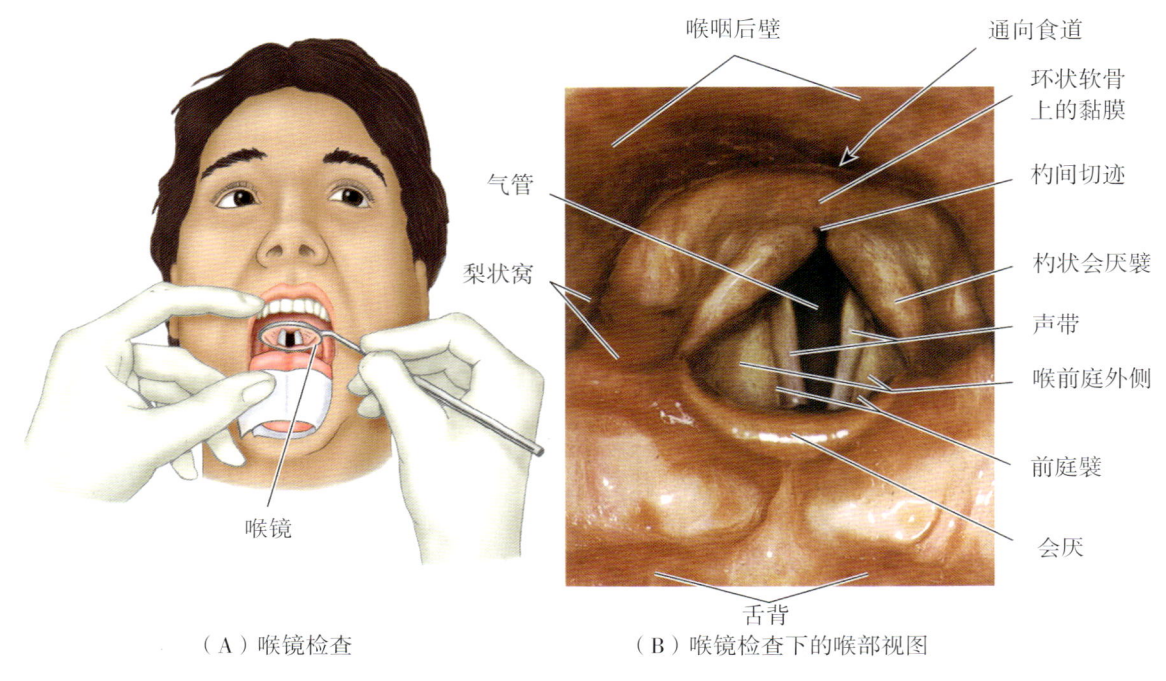

(A)喉镜检查 (B)喉镜检查下的喉部视图

图7.30 喉咽的检查

 ## 颈部

概述

颈部结构包括肌肉、唾液腺、大血管、甲状腺、甲状旁腺以及淋巴结。

颈部肌肉被胸锁乳突肌分为颈前三角和颈后三角。颈前三角上界为下颌骨,外侧界为胸锁乳突肌,内侧界为颈前正中线,且与胸骨相连。

颈部三对重要的唾液腺分别是腮腺、下颌下腺和舌下腺。腮腺位于外耳道的前下方,而下颌下腺和舌下腺位于下颌骨和舌的下方(图7.31)。

颈部大血管包括颈动脉和颈静脉,颈内静脉属支深入胸锁乳突肌深部,而颈外静脉属支分布于胸锁乳突肌的浅表。

颈部中线结构包括舌骨、甲状软骨和环状软骨、甲状腺、气管和胸骨柄。甲状腺是一种内分泌腺，位于颈前部，环状软骨下方（图7.32）。甲状腺由左右两叶构成，两叶经峡部连接。甲状腺的正常解剖变异包括峡部缺失和峡部上方出现第三个锥体叶。甲状腺向血液循环分泌三碘甲状腺氨酸（T_3）和甲状腺素（T_4），T_3和T_4的分泌受下丘脑［促甲状腺素释放激素（TRH）］和垂体前叶［促甲状腺激素（TSH）］调节。

体格检查

甲状腺的检查从一般检查开始。甲状腺功能异常可表现出各种各样的全身性症状，包括脱发、眼部改变（如眼球突出或眼睑滞后）、震颤、多汗、体重增加或减轻、皮肤粗糙干燥、周围水肿等。还应检查患者的反射和肌力，当患者甲状腺功能亢进时反射亢进，如果患者甲状腺机能减退，则反射减退。甲亢或甲减患者均可出现近端肌无力。

颈部视诊需观察颈部有无肿块、疤痕以及皮肤改变。检查唾液腺有无红斑、肿块或不对称。此外，还要检查每个唾液腺的导管是否有炎症、脓液或结石的迹象。腮腺管（Stensen管）的开口位于第二上磨牙相对的颊黏膜处，而下颌下腺管（Wharton管）开口位于舌与口底交界处中线两侧，向口腔底部开口。临床医生应触诊唾液腺有无肿块、压痛和局部淋巴结肿大。

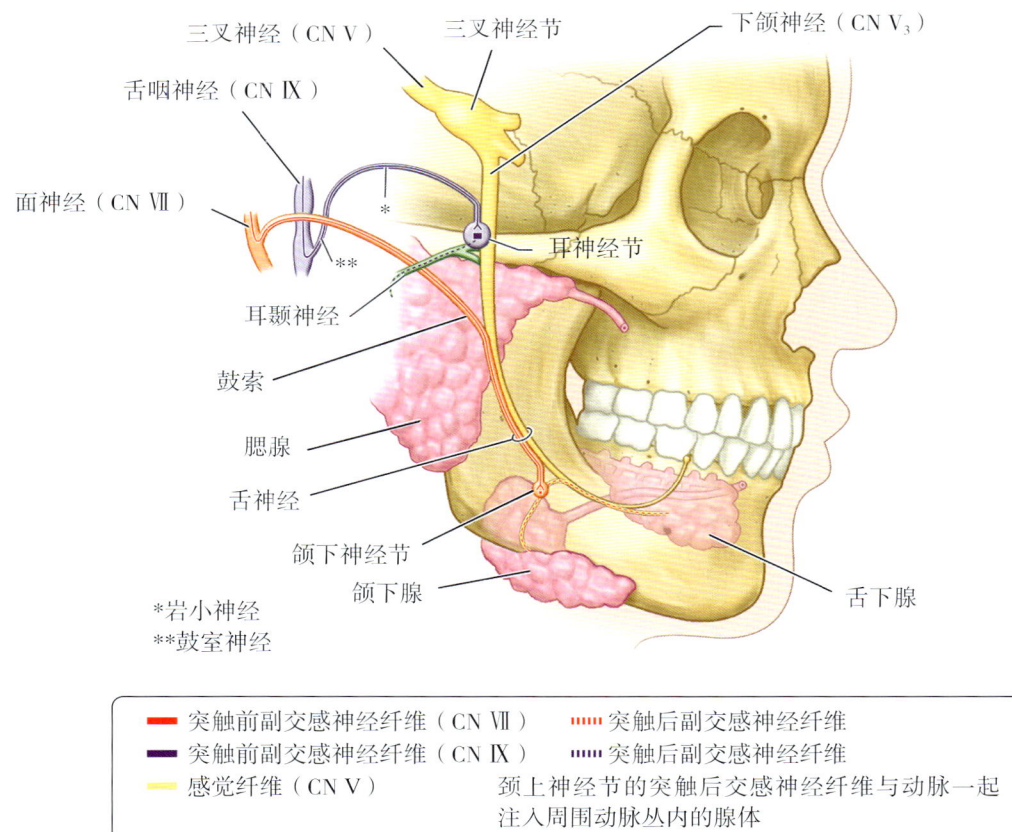

图7.31　唾液腺的神经分布

触诊甲状腺时，首先要找到环状软骨。环状软骨位于颈下部甲状软骨下方，第5颈椎前方。当找到环状软骨后，临床医生可触诊甲状腺的峡部和叶，要求患者做吞咽动作以配合触诊。注意甲状腺结节的特征（如大小、形态、固定/移动、硬度、压痛）。最后，听诊甲状腺有无杂音。

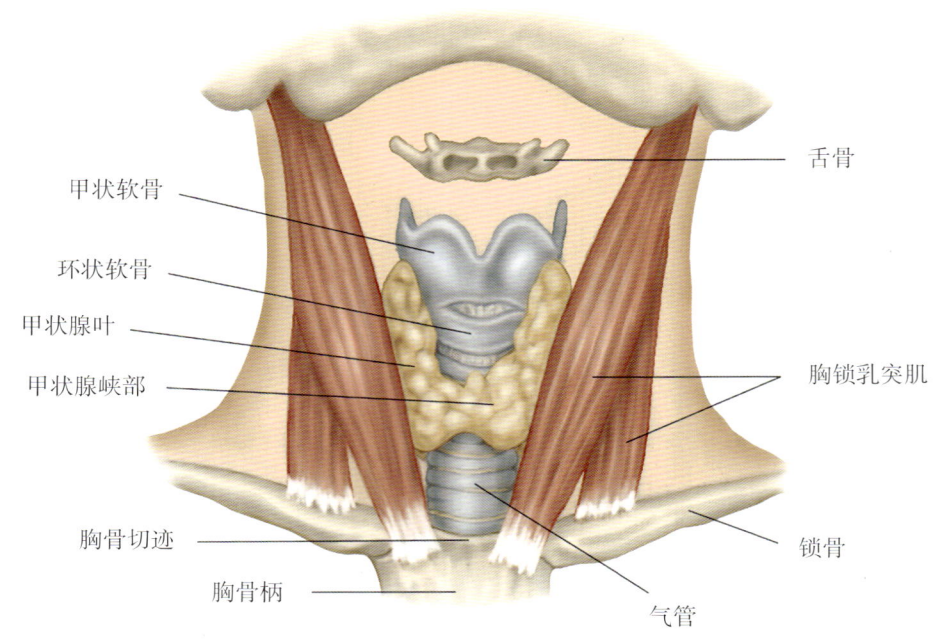

图7.32　甲状腺的位置及其周围结构

影像学成像

可用超声、CT或MRI扫描进行颈部成像。

淋巴结

概述

淋巴结属于头颈部淋巴液体的引流结构。当怀疑患者存在感染或恶性肿瘤时，对淋巴结的评估尤为重要。图7.33总结了头颈部的淋巴结分组和淋巴引流通路。

体格检查

临床医生应观察头颈部有无肿块、疤痕、病变和淋巴结肿大，然后触诊每一组淋巴结，包括枕部淋巴结、耳后淋巴结、耳前淋巴结、颏下淋巴结、下颌下淋巴结、颈浅淋巴结、颈后淋巴结、颈深淋巴结、锁骨上淋巴结、锁骨下淋巴结，了解它们有无压痛和肿大，并根据触诊的淋巴结的形态、大小、质地和活动度来了解其特征。

影像学成像

可用超声、CT或MRI来显示淋巴结。淋巴结的大小和影像学特征可以帮助判断其是否正常，是良性的还是恶性的。恶性淋巴结的影像学表现包括钙化、边界不规则、体积增大、淋巴周围血管侵犯。

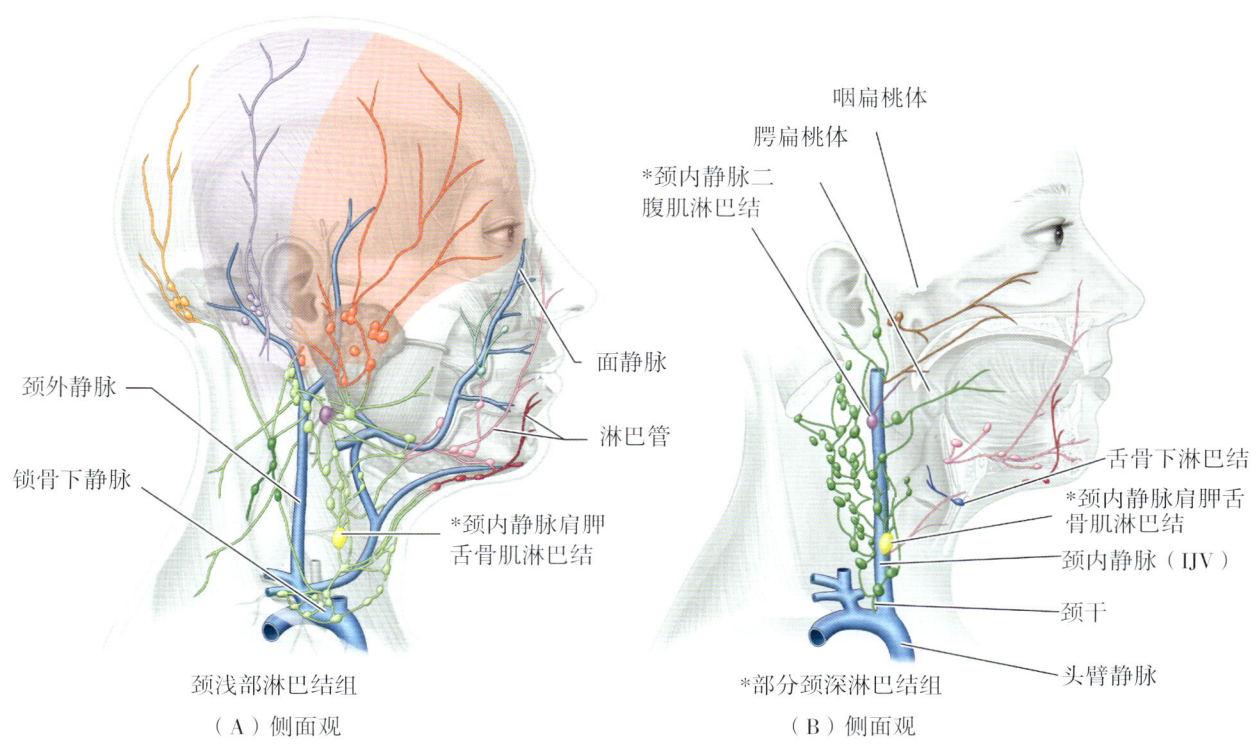

图7.33 头颈部淋巴引流

图7.33（A）浅部淋巴引流。颈周浅淋巴结由头颈部的颏下淋巴结、下颌下淋巴结、腮腺淋巴结、乳突淋巴结和枕后淋巴结构成。图7.33（B）深部淋巴引流。头颈部所有的淋巴管最终都会直接从组织或经过一组外周淋巴结后间接引流到颈深淋巴结。

第二节 临床病例

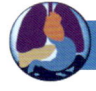 缺血性脑卒中

情况介绍

一名72岁男性患者，有既往心房颤动、血脂异常、高血压和2型糖尿病史，突然不能言语或无法理解别人说什么，并伴右侧面肌及手臂无力。

定义

缺血性脑卒中是一种以突发的局灶性神经功能受损为特点的临床综合征，其病因是相应区域的血液灌注不足。短暂性脑缺血发作（TIA）是一种由缺血引起的突发性、短暂性、可逆性的神经功能障碍，在影像学上无脑梗死征象。具体的体征和症状取决于受累区域。

常见原因

常见原因见表7.14。

图7.14 缺血性脑卒中的常见原因

病因	说明
大动脉粥样硬化	由血栓栓塞引起，起源于大动脉的血栓脱落后可阻塞远端动脉
心肌梗死	由心脏栓塞引起，包括心房纤颤、左房或心室血栓、瓣膜血栓（如心内膜炎），以及静脉或右心系统的栓子通过卵圆孔未闭或房间隔缺损到达动脉或左心系统所形成的矛盾性栓塞
小血管闭塞	由脂质透明样变所致，包括继发于高血压的小血管壁的改变
其他确诊的病因	由动脉夹层、血管炎、高凝状态、可卡因等药物引起的血管病变；罕见的遗传原因引起
病因未明（隐源性）	调查后病因仍未确定

临床要点

中风的危险因素包括高血压、糖尿病、血脂异常、冠心病家族史以及吸烟。

鉴别诊断

急性发作的局灶性神经功能缺损：鉴别诊断包括颅内出血、颅内肿瘤、癫痫、有先兆的偏头痛、代谢紊乱（低血糖/高血糖）、脑脓肿、高血压性脑病和转换性障碍。

临床表现

体征和症状取决于受累的血管以及其所支配的大脑区域（表7.15）。

表7.15　脑血管支配区病变的相应症状

病变血管	症状
大脑中动脉	对侧无力、对侧麻木、视力改变、说话和/或理解困难、感觉不到一侧身体的存在
大脑前动脉	对侧无力和对侧麻木
大脑后动脉	视力丧失、感觉丧失和记忆丧失
基底动脉	四肢无力、水平凝视障碍
小脑后下动脉	感觉丧失、说话和吞咽困难、头晕、恶心和呕吐、打嗝和动作协调性丧失

查体发现

生命体征：一般正常，可有高血压。

神经学检查：在卒中急性期，首先进行神经学检查。急诊医生确定发病时间，并进行卒中评分，如根据美国国立卫生研究院卒中量表（NIHSS）评分。普通的查体无法确切地区分脑卒中属于缺血性还是出血性（ICH）。其中更倾向于颅内出血的征象包括昏迷（LR6.2）、颈部僵硬（LR5）、癫痫（LR4.7）、舒张压＞110 mmHg（LR4.3）、呕吐（LR3）和头痛（LR2.9）。当然，这些征象仍无法确诊脑出血（ICH）。表7.16将各类征象按血管区域进行了划分。

精神状态：偶尔出现警觉或反应水平降低。

语言：运动性失语、感觉性失语，或两者兼而有之，尤其是在优势半球中风中。命名、阅读、流利、理解、写作和/或重复可能会受损。

颅神经：象限盲或偏盲，即部分视野缺失。水平眼球运动可能显示视线偏移或不能朝某一方向看。可能出现完全或部分单侧面神经无力伴上运动神经元损伤症状（图7.34）。讲话可能含糊不清（构音障碍）。

运动：单个或多个肢体无力，伴有痉挛和反射亢进。

感觉：一侧针刺感觉丧失或减退。如果感觉未受损，临床医生还可以注意患者是否会忽略对身体一侧的刺激。

协调性：行指鼻试验或跟-膝-胫试验发现四肢协调性受损。

表7.16 血管支配区病变的症状

病变血管	症状
大脑中动脉（MCA）	对侧上运动神经元无力，手臂/面部＞腿部； 对侧初级感觉丧失； 对侧同向偏盲； 眼球同病灶侧偏视； 失语（仅左侧MCA）； 感觉不到一侧身体的存在（右侧MCA卒中更多，感觉不到对侧）
大脑前动脉	对侧上运动神经元无力，腿部＞面部/手臂； 对侧初级感觉丧失
大脑后动脉	对侧同向偏盲（如双侧PCA异常，可表现为皮质盲）； 对侧感觉丧失
基底动脉	"闭锁"综合征伴四肢瘫痪，不能水平凝视
小脑后下动脉	交叉感觉障碍（同侧面部和对侧躯体痛觉和温觉丧失）； 吞咽困难和构音障碍； 同侧小脑功能障碍

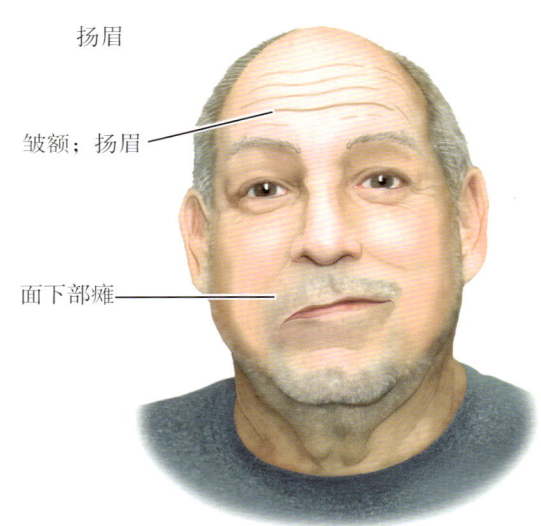

扬眉

皱额；扬眉

面下部瘫

图7.34 上运动神经元性面瘫

应做检查

实验室检查：CBC、代谢组合（电解质、葡萄糖、Cr、肝酶）检查、凝血功能检查［检查国际标准化比值（INR）和部分凝血活酶时间（PTT）升高以确定是否抗凝］、其他血清学检查［血脂异常时胆固醇水平升高和糖尿病患者的糖化血红蛋白（HbA1c）升高］。

影像学检查：头颅MRI扫描是诊断中风的金标准。卒中病灶在弥散加权成像（DWI）中表现为高信号，表观扩散系数（ADC）序列表现为低信号。由于可获得的信息有限，头部CT平扫最常用于急性卒中和脑出血的筛查（图7.35）。在缺血性卒中的早期，其CT影像表现随时间推移而变化，首先可表现为灰白质分界模糊，脑沟变浅。随着时间的推移，缺血区渐渐出现低密度病灶。

检查颈动脉狭窄的金标准是常规脑血管造影。然而，这是一个具有一定风险的有创操作，因此患者通常会先行无创的颈动脉狭窄评估方法，包括颈动脉多

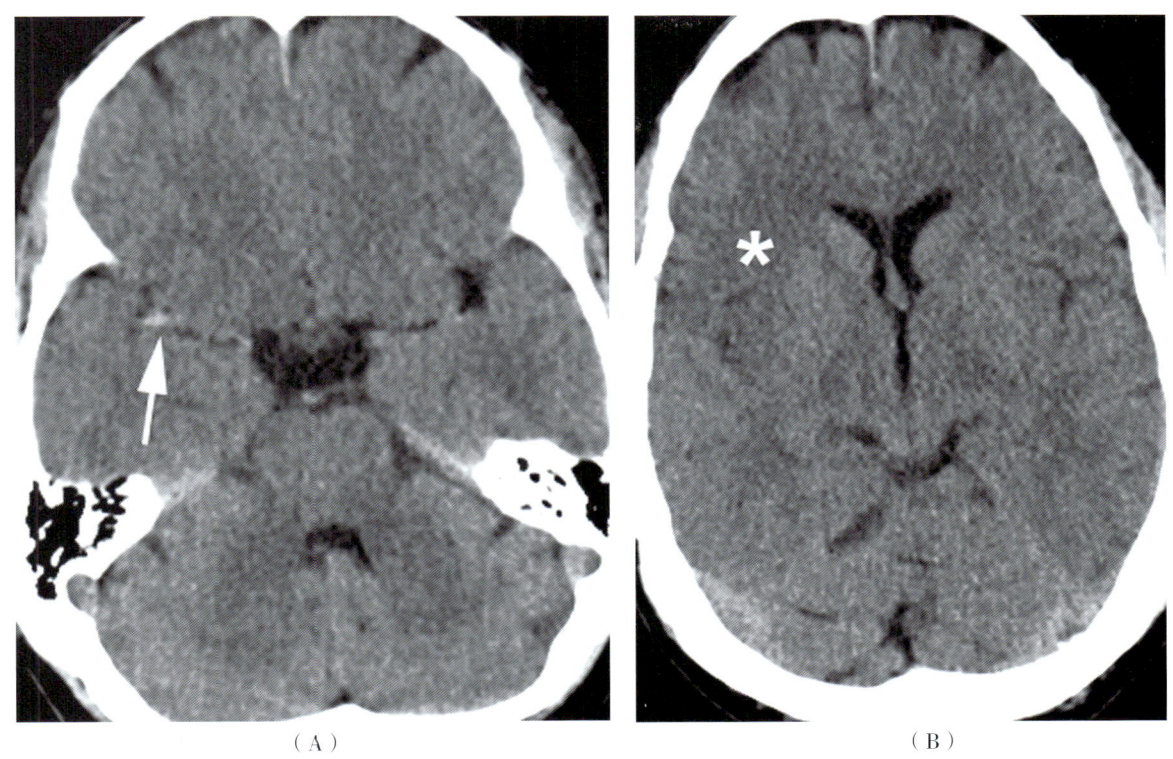

图7.35 急性脑梗塞

轴位CT扫描显示线状高密度，即"大脑中动脉高密度征"（长箭头），这是右侧大脑中动脉血栓形成的征象。在基底节水平，可见轻微的灰白质分界模糊和脑沟消失（星号），这是急性脑缺血的征象。

普勒超声、CT血管造影（CTA）或MRI血管造影（MRA）。颈动脉多普勒超声测量血流速度，高流速提示明显狭窄（Sn 0.91，Sp 0.87）。CTA和MRA使用对比剂显影颈动脉，两者对发现重度狭窄均有效（CTA：Sn为0.85，Sp为0.93；MRA：Sn为0.95，Sp为0.92）。对于那些不能用对比剂进行造影检查的肾功能衰竭患者，时间飞跃法MRA成像可用于显示颈动脉（Sn 0.91，Sp 0.88）。

经胸或经食管超声心动图用于排除心源性栓子。

◎ 特殊检查方法

48 h动态心电图监测用于评估阵发性心房颤动。

诊断评分：NIHSS是用于急性中风的神经学检查，以确定中风的严重程度和分布。该检查包括各类神经学检查，满分42分，分数越高，表明神经功能受损越严重。

颅内出血

情况介绍

一名55岁男性患者，有高血压病史，突发严重头痛并伴有恶心和呕吐。患者刚到急诊室就表现为昏昏欲睡并反应迟钝。

定义

颅内出血即为颅骨内的区域出血，有多种类型。脑出血指脑实质内出血。脑室出血（IVH）指血液破入脑室系统。硬膜外出血指血液流经硬脑膜和颅骨内板之间的硬膜外间隙。硬膜下出血（SDH）指的是血液流经位于硬脑膜和蛛网膜之间的硬膜下间隙。蛛网膜下腔出血（SAH）指血液流经蛛网膜和软脑膜之间的蛛网膜下腔（图7.36）。

常见原因

脑出血多是由小穿通动脉、动脉瘤和动静脉畸形（AVMs）破裂引起的。脑室出血是由大动脉或小穿通动脉破裂，或大量颅内出血破入脑室形成的。硬膜外出血由脑膜中动脉、脑膜前动脉、筛

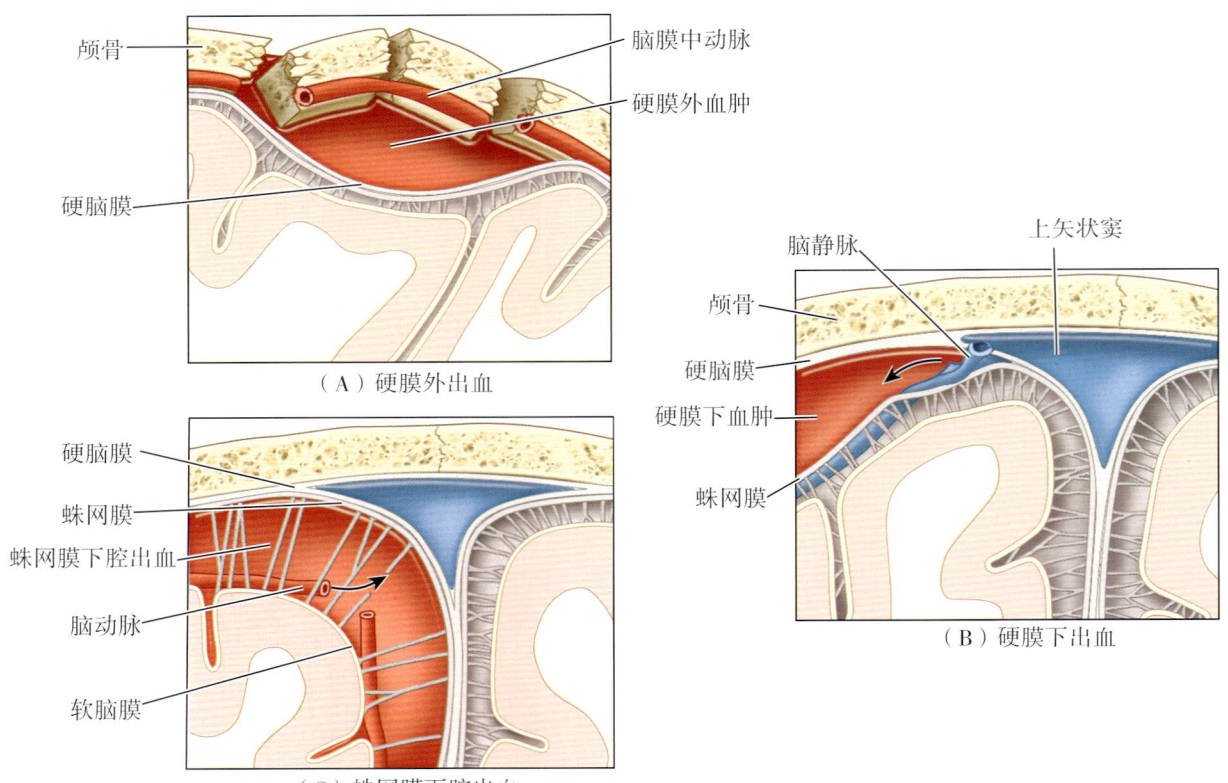

图7.36　颅内出血

前动脉或静脉窦出血所致。硬膜下出血由硬膜下间隙桥静脉的出血所致。蛛网膜下腔出血由Willis颅内动脉环的出血所致（表7.17）。

表7.17　颅内出血的类型及常见病因

出血类型	病因
脑出血	高血压、脑淀粉样血管病、外伤、动脉瘤破裂、血管畸形、出血性梗死、抗凝剂或凝血功能障碍、脑肿瘤和药物（可卡因）
脑室出血	血管畸形（AVM/AVF）、脑室肿瘤、室内动脉瘤、凝血功能障碍、药物（可卡因）、垂体卒中、高血压、继发于创伤或颅内出血/蛛网膜下腔出血
硬膜外出血	创伤（最常见）、凝血功能障碍和硬脑膜血管畸形
硬膜下出血	创伤（可为轻微创伤，特别是在老年人中）和抗凝剂/凝血功能障碍；AVM和脑膜瘤少见
蛛网膜下腔出血	动脉瘤破裂、AVM、颅内动脉夹层、创伤和抗凝剂/凝血功能障碍

鉴别诊断

颅内压（ICP）升高和局灶性神经系统症状：鉴别诊断包括颅内出血、缺血性脑卒中、静脉窦血栓形成、颅内肿瘤、感染（如脑脓肿、脑膜炎、脑炎）、代谢紊乱、高血压性脑病和癫痫发作。

临床表现

所有出血都可伴有恶心、呕吐和严重头痛。患者还可能出现嗜睡、癫痫发作和局灶性神经功能缺损，具体症状取决于出血部位。脑室出血可导致颅内压增高，引起中枢性视神经麻痹。硬膜下出血可能会出现慢性头痛和认知变化。蛛网膜下腔出血可伴有颈部僵硬。

临床要点

通常，颅内出血会导致ICP升高，表现为头痛、恶心、呕吐和意识水平降低。ICP升高也可能导致脑疝综合征，例如海马沟回疝导致同侧动眼神经（CN Ⅲ）受压，使同侧瞳孔散大，继而出现上眼睑下垂，眼外肌麻痹，眼球固定（向外下方向）；枕骨大孔疝使脑干下移，导致外展神经（CN Ⅵ）麻痹，可牵拉外展神经丛使眼球内斜（图7.37）。

查体发现

生命体征：发热并伴有与ICP升高相关的体征，即高血压、心动过缓和呼吸抑制/不规则（库欣三联征）。患者可能需要插管。

神经学检查：意识水平降低的患者无法完成完整的神经系统检查，因此需要进行昏迷检查。

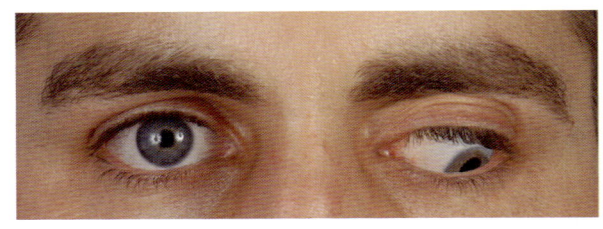 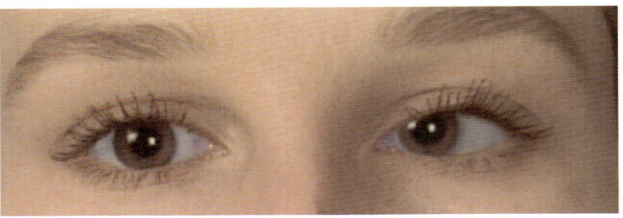

（A）动眼神经麻痹（左）　　　　　　　　（B）外展神经麻痹（左）

图7.37　眼球内斜

精神状态：GCS评分（格拉斯哥昏迷指数评估）可能会降低。

颅神经：瞳孔固定并散大，且眼底镜检查可显示乳头状水肿（图7.18），这些均是ICP升高的征兆。同时一侧眼球可能"向下和向外"偏离，提示同侧CN Ⅲ或CN Ⅵ麻痹。可出现面部不对称，并丧失脑干反射，包括头眼反射、角膜反射和呕吐反射。

运动：肢体肌张力增高和反射亢进。

应做检查

实验室检查：颅内出血没有特定的相关实验室检查，但是通过实验室检查可以帮助评估患者的身体状况（如凝血功能）。检查包括CBC、代谢组合（电解质、葡萄糖、Cr、肝酶）检查和凝血功能检查（检查INR和PTT是否升高，以确定患者是否抗凝）。

影像学检查：CT扫描对检测急性出血非常敏感，被认为是脑出血的金标准。大脑的MRI扫描在脑内出血方面同样有效，并且可以用来进一步评估出血是否存在潜在病变，例如肿瘤或缺血性卒中。硬膜外出血和硬膜下出血也可以通过CT和MRI检查确诊。对于蛛网膜下腔出血，证据支持在症状发作后的前6个小时内行CT扫描最为敏感（Sn 1.0，Sp 1.0），但该敏感性会随时间的推移而降低（综合Sn 0.93，Sp 1）。如果症状发作后6个小时CT扫描阴性，但临床仍高度怀疑蛛网膜下腔出血，则需行腰椎穿刺（LP）评估脑脊液（CSF）中是否存在红细胞和脑脊液黄变。有关不同类型的颅内出血的CT影像学表现，请参见图7.38。

检测颅内血管异常，尤其是动脉瘤伴颅内出血（如蛛网膜下腔出血），金标准是行脑血管造影术（图7.39）。CTA也可用于检测动脉瘤（Sn 0.98，Sp 0.89），该检查对于直径>3~5 mm的动脉瘤敏感，但对于较小的动脉瘤可能无法检出。

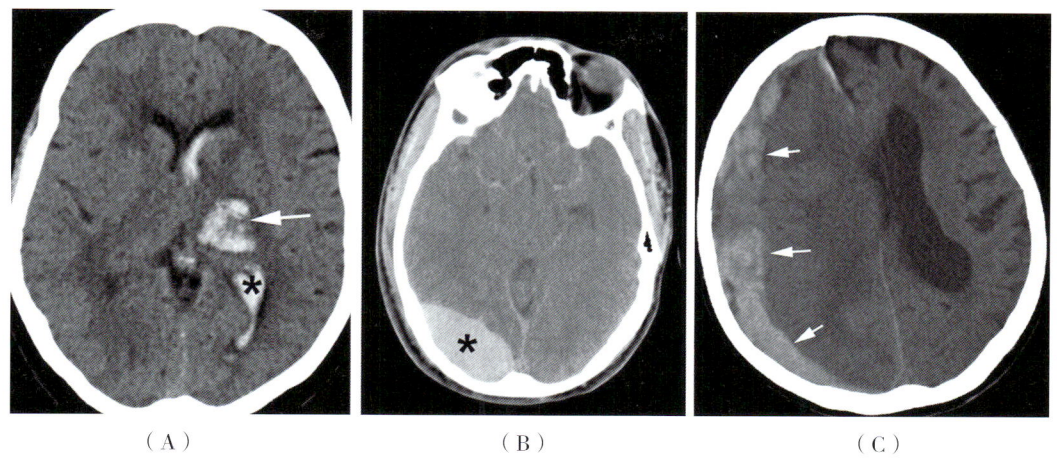

图7.38 CT平扫发现ICH

图7.38（A）左侧丘脑急性出血（长箭头），该处是高血压出血的典型部位。同时注意脑室内积血（星号）。图7.38（B）急性硬膜外血肿（星号），其典型CT表现为双凸透镜状。图7.38（C）急性硬膜下血肿。CT表现为颅骨内板下新月形的血肿（短箭头）。以上三者占位效应明显，均属于神经外科急症。

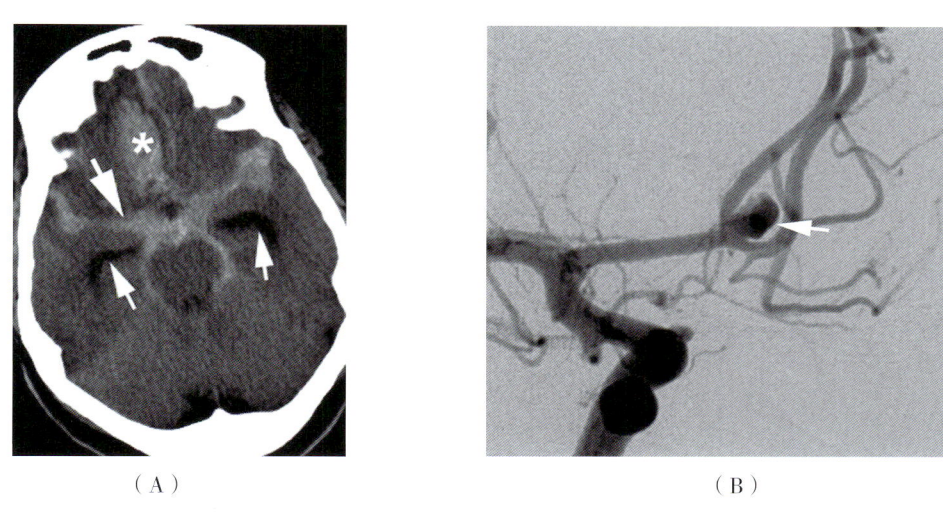

图7.39 前交通动脉瘤并伴有蛛网膜下腔出血

图7.39（A）轴位CT扫描显示鞍上池的急性蛛网膜下腔出血（大箭头）延伸至两侧外侧裂和右侧额叶下部（星号）。注意双侧脑室的颞角扩张（小箭头），这是由脑室内出血所继发的脑积水所致（未显示）。图7.39（B）脑血管造影显示前交通动脉处动脉瘤（箭头）。

 多发性硬化

情况介绍

一名26岁的白种女性出现躯干和四肢的麻木和感觉异常1周。该患者还发现当她屈颈时，脊椎会有一种类似电击的感觉。一年前，她的左眼视力丧失并于数周后完全恢复，最终被诊断为视神经炎。

定义

多发性硬化（MS）是中枢神经系统的自身免疫性炎性脱髓鞘疾病。患者年龄通常为15~50岁。该病可表现为空间播散性（中枢神经系统中不同部位的病灶复发或MRI扫描发现多发病灶）和时间播散性（MRI扫描发现随时间推移新旧病灶反复交替出现）。因此，该病的确诊需要基于临床和影像学特征（McDonald诊断标准）。临床上常见的多发性硬化症多为复发缓解型，其特征是疾病早期可有多次复发或缓解，发作时可持续数小时至数天，之后数周至数月内可无异常。而原发进行型多发性硬化，其特征表现为神经系统进行性功能障碍，病情不会缓解。另外，随着时间的推移，复发缓解型MS可能会逐渐过渡为继发进展型MS，最终导致残疾。

常见原因

多发性硬化的病因与多种因素相关，可能与环境和遗传因素有关。与该病相关的环境因素包括病毒感染（EBV）、地理因素（远离赤道的区域患病率较高），此外还有维生素D水平低和吸烟。

鉴别诊断

其他中枢神经系统脱髓鞘疾病：包括急性弥漫性脑脊髓炎（ADEM）、视神经脊髓炎（NMO）、视神经炎、横贯性脊髓炎、系统性红斑狼疮（SLE）、血管炎、白塞病、结节病、梅毒、莱姆病和维生素B_{12}不足。

临床表现

多发性硬化症的症状包括疲劳、抑郁、视力丧失、复视、僵硬或虚弱、感觉丧失和感觉异常、平衡失调以及大小便失禁。患者屈颈时（L'hermitte征）可有背部触电感。在高温环境下症状可能会加重（Uhthoff现象）。

查体发现

生命体征：通常无明确异常。

神经系统检查：进行完整的神经系统检查以查找异常。

精神状态：认知测试可发现患者多处缺陷，但多表现在执行力或注意力上。

颅神经：视神经炎患者可能存在RAPD（相对性传入性瞳孔障碍）和色感下降。可使用交替性光照检查法测试RAPD。正常情况下，当一束光轮流照射双眼时双侧瞳孔均会收缩。对于PARD患者，当光照从健侧移向患侧时，可发现患侧瞳孔矛盾性扩大，这通常是一只眼睛的视神经或视网膜功能障碍所致。患眼行眼底镜检查可出现急性或慢性的视盘水肿、视盘苍白（图7.40）。在检查眼外运动时，可能会出现眼球震颤（不自主的眼球运动）或由于脑干内侧纵束损伤引起的核间性眼肌麻痹（INO）。可通过水平眼球运动和/或眼球扫视试验确定是否存在INO。当双眼同时向患侧对侧注视时，患眼无法完全内收，同时对侧眼球外展时伴有眼球震颤。

运动：由于失去上运动神经元控制，下运动神经元持续亢进，形成痉挛性瘫痪。另外也可观察到强直性痉挛。

感觉：针刺感，寒冷，本体感觉和振动觉降低。

协调性：测距不准。

步态：可观察到痉挛性或共济失调步态。

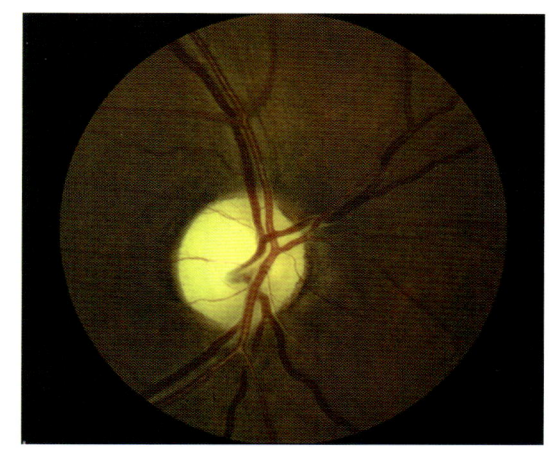

图7.40　视神经炎后神经细胞丢失，导致苍白/白色视盘

应做检查

实验室检查：其他血清学检查［红细胞沉降率（ESR）、C反应蛋白（CRP）、抗核抗体（ANA）、抗中性粒细胞胞浆抗体（ANCA）、类风湿因子（RF）、抗dsDNA抗体、补体C3和C4、抗磷脂抗体、维生素B_{12}、梅毒筛查］和CSF检查［寡克隆带（阳性率87.9%）或IgG升高支持MS的诊断］。

影像学检查：对于MS影像上并没有诊断的金标准。MRI增强扫描是观察脑和脊髓的首选检查方法，这也是McDonald诊断标准中的一部分（Sn 0.35～1.0，Sp 0.36～0.92）（图7.41）。通常，在特定位置（脑室周围、皮质旁、幕下、脊髓）可发现多个T2高信号病灶，且病灶活动期可有强化。CT扫描能发现异常，但会漏掉许多病变。

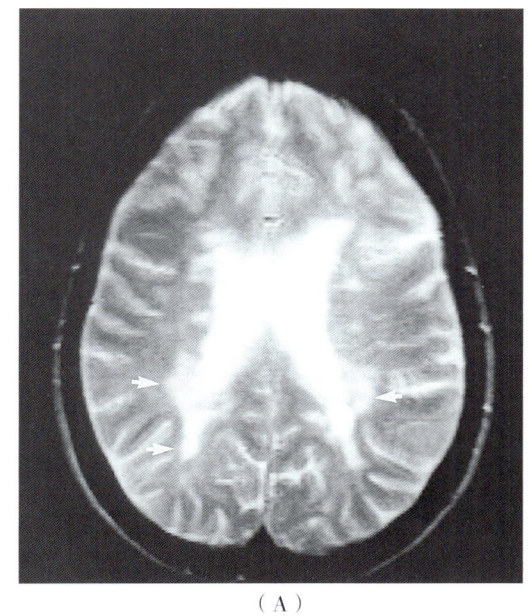

（A）

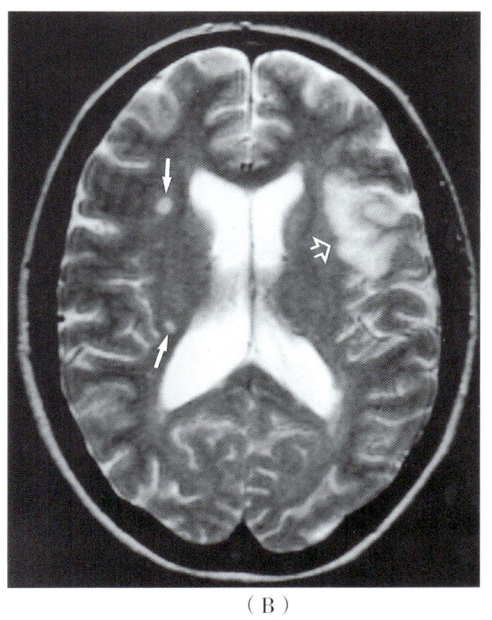

（B）

图7.41　多发性硬化症

图7.41（A）T2加权MRI显示侧脑室周围多发斑片状高信号（箭头）。图7.41（B）另一患者的T2加权图像，可见侧脑室周围小的斑片状高信号（实心箭头）及左额叶脑梗死（空心箭头）。

◎ **特殊检查方法**

视觉、躯体感觉和听觉的脑干锥体外系反应可以提供中枢神经系统病变的证据，而这些病变在临床上并不明显。

脑脓肿

情况介绍

一名55岁女性在接受用于心脏移植的免疫抑制药物治疗后，近3天出现头痛的症状，且会随着Valsalva动作加剧。该患者同时伴有发热和左上肢无力1天。

定义

脑脓肿是指脑实质的化脓性感染。

常见原因

脑部脓肿多是由局部感染（如中耳炎、乳突炎、鼻窦炎、牙齿感染）的直接播散或神经外科手术引起的。远处感染经血源性传播导致的脑脓肿较少见。脑脓肿多为细菌感染所致，少数为真菌或原虫感染所致（表7.18）。

表7.18　脑脓肿的传染源和常见感染微生物

传染源	常见感染微生物
鼻窦/牙科	链球菌、嗜血杆菌、类杆菌、梭杆菌和普雷沃特氏菌
耳	肠杆菌科、铜绿假单胞菌、链球菌和类杆菌
头部创伤/神经外科手术	金黄色葡萄球菌、铜绿假单胞菌、肠杆菌、梭状芽孢杆菌和链球菌
心内膜炎	绿色链球菌和金黄色葡萄球菌
免疫低下的宿主	寄生虫：弓形虫；细菌：李斯特菌、诺卡氏菌；真菌：曲霉、新生隐球菌、球虫、念珠菌

临床要点

脓肿最常见的部位是额颞叶，其次是额顶叶、顶叶、小脑和枕叶。

临床表现

脑脓肿的症状多种多样，包括剧烈头痛（75%）且平躺时加重、恶心、呕吐、嗜睡、虚弱、麻木和说话困难，可伴有癫痫。

鉴别诊断

中枢神经系统呈环状强化的病变：鉴别诊断包括脑脓肿、多形性胶质母细胞瘤（GBM）、转移瘤、中枢神经系统淋巴瘤、多发性硬化、梗死（亚急性/慢性）、血肿（吸收）和放射性坏死。

查体发现

生命体征：45%~85%的脑脓肿患者有发热的症状。其他生命体征一般正常，但如果患者有全身性感染，可能会出现低血压和心动过速。

神经学检查：对于脑脓肿的患者没有特殊的检查方法，但应该进行全面的神经学检查，以评估异常情况。

精神状态：GCS评分并非一成不变。如果脑脓肿破裂进入脑室系统和/或伴有脑膜炎，可出现颈强直/假性脑膜炎（颈强直）。

颅神经：颅内压升高导致视神经乳头水肿和动眼神经或外展神经麻痹。

运动/感觉/协调性：根据脓肿的位置，可能存在任何局灶性神经功能障碍。

应做检查

实验室检查：CBC（可出现白细胞增多），代谢组合检查（电解质、葡萄糖、Cr、肝酶通常正常），其他检查［有肿块形成时禁忌腰椎穿刺（LP），因为可能会发生脑疝；如果行LP导致脓肿破入脑室，患者可出现类似细菌性脑膜炎的症状］。

> **临床要点**
>
> 如果有局灶性神经症状或体征，或由于颅内肿块继发脑疝导致视乳头水肿，则必须在LP前进行头部影像学检查。因此，行腰椎穿刺必须谨慎。

影像学检查：目前还没有脑脓肿的金标准影像学检查。通常首先行CT平扫发现低密度病灶，增强扫描可见病灶呈环形强化。MRI扫描较CT更敏感，钆对比剂可以进一步提高脓肿的检出率。脓肿一般于T1WI呈等/低信号，T2WI呈高信号，增强呈环形强化（图7.42）。然而，类似的影像学征象也可见于肿瘤性病变，因此，DWI上的高信号和ADC序列上的低信号有助于鉴别脑脓肿和肿瘤（Sn 0.93，Sp 0.91）。

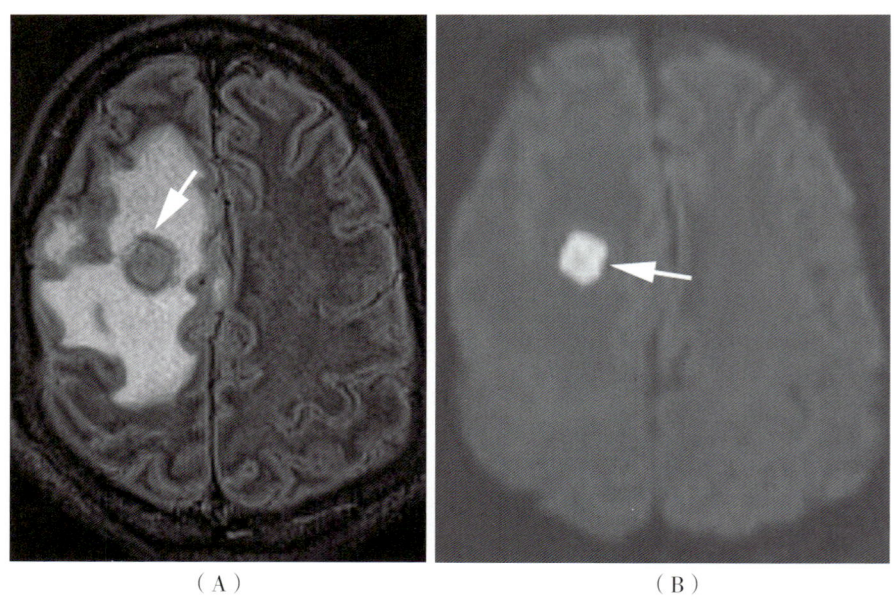

图7.42 脑脓肿

轴位FLAIR图像显示圆形肿块，边缘见低信号环，周围大面积脑实质水肿（箭头）。轴位DWI显示病灶弥散受限（箭头）。

◎ 特殊检查方法

当脑脓肿部位较表浅时，可在立体定向CT引导下穿刺脓液进行革兰氏染色、细菌培养、抗酸杆菌（AFB）染色、分枝杆菌培养、真菌染色和真菌培养。

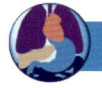 脑膜炎

情况介绍

一名30岁男性教师，出现严重头痛、恶心、呕吐、畏光、发热和颈强直1天。神经学检查正常。

定义

脑膜炎即为累及脑膜的炎症，包括硬脑膜、蛛网膜以及包绕大脑和脊髓的软脑膜。大脑本身并没有受累。

常见原因

脑膜炎通常由感染引起，可分为细菌性脑膜炎（表7.19）和无菌性脑膜炎。无菌性脑膜炎是指常规细菌培养呈阴性的脑膜炎，可由病毒、真菌和分枝杆菌感染，以及恶性肿瘤、炎症或药物引起。中枢神经系统的恶性肿瘤包括血液系统恶性肿瘤和实性肿瘤颅内转移。炎症原因包括系统性红

斑狼疮、血管炎和结节病。药物原因包括非甾体抗炎药（NSAIDs）、某些抗生素（磺胺类）和静脉注射免疫球蛋白（IVIg）。

表7.19　引起脑膜炎常见的微生物

感染类型	常见微生物
细菌	肺炎链球菌、脑膜炎奈瑟氏菌、流感嗜血杆菌、单核细胞增生性李斯特菌（新生儿和老年人）、金黄色葡萄球菌、凝固酶阴性葡萄球菌、革兰氏阴性杆菌
病毒	肠道病毒（如柯萨奇、艾柯病毒）、单纯疱疹病毒（HSV）、水痘带状疱疹病毒（VZV）、西尼罗河病毒、人类免疫缺陷病毒（HIV）
真菌	新型隐球菌、粗球孢子菌
分枝杆菌	结核分枝杆菌

鉴别诊断

颈强直、头痛和发热：鉴别诊断包括硬膜下/硬膜外脓肿、脑脓肿和脑炎。

头痛、恶心和呕吐：肿瘤性病变（如肿瘤和出血，尤其是蛛网膜下腔出血）、静脉窦血栓、动脉夹层、偏头痛和其他导致头痛的疾病。

临床表现

脑膜炎的症状包括头痛（Sn 0.5，Sp 0.5）、恶心/呕吐（Sn 0.3，Sp 0.6）、颈痛（Sn 0.28）和畏光。

查体发现

生命体征：发热（Sn 0.85，Sp 0.45）。全身感染可出现低血压、心动过速和呼吸急促等症状。

一般检查：可出现淤斑和紫癜，特别是感染脑膜炎奈瑟氏菌的患者。

精神状态：可出现从混乱到昏迷的改变（Sn 0.67）。

中枢/运动/感觉/协调：重症脑膜炎患者可能存在颅神经、运动、感觉或协调性的局灶性神经功能缺陷。

◎ 特殊检查方法

颈强直：阳性患者被动屈颈时有阻抗感（Sn 0.3~0.7，Sp 0.68）。

摇动加重试验：随着患者头部快速水平转动而疼痛加重（Sn 0.97，Sp 0.6）。

Kernig征：患者取仰卧位，一侧髋关节和膝关节屈曲成90°，临床医生试图使患者完全伸展膝关节。如果存在疼痛，则检查呈阳性（Sn 0.05，Sp 0.95）（图7.43）。

Brudzinski征：患者取仰卧位，临床医生一手托起患者后枕部，另一手按于其胸前，当头部被

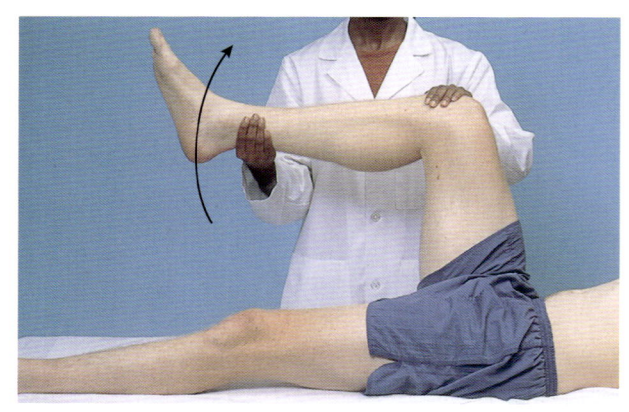

图7.43　Kernig征

患者取仰卧位，一侧髋关节和膝关节屈曲成90°，临床医生试图使患者完全伸展膝关节。当存在疼痛和伸膝阻力时，测试为阳性。

动上托，使颈部前屈时，双髋与膝关节同时不自主屈曲则为阳性（Sn 0.05，Sp 0.95）。

临床要点

患者没有发热、颈强直和精神状态异常改变可排除脑膜炎（至少有一种征象Sn 0.99~1.0）。

应做检查

实验室检查：CBC（白细胞、中性粒细胞可增多）、代谢组合检查（低钠血症、Cr升高、肝酶升高、代谢性酸中毒）、凝血功能检查（INR和PTT升高，弥散性血管内凝血较少发生）、微生物学检查（血培养阳性）和其他检查［CSF（结果取决于所感染的微生物的类型）］（表7.20）。

表7.20　脑膜炎病因相关的腰椎穿刺结果

脑脊液检测	细菌性	病毒性	真菌性	肺结核
WBC（细胞/μL）	通常>1 000，中性粒细胞占优势	通常<100，淋巴细胞占优势	多变，淋巴细胞为主	多变，淋巴细胞为主
蛋白质	升高	正常	升高	升高
葡萄糖	低	正常	低	低
革兰氏染色和培养	阳性	阴性	真菌染色和培养阳性	抗酸杆菌和分枝杆菌培养阳性
病毒PCR（HSV、VZV）	阴性	阳性	阴性	阴性

WBC—白细胞计数，PCR—聚合酶链式反应。

影像学检查：在行腰椎穿刺前应先进行头部CT扫描，以排除占位性病变导致的精神状态改变、癫痫发作、视乳头水肿、局灶性神经功能缺损或免疫功能低下。脑膜炎患者行CT或MRI平扫一般无异常，但若行增强检查，则可发现软脑膜强化。

 鼻炎/鼻窦炎

情况介绍

一名50岁女性患者，出现面痛、脓性流涕、头痛和发热10天并加重。在此之前，该患者曾有病毒性上呼吸道感染病史。

定义

鼻炎/鼻窦炎是鼻腔和鼻窦黏膜的炎症。其具体情况需要了解所累及的鼻窦（上颌窦、筛窦、额窦或蝶窦）、病因（病毒、细菌或真菌）、是否存在鼻外受累（复杂或不复杂）和恶化因素。鼻窦炎的临床病程可分为5个亚型（表7.21）。

表7.21 鼻炎/鼻窦炎工作组（2007）临床分型

亚型	症状
急性鼻窦炎	症状持续＜4周完全消退
复发性鼻窦炎	每年急性鼻窦炎发作≥4次，无症状
亚急性鼻窦炎	症状持续4～12周
慢性鼻窦炎	症状持续≥12周
慢性鼻窦炎急性加重	慢性鼻窦炎突然恶化，然后恢复至普通水平

常见原因

大多数急性鼻炎/鼻窦炎是由病毒感染引起的，特别是鼻病毒。细菌感染多由肺炎链球菌和流感嗜血杆菌导致，其次为卡他莫拉菌和口腔厌氧菌。

虽然鼻炎/鼻窦炎经常发生于健康患者，但存在局部、区域或全身异常的患者更易感染鼻窦炎（表7.22）。

鉴别诊断

鼻炎和面痛：鉴别诊断包括变应性真菌性鼻窦炎、过敏性鼻炎、侵袭性真菌性鼻窦炎、血管运动性鼻炎、三叉神经痛、偏头痛或头痛疾病和颞下颌关节功能障碍。

临床表现

鼻窦炎的主要症状包括充血、面部疼痛/压迫、鼻塞和脓性/有色鼻涕，次要症状包括额痛、口臭、牙痛、耳痛和咳嗽。

> **临床要点**
>
> 诊断鼻窦炎需要两个主要症状或一个主要伴两个次要症状。

查体发现

生命体征：如果全身不适，可能出现发热和/或心动过速。

视诊：前鼻黏膜可有水肿、脓性分泌物和息肉。口腔和口咽部由于后鼻滴注或牙列不齐导致红疹。耳镜检查可显示中耳积液或中耳炎。

触诊：鼻窦炎可出现触痛性颈部淋巴结肿大。

> **临床要点**
>
> 鼻炎/鼻窦炎可导致许多潜在的并发症（表7.23），对于确诊或疑似患者应尽快由耳鼻喉科医生对其情况进行评估。

表 7.22 鼻炎/鼻窦炎的易感因素

局部性	区域性	全身性
鼻黏膜纤毛运输功能受损 ・冷/干空气 ・药物治疗	牙根尖感染 解剖结构紊乱 ・鼻/面中部创伤 ・鼻中隔偏离 ・鼻息肉 ・鼻腔肿瘤 异物 ・鼻腔填塞 ・鼻胃管	全身衰弱 ・长期类固醇治疗 ・未控制的糖尿病 ・恶病质 ・化疗 ・营养不良 ・上消化道和上呼吸道革兰氏阴性菌感染 免疫缺陷 ・艾滋病毒/艾滋病 ・IgG 缺乏 ・肉芽肿性多血管炎（韦格纳肉芽肿）

表 7.23 鼻窦炎并发症

类型	并发症
黏液囊肿/黏液脓性囊肿	由于鼻窦流出道阻塞导致鼻窦分泌物的聚集形成黏液囊肿 由于感染导致鼻窦流出道阻塞而形成黏液脓性囊肿
眼科并发症	眶前蜂窝织炎 眼眶蜂窝织炎 骨膜下脓肿 眼眶脓肿 海绵窦血栓形成
中枢神经系统并发症	脑膜炎 硬膜外脓肿 硬膜下脓肿 脑实质脓肿
骨并发症	骨髓炎 Pott膨胀瘤

应做检查

实验室检查：CBC（全身性感染中的白细胞增多）。

影像学检查：急性鼻窦炎一般无需影像学检查，除非怀疑有全身毒性症状或并发症形成，此时可行CT扫描对鼻窦的骨性解剖结构进行详细评估，并观察是否存在解剖变异、相关并发症、慢性鼻窦炎治疗失败或其他方面的问题。X线检查可显示鼻窦气-液平面，但特异性和敏感性有限。MRI扫描适于观察软组织，但骨性解剖结构显示效果较差，因此仅用于病变向颅内或眶内延伸、软组织肿块及对可疑真菌性鼻窦炎的评估。

咽后脓肿

情况介绍

一名18岁男性患者，咽喉痛、进食障碍且呼吸困难6天。就诊当天出现发热，有2周前上呼吸道感染病史。

定义

咽后脓肿是指咽后筋膜所形成的潜在间隙内的化脓性感染。该病具有较高的发病率和死亡率。

常见原因

咽后脓肿主要发生于儿童，但也可发生于成人。在儿童患者中，咽后脓肿多由鼻咽、腺样体和鼻窦的病变直接扩散引起；而在成人患者中，咽后脓肿多是由咽部创伤和异物所致。咽后脓肿最常见的病原体是A组链球菌、金黄色葡萄球菌和呼吸道厌氧菌。

鉴别诊断
咽炎：鉴别诊断包括病毒性咽炎、细菌性咽炎、单核细胞增多症、川崎病和创伤。

临床表现
咽后脓肿的症状包括斜颈、吞咽困难/厌食、咳嗽、牙关紧闭和嗜睡。

查体发现
生命体征：可出现发热和/或心动过速。

视诊：咽后壁肿胀，流涎。

触诊：触痛性颈部淋巴结肿大。

> **临床要点**
>
> 对疑似咽后脓肿的患者应评估是否存在气道损害。其他潜在的并发症包括败血症、吸入性肺炎（脓肿破入气道）、颈内静脉血栓形成和血栓性静脉炎、颈动脉侵蚀和破裂、纵隔炎。

应做检查
实验室检查：CBC（白细胞增多）、代谢组合检查（Cr与电解质通常正常）和凝血功能检查（INR、PTT，常于术前筛查）。

影像学检查：颈部侧位X线片观察椎前软组织是否增宽（图7.44）。在某些情况下，可能需要CT增强扫描来确认是否存在并发症。

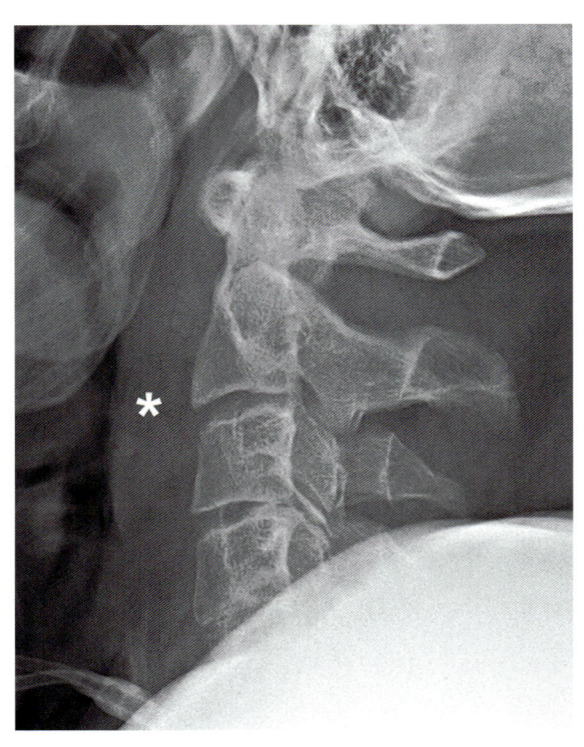

图7.44 颈部侧位X线片

椎前软组织增厚（星号）。在C2水平，椎体前缘到气道后缘的距离应为7 mm或更短。在C6水平节段，15岁以下儿童的该距离应<14 mm，成人应<22 mm。椎前软组织增厚可能与咽后间隙感染有关。

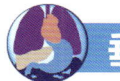 **垂体腺瘤**

情况介绍
一名20岁女性患者，近几月内出现轻度头痛、外周视力逐渐进行性下降、闭经和溢乳。

定义
垂体腺瘤是垂体前叶的良性肿瘤。垂体腺瘤按大小分类，<1 cm是微腺瘤，>1 cm是大腺瘤。垂体腺瘤可起源于垂体前叶的任何一种细胞类型，可导致受累细胞类型分泌的激素过多或其他细胞类型因受压导致激素分泌不足。

常见原因
垂体腺瘤的形成类似于其他肿瘤的细胞系克隆性扩张，这与遗传和环境因素所致的基因突变有关。例如，垂体腺瘤属于多发性内分泌肿瘤1型综合征（MEN1）的一部分，该综合征还包括甲状旁腺瘤和胰岛肿瘤。

鉴别诊断
鞍区肿块：鉴别诊断包括颅咽管瘤（Rathke囊肿的残余物，通常见于儿童）、脑膜瘤（脑膜良性肿瘤）、垂体增生、生殖细胞肿瘤、视神经胶质瘤、动脉瘤和囊肿。

临床表现
垂体腺瘤相关的症状由局部占位效应以及垂体过度分泌或缺少某种激素分泌所致。通常，垂体腺瘤向鞍上生长压迫视交叉（图7.45），表现为患者的外周视觉逐渐减退，即双颞侧偏盲（图7.46）。另外，由于腺瘤占位效应，患者可感觉到头痛。少数情况下，腺瘤侧向生长压迫动眼神经导致复视。极少数情况下，垂体腺瘤合并出血（简称垂体卒中）导致急性头痛、LOC（意识水平）下降和复视。

垂体腺瘤可分为功能性腺瘤（分泌激素）和无功能性腺瘤（不分泌激素）（表 7.24）。所有的垂体瘤均可压迫垂体导致垂体功能减退（激素分泌减少）。

检查发现
生命体征：生命体征可能会受到激素变化的影响，表现为体温升高或降低，心动过速或缓慢，血压增高或降低。

颅神经：典型表现为双颞侧偏盲。其他瞳孔光反应与眼外肌活动异常可能与CNⅢ受压相关。

语言/运动/感觉/协调性：通常正常。

应做检查

实验室检查：其他血清学检查［泌乳素瘤中泌乳素水平升高，促肾上腺皮质激素（ACTH）分泌肿瘤中24 h尿皮质醇升高，生长激素（GH）分泌肿瘤中胰岛素样生长因子1（IGF-1）升高，TSH分泌肿瘤中TSH升高，促性腺肿瘤中促黄体生出素（LH）/卵泡刺激素（FSH）升高。垂体前叶功能低下表现为早晨（8：00）皮质醇、T_4、睾酮和/或雌激素水平降低］。

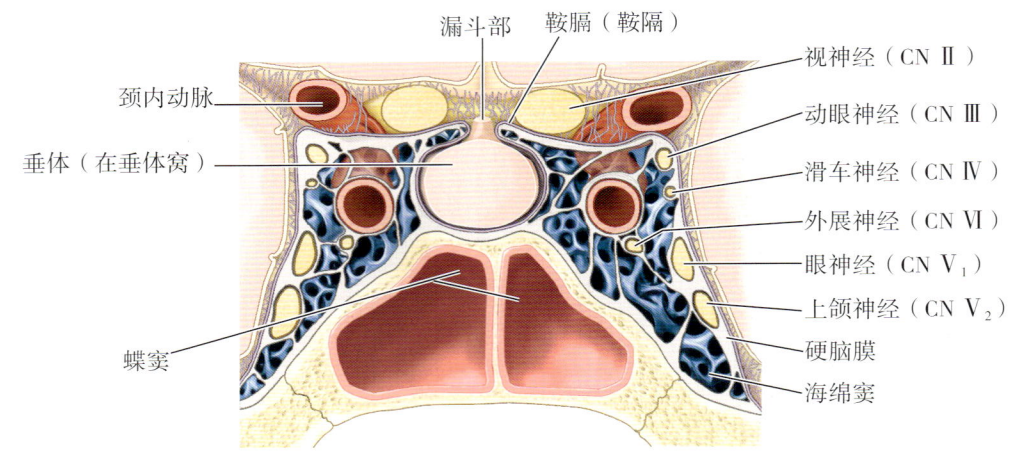

图 7.45 垂体和海绵窦（注意垂体与视神经之间的紧密联系）

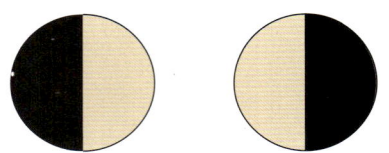

图 7.46 双颞侧偏盲（压迫视交叉导致视野缺损）

表 7.24 垂体腺瘤细胞系及其临床表现

细胞系	激素影响	症状和体征
促性腺激素	一般不分泌，但可分泌 LH/FSH	通常无激素相关症状
促甲状腺激素	TSH 升高或不分泌	甲状腺肿，甲亢症状（发热、心动过速、不耐热、震颤、腹泻、指甲/毛发变化）
促肾上腺皮质激素	ACTH 升高	库欣综合征（情绪变化、高血压、糖尿病、背部脂肪垫、向心性肥胖、面部脂肪分布变化、条纹、皮肤变薄、多毛症）
催乳素细胞	泌乳素升高	不孕、闭经、性欲减退、溢乳、男性乳房发育
促生长激素	GH 升高	肢端肥大症（组织过度生长，导致手、足增大及五官粗糙、声音变粗）
所有类型	垂体功能减退（ACTH、TSH、LH/FSH、GH 降低）	疲乏、嗜睡、性欲减退、闭经、甲状腺功能减退（畏寒、心动过缓、皮肤/指甲变化、便秘）
垂体柄受压（少见于腺瘤）	垂体后叶加压素释放减少和催乳素增加（多巴胺能抑制减少）	尿崩症（直立性低血压、尿量大、高钠血症）；泌乳素轻度升高可能无症状

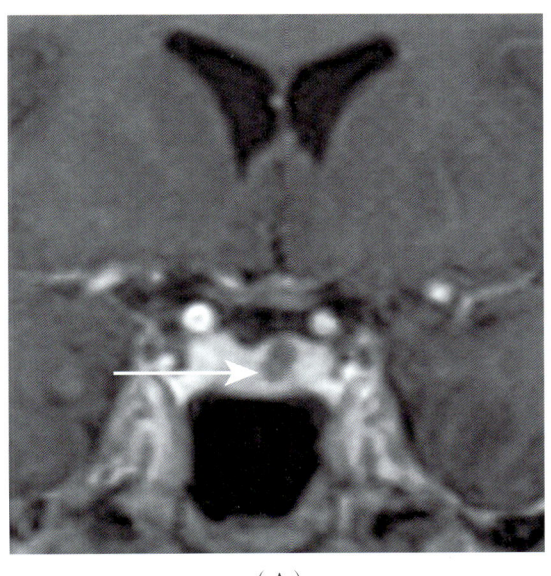 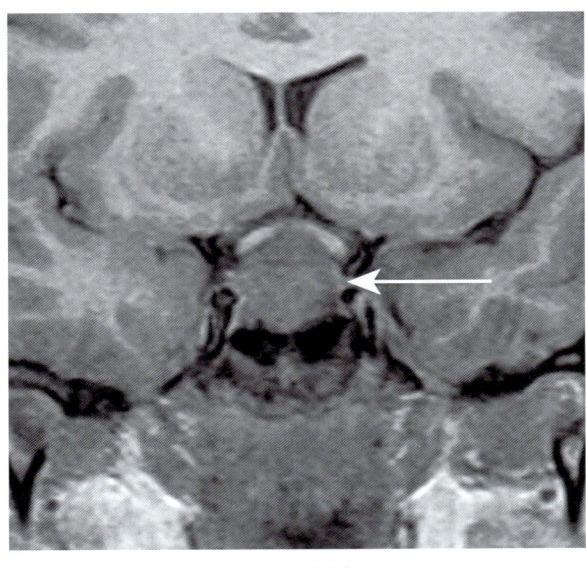

（A） （B）

图 7.47 垂体腺瘤的 MRI 表现

图 7.47（A）显示垂体微腺瘤（长箭头），测量 <1 cm。图 7.47（B）显示垂体大腺瘤（长箭头），测量 >1 cm。由印第安纳大学医学院解剖与细胞生物学系 Joel Vilensky 提供。

影像学检查：垂体腺瘤不存在金标准影像学检查方法。鞍区 MRI 增强扫描是鞍上肿块的最佳成像方法（图 7.47），可显示包括视交叉在内的周围结构。

◎ 特殊检查方法

通过 Humphrey 视野测试方法确定视野缺损。

多形性胶质母细胞瘤

情况介绍

一名 56 岁的男性患者主诉头痛进行性加重伴左侧上、下肢无力 5 周，左侧上肢和下肢局灶性运动痉挛 3 天。

定义

多形性胶质母细胞瘤（Glioblastoma multiforme，GBM）是起源于星形细胞的恶性肿瘤，该病进展迅速，世界卫生组织（WHO）将其定为分化Ⅳ级的高度恶性肿瘤。组织学上，这类肿瘤细胞密集且呈多形性，具有有丝分裂活性、微血管增生和/或坏死，预后极差。

常见原因

与其他肿瘤相似，GBM是由遗传和环境因素共同导致的脑星形细胞克隆扩增。在老年人中，GBM可由正常的星形胶质细胞新生而来，而在较年轻的人中，GBM可由低级神经胶质瘤发展而来。

鉴别诊断

中枢神经系统占位性病变：鉴别诊断包括原发性中枢神经系统肿瘤，如胶质瘤、脑膜瘤、垂体腺瘤和原发性中枢神经系统淋巴瘤，以及脑转移瘤、脑出血、缺血性梗死、颅内脓肿和多发性硬化。

临床表现

GBM的症状包括头痛（57%）（典型的清晨头痛），当咳嗽、打喷嚏或做Valsalva动作时头痛加重；其他症状包括恶心/呕吐（15%）、记忆丧失（39%）、人格改变（27%）和视觉症状（21%）；也可出现局灶性或全身性癫痫（23%）。

查体发现

生命体征：一般正常，但如果颅内压升高，则可出现高血压、心动过缓和呼吸方式的改变（即库欣三联征）。

神经学检查：应进行完整的神经学检查。

精神状态：严重者可出现格拉斯哥昏迷评分改变（18%），根据肿块累及区域不同可出现认知障碍（39%）。

颅神经：如果颅内压升高，可出现视神经乳头水肿及动眼神经（CN Ⅲ）或外展神经（CN Ⅳ）麻痹。

语言/运动/感觉/协调：任何局灶性神经功能缺损都可能出现，如失语症、无力、感觉缺失和辨距不良。

应做检查

实验室检查：目前尚无诊断GBM的实验室检查。

影像学检查：使用钆对比剂行脑MRI增强扫描是最有用的初步检查方法（Sn 0.72，Sp 0.65），可用于鉴别高级别神经胶质瘤与其他级别神经胶质瘤。GBM通常在T1WI上呈低信号，在T2WI上呈高信号，增强扫描不均匀强化，如图7.48所示。MR灌注成像（MRP）可显示脑血流量。MR波谱成像（MRS）可显示异常组织中代谢物的比值，这有助于鉴别肿瘤与其他占位性病变，并有助于肿瘤分级（MRP+MRS Sn 0.93，Sp 0.6，以区分高级别神经胶质瘤与其他级别神经胶质瘤）。CT增强扫描敏感性较差，但可在紧急情况下使用。

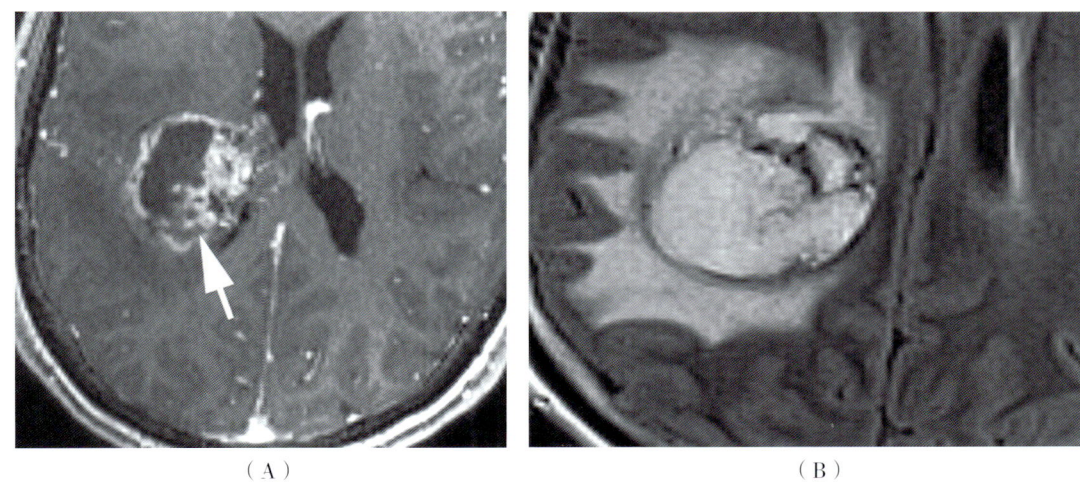

图 7.48　多形性胶质母细胞瘤

图7.48（A）MRI T1WI增强序列。偏心性结节状强化（箭头），提示GBM。图7.48（B）轴位T2-FLAIR可见由于瘤周肿瘤细胞浸润和脑组织水肿导致肿瘤周围大片状高信号区。

◎ **特殊检查方法**

组织活检是诊断GBM的金标准，可在肿瘤切除术或减瘤术中获取活体肿瘤组织，如果病灶位置太深而不能进行开放性手术，也可行立体定向脑组织活检术。

创伤性脑损伤

情况介绍

一名22岁的男性患者发生车祸后被送往医院。检查发现患者意识水平降低，左侧瞳孔固定散大并向外下偏斜；伸展左侧手臂和左腿时有疼痛刺激，右侧手臂和右腿无法活动；该患者还伴有血压升高和心动过缓。

定义

创伤性脑损伤（traumatic brain injury，TBI）是头部创伤导致的脑损伤，其严重程度按格拉斯哥昏迷评分（表 7.25）来进行分类。

常见原因

头部创伤最常见的原因包括跌倒（尤其是老年人）、车祸、斗殴、战争和运动相关的损伤。

头部创伤可导致不同类型的大脑损伤，包括颅骨骨折、颅内出血（硬膜外、硬膜下、蛛网膜下、脑内及脑室内出血)、脑挫伤以及局灶性和弥漫性轴索损伤(DAI)。原发性脑损伤发生于直接撞击、加速-减速、穿透性和爆裂性损伤中,这些损伤可导致脑白质出血和剪切以及脑水肿。"冲击伤"是指发生于撞击部位的脑损伤,而"对冲伤"是指发生于撞击部位对侧的脑损伤,"对冲伤"多由减速造成。继发性脑损伤是由兴奋性毒性、炎症、细胞坏死及脑血管痉挛引起的持续数小时至数天的分子级联损伤,这将进一步加剧原发性脑损伤。

表 7.25 创伤性脑损伤格拉斯哥昏迷评分

TBI 的严重程度	初始 GCS
轻度	13～15
中度	9～12
重度	1～8

鉴别诊断

颅内压升高:鉴别诊断包括各种类型颅内出血、缺血性脑卒中、静脉窦血栓形成、颅内肿瘤、感染(如脑脓肿、脑膜炎、脑炎)、代谢紊乱、高血压性脑病和癫痫发作。

临床表现

TBI 的症状包括头痛、恶心、呕吐、眩晕、失忆、意识混乱、反应迟钝、定向障碍、注意力下降、言语不清和不协调,更严重者会出现癫痫和昏迷。剧烈的创伤性脑损伤会导致颅内压升高,表7.26总结了TBI所致的颅内压升高的相关症状。

查体发现

生命体征:当颅内压升高时,可出现高血压、心动过缓和呼吸抑制/不规则(即库欣三联征),此时可能需要行气管插管。

一般检查:应根据高级创伤生命支持(ATLS)指南检查患者是否有其他创伤体征。

神经系统检查:应进行完整的神经学检查。

精神状态:格拉斯哥昏迷评分可降低。

中枢神经系统:可出现瞳孔固定和扩大。如果颅内压升高,眼底镜检查可发现视神经乳头水肿。患眼"向外下"偏斜提示动眼神经(CN Ⅲ)麻痹,向内侧偏斜提示外展神经(CN Ⅵ)麻痹,可能会出现面部不对称。脑干反射包括瞳孔对光反射、头眼反射、角膜反射和咽反射,可能会受损。头眼反射只能在没有颈椎损伤的情况下进行评估。可选择性评估冷热反应。

表 7.26　继发于创伤性脑损伤的颅内压增高引起的症状

高颅内压综合征	体征
中线偏移	意识水平下降； 视神经乳头水肿； 库欣三联征
颞叶钩回疝	同侧动眼神经（CN Ⅲ）麻痹（瞳孔扩大，向下、向外偏斜）
中央型脑疝	瞳孔缩小、散大、固定，眼睛向下偏斜； 致死性
大脑镰下疝	异常姿势和昏迷，进展为中央型脑疝和颞叶钩回疝
小脑扁桃体疝（"锥形"）	意识水平下降； 四肢无力； 呼吸不规则； 血压不稳定； 致死性

运动：肌肉痉挛，反射增强，足底反射上移。观察患者的自发运动和对外周刺激的反应。同时可发现患者一侧肢体的活动减少。

感觉和协调：昏迷病人无法评估。

应做检查

实验室检查：全血细胞分析（CBC）、代谢功能（电解质、扩展电解质、葡萄糖、肌酐和肝功能）检查和凝血功能检查（INR和PTT升高提示患者处于抗凝状态，需要纠正）。

影像学检查：急性颅脑创伤的影像学检查包括CT平扫，对发现急性出血、中线偏移、脑水肿和脑疝形成的征象非常敏感。对于出血性脑损伤，CT和MRI扫描具有相似的敏感性（CT：Sn 0.9；MRI：Sn 0.93），而在非出血性脑损伤（包括挫伤和弥漫性轴索损伤）中，MRI扫描具有更高的敏感性（CT：Sn 0.18；MRI：Sn 0.93）。30%头部CT正常的患者在MRI扫描中出现弥漫性轴索损伤的征象。图7.49显示创伤性颅内出血，图7.50显示对冲伤。

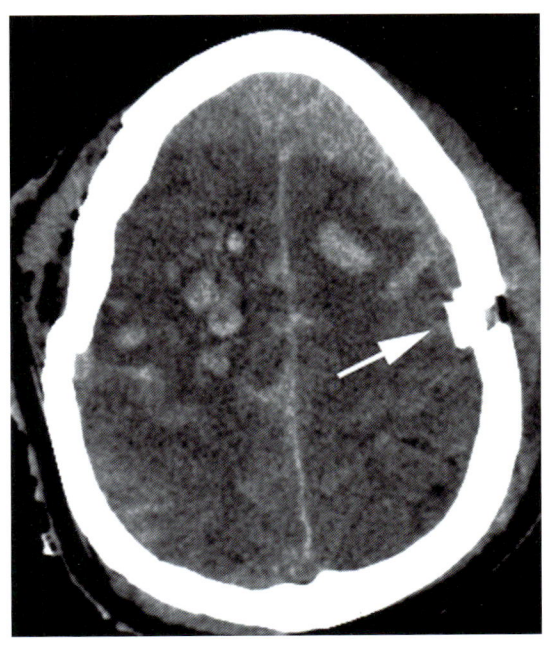

图 7.49　颅骨凹陷性骨折伴颅内出血
CT图像显示脑实质和硬膜下出血（高密度区域）以及向内凹陷的骨碎片（长箭头）。

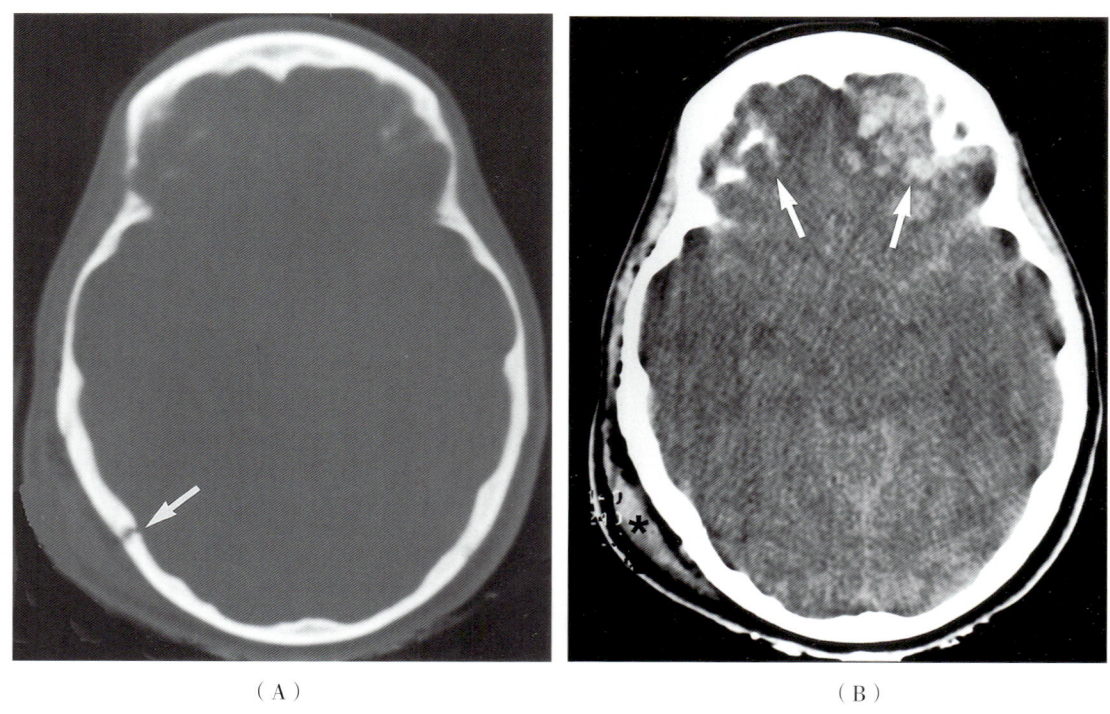

(A)　　　　　　　　　　　　　　(B)

图7.50　对冲性脑损伤

图7.50（A）CT骨窗图像显示右后顶骨骨折（长箭头）；图7.50（B）同层面脑窗显示额叶颅内出血（长箭头）及右枕部头皮血肿（星号）。

颈椎外伤

情况介绍

一名30岁的男性患者发生车祸后就诊，患者颈部急性疼痛且活动受限，伴有四肢感觉及活动障碍。

定义

颈椎外伤包括颈椎的创伤性损伤，以及由于脊髓受压、挫伤、血管损伤或横断而导致的脊髓损伤（SCI）。

常见原因

颈椎损伤多由车祸、跌倒、殴打和运动所致。颈椎外伤根据其机制、稳定性及位置来进行分类，不稳定性损伤更容易引起脊髓损伤（表7.27）。

表 7.27 颈椎外伤的类型和机制

骨折类型	机制	稳定性
寰枕关节或寰枢椎脱位	屈曲性损伤	不稳定
C1爆裂性骨折	C1前后弓垂直压缩性骨折，横韧带可能破坏	极不稳定
C1后弓骨折	颈部伸展过程中压缩后部结构造成	不稳定
C2齿状突骨折	用力屈曲或伸展损伤。 1型：横韧带以上； 2型：齿状突基底部； 3型：齿状突基底部+枢椎椎体	1型稳定； 2型不稳定； 3型不稳定
C2椎弓根骨折	伸展损伤	不稳定
椎体前部楔形骨折	屈曲损伤	通常稳定，可能不稳定
棘突骨折	强迫性屈曲致下颈椎棘突骨折	稳定
爆裂性骨折	轴向承重导致的垂直压缩骨折	稳定，但可侵犯脊髓
双侧关节突关节脱位	双侧关节突关节脱位伴屈曲损伤，韧带损伤	极不稳定，通常为完全性脊髓损伤
韧带损伤	无骨损伤，但有脊髓损伤	不稳定

鉴别诊断

脊髓综合征：鉴别诊断包括椎间盘突出、脊髓肿瘤、脊髓梗死、脊髓内感染和炎症性脊髓病变。

临床表现

颈椎外伤的症状包括颈部疼痛、无力和感觉缺失。

查体发现

生命体征：神经源性休克引起的急性脊髓损伤可出现低血压和心动过缓，如果损伤水平在C3以上，可出现呼吸肌麻痹，需要紧急插管。

一般检查：应根据 ATLS 指南检查患者是否存在其他创伤体征。

触诊：可出现脊柱压痛和畸形。

神经学检查：应进行完整的神经学检查。具体的脊髓损伤情况见表7.28。

一般/精神状态：格拉斯哥昏迷评分一般是正常的，除非伴有相关的脑损伤。

中枢神经系统：在孤立的脊髓损伤中应该是正常的。

运动：急性脊髓性休克时，可出现肌肉松弛无力，严重的可出现双侧上肢和下肢无力以及损伤水平以下的反射消失，数天至数周后，可出现痉挛、反射亢进和上移的足底反射。

感觉：病变水平以下的初级感觉丧失。

协调性：如果颈髓损伤中出现严重的无力，则无法检测协调性。

直肠指检：直肠张力降低。

> **临床要点**
>
> 鉴别神经源性休克和脊髓性休克很重要。在急性脊髓损伤中，神经源性休克可导致低血压和心动过缓，而脊髓性休克可引起肌肉松弛无力和反射消失。

表 7.28 脊髓不同程度损伤的相关体征

损伤程度	体征
完全性脊髓损伤	损伤水平以下感觉完全消失； 损伤平面以下的弛缓性瘫痪以及急性反射减弱，后期出现痉挛以及反射亢进； 尿潴留； 直肠张力降低
不完全性脊髓损伤	病变水平以下感觉不同程度丧失，部分保留； 损伤水平以下无力； 直肠和膀胱功能障碍
脊髓中心性损伤综合征	上肢运动障碍比下肢严重； 感觉水平暂时缺失； 直肠和膀胱功能障碍
前索综合征	损伤平面以下的痛觉和冷觉丧失，但保留了振动觉和本体感觉； 损伤水平以下无力； 直肠和膀胱功能障碍

应做检查

实验室检查：无特定的实验室检查方法。

影像学检查：颈椎CT扫描是评估颈椎损伤的最佳成像方法，应在颈椎损伤概率较高时（Sn 0.98）进行。X线平片的三个体位（前后位/侧位/开口位）可用于无神经学损伤的轻微创伤，但与CT扫描（Sn 0.52）相比，平片检查颈椎异常的敏感性较差。尽管CT扫描在检查骨折方面效果极佳，但在检查韧带损伤方面不适用，MRI扫描可以更好地检查韧带的损伤，但MRI可能会遗漏骨折。因此，颈椎所有的成像方法都存在优缺点。图7.51和图7.52展示了颈椎损伤影像学检查的例子，包括X线平片、CT扫描和MRI扫描，以显示每种成像方法的优越性。

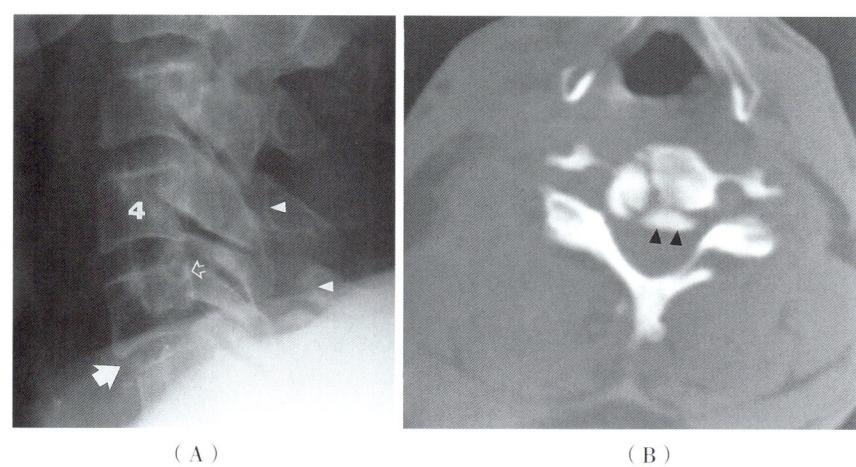

图 7.51 C5椎体爆裂性骨折

图7.51（A）侧位X线片显示C5锥体在C6锥体上向前滑脱（实心粗箭头），椎体后缘线呈弓形（空心箭头），棘突椎板线中断（实心细箭头）。图7.51（B）CT扫描显示C5椎体骨折，骨碎片向后移位至椎管（箭头）。

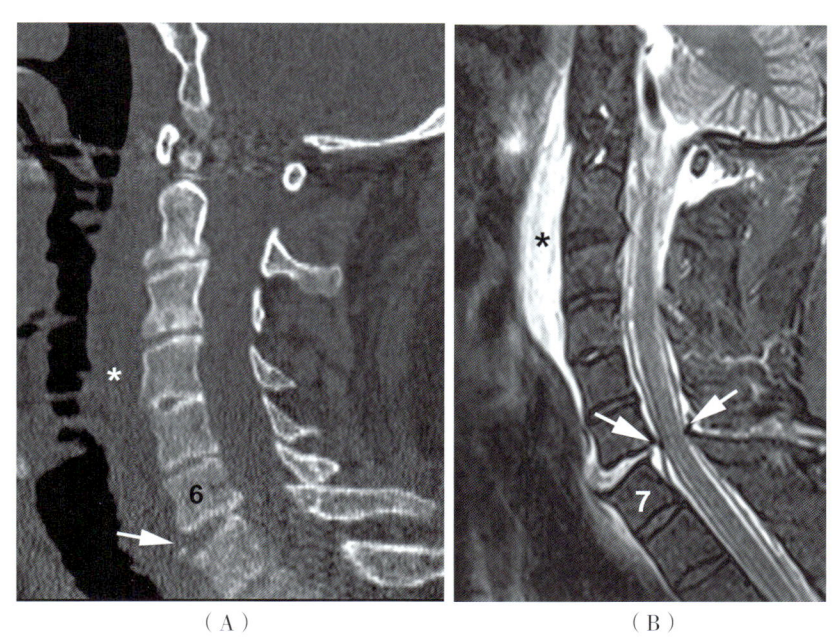

图7.52 颈部伸展受限患者增宽的椎间隙（箭头）

图7.52（A）CT矢状位重建图显示C6椎间隙（箭头）比其他相邻椎间隙，C6椎体相对于C7椎体向后滑脱，要注意椎前大量血肿（星号）。图7.52（B）MRI矢状位T2WI显示椎间隙增宽以及椎管前后方的骨赘压迫脊髓（箭头），前纵韧带和后纵韧带断裂，患者四肢瘫痪。

临床要点

在紧急情况下，必须尽快固定颈椎。不稳定骨折需要神经外科的干预，以解除脊髓压迫或防止脊髓损伤。类固醇激素一般用于急性脊髓损伤。

面部骨折

情况介绍
一名25岁的男性患者,在被殴打后的第二天早上因下颌疼痛、咬合不正和左下唇麻木而到急诊科就诊。

定义
面部骨折是指面部骨骼解剖结构的中断。该处的骨折通常合并多部位的损伤,包括额窦骨折、眶颧复合体、眼眶骨折、面中部和鼻部骨折以及下颌骨骨折。治疗时需注意骨折的特点,包括骨折的位置、稳定性,是否为粉碎性骨折,是否存在移位以及因移位产生的面部畸形。

常见原因
面部骨折可由运动、跌倒、斗殴、车祸和工业事故导致。骨折形成的因素包括损伤的接触部位、患者年龄以及面部受力的大小和方向。鼻骨骨折的产生仅需较小的外力,而下颌骨、面中部、眼眶和额窦骨折则需要较大的外力。

根据骨折的性质,面部骨折可能导致多种并发症(表7.29),约10%的面部骨折患者可伴有颈椎损伤。

鉴别诊断
面部肿胀:鉴别诊断包括撞伤、血管源性水肿、过敏反应、恶性肿瘤和感染(如腮腺炎)。

表7.29 面部骨折并发症

类型	并发症
毁容	疤痕、面部轮廓不良、软组织畸形
感染	伤口感染、脑脊液漏、脑膜炎、骨髓炎
本身有内固定植入	内固定感染;内固定外漏、松动
眼、眼睑、眼眶并发症	复视、下睑损伤及错位、眼外肌功能障碍、溢泪
鼻的并发症	鼻出血、鼻中隔血肿、鼻中隔脓肿、"鞍鼻"畸形、鼻中隔穿孔/粘连
咬合不正	咬合不正、颞下颌关节功能障碍、牙关紧闭、牙缺失、畸形愈合/不愈合
中枢神经系统损伤	面部轻瘫/麻痹(尤其是颞骨骨折)、面部感觉减退/感觉迟钝、视力丧失
功能障碍	鼻腔气道阻塞、营养不良

临床表现

面部骨折的症状取决于骨折的部位，包括头痛、疼痛、视力丧失、复视、面部麻木或感觉异常、鼻塞、嗅觉丧失、嗅觉减退和牙关紧闭。

查体发现

生命体征：可出现心动过速、低血压、呼吸急促和缺氧，这些取决于面部骨折的性质和其他伴随损伤。

视诊：可发现面部畸形、面部裂伤和瘀斑。根据骨折情况，可出现宽鼻根、眼球突出、眼球内陷、内眦距增宽和溢泪。前鼻镜用于检查鼻出血、鼻中隔血肿和脑脊液鼻漏。口腔和口咽检查可发现鼻后脑脊液漏以及牙龈和口腔黏膜撕裂。

触诊：可触及面部骨骼的畸形、捻发音和移动。

中枢神经系统：根据骨折情况，可出现嗅觉丧失/嗅觉减退、视力变化/丧失、眼外肌活动异常、面肌感觉和活动受损。

应做检查

实验室检查：目前尚无特定的实验室检查，但是如果出现脑脊液漏，可对透明液体进行β-2转铁蛋白测定。

影像学检查：鼻骨骨折的诊断需要结合患者临床表现，而对于其他的面部骨折，高分辨率CT重建对于诊断、术前计划和评估并发症是必不可少的。眼眶爆裂性骨折如图7.53所示。

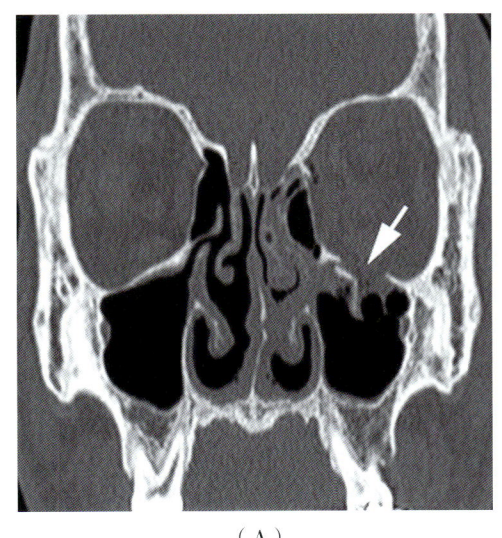
（A）

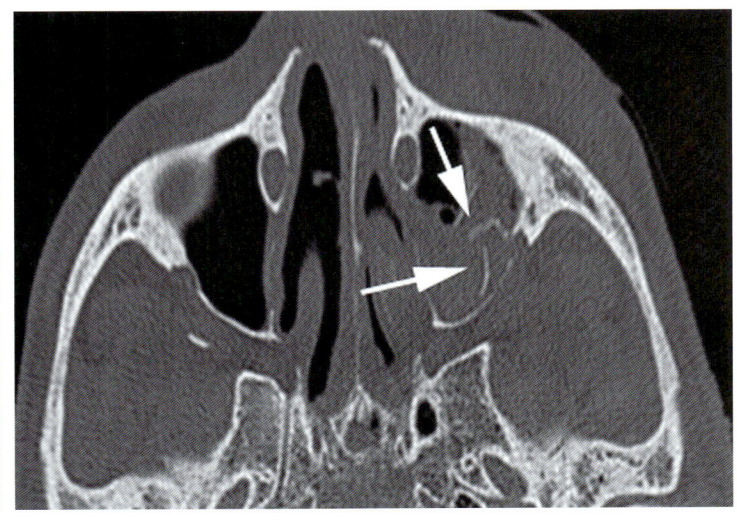
（B）

图7.53　左眶底爆裂性骨折

图7.53（A）CT冠状位重组图显示左眼眶底骨折（箭头），骨碎片移位至上颌窦；图7.53（B）经鼻窦的轴位图，双侧对比可发现骨碎片（长箭头）。

甲状腺结节与恶性肿瘤

情况介绍

一名55岁的男性在定期体检时触诊发现一个直径为2 cm的甲状腺结节。

定义

甲状腺结节是甲状腺内细胞的异常增殖。甲状腺结节很常见，约5%的成年人有甲状腺结节，据统计，这些结节中有5%含有癌细胞。

常见原因

甲状腺结节的类型和病因见表7.30。

表7.30　甲状腺结节的类型和病因

类型	病因
良性	甲状腺胶质结节、甲状腺腺瘤、局灶性甲状腺炎、甲状腺囊肿、良性淋巴结肿大、甲状旁腺囊肿、囊性淋巴管瘤、皮样囊肿、畸胎瘤、喉囊肿、甲状腺舌管囊肿
恶性	甲状腺乳头状癌、甲状腺滤泡状癌、甲状腺髓样癌和未分化癌、淋巴瘤、甲状腺转移瘤

甲状腺恶性肿瘤的重要危险因素：有甲状腺恶性肿瘤家族史、有头颈部电离辐射史、男性、年龄（<20岁或>60岁）。考虑恶性肿瘤的其他因素包括肿块体积大、生长迅速、质地硬且固定以及淋巴结肿大。

鉴别诊断

颈部肿块：鉴别诊断包括软组织肿块（脂肪瘤、肉瘤和血管瘤）、解剖脂肪垫、良性或恶性甲状腺结节、淋巴结肿大和甲状腺舌管囊肿。

临床表现

甲状腺结节的症状从无症状到声音嘶哑、吞咽困难、癔球症和颈前痛。如果甲状腺结节分泌甲状腺激素，则会出现甲状腺功能亢进的症状。

查体发现

生命体征：一般正常，但甲状腺亢进时可出现心动过速。

视诊：可发现肿块。

触诊：甲状腺结节可出现在甲状腺左叶、甲状腺右叶、峡部及锥体叶（如果有）。应注意结节的大小、形态、硬度和有无压痛，是否伴有颈部淋巴结肿大。

临床要点

在甲状腺切除术前进行鼻咽镜检查以评估声带的活动度。

应做检查

实验室检查：其他血清学检查（结节直径>1 cm的患者检查TSH、游离T_3及T_4）。

影像学检查：颈部超声检查包括甲状腺和颈部淋巴结的检查，它是筛查甲状腺结节或肿块的首选方法。超声检查不能鉴别甲状腺结节的良恶性，但超声检查发现的特征（微小钙化、低回声、边缘不规则、结节周围低回声晕缺失、体积增大）可提高对恶性的怀疑程度。用放射性碘对甲状腺进行核素扫描，以评估结节是否有功能性（图7.54）。

◎ **特殊检查方法**

超声引导下细针穿刺活检（FNA）：可评估较深位置的结节、直径>1 cm的结节或结节伴有>50%面积的囊变。

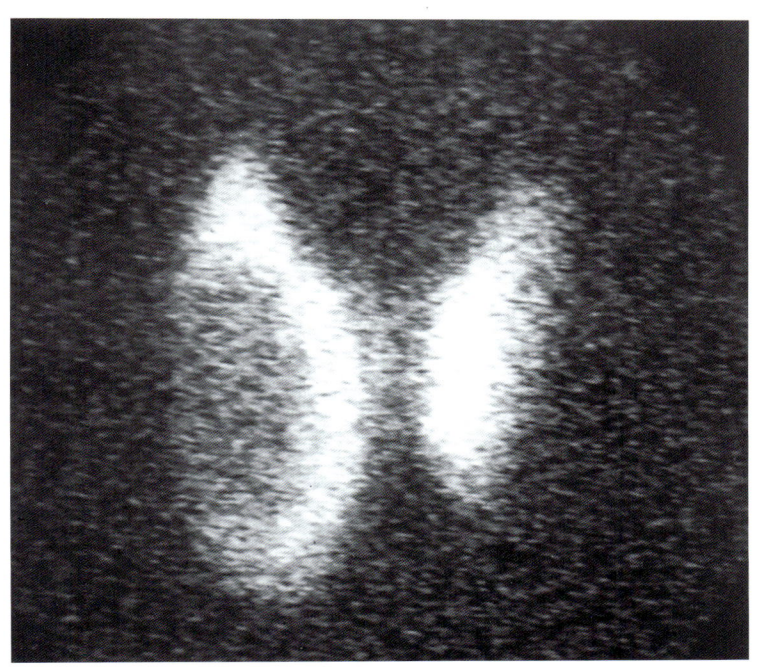

图7.54　甲状腺核素扫描显示甲状腺右叶结节为放射性核素缺损区（冷结节或无功能的结节）

Accurate indications, adverse reactions, and dosage schedules for drugs are provided in this book, but it is possible that they may change. The reader is urged to review the package information data of the manufacturers of the medications mentioned. The authors, editors, publishers, or distributors are not responsible for errors or omissions or for any consequences from application of the information in this work, and make no warranty, expressed or implied, with respect to the contents of the publication. The authors, editors, publishers, and distributors do not assume any liability for any injury and/or damage to persons or property arising from this publication.

本书提供了药物的适应证、不良反应和剂量表，但它们可能会发生变化，请仔细查看上述药物制造商的包装信息数据。作者、编辑、出版商或分销商不对本书中的药物信息错误、遗漏或应用信息而产生的任何后果负责，也不对出版物的内容做出任何明示或暗示的保证。作者、编辑、出版商或分销商不对本书造成的任何人身伤害和/或财产损失承担任何责任。